Service-Telefon 0800 - 863 4488

Rufen Sie uns an, wenn Sie Fragen zum Einsortieren der Folgelieferung haben, wenn Ihnen Folgelieferungen fehlen, oder wenn Ihr Werk unvollständig ist.
Wir helfen Ihnen schnell weiter!

Der Inhalt dieser Folgelieferung

Titel des Beitrags	aktualisiert	neu, bzw. erweitert	Seiten
Aktuelles		X	24
Kasuistik Nr. 30		X	5
HIV und AIDS – Umgang mit Patienten aus Afrika		X	9
Deutsch-Österreichische Richtlinien zur Antiretroviralen Therapie	X		29
Arzneistoffprofile: Bexaroten		X	8
Delavirdin (DLV; Rescriptor®)	X		9
Stavudin (d4T; Zerit®)	X		7
Zalcitabin (ddC; Hivid®)	X		8
HIV: Natur des Virus	X		25
Sozialleistungen bei HIV-Krankheit	X		36
Diverse Verzeichnisse	X		12
Gesamt			172

Aktuelles

Zusammenfassung:
November 2002 bis April 2003

Überblick über wichtige Nachrichten seit November 2002 für Abonnenten des Loseblattwerkes – von **U. Marcus**

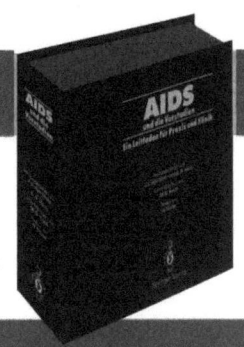

Editorial

Schon oft hat Frau Professor Eilke Brigitte Helm akademische Auszeichnungen und Ehrungen erhalten. Ende des letzten Jahres wurde sie erneut geehrt: Sie erhielt das Große Bundesverdienstkreuz der Bundesrepublik Deutschland für herausragende Leistungen bei der Bekämpfung von AIDS und für ihre zutiefst menschliche Art im Umgang mit den Patienten. Neben ihrem wissenschaftlichen Engagement trat sie immer zu energisch und unermüdlich für die Rechte und Interessen der Betroffenen ein.

Nun eine kurze persönliche Rückbesinnung von ihr:

Als AIDS in den Klinikalltag einbrach...
von E.B. Helm

Als die ersten AIDS-Patienten in der Klinik auftauchten, waren die Frankfurter Infektiologen vorgewarnt. Wir hatten die Veröffentlichungen aus den USA über eine neue rätselhafte Krankheit mit Interesse verfolgt. Es dauerte nur Tage, bis wir die Diagnose AIDS gestellt hatten. Maßgeblich daran beteiligt waren Prof. Mitrou, Prof. Stutte, Prof. Stille und ich. Für mich hatten Prof. Mitrou und Prof. Stutte den entscheidenden Hinweis gegeben. Sie machten darauf aufmerksam, dass der Abdominal-Lymphknoten, der bei einem Patienten unter der Verdachtsdiagnose eines malignen Lymphoms entnommen worden war, eine ungewöhnlich stark ausgeprägte

Beiträge dieser Folgelieferung

- Eindrucksvolle Fallbeschreibung: MALT-Lymphom oder HIV-assoziierte Lymphadenopathie? (Kasuistik Nr. 30; Kap. II.1 ergänzt)

- Zur Beziehung von afrikanischen Patienten zu ihren europäischen Ärzten: Dialog durch kulturell bedingte Missverständnisse häufig gestört (Stichhaltige Neubearbeitung; Kap. II.10)

- Deutsch-Österreichische Richtlinien zur Antiretroviralen Therapie aktualisiert (Anhang von Kap. IV.3)

- Die Arzneistoffprofile
  – Bexaroten (neu verfasst)
  – Delavirdin (Rescriptor®)
  – Stavudin (Zerit®) und
  – Zalcitabin (Hivid®)
  (Grundlegende Ergänzungen von Kap. IV.4)

- HIV: Natur des Virus Anschauliche Synopse der aktuellen Erkenntnisse (Kap. V.1)

- Sozialleistungen bei HIV-Krankheit
  – HIV-relevante Erläuterungen (Kap. VIII.2)

Atrophie zeigte, so wie sie in den Publikationen der ersten Fälle aus den USA dargestellt worden war. Uns war sofort klar, dass die neue rätselhafte Immunschwächekrankheit damit Deutschland erreicht hatte. Am 7.7.1982 stellten wir die Krankengeschichten der beiden ersten AIDS-Patienten auf einer Fortbildungsveranstaltung des Klinikums vor. Wenig später fiel mir bei einer Visite auf, dass Freunde unserer Patienten deutlich sichtbar Lymphknotenschwellungen am Hals hatten. Daraufhin habe ich alle Besucher dieser Patienten gefragt, ob ich sie untersuchen dürfe. Das war die Geburtsstunde der Frankfurter Kohortenstudie.

Wichtige Etappen auf dem Gebiet von AIDS in Frankfurt waren die Einrichtung einer Ambulanz, die Initiierung und Durchführung der ersten Behandlungsstudien mit Azydothymidin (Retrovir®), die ersten Studien mit einer Zweifach-Therapie, deren Ergebnispublikation im Jahr 1994 für großes Aufsehen gesorgt hat.

Im Laufe der folgenden Jahre standen immer mehr antiretroviral wirkende Medikamente zur Verfügung. Die analog zum Einsatz dieser Mittel ständig steigende Lebenserwartung der behandelten Patienten weckte Hoffnung auf die Heilbarkeit der Erkrankung bei Betroffenen und ihren Ärzten.

Wer von Anfang an dabei war, weiß dass diese Hoffnung getrogen hat. Zwar leben heute AIDS-Patienten deutlich länger als vor 1987 – damals betrug die Überlebenszeit im Median nur 18 Monate –, aber die Heilbarkeit ist trotz der großen Fortschritte der letzen Jahre auch 2003 nicht in Sicht.

Zurück zu den Anfängern der AIDS-Epidemie: Die kurze Lebenserwartung und die Beeinträchtigungen durch die immer wiederkehrenden opportunistischen Infektionen waren lange nicht alles, was HIV-Infizierte verkraften mussten. Da waren die massiven Bestrebungen Infizierte und Menschen mit einem Infektionsrisiko auszugrenzen, sie zu brandmarken ist die treffendere Bezeichnung für Forderungen den Infektionsstatus von Menschen, durch Tätowierung für jedermann sichtbar zu machen. Hatten wir das nicht schon einmal: Kennzeichnung von Menschen, die anders sind, anders leben? Da in den ersten Jahren von AIDS sich die Mehrzahl unserer Patienten bei homosexuellen Kontakten infiziert hatte, geriet die Homosexualität in Verruf. Die Zeit wilder Spekulationen und Forderungen brach an. Homosexualität war an allem Schuld. Sie machte per se angeblich krank. Zu dumm für die Vertreter dieser Theorie, dass die alten Griechen deshalb nicht einfach tot umgefallen sind. Ein übertragbares Agens als Ursache der Krankheit war viel wahrscheinlicher und die ganze Homodebatte zeigt nur, dass Vorurteile tief wurzeln und sich lange halten. Ich hatte mich im Frühjahr 1983 auf eine neue Infektionskrankheit festgelegt.

Und dann die leidige Test-Diskussion!

Darf ein Arzt, darf er nicht und wenn er darf, was ist dabei Besonderes zu beachten. Sehr lästige Diskussionen; ein Glück nur, dass sie in Frankfurt nie so im Vordergrund standen und uns bei der Arbeit behinderten wie in anderen Regionen Deutschlands. Meine Forderung, all' jenen Menschen, die vor 1985 – dem Jahr der Verfügbarkeit des Testes – mit Blut/Blutprodukten behandelt worden waren, den Test zu empfehlen stieß auf massive Kritik. Ähnliches wiederholte sich später als es um die Untersuchungen in der Schwangerschaft ging.

Von Anfang an mussten wir stets kämpfen: gegen Vorurteile, um Stellen, um Betten und um die Mitarbeit von Kollegen anderer Fachrichtungen z.B. der Chirurgen, die offensichtlich Angst vor Ansteckung hatten. Widerstand macht hart und das musste man auch sein. Einmal haben mich Chirurgen zum Heulen gebracht, als sie eine notwendige OP wegen eines Ileus mit der Begründung, der Patient habe sowieso keine Chance, verweigerten. Ich habe mich damals durchgesetzt wie so oft danach auch. Das hat sehr, sehr viel Kraft gekostet.

Auch Neid und Missgunst gab es reichlich. Bei Antragsverfahren hatte unsere Gruppe selten Glück. Mit der Begründung der Insuffizienz – wörtlich: »die insuffizienten Frankfurter Forschungsansätze« – wurde unser Antrag auf Mittel zur Durchführung der Kohortenstudie 1985 abgelehnt. Wir haben diese Studie später trotzdem durchgeführt. Dies war nur möglich, weil sich alle Mitarbeiter voll eingesetzt und hervorragend zusammen gearbeitet haben. Dieses Engagement und den starken Zusammenhalt habe ich stets als großes Glück empfunden.

Weniger gut war die Akzeptanz unserer Gruppe im Klinikum. Fortwährend mussten wir die Chefs anderer Abteilungen auf Mängel hinweisen. Als ich beispielsweise eine zweite Pflegekraft als Nachtwache für die AIDS-Station forderte, wurde diese erst gewährt, nachdem Personal von Drogensüchtigen angegriffen worden war. Damals haben Politiker, z.B. Rita Süssmuth und Wolfgang Gerhard, mehr Verständnis gezeigt und uns geholfen als die Klinikleitung, die unsere Probleme immer heruntergespielt hat. Weil mir seinerzeit die Arbeit so schwer gemacht wurde, hatte ich oft das Gefühl, den Anforderungen nicht gerecht zu werden, nicht genug wissenschaftliche Literatur gelesen und mich viel zu wenig um Schwerkranke gekümmert zu haben.

Trotz ständiger Kämpfe: Ich habe auch von den HIV-Patienten profitiert. Nicht materiell, sondern, weil ich viel durch die Behandlung der meistens noch jungen Patienten gelernt habe. Es ist mir klar geworden, was es bedeutet, wenn einem Menschen, der jung an Jahren, reich an Fähigkeiten und voller Zukunftspläne ist, der Lebensfaden abgeschnitten wird. Eben noch haben sie Pläne geschmiedet, dann ist plötzlich alles durch die Krankheit hinfällig. Nichts scheint mehr zu gehen. Es droht der Verlust von Freunden, des Arbeitsplatzes und was besonders schwer wiegt der Verlust körperlicher Fähigkeiten.

Ich habe Respekt bekommen vor HIV-Infizierten und ich hoffe sie haben dies gespürt. Ich hoffe auch, dass ich die Hilflosigkeit von diesen Menschen nie – auch nicht unbewusst – ausgenützt habe.

Ich wünsche, dass das was ich durch den Umgang mit AIDS-Patienten gelernt habe – man fragt und erläutert, ehe man eine körperliche Untersuchung beginnt, man erklärt das diagnostische und therapeutische Vorgehen, man nimmt sich Zeit zum Reden mit den Patienten – nicht zukünftigen Sparmaßnahmen zum Opfer fällt; befürchten muss man es angesichts des DRG-Systems.

Für viele Patienten ist unsere AIDS-Station etwas wie ihre letzte Heimat geworden. Sie werden nicht mehr entlassen werden können. Was ein Mensch in dieser Situation keinesfalls braucht ist der Rechtfertigungszwang für seine Lebensweise. Wir sollten die Lebensweise unserer Patienten am Krankenbett nicht beurteilen; wir sollten uns um eine gute Stimmung auch untereinander bemühen. Wir sollten unseren Patienten das Leben so angenehm wie möglich machen. Es darf auch bei Todkranken bzw. mit Todkranken gelacht werden.

Es war nicht reine Mitmenschlichkeit, die mich dazu gebracht hat mich mit HIV-Infizierten zu beschäftigen. Immer war auch ein starkes wissenschaftliches Interesse, persönlicher Ehrgeiz und der Wunsch eine Medizin mit menschlichem Antlitz zu betreiben dabei.

10. Retroviruskonferenz (CROI) in Boston – Februar 2003

Schwerpunkte der diesjährigen CROI lagen, wie zu erwarten, in den Bereichen virologische und immunologische Grundlagenforschung, Impfstoffentwicklung und Behandlung (Therapieoptimierung, Behandlungsstrategien, neue Ansätze, Nebenwirkungen).

Epidemiologische Aspekte gehören traditionell nicht zu den inhaltlichen Schwerpunkten dieser mehr auf klinische und Grundlagenforschung ausgerichteten Konferenz, aber einige interessante Untersuchungen und Befunde finden sich regelmäßig.

Epidemiologische Aspekte

HIV-Übertragungsrisiken

Aus den verschiedensten Beobachtungen und Befunden wurde schon lange der Schluss gezogen, dass das Risiko einer HIV-Übertragung wahrscheinlich in den ersten Monaten nach der Infektion und in späten Erkrankungsstadien mit deutlich geschwächtem Immunsystem und hoher Viruslast am Höchsten sein muss.

Diese Einschätzung wurde durch die Analyse von Serokonversionen bei 240 serodiskordanten Paaren in einer Langzeit-Kohortenstudie in Uganda bestätigt. Innerhalb der ersten fünf Monate nach Serokonversion des Indexpartners lag das Übertragungsrisiko für den nichtinfizierten Partner bei 0,008 pro ungeschütztem Geschlechtsverkehr, was bedeutet, dass sich etwa 4 von 10 Partnern einer frisch infizierten Person innerhalb der ersten fünf Monate nach der Serokonversion des Indexpartners infizieren. Die durchschnittliche Übertragungsrate pro ungeschütztem Verkehr sinkt dann in den Folgemonaten auf 1/8 dieses Wertes ab (0,001) und steigt in der Phase der immunologischen und klinischen Verschlechterung (Zeitraum etwa zwei Jahre vor dem Tod) wieder um das 3-4-fache an (0,0029-0,0043). Die Übertragungswahrscheinlichkeit ist signifikant assoziiert mit der Viruslast, aber nicht unbedingt mit dem Auftreten klinischer Symptomatik (Wawer M, et al. Abstr.40).

Neben dem Erkrankungsstadium gibt es aber noch weitere Faktoren, die die Übertragungswahrscheinlichkeit beeinflussen können. Da die Übertragung in den meisten Fällen auf sexuellem Wege erfolgt, spielt die genitale Viruslast, welche von der Plasmaviruslast abweichen kann, eine entscheidende Rolle für die Übertragungswahrscheinlichkeit. Eine Untersuchung der Viruslast im Ejakulat von 73 nicht antiretroviral therapierten HIV-positiven Männern ergab, dass bei 30% trotz nachweisbarer Viruslast im Plasma kein Virus im Ejakulat zu finden war, bei 58% lag die Viruslast im Ejakulat niedriger als im Plasma. Bei neun der Männer (12%) war jedoch die Viruskonzentration im Ejakulat z.T. deutlich höher als im Plasma (»Super-Ausscheider«). Bezüglich der Plasmaviruslast unterschieden sich die verschiedenen Gruppen nicht. Die Super-Ausscheider waren im Schnitt älter (48 J. vs. 35 J.) und in drei Fällen wurde eine Urethritis gefunden, die den Befund erklären könnte (Taylor S, et al. Abstr.454).

Auf einen bislang nicht beachteten potentiellen Einflussfaktor macht eine Untersuchung aus Kalifornien aufmerksam. Untersucht wurden sieben Männer, davon vier unter antiretroviraler Therapie (ART) und drei ohne Therapie. Während des gesamten Untersuchungszeitraums von 11 Wochen konnten bei keinem der Untersuchungsteilnehmer sexuell übertragbare Erreger nachgewiesen werden. Bei vier war zunächst kein Virus im Ejakulat nachweisbar, bei drei fand sich durchgehend Virus. Dann wurde bei allen Teilnehmern vor der Gewinnung des Ejakulats eine Prostatamassage durchgeführt. Bei allen vier Teilnehmern mit zunächst negativem Virusnachweis wurde daraufhin HIV im Ejakulat nachweisbar. Dies deutet daraufhin, dass die Prostata ein Reservoir für HIV darstellt. Vor allem bei Männern, die sowohl rezeptiven wie auch insertiven Analverkehr praktizieren, könnte dies zu einer erhöhten Infektiosität des Ejakulats führen (Smith DM, et al. Abstr.459-A).

Bei 54 HIV-infizierten Frauen untersuchte eine andere Gruppe die Viruslast in der Scheiden-Spülflüssigkeit. Auch hier war bei einem Drittel der Frauen kein Virus nachzuweisen, bei etwas mehr als einem Drittel lag die vaginale Viruslast unter der Plasmaviruslast und bei den übrigen erreichte die lokale Viruslast in der Scheide deutlich höhere Werte als im Plasma. Die erhöhte lokale Viruslast war nicht durch Genitalinfektionen mit bekannten Erregern zu erklären, aber die Konzentration von Entzündungszytokinen wie IL-1beta und TNF-alpha war erhöht. Das bedeutet, dass auch subklinische Entzündungen zu einer erhöhten lokalen Viruslast beitragen können (Lenox J, et al., Abstr.101).

Auch für die Mutter-Kind-Übertragung scheinen solche Entzündungszytokine eine Rolle zu spielen. In einem Zellkulturmodell konnten kanadische Wissenschaftler zeigen, dass die HIV-Vermehrung in Trophoblasten durch physiologische Dosen von IL-1 und TNF-alpha angekurbelt werden kann (Vidricaire G, et al., Abstr.858). Die lokale Konzentration dieser Entzündungszytokine in der Plazenta steigt z.B. bei Wehentätigkeit an, aber natürlich auch bei lokalen Infektionen. Für die erhöhten intrauterinen Mutter-Kind-HIV-Übertragungsraten in tropischen Regionen könnte dieser Mechanismus auf dem Umweg über die Malaria ebenfalls eine wichtige Rolle spielen. Bei Malaria-infizierten Schwangeren kommt es häufig zu einer Infektion der Plazenta durch Plasmodien, was zu einer erhöhten lokalen Zytokinproduktion führt. Während die Plasmaviruslast von HIV-positiven Schwangeren mit Malariaparasiten im Blut sich zum Zeitpunkt der Entbindung von der Viruslast parasitenfreier Schwangerer nicht unterschied, wurde die HIV-Viruslast in der Plazenta durch die Infektion der Plazenta mit Plasmodien deutlich erhöht (Mwapasa V, et al. Abstr.859).

Eine Bedeutung für die genitale Viruslast bei antiretroviral therapierten Personen, insbesondere bei Männern, könnten auch unterschiedliche Medikamentenkonzentrationen in Plasma und Ejakulat haben. Während Nukleosidanaloga normalerweise gleich hohe oder sogar höhere Spiegel im Ejakulat als im Plasma erreichen, ist der Spiegel der Protease-Inhibitoren – mit Ausnahme von Indinavir – im Ejakulat deutlich niedriger und von den NNRTIs erreicht nur Nevirapin annähernd vergleichbare Spiegel, während die Efavirenz-Konzentration im Ejakulat nur etwa 10% der Plasmakonzentration beträgt.

Für die Übertragungswahrscheinlichkeit von HIV spielt neben der Viruslast in genitalen Flüssigkeiten die Beschaffenheit und Empfänglichkeit der lokalen Schleimhäute für eine HIV-Infektion eine wesentliche Rolle. Ein amerikanisches Forscherteam berichtet, dass die Schleimhautepithelzellen des Genitaltraktes nicht selbst produktiv durch HIV infizierbar sind, dass diese Zellen aber ähnlich wie dendritische Zellen HIV über einen spezifischen Rezeptor binden und aufnehmen und das Virus so über längere Zeit »speichern« können. Das gespeicherte Virus bleibt infektiös und kann dann über direkten Zell-Zell-Kontakt auf Lymphozyten und Makrophagen übertragen werden (Wu Z, et al. Abstr.458).

Im Unterschied zu genitalen Schleimhäuten scheint die Mundschleimhaut weniger empfänglich für eine HIV-Infektion zu sein. Eine mögliche Erklärung dafür liefert eine Untersuchung, die zeigt, dass Mundschleimhaut-Epithelzellen nach Kontakt mit HIV sogenannten Beta-Defensine exprimieren, welche eine HIV-inaktivierende Wirkung haben (Quinones-Mateu ME, et al. Abstr.475a).

Ein weiterer Faktor, der für die HIV-Empfänglichkeit eine Rolle spielt und evtl. auch für eine Prophylaxe ausgenutzt werden kann, ist die Immunantwort gegen Fremdantigene. HLA-Antigene, die auf allen Körperzellen exprimiert werden, werden auch in die Hülle neugebildeter HI-Viren eingebaut. Bei Impfstudien im SIV-Rhesusaffenmodell wurde schon vor Jahren beobachtet, dass die Immunantwort gegen Fremdantigene einen starken protektiven Effekt gegen eine SIV-Infektion haben kann. In einer als Poster vorgestellten Studie wurde untersucht, inwiefern durch ungeschützten Vaginalverkehr eine Immunantwort gegen HLA-Antigene des Partners induziert wird. In der Tat zeigte sich, dass Frauen, die mit ihrem Partner ungeschützten Vaginalverkehr praktizierten eine deutlich stärkere Immunantwort auf die HLA-Antigene des Partners aufwiesen als Frauen, die mit ihren Partnern nur geschützt verkehrten (Peters BS, et al. Abstr.424). In einer anderen Studie wurde im Rhesusaffenmodell untersucht, ob durch eine Impfung eine Immunantwort gegen Fremdantigene induziert werden kann und ob durch eine solche Impfung eine Infektion mit SIV verhindert werden kann. In der Tat konnte durch die Impfung eine sehr gute Antikörperantwort induziert werden (Guan Y, et al. Abstr.423).

Diese Befunde könnten eventuell auch erklären, warum z.B. in Schwarzafrika das HIV-Infektionsrisiko von jungen Frauen bereits bei ihren ersten sexuellen Kontakten so extrem hoch ist.

Faktoren, die den Erkrankungsverlauf beeinflussen

Auswirkungen von HLA-Antigenen
Spezifische HLA-Antigene können entweder die Infektionswahrscheinlichkeit oder den Krankheitsverlauf oder auch

beides positiv und negativ beeinflussen. Darüber hinaus kann auch die Übereinstimmung bzw. Differenz der HLA-Klasse-I-Antigene zwischen infiziertem und exponiertem Partner Auswirkungen auf die Effizienz der HIV-Übertragung haben (Kaslow R, Abstr.56). Insbesondere die HLA-Klasse-I-Allele HLA-B27 und HLA-B57 haben einen protektiven Effekt auf den Krankheitsverlauf, wahrscheinlich weil sie eine sehr effektive Antigenpräsentation ermöglichen, welche zu einer besonders wirksamen zellulären Immunantwort beiträgt (Stahmer I, et al. Abstr.472; Kloosterboer N, et al. Abstr.471; Addo MM, et al. Abstr.316).

Adaptation von HIV an den genetischen Hintergrund des Wirts
Im Verlauf der immunologischen Erkennung von HIV und der Auseinandersetzung zwischen Virus und Wirt kommt es zur Bindung von HIV-Bausteinen an HLA-Proteine. HIV kann sogenannte Escape-Mutationen entwickeln, um dieser Bindung auszuweichen. Je besser sich das Virus an den genetischen Hintergrund des Wirts adaptiert, desto erfolgreicher kann es der immunologischen Attacke ausweichen und desto besser vermehrt es sich. Über diese Adaptationsmechanismen kann HIV die protektiven Effekte einzelner Gene auch wieder ausschalten (Mahhal S, Abstr.54).

Genetische Variabilität hinsichtlich der HIV-Korezeptoren und deren Liganden
Die anfängliche Kinetik der Virusreplikation, nachdem eine Infektion stattgefunden hat, resultiert aus dem Zusammenspiel von Virus und Wirtsorganismus. Einer der Wirtsfaktoren ist die Beschaffenheit und Konzentration des CCR5-Rezeptors auf den Wirtszellen sowie die Konzentration des natürlichen Liganden des CCR5-Rezeptors, der mit dem Virus um die Bindung an den Rezeptor konkurriert. Es existieren mehrere genetische Polymorphismen des Gens, welches für den CCR5-Rezeptor kodiert. Diese werden klassifiziert als humane Haplotypen A - G, wobei die Haplotypen F und G sich noch in die Subtypen 1 und 2 unterteilen. Das G2-Allel ist mit einer Deletionsmutation (delta 32) des CCR5-Rezeptors assoziiert. Der monozygote G2/G2-Genotyp ist mit einer weitgehenden Immunität gegenüber einer HIV-1-Infektion verbunden, ein heterozygoter Genotyp, bei dem nur ein G2-Allel vorhanden ist, kann das HIV-Infektionsrisiko je nach Herkunft des zweiten Allels verringern (C/G2) oder steigern (E/G2) (Ahuja S, Abstr.53).

Die Konzentration von MCP-1 (monocyte chemoattractive protein) – eines Liganden des CCR2-Rezeptors – im Liquor von HIV-Infizierten korreliert mit dem Risiko, an einer HIV-Demenz zu erkranken. Drei Allele sind identifiziert worden: AA, GA und AT. Die Kombination GA/GA vermindert zwar das Risiko einer HIV-Infektion, falls die Infektion aber trotzdem stattfindet, führt diese Kombination zu einem rascheren Verlauf der Infektion und birgt ein höheres Risiko der Entwicklung einer AIDS-Demenz oder einer Erkrankung durch atypische Mykobakterien.

Mutationen, die die Korezeptoren und/oder deren Liganden betreffen, lassen sich bei der Mehrzahl der Infizierten nachweisen, die spontan eine niedrige Viruslast aufrechterhalten können (Stahmer I, et al. Abstr.472).

Andere, nicht genetische Faktoren
Die Infektion mit dem – nach derzeitiger Kenntnis – nicht pathogenen GBV-C-Virus hat einen deutlichen protektiven Effekt auf den Verlauf der HIV-Infektion. Wichtig ist dabei weniger der GBV-C-Status zum Zeitpunkt der HIV-Infektion, sondern die Frage, ob das GBV-C-Virus eliminiert werden kann oder nicht. Nur bei persistierender GBV-C-Virämie kann der protektive Effekt beobachtet werden (Williams C, et al. Abstr.159lb; Björkman P, et al. Abstr.157). Die Ursache für diese Interaktion zwischen HIV und GBV-C ist noch nicht aufgeklärt. Das GBV-C-Virus vermehrt sich ebenso wie HIV in Lymphozyten und induziert die Produktion von Chemokinen. Diese könnten durch kompetitive Bindung an den CCR5-Rezeptor die Bindung von HIV an die Zelle und damit die Neuinfektion von Zellen hemmen (Xiang J, et al. Abstr.156). Außerdem zeigt eine nachträgliche Analyse des Behandlungserfolgs bei GBV-C/HIV-koinfizierten Patienten in der Delta-Studie (Nukleosidanaloga-Mono- oder Zweifachtherapie), dass der CD4-Zellanstieg unter Behandlung bei den GBV-C-infizierten Patienten größer ausfiel als bei den GBV-C-negativen Patienten (Aboulker JP, et al. Abstr.849).

Bereits vor mehreren Jahren hatte eine Studie ergeben, dass die Einnahme von empfängnisverhütenden Präparaten auf Progesteron-Basis bei Frauen das HIV-Infektionsrisiko erhöht. Eine in Kenia laufende prospektive Studie liefert jetzt Hinweise darauf, dass solche hormonellen Kontrazeptiva auch den Verlauf einer HIV-Infektion ungünstig beeinflussen könnten. In der Kohortenstudie mit ca. 1.500 teilnehmenden Prostituierten wurden 161 HIV-Serokonversionen registriert, bei denen der Verlauf der Infektion über einen Zeitraum von durchschnittlich 34 Monaten verfolgt werden konnte. Frauen, die zum Zeitpunkt der Infektion Depo-medroxyprogesteron-acetat einnahmen, wiesen im Mittel einen um 0,33 log-Stufen höheren Virus-Setpoint auf. Dieser Setpoint korreliert mit der Virusdiversität. Je unterschiedlicher die Zahl der Virusvarianten, desto höher der Setpoint und je höher der Setpoint desto rascher der Infektionsverlauf. Hormonelle Kontrazeptiva könnten daher nicht nur die Empfänglichkeit für HIV steigern (durch eine dünnere genitale Schleimhautepithelschicht), sondern durch eine Erhöhung der Zahl Virus-empfänglicher Zellen oder durch direkte Effekte auf die Virusexpression, die auch den Krankheitsverlauf ungünstig beeinflussen (Baeten J, et al. Abstr.116).

HIV-Ko- und/oder -Superinfektionen
Spätestens seit den Berichten über HIV-Ko- oder -Superinfektionen bei zwei homosexuellen Männern aus der Schweiz und den USA sowie bei zwei Drogen-

gebrauchern in Thailand, die im Rahmen von Studien zur antiretroviralen Behandlung der HIV-Primärinfektion (Schweiz und USA) bzw. im Rahmen einer prospektiven Kohortenstudie (Thailand) beobachtet wurden, ist das Thema HIV-Superinfektion zu einem heiß umstrittenen geworden. In Boston wurden weitere Einzelheiten zu den bereits berichteten Fällen und weitere neue Fälle vorgestellt.

Weitgehend unumstritten ist mittlerweile, dass eine Infektion mit mehr als einer HIV-Variante möglich ist. Unklar sind dagegen noch eine ganze Reihe von Aspekten:
- Ist eine Koinfektion nur in einem engen Zeitfenster während oder kurz nach der Erstinfektion möglich oder während des gesamten Verlaufs einer HIV-Infektion?
- Wie häufig sind solche Ko- oder Superinfektionen?
- Haben antiretrovirale oder immunmodulatorische Therapien einen Einfluss auf die Wahrscheinlichkeit einer Superinfektion?
- Besteht ein Superinfektionsrisiko, z.B. mit resistenten Varianten, auch bei Patienten unter antiretroviraler Therapie?
- Haben Ko- oder Superinfektionen einen Einfluss auf den Verlauf einer HIV-Erkrankung?

In dem US-Fall und dem Schweizer Fall legen die sehr detaillierten Untersuchungsergebnisse und die Sexualanamnese nahe, dass die Superinfektionen mit der zweiten Virusvariante etwa zehn Monate bzw. mehr als zwei Jahre nach der Erstinfektion erfolgten. Bei den Patienten aus Thailand wurde die zweite Virusvariante dagegen etwa ein halbes Jahr nach der Diagnose der Erstinfektion festgestellt. In den beiden Thai-Fällen lässt sich nicht ausschließen, dass bereits die Erstinfektion mit zwei Virusvarianten erfolgte oder die Superinfektion sehr kurz nach der Erstinfektion erfolgte und die zweite Variante zunächst von der ersten »überwachsen« wurde.

In zwei weiteren aus der Schweiz berichteten Fällen wurde eine Koinfektion mit zwei verschiedenen HIV-Subtypen (Subtyp B und CRF-11, ein Mosaikvirus bestehend aus verschiedenen Subtypen) bei i.v.Drogengebrauchern diagnostiziert. In beiden Fällen waren beide Subtypen bereits in der ersten verfügbaren Blutprobe nachweisbar. Die Nachweisgrenze des Untersuchungsverfahrens war so niedrig, dass eine zweite Variante bereits bei einem Anteil von weniger als 1% an der Gesamtviruspopulation identifiziert werden konnte. Beide Virusvarianten blieben über den bisherigen Beobachtungszeitraum von 2 Jahren nachweisbar (Perrin L, et al. Abstr. 153).

Die zur Untersuchung der Thai-Fälle verwendeten Nachweisverfahren waren vergleichbar sensitiv und in der Lage, eine zweite Variante mit einem Anteil von 0,5% an der Viruspopulation zu entdecken. Die als zweites entdeckte Virusvariante blieb in einem untersuchten Fall im dreieinhalbjährigen Beobachtungszeitraum immer eine Minoritätsvariante.

Dies kann entweder darauf zurückzuführen sein, dass sie gegenüber der vorherrschenden Variante einen Wachstumsnachteil hat, oder, wie die Untersucher spekulieren, dass die Immunantwort gegen die erste Variante die superinfizierende Variante teilweise kontrollieren konnte (Subbaro S, et al. Abstr. 486).

Ein weiterer Fall einer vermutlichen HIV-Superinfektion wurde bei einer langzeitüberlebenden Prostituierten aus einer Kohortenstudie in Kenia berichtet. Die erste Virusvariante (Subtyp A) wurde bei ihr aus einer Blutprobe von 1986 isoliert, zu einem Zeitpunkt, als sie bereits seit mindestens 21 Monaten infiziert war. Aus Blutproben der Jahre 1995 und 1997 wurden dann Subtyp A/C-Varianten nachgewiesen. Eine Suche nach Subtyp C-Sequenzen in der Blutprobe aus 1986 verlief erfolglos.

Von einer weiteren Forschergruppe wurde bei homosexuellen Patienten aus den USA und bei Prostituierten aus Südafrika nach Doppelinfektionen mit mindestens zwei Virusvarianten gesucht. Insgesamt wurden 47 Patienten gescreent, dabei wurden vier Fälle von Doppelinfektionen entdeckt. In drei Fällen handelte es sich um zwei unterschiedliche Subtyp B-Varianten, in einem Fall um unterschiedliche Subtyp C-Viren. In allen vier Fällen wurde die Doppelinfektion in oder kurz nach der ersten seropositiven Probe nachgewiesen, es handelte sich also eher um Ko- als um Superinfektionen. In allen vier Fällen wurde ein ungewöhnlich hoher Virus-Setpoint und ein sehr schneller Krankheitsverlauf mit weniger als zwei Jahren von der Serokonversion bis zur ersten AIDS-definierenden Erkrankung oder bis zum Tod registriert. Unklar bleibt in diesen Fällen, was Ursache und was Wirkung ist: führte die Doppelinfektion zu einem raschen Krankheitsverlauf oder war eine von vorneherein ineffektive Immunantwort gegen HIV Ursache für die Doppelinfektion? (Gottlieb GS, et al. Abstr.126). Das selbe Forscherteam untersuchte bei 29 Teilnehmern der Multicenter AIDS Cohort Study den Einfluss einer früh im Infektionsverlauf nachweisbaren hohen Virusdiversität (festgemacht an Unterschieden in der Virushülle) auf den Infektionsverlauf und fand eine statistisch signifikante Assoziation zwischen hoher Virusdiversität und Zeit bis zur AIDS-Diagnose (Gottlieb G, et al. Abstr.495). Eine ähnliche Beobachtung wurde bei 26 Patienten gemacht, die im Rahmen der Schweizerisch-Spanischen intermittierenden Therapiestudie (SSITT) untersucht und behandelt wurden. Die intraindividuelle Diversität der Virushüllproteine war bei diesen Patienten sowohl mit der HIV-DNA-Konzentration in peripheren Blutzellen als auch mit der Neutralisationsaktivität der Antikörper gegen das eigene Virus und mit der Fähigkeit assoziiert, die Viruslast in Therapiepausen zu kontrollieren (Joos B, et al. Abstr.496).

Den weitreichendsten Befund im Hinblick auf Superinfektionen berichteten kanadische Forscher aus Ottawa in einem Poster. Diese untersuchten retrospektiv 18 HIV-Patienten, die seit mindestens zwei Jahren beobachtet wurden. Virussequenzen repräsentativ für die Virushülle wurden aus verschiedenen Verlaufsproben isoliert und miteinander verglichen. Wenn der phylogenetische Vergleich eine sprunghafte Veränderung der Gensequenzen zeigte, wurde daraus auf eine Superinfektion geschlossen. 16 der 18 Patienten sind mit Subtyp-B-Virus (Viren?) infiziert. Die 18 Patienten wurden als low-risk eingestuft, wenn sie keinen i.V.-Drogenkonsum und Sexualkontakte nur innerhalb einer monogamen Partnerschaft mit einem HIV-negativen Partner berichteten (n=5). Patienten die weiterhin i.v.-Drogen konsumierten oder unsafe Sexualkontakte angaben, wurden als high-risk qualifiziert (n=13). Es gab keine signifikanten Unterschiede zwischen low- und high-risk-Patienten bezüglich Geschlecht, Alter und antiretroviraler Therapie (bei natürlich kleiner Fallzahl!). Eine vermutliche Superinfektion wurde bei sechs von 13 Patienten aus der high-risk-Gruppe und bei keinem der Patienten aus der low-risk-Gruppe diagnostiziert. Diese provokanten Befunde müssen sicherlich zunächst durch andere Untersuchungen bestätigt werden. Falls sie sich bestätigen sollten, hätte dies erhebliche Auswirkungen auf Präventionsstrategien und Impfstoffentwicklung (Wong T, et al. Abstr.485).

Aus einer in San Francisco laufenden prospektiven Studie zum Thema HIV-Superinfektion wurden Befunde zum sexuellen Risikoverhalten von 43 homosexuellen HIV-infizierten Teilnehmern berichtet. Die Mehrheit hat einen festen Partner, aber 65% berichten mindestens einen weiteren Sexualpartner. Die durchschnittliche Zahl weiterer Partner in den letzten drei Monaten lag bei 6,3. Ungeschützte sexuelle Kontakte mit mindestens einem Partner wurden von 86% der Männer angegeben. Eine Analyse von 176 sexuellen Begegnungen ergibt folgendes Bild:
– Bei Kontakten mit serodiskordanten Partnern praktizierte der HIV-infizierte Partner nur in 7% der Fälle ungeschützten insertiven Verkehr.
– Bei Kontakten mit serokonkordanten Partnern erfolgte in 91% der Fälle ungeschützter insertiver Verkehr.
– Bei Kontakten mit Partnern mit unbekanntem HIV-Status war der HIV-infizierte Partner in 34% der Fälle ungeschützten Verkehrs der insertive Partner.

Dies zeigt zum einen, dass die eingegangenen sexuellen Risiken in hohem Maße vom HIV-Serostatus der beteiligten Partner abhängen und durch die entsprechende Wahl der Praktiken das HIV-Infektionsrisiko vermindert wird. Zum anderen aber belegt die Analyse das potentiell hohe Risiko von HIV-Superinfektionen, falls sich die bisherigen Befunde hierzu bestätigen sollten (McConnell, et al. Abstr.41).

Interessante Einzelberichte

Aus Südafrika wurde über die Ergebnisse von HIV-Postexpositionsprophylaxen mit Zidovudin + Lamivudin bei Opfern von Vergewaltigungen berichtet. In einem Zeitraum von drei Jahren wurden in einer Einrichtung 858 Opfer betreut. In 65% der Fälle wurde das Opfer durch mehr als einen Täter vergewaltigt. Bei Erstvorstellung waren im ersten Jahr 14%, im letzten Jahr 22% der Opfer HIV-positiv. Die durchschnittliche HIV-Seroprävalenz bei Erwachsenen in der Region liegt bei 30%. 644 Opfer die innerhalb von 72 Stunden nach der Vergewaltigung Hilfe suchten erhielten eine medikamentöse Postexpositionsprophylaxe. 500 konnten nach 6 Wochen nachuntersucht werden und davon erschienen nochmals 2/3 zu einer weiteren Kontrolluntersuchung. Insgesamt wurden nur zwei HIV-Serokonversionen beobachtet, eine bei einem 16-jährigen Mädchen, welches sich erst 12 Tage nach der Vergewaltigung vorstellte und daher keine PEP mehr erhalten hatte und eine bei einem 14-jährigen geistig behinderten Mädchen, welches die PEP vorzeitig beendet hatte und bei dem eine weitere HIV-Exposition vermutet wurde.

Diese Ergebnisse können die Wirksamkeit der PEP zwar nicht beweisen, stellen aber ein starkes Indiz für eine Wirksamkeit dar. Die südafrikanische Regierung hat übrigens beschlossen, eine HIV-PEP für Vergewaltigungsopfer über das staatliche Gesundheitssystem landesweit verfügbar zu machen und die ersten Einrichtungen haben die HIV-PEP Mitte 2002 in ihr Angebot aufgenommen (Wulfsohn A, et al. Abstr.42).

Selten, aber immer wieder werden einzelne Fälle von HIV-Infektionen berichtet, bei denen der Übertragungsweg ungewöhnlich ist oder unerklärlich bleibt. In einer Familie mit HIV-positiver Mutter und zwei Kindern wurde eine Übertragung von dem perinatal infizierten älteren auf seinen jüngeren Bruder entdeckt. Der jüngere Bruder hatte nach der Geburt die mütterlichen Antikörper verloren und war bis zum Alter von neun Jahren wiederholt HIV-negativ getestet worden. Bei einer erneuten Untersuchung im Alter von zwölf Jahren wurde unerwartet eine HIV-Infektion diagnostiziert. Ein Vergleich des Virus mit dem des Bruders und der Mutter ergab eine höhere Übereinstimmung mit dem Virus des Bruders, so dass die Infektion über diesen erfolgt sein muss. Angaben über mögliche Übertragungswege wurden nicht gemacht (Lopez-Galindez C, et al. Abstr.902).

Abstracts unter
http://www.retroconference.org/2003/Abstract/program.htm

Antiretrovirale Therapie

Obwohl in den USA vom Jahre 2000 auf das Jahr 2001 zum ersten Mal seit 1993 die Zahl der gemeldeten AIDS-Fälle wieder leicht – um 1% – gestiegen ist, belegen klinische Kohortenstudien eine anhaltende Wirksamkeit der antiretroviralen Kombinationstherapien. In der EuroSIDA-Kohorte (> 8.500 Teilnehmer) wurde die Inzidenz von AIDS-Manifestationen und Todesfällen in drei Zeitperioden verglichen: vor HAART (1994-95), in der frühen (1996-97) und in der späten (1998-2002) HAART-Ära (HAART = hochaktive antiretrovirale Therapie). Das AIDS- und Sterberisiko sank nach Einführung der HAART deutlich ab.

Sowohl die AIDS-Inzidenz wie auch die Mortalität gingen dann in der späten HAART-Ära im Vergleich zur frühen weiter zurück. Insbesondere bei CD4-Zellzahlen unter 50 Zellen/μl war in der späten HAART-Ära das Sterberisiko geringer als in der frühen HAART-Ära (Mocroft A, et al. Abstr. 180). Eine Meta-Analyse mehrerer Kohortenstudien mit knapp 12.600 Patienten, die von Anfang an mit einer HAART behandelt worden waren, zeigt, dass das Risiko viraler opportunistischer Infektionen am stärksten sinkt, gefolgt von bakteriellen Komplikationen, anderen klinischen Ereignissen (z.B. Tumorerkrankungen) und Pilzinfektionen (Sabin C, et al. Abstr. 569).

Medikamenten-Vergleichsstudien
Lopinavir versus Nelfinavir
Studien, bei denen verschiedene Medikamentenkombinationen vor allem hinsichtlich ihrer Langzeitwirksamkeit miteinander verglichen werden, tragen wesentlich zu einer Optimierung der antiretroviralen Behandlung bei.

Die M98-863-Studie, welche Lopinavir/ritonavir mit Nelfinavir, jeweils in Kombination mit Stavudin+Lamivudin vergleicht, zeigt nach 60 Wochen ein besseres Abschneiden des Lopinavir-Armes (Viruslast unter 50 Kopien/ml bei 64% vs. 53%, intent-to-treat-Analyse). Nach 96 Wochen Laufzeit wurde in beiden Armen verglichen, wie häufig sich Resistenzen sowohl gegen den Protease-Inhibitor (PI) als auch gegen die Nukleosidanaloga (NRTI) ausgebildet hatten. Der Lopinavir-Arm schneidet dabei nicht nur hinsichtlich der PI-Mutationen besser ab, sondern auch eine 3TC-Mutation erfolgte in diesem Arm deutlich seltener, was Ausdruck der vollständigeren Virussuppression in diesem Behandlungsarm ist (siehe Tabelle 1) (Kempf D, et al. Abstr. 600).

Efavirenz versus Nevirapin
Mit Spannung erwartet worden waren die Ergebnisse des ersten Kopf-an-Kopf-Vergleichs der nicht-nukleosidischen Reverse Transkriptase-Inhibitoren (NNRTI) Efavirenz und Nevirapin. Die international durchgeführte 2NN-Studie hatte in vier Behandlungsarmen mit gleicher Basistherapie (Stavudin+Lamivudin) Nevirapin 400mg einmal täglich (n=220) gegen Nevirapin 200mg zweimal täglich (n=387) gegen Efavirenz 600mg einmal täglich (n=400) gegen Nevirapin+Efavirenz 400/800mg einmal täglich (n=209) verglichen. Therapieversagen bis zur Woche 48 war definiert als Viruslastrückgang von weniger als einer Log-Stufe bis zur 12. Behandlungswoche und/oder ein bestätigter Viruslast-Wiederanstieg auf über 50 Kopien/ml nach Woche 24 und/oder klinische Verschlechterung oder Wechsel der Behandlung. Obwohl bezogen auf diese Defini-

Tabelle 1: Resistenzentwicklung in der M98-863-Studie bis 96 Wochen.

	LPV+d4T+3TC (n = 326)	NFV+d4T+3TC (n = 327)
Viruslast >400 nach 24 Behandlungswochen oder später	74	123
Genotypische Virus-Charakterisierung	51	96
Zu keinem Zeitpunkt VL<400	5	16
PI-Resistenzen 3TC-Resistenzen	0/5 3/5	6/16 15/16
Viruslast-Wiederanstieg auf >400	46	80
PI-Resistenzen 3TC-Resistenzen	0/46 16/46	15/46 40/46

tion der Efavirenz-Arm etwas besser abschnitt, waren die Unterschiede zwischen Nevirapin und Efavirenz nicht sehr ausgeprägt. Die Kombination Nevirapin+Efavirenz wies mit den höchsten Nebenwirkungsraten die schlechteste Verträglichkeit auf (siehe Tabelle 2) (Lange J, et al. Abstr.176).

Das Nebenwirkungsprofil der beiden NNRTIs unterscheidet sich deutlich, mit einer höheren Rate von Arzneimittelexanthemen und Lebertoxizität unter Nevirapin und erhöhten zentralnervösen/psychiatrischen Nebenwirkungen unter Efavirenz. Die Veränderungen der Blutfettwerte (Gesamt-Cholesterin: HDL-Cholesterin) sind im Hinblick auf das kardiovaskuläre Risiko unter Nevirapin günstiger als unter Efavirenz (van Leth F, et al. Abstr.752). Untersuchungen zu den zentralnervösen Effekten von Efavirenz zeigen eine Veränderung des Schlafmusters, was zu Schlafstörungen, Alpträumen und einer Verminderung des Erholungseffektes von Schlaf führen kann. Konzentrations- und Erinnerungsstörungen, Stimmungsschwankungen und Depressionen können die Folge sein (Gallego L, et al. Abstr.716; Landovitz R, et al. Abstr.715).

Amprenavir-Hypersuszeptibilität
Eine phänotypische Hypersuszeptibilität auf Amprenavir ist mehrfach bei Resistenztestungen ART-vorbehandelter Patienten beschrieben worden. Die klinische Relevanz dieser Hypersuszeptibilität war jedoch bislang unklar. Im Rahmen der ESS40006-Studie wurde daher analysiert, ob diese bei phänotypischer Resistenztestung feststellbare Hypersuszeptibilität zum Therapieerfolg beiträgt. Die Studie untersuchte bei Patienten mit virologischem Therapieversagen unter der vorherigen Therapie zwei Ritonavir-geboostete Amprenavir-Dosierungen (600/100mg vs. 900/100mg 2x/Tag) bei Basistherapie mit Abacavir plus einem anderen NRTI und Efavirenz bei NNRTI-naiven oder Tenofovir bei NNRTI-erfahrenen Patienten. Die Ana-

Tabelle 2: Wirksamkeit und Nebenwirkungen in der 2NN-Studie nach 48 Wochen (Angaben in %).

	NVP 1x/Tag	NVP 2x/Tag	EFV	NVP+EFV
Behandlungserfolg	56,4	56,3	62,3	46,9
CD4-Zellanstieg	170 Zellen/ml	160 Zellen/ml	160 Zellen/ml	150 Zellen/ml
Virologisch erfolgreich	65	63,6	67,8	61,7
Ausgangs-VL				
>100.000	51,5	53,7	61	57,1
<100.000	71,1	68,2	71,1	62,7
<50 Kopien/ml	70	65,4	70	
Nebenwirkungen	15	20,4	18	24,4
Grad 3-4				
Lebertoxizität	1,4	2,1	0,3	1,0
Arzneimittel-	4,1	3,1	1,8	3,8
exanthem				
ZNS/psychisch	1,8	4,9	6,5	8,1
Pathologische				
Laborwerte				
Leberwerte	13,2	7,8	4,5	8,6
Andere Werte	8,2	3,9	8,8	9,6
Therapieabbruch				
/-wechsel	24,1	21,2	15,5	29,7

lyse ergab, dass neben der Ausgangs-Viruslast das Vorhandensein einer Hypersuszeptibilität tatsächlich zum virologischen Therapieerfolg beiträgt (Schooley R, et al. Abstr.143).

Fos-Amprenavir (908) versus Nelfinavir bei therapienaiven Patienten

Um die Bioverfügbarkeit zu verbessern, ist in den letzten Jahren ein Calcium-Phosphatester von Amprenavir entwickelt worden, bei dem die Tagesdosis bei 4 Tabletten (2x 700mg 2x/Tag) gegenüber 16 Kapseln beim herkömmlichen Amprenavir liegt. In der NEAT-Studie wurde diese neue Amprenavir-Version (908) gegen Nelfinavir getestet, Basistherapie in beiden Studienarmen war Abacavir+Lamivudin. Die Ergebnisse nach 48 Wochen Behandlung zeigen, dass beide Studienarme in vieler Hinsicht vergleichbar sind (siehe Tabelle 3). Beide untersuchten PIs führten zu einem vergleichbaren, mäßigen Anstieg der Cholesterinwerte, während die Triglyzeridwerte nur unter Nelfinavir anstiegen (Nadler J, et al. Abstr. 177).

Tabelle 3: Behandlungserfolg in der NEAT-Studie nach 48 Wochen (Angaben in %).

	908 (n=166)	NFV (n = 83)
Behandlungserfolg	56,4	62
CD4-Zellanstieg	201 Zellen/ml	216 Zellen/ml
Virologisch erfolgreich (<400) Ausgangs-VL >100.000 <100.000	66 67 65	51 35 59
Virologisches Versagen	14	28
Therapieabbruch/-wechsel	30	46
Nebenwirkungen Arzneimittelexanthem Durchfall Übelkeit/Erbrechen	8 5 5	2 18 4

Fos-Amprenavir/Ritonavir (908) versus Lopinavir/Ritonavir bei PI-erfahrenen Patienten

Die neue Amprenavir-Version wird in zwei Dosierungen in Ritonavir-geboosteter Form (1400/200mg 1x/Tag vs 700/100mg 2x/Tag) auch mit Lopinavir/ritonavir (400/100mg 2x/Tag) bei PI-vorbehandelten Patienten verglichen. Die Basistherapie besteht aus jeweils zwei NRTIs, die individuell auf Grundlage von Resistenztestergebnissen ausgesucht werden. In Boston wurden 24-Wochen-Zwischenergebnisse der Studie vorgestellt (siehe Tabelle 4), nach denen die virologische Wirksamkeit von Fos-Amprenavir in diesem Setting etwas niedriger zu sein scheint als die von Lopinavir (DeJesus E, et al. Abstr.178).

Atazanavir und Wechsel von Nelfinavir auf Atazanavir

Atazanavir ist ein von Bristol-Myers Squibb entwickelter Azapeptid-Protease-Inhibitor, der ohne weitere Boosterung einmal täglich dosierbar ist und keine negativen Auswirkungen auf Cholesterin- und Triglyzerid-Spiegel hat. Wird Atazanavir als erster PI eingesetzt, so erfolgt eine Resistenzentwicklung meist über eine I50L-Mutation, die die Wirksamkeit von anderen PIs nicht beeinträchtigt. Wird Atazanavir dagegen bei bereits vorhandenen PI-Resistenzen eingesetzt, erfolgt die weitere Resistenzentwicklung über andere Mutationen. In der Studie AI424-044 wurden Patienten aus einer Atazanavir-Dosisfindungsstudie weiter untersucht, bei denen nach vorangegangener 72-wöchiger Behandlung entweder die Atazanavir-Gabe fortgesetzt wurde oder bei

Tabelle 4: Fos-Amprenavir/ritonavir versus Lopinavir/rit bei PI-erfahrenen Patienten nach 24 Wochen (Angaben in %).

	908/rit 1x/Tag (n=105)	908/rit 2x/Tag (n=107)	LPV/rit 2x/Tag (n=103)
Virologischer Erfolg <400 Kopien <50 Kopien/ml mittlerer VL-Abfall	58 40 −1,46 log	60 42 −1,48 log	69 48 −1,63 log
Primäres+sekundäres virologisches Versagen	34	27	21
Nicht-virologisches Versagen	8	10	9
Klin. Nebenwirkungen > = Grad 2	19	35	34
Pathologische Laborwerte Grad 3-4 Leberwerte Triglyzeride Therapieabbruch/ -wechsel	6 4 4	6 8 4	4 4 0

denen die Patienten aus dem Nelfinavir-Vergleichsarm auf Atazanvir umgesetzt wurden. Die Basistherapie erfolgte bei allen mit Stavudin+Lamivudin. Die Ergebnisse nach 24 Wochen zeigen eine fortgesetzte virologische und immunologische Wirksamkeit von Atazanavir in beiden Behandlungsarmen und eine Reduzierung erhöhter Blutfettwerte im ursprünglichen Nelfinavir-Arm (siehe Tabelle 5) (Murphy R, et al. Abstr. 555).

Tabelle 5: Atazanavir-Fortsetzung und Wechsel von Nelfinavir auf Atazanvir, Ergebnisse nach 24 Wochen.

	ATV 400 mg (n=139)		NFV → ATV (n=63)	
	Beginn	Woche 24	Beginn	Woche 24
Virologisches Ansprechen <400 Kopien/ml wie behandelt <50 Kopien/ml wie behandelt	101/129 63/129	111/133 80/133	44/60 30/60	54/62 37/62
CD4-Zellzahl/ µl	472	556	543	584
Gesamt-Cholesterin (mg/dl)	180	176	202	169
LDL-Cholesterin (nüchtern)	110	105	132	99
Triglyzeride (nüchtern)	105	104	127	102

Tipranavir-Dosisfindung und Abhängigkeit der Wirkung von Anzahl der PI-Mutationen

Zu dem von der Firma Boehringer Ingelheim entwickelten Protease-Inhibitor Tipranavir wurden Ergebnisse einer Phase II-Dosisfindungsstudie vorgestellt. Da es sich bei Tipranavir um einen nichtpeptidischen Protease-Inhibitor mit einzigartigem Resistenzprofil handelt, stellt dieser PI für Patienten mit PI-Kreuzresistenzen eine erfolgversprechende neue Therapieoption dar. Die zur weiteren klinischen Prüfung der Substanz gewählte Dosierung beträgt 500/200mg (Ritonavir-Boosterung) 2x/Tag. Zu Beginn der Studie wiesen die Teilnehmer bereits eine breite Kreuzresistenz gegen die derzeit verfügbaren PIs auf. Im einzelnen betrug, bestimmt mit dem Virco-Antivirogramm-Test, die durchschnittliche Resistenz gegenüber Lopinavir das 40-fache, gegenüber Amprenavir das 8,7-fache, gegenüber Saquinavir das 7-fache, gegenüber Indinavir das 12-fache, gegenüber Nelfinavir das 37-fache und gegenüber Ritonavir das 40-fache. Für die Sensitivität gegenüber Tipranavir scheint das Vorhandensein von PI-Schlüsselmutationen an vier Stellen entscheidend zu sein: L33I/V/F, V82A/F/T, I84V und L90M. Die Wirksamkeit von Tipranavir war erst dann merklich eingeschränkt, wenn an drei oder vier dieser Stellen Resistenzmutationen vorlagen (siehe Tabelle 6) (Gathe J, et al. Abstr.179).

Tabelle 6: Tipranavir, Wirksamkeit in Abhängigkeit von Mutationen und Nebenwirkungen.

TPV-Dosis	500/100 mg		500/200 mg		750/200 mg	
Anzahl PI-Schlüssel mutationen	n	mittl. VL-Rückgang bis Tag 14	n	mittl. VL-Rückgang bis Tag 14	n	mittl. VL-Rückgang bis Tag 14
0	5	−1,32	0		9	−1,19
1	19	−1,21	23	−1,15	?	−1,19
2	36	−0,78	24	−1,40	?	−1,24
3	13	−0,19	21	−0,33	?	−0,54
Klinische Nebenwirkungen bis Tag 28						
	N = 73		N = 72		N = 71	
gesamt	8,2%		12,5%		16,9%	
Pathologische Laborwerte (Grad 3.-4) bis Tag 28						
Leberwerte	4,1%		9,9%		12,7%	
Triglyzeride	9,5%		15,5%		11,3%	
Studienabbruch wg. Nebenwirkungen bis Woche 24						
	2,7%		5,6%		15,5%	

Tabelle 7: Wirksamkeit und Verträglichkeit von TMC114 bis Tag 14 bei PI-erfahrenen Patienten.

TMC114-Dosis	300/100mg 2x/Tag (n = 13)	600/100mg 2x/Tag (n = 12)	900/100mg 1x/Tag (n = 13)	Kontrollarm (n = 12)
Viruslast-Änderung bis Tag 14	−1,24 log	−1,50 log	−1,13 log	+ 0,02 log
Abbruch wg. Nebenwirkungen	0	1	1	
Erhöhte Leberwerte Grad 3-4	2	2	1	1

TMC114: Dosisfindung, Wirksamkeit in den ersten 14 Tagen

Ein weiterer, von der Firma Tibotech entwickelter Protease-Inhibitor mit günstigem Resistenzprofil bei PI-vorbehandelten Patienten ist TMC114, welches in einer kleinen Dosisfindungsstudie an 50 Teilnehmern in drei Dosierungen mit Ritonavir-Boosterung im Vergleich zu einer Fortsetzung der bisherigen (virologisch versagenden) Therapie untersucht wurde (siehe Tabelle 7). Als Nebenwirkungen wurden vor allem Durchfall, Kopfschmerzen und Müdigkeit beobachtet (Arasteh K, et al. Abstr.8).

Langzeit-Wirksamkeit und Nebenwirkungen von Tenofovir verglichen mit Stavudin

Die 96-Wochen-Daten der Gilead-903-Studie, welche Efavirenz + Lamivudin plus entweder Tenofovir oder Stavudin bei therapienaiven Patienten vergleicht, zeigt eine anhaltende virologische und immunologische Wirksamkeit in beiden Studienarmen. Deutliche Unterschiede zeigen sich beim Nebenwirkungsprofil: Cholesterin- und Triglyzerid-Spiegel sind im Stavudin-Arm deutlich höher und die Ausbildung eines Lipodystrophie-Syndroms und von anderen klinischen Zeichen einer mitochondrialen Toxizität wie periphere Neuropathie und Laktatazidose sind im Tenofovir-Arm deutlich seltener, was die geringere mitochondriale Toxizität von Tenofovir eindrucksvoll untermauert (siehe Tabelle 8) (Staszewski S, et al. Abstr.564b).

Allerdings gab es einige Fallberichte von Nierentoxizität unter Tenofovir-

Tabelle 8: Tenofovir vs. Stavudin bei therapienaiven Patienten (n = 600) bis Woche 96, Wirksamkeit und Nebenwirkungen.

	EFV + 3TC + TFV	EFV + 3TC + d4T
Viruslast in Woche 96 (intent-to-treat)		
<400 Kopien/ml	82%	78%
<50 Kopien/ml	78%	74%
CD4-Zell-Anstieg	261	266
Veränderung der Triglyzeridspiegel	+ 5mg/dl	+ 103mg/dl
LDL-Cholesterin	+ 11mg/dl	+ 20mg/dl
HDL-Cholesterin	+ 9mg/dl	+ 7mg/dl
Lipodystrophie	1%	12%

Behandlung. Eine Beeinträchtigung der Nieren-Tubulusfunktion ist von zwei dem Tenofovir chemisch verwandten Medikamenten, Adefovir und Cidofovir, bekannt, war aber bisher in den klinischen Studien mit Tenofovir nicht beschrieben worden. In Boston wurden jetzt von mehreren Gruppen Fallberichte von Patienten präsentiert, die unter einer Tenofovir-enthaltenden Therapie eine Verschlechterung der Kreatinin-Clearance, Proteinurie, Glykosurie und eine Hypophosphatämie entwickelten. Klinisch können sich diese Laborwertveränderungen in Form von Muskelschmerzen, Parästhesien und vermehrtem Harndrang bemerkbar machen (Blick G, et al. Abstr. 718; Reynes J, et al. Abstr. 717).

In bislang durchgeführten klinischen Studien war beobachtet worden, dass eine Lamivudin-Resistenzmutation (M184V) zu einer erhöhten Empfindlichkeit für Tenofovir führt. In einem Rhesusaffenmodell wurde daher experimentell untersucht, wie die Resistenzentwicklung bei gleichzeitigem Selektionsdruck von Lamivudin und Tenofovir verläuft. Es zeigte sich dabei, dass die 184-Mutation unter Tenofovir-Selektionsdruck verschwindet und eine Mutation am Kodon 65 (K65R) auftaucht, welche zur Resistenz gegen beide Substanzen führt.

In Zellkulturuntersuchungen wurde analysiert, ob es Unterschiede zwischen Zidovudin und Lamivudin auf der einen und dem Nukleotidanalogon Tenofovir auf der anderen Seite hinsichtlich der intrazellulären metabolischen Aktivierung in Langerhanszellen und dendritischen Zellen gibt. Es zeigte sich, dass die Aktivierung von Tenofovir in diesen Zellen sehr viel wirksamer erfolgt als die von Zidovudin und Lamivudin. Langerhans- und dendritische Zellen gehören zu den Zellen, die bei einer HIV-Exposition über die Schleimhäute am frühesten Kontakt mit HIV haben. Es ist allerdings nicht abschließend geklärt, ob diese Zellen aktiv durch HIV infiziert werden oder ob sie das Virus »nur« in die nächstgelegenen Lymphknoten transportieren. Eine Infektion dieser Zellen wäre ein Argument zugunsten Tenofovirs als Bestandteil von postexpositionellen Prophylaxen.

Andere Argumente sind die lange Halbwertszeit und das günstige Nebenwirkungs- und Resistenzprofil. Diese Argumente haben anscheinend den Ausschlag dafür gegeben, dass Tenofovir in einer großen internationalen Studie von Family Health International (FHI) zur präexpositionellen HIV-Prophylaxe in Entwicklungsländern eingesetzt werden soll. Mit einer Dosierung von einer Tablette Tenofovir pro Tag soll in der Studie eine HIV-Infektion bei sexuell aktiven Erwachsenen verhindert werden, bei denen andere Mittel wie Kondome oder Verzicht auf unsafe Sexualkontakte nicht konsequent genug angewendet werden (können). Die auf drei Jahre angelegte Studie wird u.a. von der Bill&Melinda Gates-Stiftung finanziell unterstützt. Ein lokaler Einsatz von Tenofovir in Form einer auf die Mundschleimhaut aufgetragenen Lösung zur Expositionsprophylaxe beim Stillen hat sich jedoch in einer tierexperimetellen Studie im Rhesusaffenmodell als wirkungslos erwiesen.

Nach Angaben der Herstellerfirma Gilead steht Tenofovir ab Mitte 2003 für 68 Entwicklungsländer, darunter 53 Länder in Afrika, zum Selbstkostenpreis (Herstellungs- und Vetriebskosten) zur Verfügung.

Tenofovir ist nicht nur zur Behandlung von HIV geeignet, sondern auch zur Therapie der chronischen Hepatitis B-Infektion. Insbesondere wirkt Tenofovir auch noch auf Lamivudin-resistentes HBV. Wirksamer als eine Monotherapie von HBV mit Lamivudin oder Tenofovir ist jedoch die Kombination beider Substanzen.

Als weitere einmal täglich zu dosierende Substanz hat Gilead vor kurzem die Rechte für Emtricitabine (FTC, Coviracil®) erworben und arbeitet derzeit an einer Tenofovir-Emtricitabine-Kombinationstablette, die die Möglichkeiten für einfache einmal tägliche Therapieregime verbessern würde. In einer französischen Studie erwies sich die Kombination Emtricitabine+Didanosin+Efavirenz als sehr wirksam zur Aufrechterhaltung der Virussuppression bei zuvor mit einer PI-haltigen Kombination behandelten Patienten (Molina JM, et al. Abstr. 551). Die Zulassung von Emtricitabine ist in den USA und Europa beantragt.

Fusionsinhibitoren und andere Hemmstoffe des Viruseintritts in die Zelle

Die bereits auf der Welt-AIDS-Konferenz in Barcelona 2002 vorgestellten Ergebnisse zur Behandlung von therapieerfahrenen Patienten mit einer Kombination aus Enfuvirtide (T-20, Fuzeon®) mit einer nach Resistenztestergebnissen optimierten Zusammenstellung anderer Medikamente wurden auch nach detaillierter Auswertung der Ergebnisse bestätigt: Im Enfuvirtide-Arm erreichten mit 32,7% etwa doppelt so viele Teilnehmer eine Viruslast unter 400 Kopien/ml als im Kontrollarm (15%). Untersuchungen im Rahmen der Zulassungsstudien liefern keine Anhaltspunkte dafür, dass kreuzreagierende Antikörper gegen das HIV-Transmembranprotein gp41 die Sicherheit oder Wirksamkeit von T-20 beeinflussen (Walmsley S, et al. Abstr.558). Medikamentenwechselwirkungen mit anderen zur HIV-Therapie eingesetzten Substanzen spielen nach bisherigen Erkenntnissen für T-20 ebenfalls keine Rolle (Boyd M, et al. Abstr. 541). Zwischen Fusionshemmern und den anderen bisher verfügbaren Medikamenten gibt es zwar keine Kreuzresistenzen, aber wenn Enfuvirtide als einziger noch wirksamer Bestandteil eines Kombinationsregimes eingesetzt wird, ist eine schnelle Resistenzentwicklung über Mutationen im Bereich der T-20-Bindungsregion im gp41 zu befürchten. Nach ersten Kurzzeitstudien sieht es glücklicherweise so aus, als ob die T-20 Nachfolgesubstanz T-1249 auch bei T-20-Resistenz noch wirksam ist (Miralles GD, et al. Abstr.14b), aber wenn immer möglich empfiehlt sich ein Einsatz von T-20 nur in Kombination mit anderen noch wirksamen Substanzen.

Die bei weitem häufigste T-20-Nebenwirkung sind lokale, z.T. recht schmerzhafte Entzündungsreaktionen an den Injektionsstellen (T-20 muss zweimal täglich subkutan injiziert werden). Entzündliche Infiltrate entsprechen dem Bild einer Hypersensitivitätsreaktion, aber auch Fettgewebsnekrosen und traumatische Hämorrhagien können auftreten (Ball RA et al. Abstr.714). Bei knapp 10% der Patienten wird eine symptomatische Therapie mit Schmerzmitteln erforderlich.

Neben der Problematik der Verabreichung droht auch der Preis ein Hindernis für den breiteren Einsatz von T-20 zu werden. Unter Hinweis auf den äußerst komplizierten Herstellungsprozess wird die Herstellerfirma Roche in Europa einen Großhandelspreis für eine Tagesdosis von € 52,- verlangen, was einem Jahrespreis von knapp € 20.000 entspricht – mehr als doppelt so viel wie herkömmliche AIDS-Medikamente. Roche erwartet, dass bis Ende 2003 ca. 15.000 Patienten T-20 erhalten werden, die Produktionskapazitäten sollen dann bis Ende 2004 nochmals auf 32.000 verdoppelt werden. Die Entwicklungs- und Herstellungskosten sollen in einer Größenordnung von etwa 600 Millionen Euro gelegen haben.

Diskussion

Rolle unsteriler medizinischer Injektionen für die Verbreitung von HIV in Subsahara-Afrika

Mit drei Beiträgen im International Journal of STD & AIDS hat eine internationale Gruppe von Wissenschaftlern die Diskussion um die Rolle unsteriler medizinischer Injektionen für die Verbreitung von HIV in Subsahara-Afrika neu aufgerollt. Der gegen Ende der achtziger Jahre erzielte, weitgehend unhinterfragt akzeptierte Konsens bestand darin, dass etwa 90% der HIV-Infektionen in Subsahara-Afrika auf heterosexuelle Übertragung und nur ein verschwindend geringer Anteil auf unsterile Injektionen und invasive Behandlungen zurückzuführen sei. Durch erneute Analyse relevanter, damals durchgeführter epidemiologischer Studien aus verschiedenen Regionen Afrikas machen die Wissenschaftler darauf aufmerksam, dass dieser wissenschaftliche Konsens sich weniger auf eine sorgfältige Analyse der vorhandenen Daten stützte, sondern die vorhandenen Hinweise auf eine erhebliche Rolle unsteriler medizinischer Injektionen aus einer Reihe unterschiedlicher Beweggründe ignorierte. Nicht alle angeführten Argumentationslinien gegen die dominante Rolle des sexuellen Übertragungsweges sind dabei gleich stichhaltig.

Starke Argumente für eine bedeutsame Rolle medizinischer Behandlungen liefern aber Untersuchungsbefunde von HIV-Infektionen bei Kindern im Alter zwischen 5 und 15 Jahren, deren Mütter nicht mit HIV infiziert sind. Solche Befunde liegen aus mehreren Ländern Afrikas vor, aber die Infektionsraten sind niedrig. Angesichts der Erfahrungen mit der nosokomial verursachten HIV-Epidemie unter Kindern in Rumänien gibt es keinen Zweifel daran, dass auch größere nosokomial bedingte Epidemien durch HIV möglich sind.

Fakten, die die Analyse der Rolle unsteriler Injektionen bei der Ausbreitung von HIV erschweren, sind ein zweideutiges Ursache-Wirkungsverhältnis und die Ursachenzuschreibung bei sexuell übertragbaren Infektionen, die mit medizinischen Injektionen behandelt wurden.

Das Ursache-Wirkungsverhältnis kann z.B. schwer aufzuklären sein, wenn bei HIV-positiven Personen eine erhöhte Zahl von medizinischen Injektionen festgestellt wird. Bedeutet das, dass Injektionen einen relevanten Risikofaktor für die HIV-Infektion darstellen oder dass HIV-Infizierte auf Grund ihres schlechteren Gesundheitszustandes häufiger mit Injektionen behandelt wurden?

Noch schwieriger kann die Differenzierung bei sexuell übertragbaren Infektionen werden: wurde die HIV-Infektion in solchen Fällen durch den Kofaktoreneffekt dieser Infektionen begünstigt oder ist sie zumindest teilweise durch unsterile Injektionen verursacht, mit denen die sexuell übertragenen Erkrankungen behandelt wurden?

Obwohl diese Fragen in einigen der in den achtziger Jahren durchgeführten Studien durchaus aufgeworfen wurden, ist ihnen nicht sehr gründlich und systematisch nachgegangen worden.

Die Schlussfolgerung der Wissenschaftler, unsterile Injektionen seien wahrscheinlich für die Mehrzahl der HIV-Infektionen in Subsahara-Afrika verantwortlich, erscheint jedoch etwas überzogen, auch wenn eine größere Rolle als bisher postuliert durchaus möglich ist.

Ein von WHO und UNAIDS einberufenes Expertengremium gelangte denn auch zu dem Schluss, dass auch unter Berücksichtigung der vorgebrachten Argumente die vorliegenden Daten auf ein klares Überwiegen des sexuellen Übertragungsweges in Afrika hinweisen.

Angesichts von geschätzten 16 Milliarden weltweit verabreichten Injektionen jährlich, von denen etwa 30% mit bereits vorher benutzten Spritzen verabreicht werden, ist es aber völlig unstrittig, dass dem Aspekt der Infektionssicherheit von medizinischen Injektionen eine größere Aufmerksamkeit gebührt. Auch im Hinblick auf die sich entwickelnden HIV-Epidemien in Asien ist es von nicht geringer Bedeutung, das Risiko unsteriler Injektionen realistisch einzuschätzen und so weit als möglich zu vermindern.

Gisselquist D, Potterat JJ, Brody S, Vachon F: Let it be sexual: how health care transmission of AIDS in Africa was ignored. International Journal of STD & AIDS 2003; 14: 148-161

Brewer DD, Brody S, Drucker E, Gisselquist D, Minkin SF, Potterat JJ, Rothenberg RB, Vachon F: Mounting anomalies in the epidemiology of HIV in Africa: cry the beloved paradigm. International Journal of STD & AIDS 2003; 14: 144-147

WHO/UNAIDS: Expert group stresses that unsafe sex is primary mode of transmission of HIV in Africa. Joint statement WHO/UNAIDS/5, 14 March 2003

Anleitung zum

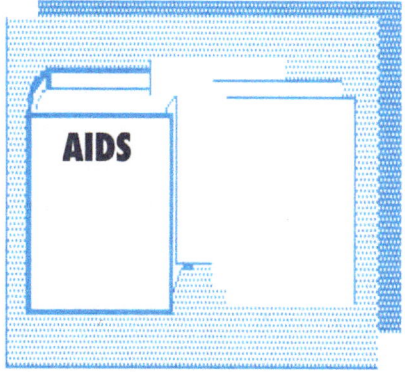

Einsortieren

Folgelieferung Mai 2003

Sehr geehrte Frau Doktor,
Sehr geehrter Herr Doktor,

die neueste Folgelieferung für Ihr AIDS-Loseblattwerk versorgt Sie mit wichtigen und nützlichen Informationen zum Thema HIV-Infektion und AIDS.

Natürlich ist die beste Information aber nur dann wirkungsvoll, wenn sie auf Abruf bereit steht. Aus diesem Grunde bitten wir Sie, die Folgelieferung entsprechend dieser Anleitung möglichst sofort einzuordnen.

So haben Sie die Sicherheit, daß nichts verloren geht, alles übersichtlich ist und Sie immer auf dem neuesten Stand des Wissens bleiben. Mit einem Wort: das Einsortieren bedeutet fünf Minuten Mühe, die sich lohnen!

Und so machen Sie es:

IHR WERK das nehmen Sie heraus:	DIESE FOLGELIEFERUNG das ordnen Sie ein:
Titelblatt (Stand November 2002), **Inhaltsübersicht** und **Autorenverzeichnis** (Seite 3-5, 1-2 [1. Ordner])	**Titelblatt** (Stand Mai 2003), **Inhaltsübersicht** und **Autorenverzeichnis** (Seite 3-5, 1-2)
Sektion II Praxis (1. Ordner)	
Das **Inhaltsverzeichnis** der Sektion II Aus dem Kapitel II.1 **Kasuistiken** Die Seiten 115-116	Das aktualisierte **Inhaltsverzeichnis** der Sektion II In das Kapitel II.1 **Kasuistiken** die neue **Kasuistik Nr. 30** (Seite 115-121) Das neue Kapitel **HIV und AIDS –** **Umgang mit Patienten aus Afrika** (Seite 1-9)

Sektion IV Therapie (2. Ordner)

③ Das **Inhaltsverzeichnis** der Sektion IV

Das aktualisierte **Inhaltsverzeichnis** der Sektion IV

Aus dem Kapitel IV.3 den **Anhang Empfehlungen zur antiretroviralen Therapie der HIV-Infektion** (Seite 1-15)

Den aktualisierten **Anhang** von Kapitel IV.3 **Deutsch-Österreichische Richtlinien zur Antiretroviralen Therapie der HIV-Infektion** (Seite 1-29)

Das weiße Vorschaltblatt von Kapitel IV.4 **Arzneistoffprofile** (Seite 1)

Das aktualisierte Vorschaltblatt von Kapitel IV.4 **Arzneistoffprofile** (Seite 1)

In das Kapitel IV.4 die neue Substanz **Bexaroten** (Seite 1-8)

Aus dem Kapitel IV.4 die Substanzen
Delavirdin (DLV, Rescriptor®) (Seite 1-9)
Stavudin (D4T, Zerit®) (Seite 1-6)
Zalcitabin (ddC, Hivid®) (Seite 1-8)

In das Kapitel IV.4 die überarbeiteten Supstanzen
Delavirdin (DLV, Rescriptor®) (Seite 1-9)
Stavudin (D4T, Zerit®) (Seite 1-7)
Zalcitabin (ddC, Hivid®) (Seite 1-8)

Sektion V Grundlagen (2. Ordner)

 Das **Inhaltsverzeichnis** der Sektion V

Das aktualisierte **Inhaltsverzeichnis** der Sektion V

Das Kapitel V.1 **HIV – Natur des Virus** (Seite 1-22)

Das überarbeitete Kapitel V.1 **HIV – Natur des Virus** (Seite 1-25)

Sektion VIII Recht (2. Ordner)

 Das **Inhaltsverzeichnis** der Sektion VIII

Das aktualisierte **Inhaltsverzeichnis** der Sektion VIII

Das Kapitel VIII.2 **Sozialleistungen bei HIV-Krankheit** (Seite 1-29)

Das aktualisierte Kapitel VIII.2 **Sozialleistungen bei HIV-Krankheit** (Seite 1-36)

AIDS und die Vorstadien
Ein Leitfaden für Praxis und Klinik

Herausgegeben von
J. L'age-Stehr und
E. B. Helm
unter Mitarbeit von
H. D. Peters

Redaktion
L. Nolde

Mit Beiträgen von:

S. Baur, M. Bickel, H.-R. Brodt, K. Bröker, J. Denner, E. Dietlein,
M. Dietlein, S. Evers, M. Exner, H. Exner-Freisfeld, S. Falk,
A. Ganser, H.R. Gelderblom, D. Gerlich, E. Gerstenberg,
A. Goetzenich, J. Gölz, P. Gute, O. Hamouda, A. Hanauske,
M. Hartmann, W. Heise, E.B. Helm, I.W. Husstedt,
C. Jacobowski, G. Just-Nübling, P. Kaulen, S. Klauke, H. Knechten,
B. Knupp, M. L'age, J. L'age-Stehr, A. Langford, T. Lutz, U. Marcus,
B. Michels, V. Miller, P.S. Mitrou, H. Müller, S. Nzimegne-Gölz,
G. Pauli, H.D. Peters, T. Porstmann, H.F. Rabenau, D. Reichelt,
V. Rickerts, W.K. Roth, H. Rübsamen-Waigmann, A. Schäfer,
H. Schöfer, G. Schuierer, S. Schwarz, S. Staszewski, F. Stögbauer,
M. Vocks-Hauck, D. Völkner, L. Voß, U. Woelki

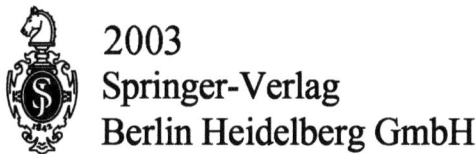

2003
Springer-Verlag
Berlin Heidelberg GmbH

Impressum

Herausgeberinnen:
Dir. und Prof. Dr. med.
Johanna L'age-Stehr
am Robert Koch-Institut, Berlin

Prof. Dr. med. Brigitte Helm
Zentrum d. Inneren Medizin
Klinikum der Universität Frankfurt

Unter Mitarbeit von:
Prof. Dr. med. Hans-Dieter Peters
Medizinische Hochschule Hannover,
Zentrum für Pharmakologie und
Toxikologie: Department für Immun-
pharmakologie (Member of Faculty of
Pharmaceutical Medicine of the Royal
Colleges of Physicians, London UK)

Verantwortliche Redakteurin:
Dr. med. Lisa Nolde
Wiesbaden

Aktuelles:
Dr. med. Ulrich Marcus
Robert Koch-Institut, Berlin

Geschäftliche Post bitte ausschließlich an
Springer GmbH & Co.
Auslieferungs-Gesellschaft
Kundenservice
z.Hd. von Frau F. Schlie
Haberstr. 7, 69126 Heidelberg
Freecall 0800-8634488, Fax (06221) 345-4229,
E-mail: frauke.schlie@springer.de

ISBN 978-3-540-40686-0
ISBN 978-3-662-26741-7 (eBook)
DOI 10.1007/978-3-662-26741-7

Dieses Werk ist urheberrechtlich geschützt.
Die dadurch begründeten Rechte, insbesondere die der
Übersetzung, des Nachdrucks, des Vortrags, der Entnahme
von Abbildungen und Tabellen, der Funksendung, der
Mikroverfilmung oder der Vervielfältigung auf anderen
Wegen und der Speicherung in Datenverarbeitungsanlagen,
bleiben, auch bei nur auszugsweiser Verwertung, vorbehalten.
Eine Vervielfältigung dieses Werkes oder von Teilen dieses
Werkes ist auch im Einzelfall nur in Grenzen der gesetz-
lichen Bestimmungen des Urheberrechtsgesetzes der
Bundesrepublik Deutschland vom 9. September 1965 in der
jeweils gültigen Fassung zulässig. Sie ist grundsätzlich
vergütungspflichtig. Zuwiderhandlungen unterliegen den
Strafbestimmungen des Urheberrechtsgesetzes.

http://www.springer.de/medizin

© Springer-Verlag Berlin Heidelberg 2003
Ursprünglich erschienen bei Springer-Verlag Berlin
Heidelberg New York 2003

Die Wiedergabe von Gebrauchsnamen, Handelsnamen,
Warenbezeichnungen usw. in diesem Werk berechtigt
auch ohne besondere Kennzeichnung nicht zu der
Annahme, dass solche Namen im Sinne der Warenzeichen-
und Markenschutz-Gesetzgebung als frei zu betrachten
wären und daher von jedermann benutzt werden dürften.

Produkthaftung: Für Angaben über Dosierungsanweisungen
und Applikationsformen kann vom Verlag keine Gewähr
übernommen werden. Derartige Angaben müssen vom
jeweiligen Anwender im Einzelfall anhand anderer
Literaturstellen auf ihre Richtigkeit überprüft werden.

Herstellung: PRO EDIT GmbH, Heidelberg
Satz: at · Dormagen

Gedruckt auf säurefreiem Papier   22/3160/Di

Inhaltsübersicht der Sektionen und ihrer Kapitel

(die mit dieser Folgelieferung gelieferten Beiträge sind blassblau unterlegt)

Inhaltsübersicht
Autorenverzeichnis
Chronik der Ereignisse .... U. Marcus
Index

Sektion I   EPIDEMIOLOGIE (1. Ordner)

1. Zur HIV/AIDS-Situation weltweit, in Europa und in Deutschland .... O. Hamouda
2. Epidemiologie von AIDS und HIV-Infektionen
   in Deutschland .... O. Hamouda
3. Aktuelle Fallzahlen .... O. Hamouda

Sektion II   PRAXIS (1. Ordner)

1. Kasuistiken .... zusammengestellt von E.B. Helm
2. Die HIV-Krankheit .... E.B. Helm
3. HIV-Krankheit und Reisen .... G. Just-Nübling und E.B. Helm
4. AIDS und Drogen .... C. Jacobowski
5. Ambulante vertragsärztliche Versorgung von
   HIV-Patienten .... H. Knechten und A. Goetzenich
6. Psychische Belastungen von HIV-Infizierten und AIDS Kranken .... K. Bröker
7. Palliativmedizin und AIDS .... B. Knupp
8. Home Care .... P. Gute und E.B. Helm
9. Die Behandlung HIV-infizierter Drogenabhängiger
   in der Vertragsarztpraxis .... J. Gölz
10. HIV und AIDS – Umgang mit Patienten aus Afrika .... S. Nzimegne-Gölz

Sektion III   KLINIK (1. Ordner)

1. Diagnostik und Therapie primärer und sekundärer Neuromanifestationen der
   HIV-Infektion ... I.W. Husstedt, S. Evers, F. Stögbauer, G. Schuierer und D. Reichelt
   Teil I: Primäre Neuromanifestationen
   Teil II: Sekundäre Neuromanifestationen
2. Epidemiologie, Verlauf und Therapie von Hepatitis B und C
   bei HIV-infizierten Patienten .... T. Lutz und E.B. Helm
3. Ophthalmologische Manifestationen .... P. Kaulen
4. Manifestationen im Mund-, Kiefer- und Gesichtsbereich .... A. Langford
   Teil I: Infektionen
   Teil II: Neoplasien
5. Dermatovenerologische Manifestationen .... H. Schöfer und S. Baur
6. Pneumocystis-carinii-Pneumonie .... H. R. Brodt und E.B. Helm
7. Lungenerkrankungen bei HIV-Infektion .... H. R. Brodt und U. Lörcher
8. Gastroenterologische Krankheitsbilder .... W. Heise und M. L'age

Inhalt/ **3**

8. Gastroenterologische Krankheitsbilder .... W. Heise und M. L'age
9. Mit einer HIV-Infektion assoziierte Neoplasien
   Teil I: Maligne Lymphome und andere Malignome ... P.S. Mitrou und E.B. Helm
   Teil II: Epidemisches Kaposi-Sarkom
      bei HIV-Infizierten .... P. S. Mitrou, E.B. Helm und H.-R. Brodt
10. HIV-Infektion und Schwangerschaft .... A. Schäfer
11. HIV-Infektion und AIDS
    bei Neugeborenen, Kindern und Jugendlichen .... M. Vocks-Hauck
12. Infektionen durch Mykobakterien .... H.R. Brodt und E.B. Helm
    Teil I: Tuberkulose
    Teil II: Erkrankungen durch atypische Mykobakterien
13. Mykosen bei HIV-Infizierten aus
    internistischer Sicht .... G. Just-Nübling und E.B. Helm
14. Die Bedeutung der HIV-Infektion in der Gynäkologie .... A. Schäfer
15. Kardiovaskuläre Erkrankungen
    bei HIV-infizierten Patienten .... V. Rickerts und E.B. Helm
16. Hämatologische Veränderungen bei HIV-Infektion .... A. Ganser
17. Zytomegalie-Virus-Infektionen .... H.D. Peters, E.B. Helm, A. Hanauske
18. Das AIDS-Wasting-Syndrom .... S. Klauke und B. Michels

Sektion IV   THERAPIE (2. Ordner)

1. Therapieansätze .... H.D. Peters
   Teil I: Angriffspunkte im HIV-Vermehrungszyklus
   Teil II: Aktivierung des Immunsystems (»Immune-based«-Therapie)
2. Die HIV-Infektion unter dem Aspekt
   der Intensivmedizin .... H.-R. Brodt und E.B. Helm
3. Die antiretrovirale Therapie der HIV-1-Infektion
   Teil I: Indikation und Durchführung
   der Initialtherapie .... E.B. Helm und S. Staszewski
   Anhang:
   Deutsch-Österreichische Richtlinien zur Antiretroviralen Therapie –
   Gemeinsame Erklärung der Fachgesellschaften
4. Arzneistoffprofile .... H.D. Peters, z.T. mit S. Staszewski
5. Grundlagen und klinische Bedeutung der Resistenzentwicklung
   unter antiretroviraler Therapie .... V. Miller und S. Staszewski
6. Medikamenten-Interaktionen bei AIDS-Patienten .... H.D. Peters
   Teil   I: Antiretroviral wirksame Virustatika
   Teil II: Nicht antiretroviral wirksame Virustatika
   Teil III: Antimykotika
   Teil IV: Zytostatika
   Anhang: Übersicht zu potentiell unerwünschten Wirkungen wichtiger Pharmaka
7. Das Lipodystrophie-Syndrom – Eine unerwünschte Wirkung
   der antiretroviralen Therapie .... M. Bickel und S. Klauke

Sektion V GRUNDLAGEN (2. Ordner)

1. HIV: Natur des Virus .... H. Rübsamen-Waigmann
2. HIV: Einführung in die Virologie .... H. R. Gelderblom und G. Pauli
3. Pathogenese von AIDS .... J. Denner, J. L'age-Stehr und M. L'age
4. Stand der Impfstoffentwicklung gegen HIV .... U. Marcus
5. Pathologische Anatomie bei AIDS .... H. Müller und St. Falk
6. Neuropathologie bei der HIV-Krankheit .... U. Woelki

Sektion VI DIAGNOSTIK (2. Ordner)

1. HIV-Labordiagnostik: Nachweis von spezifischen Antikörpern
   und HIV-p24-Antigen .... H.F. Rabenau und T. Porstmann
2. Methoden zum direkten HI-Virusnachweis
   und zur Verlaufskontrolle .... W. K. Roth
3. Immunologische Laboruntersuchungen
   bei HIV-infizierten Patienten .... S. Schwarz
4. Radiologische Diagnostik.. E. Gerstenberg

Sektion VII PROPHYLAXE (2. Ordner)

1. Hygienische Maßnahmen zur Verhütung einer Übertragung
   von HIV und von opportunistischen Infektionen im medizinischen
   Bereich .... E. Dietlein, M. Exner und M. Dietlein
2. Präventionsmaßnahmen nach
   berufsbedingter Exposition mit HIV .... H.-R. Brodt, P. Gute und E.B. Helm
3. HIV-Übertragungswege und -risiken .... U. Marcus

Sektion VIII RECHT (2. Ordner)

1. HIV und Arztrecht ....D. Völkner
2. Sozialleistungen bei HIV-Krankheit .... H. Exner-Freisfeld
3. Infektionsepidemiologische Erfassung von
   HIV-Infektionen und AIDS-Fällen in Deutschland .... O. Hamouda und L. Voß
4. Abrechnungsprobleme und -möglichkeiten im Zusammenhang
   mit der Erkennung und Behandlung von HIV-Infektionen .... D. Gerlich

Sektion IX SERVICE (2. Ordner)

1. Wichtige Adressen
2. Teil I: Revidierte Stadieneinteilung der HIV-Infektion (CDC 1993)
   Teil II: AIDS-Falldefinition (CDC 1993)
3. Verschlüsselung von Diagnosen bei der HIV-Krankheit
   nach der ICD-10-Klassifikation .... H. Exner-Freisfeld
4. Abkürzungen
5. Literatur
6. Informationen zu HIV/AIDS im Internet .... M. Hartmann
7. Neues Vergütungssystem für Krankenhausbehandlungen:
   DRG-Fallpauschalen allgemein und speziell bei HIV .... H. Exner-Freisfeld

Autorenverzeichnis

Baur, S., Dr., Zentrum für Dermatologie und Venerologie, Klinikum der J.W.-Goethe-Universität, Frankfurt/M

Bickel, M., Dr., Zentrum der Inneren Medizin, Klinikum der Universität, Frankfurt/M

Brodt, H.-R., PD Dr., Zentrum der Inneren Medizin, Klinikum der Universität, Frankfurt/M

Bröker, K., Dipl.-Psych., Auguste-Viktoria-Krankenhaus, Berlin

Denner, J., Dr., Robert Koch-Institut, Berlin

Dietlein, E., Dr., Institut für Hygiene und Umweltmedizin, Bonn

Dietlein, M., Dr., Klinik und Poliklinik für Nuklearmedizin der Universität Köln

Exner, M., Prof. Dr., Institut für Hygiene und Umweltmedizin, Bonn

Exner-Freisfeld, Helga, Dr., Universitätsklinik, Frankfurt/M

Falk, St., Dr., Senckenbergisches Zentrum für Pathologie, Frankfurt/M

Ganser, A., Prof. Dr., Abteilung für Hämatologie und Onkologie, Medizinische Hochschule Hannover

Gelderblom, H. R., Dr., Dir. u. Prof. am Robert-Koch-Institut, Berlin

Gerlich, D., stellvertretender Hauptgeschäftsführer der KV Hessen, Frankfurt/M.

Gerstenberg, E., Prof. Dr., Auguste-Viktoria-Krankenhaus, Berlin

Goetzenich, A., MA, Aachen

Gölz, J., Dr., Berlin

Gute, P., Dr., ZIM Infektiologie, Klinikum der Universität, Frankfurt/M

Hamouda, O., Dr., M.P.H., AIDS-Zentrum am Robert-Koch-Institut, Berlin

Hanauske, A., PD Dr., Innere Abteilung, Klinikum rechts der Isar, München

Hartmann, M., Dr., Hautklinik, Universitätsklinikum Heidelberg

Heise, W., Dr., Auguste-Viktoria-Krankenhaus, Berlin

Helm, Eilke Brigitte, Prof. Dr., Zentrum der Inneren Medizin, Klinikum der Universität, Frankfurt/M

Husstedt, I.W., PD Dr., Klinik und Poliklinik für Neurologie, Westfälische Wilhelms-Universität, Münster

Jacobowski, Constanze, Dr., Clearingstelle für Substitution der Ärztekammer Berlin

Just-Nübling, Gudrun, PD Dr., Zentrum der Inneren Medizin, Klinikum der Universität, Frankfurt/M

Kaulen, P., Dr. med., Dr. rer. nat., Berlin

Klauke, S., Dr., Zentrum der Inneren Medizin, J.W.-Goethe-Universität, Frankfurt/M

Knechten, H., Dr., Aachen

Knupp, B., Dr., Hardtwaldklinik I, Bad Zwesten

L'age, M., Prof. Dr., Auguste-Viktoria-Krankenhaus, Berlin

L'age-Stehr, Johanna, Dr., Dir. u. Prof. am Robert Koch-Institut, Berlin

Langford, Angelika, PD Dr., Abteilung für Mund-, Kiefer- und Gesichtschirurgie, Virchow-Klinikum, Berlin

Lutz, T., Dr., Zentrum der Inneren Medizin, Klinikum der Universität, Frankfurt/M

Marcus, U., Dr., Robert-Koch-Institut, Berlin

Michels, B., Dr., Zentrum der Inneren Medizin, J.W.-Goethe-Universität, Frankfurt/M

Miller, Veronica, Dr. rer. nat., Zentrum der Inneren Medizin, Klinikum der J.W.-Goethe-Universität, Frankfurt/M

Mitrou, P. S., Prof. Dr., Zentrum der Inneren Medizin, Klinikum der Universität, Frankfurt/M

Müller, H., Dr., Senckenbergisches Zentrum für Pathologie, Klinikum der Universität, Frankfurt/M

Nzimegne-Gölz, S., Dr., Berlin

Pauli, G., Prof. Dr., Robert-Koch-Institut, Berlin

Peters, H. D., Prof. Dr., Medizinische Hochschule Hannover, Zentrum für Pharmakologie und Toxikologie: Department für Immunpharmakologie

Porstmann, T., Prof. Dr., Institut für med. Immunologie, Bereich Medizin (Charité), Humboldt Universität, Berlin

Rabenau, H.F., Prof. Dr., Institut für Virologie, Klinikum der J.W.-Goethe-Universität, Frankfurt/M

Reichelt, D., Dr., Medizinische Poliklinik – Innere Medizin der Westfälischen Wilhelms-Universität, Münster

Rickerts, V., Dr., Zentrum der Inneren Medizin, Klinikum der J.W.-Goethe-Universität, Frankfurt/M

Roth, W. K., Prof. Dr., Blutspendedienst Hessen des Deutschen Roten Kreuzes, Frankfurt/M

Rübsamen-Waigmann, Helga, PD Dr., Chemotherap. Forschungsinstitut, Georg-Speyer-Haus, Frankfurt/M

Schäfer, A., PD Dr. med., Dr. rer. nat., Virchow-Klinikum, Frauenklinik, Berlin

Schöfer, H., Prof. Dr., Zentrum für Dermamatologie und Venerologie, Klinikum der J.W.-Goethe-Universität, Frankfurt/M

Schuierer, G., PD Dr., Direktor der Abteilung für Neuroradiologie, Klinikum der Universität Regensburg

Schwarz, S., Dipl. Biol., Berlin

Staszewski, S., PD Dr., Zentrum der Inneren Medizin, Klinikum der Universität, Frankfurt/M

Stögbauer, F., PD Dr., Klinik und Poliklinik für Neurologie der Westfälischen Wilhelms-Universität, Münster

Vocks-Hauck, M., Dr., Berlin

Völkner, D., Berlin

Voß, L., Dr., Robert Koch-Institut, Berlin

Woelki, Ulrike, Dr., Neurologisches Institut, Klinikum der J.W.-Goethe-Universität, Frankfurt/M

An der Entwicklung dieses Werkes waren ferner beteiligt:

Dr. E. **Baranowski,** Berlin
Prof. Dr. R. von **Baehr,** Berlin
Prof. Dr. O. **Braun-Falco,** München
Prof. Dr. H. **Deicher,** Hannover
Prof. Dr. D. **Eichenlaub,** München
Prof. Dr. K. M. **Einhäupl,** München
Dr. J. **Ennen,** Langen
Prof. Dr. W. **Enzensberger,** Frankfurt/M.
Dr. J. **Estermann,** Bern
Dr. G. **Eysenbach,** Heidelberg
Prof. Dr. P.A. **Fischer,** Frankfurt/M.
Prof. Dr. M. **Fröschl,** München
Dr. H.S. **Füeßl,** München
Dr. J.F. **Hallauer,** Kiel
Dr. J. **Hansen,** Wuppertal
Dr. L. **Hartmann,** Frankfurt/M.
Dr. G. **Helling-Giese,** Hamburg
Prof. Dr. E.J. **Hickl,** Hamburg
Prof. Dr. D. **Hoelzer,** Frankfurt/M.

Dr. R. **Hoika,** Frankfurt/M.
Prof. Dr. H. **Holtmann,** Meckenheim
Dr. B. **Kamps,** Frankfurt
Dr. M.G. **Koch,** Karlsborg, Schweden
Dr. S. **Kupsch,** Kiel
Priv.-Doz. Dr. U. **Lörcher,** Wiesbaden
Dr. J. **Madlener,** Frankfurt/M.
Dr. C.F. **Mantel,** Berlin
Ivy **Nieuwenhuis,** Berlin
Prof. Dr. H.D. **Pohle,** Berlin
Prof. Dr. P. **Reichart,** Berlin
Prof. Dr. C. **Rosendahl,** Hannover
Dr. O.P. **Schaefer,** Frankfurt/M.
Dr. Eva **Schielke,** München
Prof. Dr. H.G. **Schlund,** München
Dr. B. **Schwartländer,** Berlin
Prof. Dr. W. **Stille,** Frankfurt/M.
Dr. N. **Stiller,** Düsseldorf
Dr. P. **Werner,** Frankfurt

Sektion II
Praxis

1. **Kasuistiken**
   – zusammengestellt von E. B. Helm (ergänzt: Mai '03)

2. **Die HIV-Krankheit**
   – von E.B. Helm (Stand: Januar '00)

3. **HIV-Krankheit und Reisen**
   – von G. Just-Nübling und E.B. Helm (Stand: Mai '99)

4. **AIDS und Drogen**
   – von C. Jacobowski (Stand: November '02)

5. **Ambulante vertragsärztliche Versorgung von HIV-Patienten**
   – von H. Knechten und A. Goetzenich (Stand: Mai '00)

6. **Psychische Belastungen von HIV-Infizierten und AIDS-Kranken**
   – von K. Bröker (Stand: Mai '99)

7. **Palliativmedizin und AIDS**
   – von B. Knupp (Stand: September '00)

8. **»Home Care« – Heimbehandlung bei AIDS-Patienten**
   – von P. Gute und E.B. Helm (Stand: Januar '95)

9. **Die Behandlung HIV-infizierter Drogenabhängiger in der Vertragspraxis** (Stand: Januar '00)
   – von J. Gölz

10. **HIV und AIDS – Umgang mit Patienten aus Afrika**
    – von S. Nzimegne-Gölz (Stand: Mai '03)

Kasuistik Nr. 30

MALT-Lymphom oder HIV-assoziierte Lymphadenopathie

Der 60-jährige Patient wurde am 31.12.2002 wegen schwerer, nicht blutiger Durchfälle, Nachtschweiß, Müdigkeit und subfebrilen Temperaturen sowie allgemeiner Abgeschlagenheit und brennenden perianalen Schmerzen aufgenommen.

Vorgeschichte

1985 wurde eine Cholezystektomie durchgeführt. Wegen Komplikationen mussten damals mehrere Blutkonserven und Blutprodukte gegeben werden. 1992 erfolgte eine Bandscheiben-Operation im HWS-Bereich; sonst war der Patient immer gesund gewesen.

Ab Sommer 2002 litt er unter einer zunehmenden Leistungsschwäche und unter Durchfällen, deren Ursache zunächst nicht geklärt werden konnte. Außerdem stellte er eine ungewollte progrediente Gewichtsabnahme fest; der zuvor adipöse Mann verlor in 6 Monaten zirka 15kg Gewicht. Im September 2002 bemerkte er eine Schwellung in der Parotis-Region rechts. Diese Schwellung war – wie die Operation ergab – durch einen Lymphknoten bedingt. Histologisch wurde ein MALT (mucosa associated lymphatic tissue)-Lymphom festgestellt. Zur Ermittlung des Tumorstadiums (Staging) wurden anschließend eine Gastroskopie sowie eine Koloskopie durchgeführt und aus Magen, Duodenum und Kolon jeweils Gewebe für die histologische Untersuchung entnommen. In allen Proben fanden sich Veränderungen, die wie die Histologie aus dem Lymphknoten als MALT-Lymphom gedeutet wurden. Im Magen bestand zusätzlich eine Helicobacter-Infektion. Die weiteren Untersuchungen im Rahmen des Stagings, z.B. mit Tomographien von Hals, Thorax und Abdominal-Organen sowie eine Biopsie des Knochenmarks ergaben keine Hinweise auf eine Dissemination des MALT-Lymphoms. Es wurde zunächst eine Helicobacter-Eradikationskur durchgeführt und anschließend mit einer Chemotherapie bestehend aus Bendamustin und Prednisolon begonnen. Vor der Aufnahme in der Universitätsklinik hatte der Patient zwei Zyklen dieser Medikation erhalten.

Aufnahmebefund vom 31.12.2002

60-jähriger Patient in etwas reduziertem Allgemeinzustand und gutem Ernährungszustand. Die Temperatur betrug 37,4°C rektal. Bei der Inspektion des Mundes fand sich das typische Bild eines Mundsoors. Die Untersuchung von Herz, Lunge und Abdomen war ohne pathologischen Befund. Peripher ließen sich keine vergrößerten Lymphknoten tasten. Die neurologische Untersuchung war ebenfalls ohne Auffälligkeiten. Perianal fand sich ein zirka zweimal 2cm großes, scharf begrenztes Ulkus, schmierig belegt mit einem Randwall.

Laboruntersuchung

Das Ergebnis der Blutuntersuchung ergab eine mäßig ausgeprägte normozytäre Anämie, eine Leukopenie von 2.350/nl und eine Thrombozytopenie von 78.000 (Tab. 1). Unter den übrigen Laboruntersuchungen fiel ein erniedrigtes Serum-Kalium, eine erniedrigte Cholinesterase (CHE), leicht erhöhte Transaminasen und eine mäßig ausgeprägte Hypalbuminämie als Folge der schweren Diarrhoe auf.

Bei der mikroskopischen und kulturellen Untersuchung des durchfälligen Stuhls konnten keine Erreger nachgewiesen werden.

Tabelle 1: Ergebnisse der Laboruntersuchungen.

	Bei Aufnahme 31.12.2002	Bei Entlassung 31.01.2003
HB	11.5 g/dl	11.9 g/dl
Leukos	2.35 /pl	6.69 /pl
Thrombos	78.000 /nl	225.000 /nl
CRP	0.6 mg/dl	0.4 mg/dl
Kalium	3.2 mmol/l	4.1 mmol/l
Protein	5.8 g/dl	8.2 g/dl
Albumin	2.9 g/dl	3.8 g/dl
CHE	2.7 U/l	3.4 U/l
GOT	52 U/l	27 U/l
GPT	45 U/l	44 U/l

Tabelle 2: Immunologische Parameter im Verlauf.

	31.12. 2002	27.01. 2003	24.02. 2003
CD4/µl	13 (1%)	37 (3%)	130 (10%)
Virusbeladung/ Kopien/ml	>10^6 1.000.000	9.300	n.d.

Mikroskopie des Stuhls:
Lamblien, Kryptosporidien, Mikrosporidien und säurefeste Stäbchen negativ.

Kulturell:
Kein Nachweis darmpathogener Keime, Clostridium-difficile-Toxin negativ.

Verlauf

Aufgrund des Mundsoors und des analen Ulkus wurde eine HIV-Infektion für wahrscheinlich gehalten. Die serologische Untersuchung auf Antikörper gegen HIV (ELISA, Western-Blot) fiel positiv aus. Damit war die Diagnose einer HIV-Infektion gesichert. Das klinische Bild, die immunologischen Parameter (Tab. 2) und die Virusbeladung sprachen für eine fortgeschrittene Krankheit.

Bereits bei Aufnahme des Patienten waren Zweifel an der Diagnose eines MALT-Lymphoms aufgetreten. Niedrig maligne Lymphome sind bei HIV-infizierten Patienten selten. MALT-Lymphome manifestieren sich in der Regel auch nicht in einem peripheren Lymphknoten. Die histologischen Schnitte, in denen seinerzeit das MALT-Lymphom diagnostiziert worden war, wurden nachbegutachtet. Dabei fand sich eine deutliche follikuläre Hyperplasie mit unscharfen Keimzentren, ein Befund der zu einer HIV-assoziierten Lymphadenopathie passt (Abb. 1). Unter Berücksichtigung dieses histologischen Befundes und der nachgewiesenen HIV-Infektion wurde die Diagnose »MALT-Lymphom« revidiert.

Eine Kontrolle des endoskopischen Befundes von Kolon und Magen ergab ebenfalls keinen Anhalt für das Vorliegen eines MALT-Lymphoms. Es fand sich makroskopisch im Kolon eine hämorrhagische livide Schleimhaut (Abb. 2). Mehrere Biopsien aus diesem Bereich, die vor allem zum Ausschluss eines Kaposi-Sarkoms durchgeführt wurden, zeigten eine chronische unspezifische Entzündung der Schleimhaut mit lymphoplasma-zellulären Infiltraten. Die PCR auf Cytomegalo-Virus aus diesem Biopsiematerial war positiv; Eulenaugen-Zellen ließen sich allerdings nicht nachweisen. Nach Bekanntwerden dieses Befundes wurde mit der Ganciclovir-Behandlung begonnen. Die Aciclovir-Therapie, die wegen des perianalen Ulkus bereits am Aufnahmetag angesetzt worden war und die nicht zur einer Besserung geführt hatte, wurde beendet. Ohnehin war im Abstrichmaterial kein HSV nachgewiesen worden. Wegen eines ausgeprägten Mundsoors erhielt der Patient zusätzlich Fluconazol. Trotz dieser Behandlung besserte sich der Allgemeinzustand des Patienten nur geringfügig. Nach wie vor bestanden starke Diarrhoen.

Erst unter der antiretroviralen Therapie (ab 13.01.2003), bestehend aus Lo-

Abb. 1: Der Lymphknoten zeigt eine deutliche follikuläre Hyperplasie teils mit progressiv transformierten Keimzentren. Es finden sich unterschiedlich große Follikel die partiell unscharf begrenzt sind (HE-Färbung, 100x). Quelle: Dr. S. Kriener, Pathologie, Frankfurt/M.

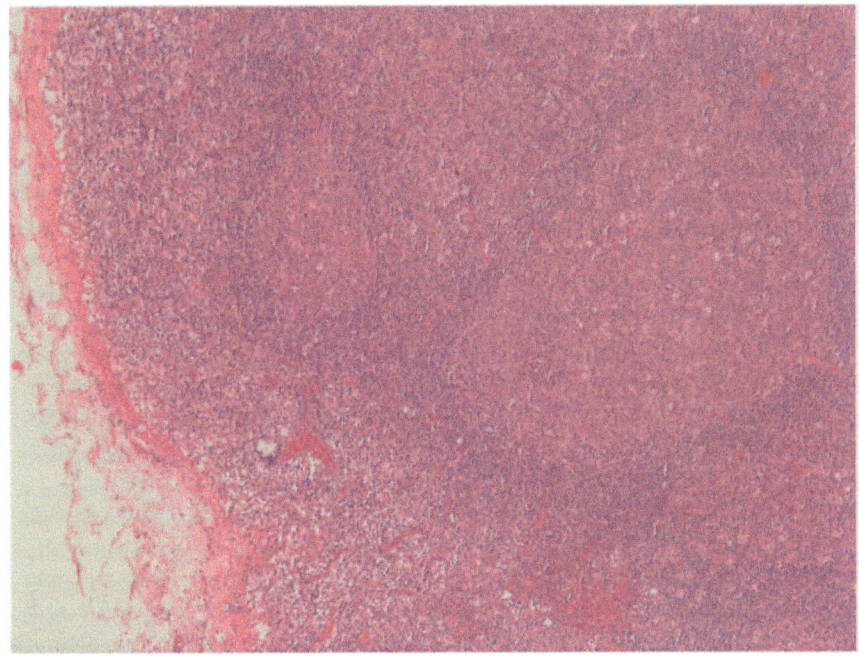

Epidemiologie | Praxis | Klinik | Therapie

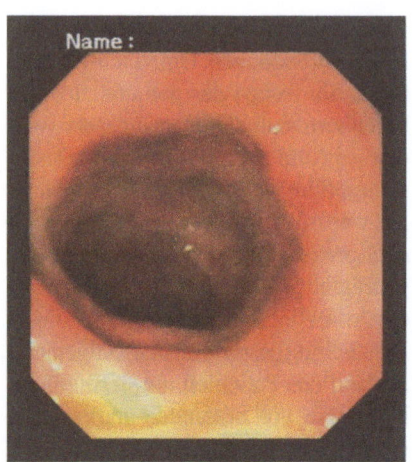

Abb. 2: Makroskopischer Koloskopiebefund im Bereich des distalen Kolons mit hämorrhagisch, z.T lividen Läsionen. Quelle: Prof. Dr. J. Stein, Gastroenterologie, Frankfurt/M.

pinavir und Saquinavir geboostert mit Ritonavir, kam es zu einer deutlichen Befindlichkeitsbesserung. Bereits nach 14 Tagen unter dieser Therapie war die Virusbeladung von anfänglich über einer Million auf 9.300 Kopien/ml (mehr als zwei Log) zurückgegangen (Tab. 2). Die CD4-Zellzahl stieg von 13 auf 37/µl.

Nach insgesamt vierwöchiger Behandlung konnte der Patient am 31.01.2003 in deutlich gebessertem Zustand entlassen werden. Er hat immer noch drei bis vier Diarrhoen pro Tag, fühlt sich aber derzeit deutlich leistungsfähiger, was u.E. auf die antiretrovirale Therapie zurückzuführen ist.

Zusammenfassung und Beurteilung

Die vorliegende Kasuistik unterstreicht die Bedeutung des HIV-Testes auch bei Menschen, die scheinbar kein Infektionsrisiko haben und an Krankheitserscheinungen leiden, die ebenso bei HIV-negativen Patienten vorkommen. Die obligatorische HIV-Testung für Blutspenden und Blutprodukte wurden in Deutschland erst im Oktober 1985 eingeführt. Weniger durch Bluttransfusionen – Testung von Blut erfolgte in Hessen bereits seit Anfang 1985 – als vielmehr durch Blutprodukte war eine Infektionsgefahr gegeben. Selbst wenn in dem vorliegenden Fall der Zusammenhang zwischen den zahlreichen PPSB-Infusionen und der Infektion noch nicht bewiesen ist, weist die Kasuistik auf die Notwendigkeit einer Testung von Personen, die vor Oktober 1985 mit Blutprodukten behandelt worden sind, hin. Dass sich AIDS bei diesem Patienten erst 17 Jahre nach der Infektion mit dem HI-Virus manifestiert hat, spricht nicht gegen ein Infektionsdatum im Jahr 1985.

Die Diagnose des MALT-Lymphoms wurde seinerzeit zuerst in einem Lymphknoten-Biopsat gestellt. Die Verwechslung des Befundes eines MALT-Lymphoms mit der Histologie einer HIV-assoziierten Lymphadenopathie ist offensichtlich möglich. Bei bekannter HIV-Infektion wäre der histologische Befund in den Lymphknoten initial wahrscheinlich anders gedeutet worden. Diese Zusammenhänge unterstreichen die Notwendigkeit der HIV-Testung bei allen lymphoproliferativen Erkrankungen. Auch bei einem nachgewiesenem malignen Lymphom wäre die Testung auf

Grundlagen   Diagnostik   Prophylaxe   Recht

HIV-Antikörper sinnvoll und notwendig gewesen, weil nur bei nachgewiesener HIV-Infektion eine antiretrovirale Behandlung begonnen worden wäre. Es ist erwiesen, dass auch AIDS-Patienten, die wegen eines Tumors chemotherapeutisch behandelt werden müssen, von der gleichzeitig durchgeführten antiretroviralen Therapie profitieren.

Die Zweifel an der Diagnose eines MALT-Lymphoms kamen wegen des ausgeprägten Mundsoors, des perianalen Ulkus und dem Fortbestehen von Fieber, Abgeschlagenheit und Krankheitsgefühl auf. Eine Progression des malignen Lymphoms war Anfang 2003 nicht feststellbar. Somit musste es eine andere Ursache für die Symptome des Patienten geben. In diesem Fall war es die HIV-Infektion. Die probatorische Behandlung mit Ganciclovir unter der Verdachtsdiagnose einer CMV-Kolitis brachte keinen eindeutigen Erfolg. Erst nach Beginn der antiretroviralen Behandlung besserten sich die Krankheitssymptome, vor allem die Diarrhoe-Frequenz deutlich. Dass in diesem Fall mit einer Therapie, bestehend aus zwei geboosterten Protease-Inhibitoren begonnen wurde, wird mit dem schlechten Allgemeinbefinden des Patienten und der vorbestehenden Leukopenie begründet. Gestützt wurde diese Entscheidung auch noch durch den Sachverhalt, dass zum Zeitpunkt des Beginns der antiretroviralen Therapie die Diagnose MALT-Lymphom noch im Raum stand. Bei Vorliegen eines malignen Lymphoms hätte die Chemotherapie fortgeführt werden müssen. Eine gleichzeitige Behandlung mit Nukleosid-Analoga kann Chemotherapie bedingte Blutbildveränderungen noch verstärken. Ein weiteres Argument für eine Therapie mit Protease-Inhibitoren war seinerzeit der günstige Effekt dieser Substanzen auf HIV-assoziierte Tumoren wie beispielsweise Kaposi-Sarkome und Non-Hodgkin-Lymphome.

Sechs Wochen nach Beginn der antiretroviralen Therapie befindet sich der Patient in einem sehr guten Allgemeinzustand: die CD4-Zellzahl ist deutlich angestiegen, die Virusbeladung um mehr als zwei Log-Stufen zurückgegangen.

Abschließend sei noch einmal darauf hingewiesen, dass der HIV-Test bei unklaren Krankheitserscheinungen, insbesondere bei Verdacht auf das Vorliegen eines malignen Lymphoms, allen Patienten angeboten werden sollte.

Die Kasuistik wurde freundlicherweise von M. Bickel und E.B. Helm, Universitätsklinikum Ffm., zur Verfügung gestellt.

Epidemiologie | **Praxis** | Klinik | Therapie

Anhang
Sammlung von AIDS-Kasuistiken

E.B. Helm

Das Lernen mit Hilfe beispielhafter Krankengeschichten ist seit jeher in der Medizin üblich. Durch charakteristische Krankheitsverläufe lassen sich schwierige Zusammenhänge oft besser darstellen und haften leichter im Gedächtnis als nach dem Lesen von Lehrbuchkapiteln. Neue Krankheiten müssen zunächst von den behandelnden Ärzten beschrieben werden, ehe nach der Ursache gesucht werden kann und die Grundlagenforschung einsetzt. Seinerzeit war die Beschreibung der Pneumocystis-carinii-Pneumonie und des Kaposi-Sarkoms der Einstieg in die Forschung über die Bedeutung der Retroviren als humanpathogene Erreger. Inzwischen sind eine Vielzahl von Erkrankungen als HIV-assoziiert erkannt und beschrieben worden.

Unter dem Einfluß der antiretroviralen Therapie hat sich das klinische Bild der HIV-Infektion grundlegend gewandelt. Es treten nicht nur deutlich weniger opportunistische Infektionen pro Patient und Beobachtungsdauer auf, sondern auch Änderungen des Krankheitsverlaufes der HIV-Infektion durch die moderne antiretrovirale Therapie werden beobachtet. So ist das Kaposi-Sarkom zwar immer noch ein häufiger Tumor bei HIV-infizierten Patienten, doch spricht er auf einige der antiretroviralen Substanzen so gut an, daß heute Erstickungstodesfälle an einem Lungen-Kaposi-Sarkom kaum noch vorkommen. Auch bei HIV-infizierten Menschen aus Entwicklungsländern ist mit einem anderen Krankheitsspektrum zu rechnen als bei Einheimischen. Nicht zuletzt bestimmt heute die zahlenmäßige Zunahme von Drogensüchtigen unter unseren Patienten das Spektrum HIV-typischer Krankheitsbilder.

Auch die Behandlungsstrategien bei HIV-infizierten Patienten werden durch Einführung der antiretroviralen Kombinationstherapie grundlegend beeinflußt. Dies gilt für die Prävention und Therapie opportunistischer Infektionen sowie für die Behandlung von Tumoren, vor allem der malignen Lymphome; hierbei wird trotz ausgeprägtem Immundefekt die Chemotherapie angewandt. Auch intensivmedizinische Maßnahmen werden bei HIV-infizierten Patienten angesichts der längeren Lebenserwartung eher angewandt als zu Beginn der AIDS-Epidemie.

Um diesen Veränderungen gerecht zu werden, wird die vorliegende Sammlung regelmäßig mit aktuellen kasuistischen Darstellungen aus verschiedenen medizinischen Fachrichtungen ergänzt.

Folgelieferung Mai/2003

Grundlagen   Diagnostik   Prophylaxe   Recht

Kasuistik Nr. 1: Nekrotisierender Herpes analis
Kasuistik Nr. 2: Areaktives Zungenulkus durch Herpes simplex
Kasuistik Nr. 3: HIV-Enzephalopathie
Kasuistik Nr. 4: ZNS-Toxoplasmose und progressive multifokale Leukenzephalopathie
Kasuistik Nr. 5: Pneumocystis-carinii-Pneumonie
Kasuistik Nr. 6: Kryptokokken-Meningitis
Kasuistik Nr. 7: Viszerale Leishmaniose
Kasuistik Nr. 8: Nokardien-Pneumonie
Kasuistik Nr. 9: Disseminierte Tuberkulose
Kasuistik Nr. 10: Gleichzeitiges Auftreten verschiedener AIDS-Manifestationen
Kasuistik Nr. 11: Miliartuberkulose und nachfolgendes ZNS-Lymphom
Kasuistik Nr. 12: Multimorbidität bei HIV-Infektion
Kasuistik Nr. 13: Disseminierte Toxoplasmose
Kasuistik Nr. 14: Burkitt-Lymphom und nachfolgende nekrotisierende Aspergillus-Pneumonie
Kasuistik Nr. 15: Nekrotisierende Aspergillus-Pneumonie (Verdachtsdiagnose: Lungentuberkulose)
Kasuistik Nr. 16: Mukokutane Leishmaniose
Kasuistik Nr. 17: Gabe von Ivermectin bei therapieresistenter Scabies norvegica
Kasuistik Nr. 18: Morbus Addison bei AIDS
Kasuistik Nr. 19: Isolierte aplastische Anämie bei Parvovirus-B19-Infektion
Kasuistik Nr. 20: Myokarditis und HIV-Infektion
Kasuistik Nr. 21: Non-Hodgkin-Lymphom des Pankreas
Kasuistik Nr. 22: Therapieresistente Pneumonie
Kasuistik Nr. 23: NOMA-ähnliche Erkrankung bei einem HIV-infizierten Afrikaner
Kasuistik Nr. 24: Bazilläre Angiomatose der Leber
Kasuistik Nr. 25: Laktatazidose
Kasuistik Nr. 26: Lipodystrophie
Kasuistik Nr. 27: Therapieresistente disseminierte Kryptokokkose
Kasuistik Nr. 28: Disseminierte Histoplasmose
Kasuistik Nr. 29: Syphilis mit Augenbeteiligung
Kasuistik Nr. 30: MALT-Lymphom oder HIV-assoziierte Lymphadenopathie

Grundlagen   Diagnostik   Prophylaxe   Recht

HIV und AIDS – Umgang mit Patienten aus Afrika

S. Nzimegne-Gölz

Grunddaten zu Schwarzafrika

Schwarzafrika beinhaltet Länder in Afrika südlich der Sahara. Mit seinen 48 Staaten erstreckt sich dieser Erdteil über zirka 23 Mio. qkm und beherbergt etwa 660 Mio. Menschen.

Die Bevölkerung wird in zirka 1.000 bis 1.500 Völker und Ethnien aufgeteilt, die rund 5.000 Dialekte sprechen. Es existieren genauso viele Sprachen wie Kulturen, Traditionen und Wertvorstellungen.

Angesichts dieser Vielfältigkeit und Komplexität ist es nicht richtig von dem Afrika zu sprechen.

Religiös betrachtet bekennt sich die Mehrheit (zirka 40%) zum Christentum, zirka 25% zum Islam und etwa 35% sind Anhänger von Naturreligionen. Die afrikanischen Naturreligionen sind eigentlich allgegenwärtig und haben in ländlichen Regionen große und häufig alleinige Bedeutung.

Gesonderter Umgang mit Patienten aus Schwarzafrika?

Der Dialog zwischen Arzt und Patient – der sprachliche und der nicht-sprachliche Austausch – ist das Medium, das medizinische Interventionen ermöglicht. In der Beziehung von afrikanischen Patienten zu ihren europäischen Ärzten

Inhalt

Grunddaten zu Schwarzafrika	S. 1
Gesonderter Umgang mit Patienten aus Schwarzafrika?	S. 1
HIV-Infizierte Migranten in der BRD	S. 2
Irritierende Faktoren in der Therapiebeziehung	S. 3
Einfluss der Armut, Delegationskonflikte gegenüber der Herkunftsfamilie, patriarchalische Familienstruktur, Tabuisierung der Sexualität	S. 4
Unterschiedliche Medizinkonzepte	S. 5
Gesundheit und Krankheit in Afrika, Patient zwischen zwei medizinischen Welten	S. 6
Aktivierung rationaler und irrationaler Ängste	S. 6
Praktische Folgerungen für den Umgang mit Patienten	S. 7
Lösung von Sprachproblemen, interkulturelle Kompetenz, Bedeutung der Sozialisation des Patienten, Bedingung der Migration, Einstellung zur HIV-Infektion	S. 8
Literatur	S. 8
Zusammenfassung	S. 9

Epidemiologie | Praxis | Klinik | Therapie

wird dieser Dialog häufig durch kulturell bedingte Missverständnisse gestört. Dies gilt in besonderem Maße dort, wo eine HIV-Infektion der Grund für eine Konsultation ist.

Häufig sind die therapeutischen Beziehungen auf Seiten der Ärzte nach anfänglichem Engagement durch das Gefühl der Ratlosigkeit und Resignation gekennzeichnet: Der Patient weiß offenbar den Wert des ärztlichen Angebots nicht zu schätzen. Die Hilflosigkeit in dieser Beziehung entsteht durch fehlende Kenntnisse der fremden Kultur. Die Beziehung ist eurozentrisch und nicht afro-europäisch.

Dieses Problem zeigt sich geballt im Bereich der neuen Migrantenviertel der großstädtischen Ballungsräume Europas: Seine-Saint-Denis und dem »Ghoutte d'Or« des 18. Arrondissement in Paris, Brixton in London, Neukölln und Friedrichshain in Berlin, Porte de Namur in Brüssel und in den »bairos de lata« an der Peripherie von Lissabon und Porto. Aber auch in Marseille, Birmingham, Manchester, Frankfurt, Hamburg, Amsterdam, Rotterdam, Rom, Genua und Barcelona wird es sichtbar.

Die »International Organisation for Migration« hat in ihrem letzten Bericht aufgezeigt, dass im Augenblick 3% der Weltbevölkerung Migranten sind (Migranten Report 2000). 150 Millionen Menschen leben außerhalb der Region, in der sie geboren wurden.

HIV-infizierte Migranten in der Bundesrepublik

In der Bundesrepublik leben insgesamt 7,3 Millionen Ausländer. Der überwiegende Teil stammt aus der Türkei (28%) und den Ländern der Europäischen Union (25%). Etwa 18% der Migranten stammen aus Entwicklungsländern, wobei Asien und Afrika dominieren. Nach den Daten des Statistischen Bundesamtes stammen 178.000 Migranten aus den Ländern südlich der Sahara (Statistisches Bundesamt 2000). Sie kommen aus Regionen, in denen die HIV-Prävalenz bei Erwachsenen zwischen 2% und 38% liegt.

Die 1,3 Millionen Migranten aus der Dritten Welt stellen zirka 1,6% der Bevölkerung in der Bundesrepublik dar. Unter den in der BRD lebenden HIV-Infizierten sind sie jedoch deutlich überrepräsentiert: 21% aller HIV-Infizierten in der BRD stammen aus Ländern der Dritten Welt (Epidemiologisches Bulletin I/2001).

Der größte Teil der HIV-infizierten afrikanischen Migranten hat keinen Zugang zu einer Behandlung oder sucht aus unterschiedlichen Gründen keine Praxis auf.

Diejenigen, die sich in Behandlung befinden, erweisen sich zunehmend als problematisch. Sie werden als »noncompliant« bezeichnet. Hinter dieser mangelnden Compliance verbirgt sich jedoch sehr viel mehr: Eine Vielzahl von unterschiedlichen Problemen, die gemeinhin als »Migrantenproblematik« bezeichnet wird und die auch in Afrika zu der exponentiellen Verbreitung der Epidemie geführt hat. Diese Schwierigkeiten stellen störende Faktoren in der Therapiebeziehung dar.

Irritierende Faktoren in der Therapiebeziehung

Wenn die Bedürfnisse des Menschen als 5-stufige Pyramide nach A. H. Maslow dargestellt werden (B. Jaenicke) ergeben sich sehr unterschiedliche Bedingungen für Afrikaner und für Europäer (Abb. 1).

- Bei der ersten Stufe (**Basisbedürfnisse**) geht um die Grundbedürfnisse des Organismus: Atmen, Essen, Trinken, Unterkunft, Ruhe, Schlaf und Sex. Es geht um Überleben und das Sein.
- Die **Sicherheitsbedürfnisse** sind Sicherung der Existenz, Schutz vor Bedrohung, Sicherheit des Arbeitsplatzes, Sicherheit des sozialen Besitzstandes und die soziale Sicherheit im Alter.
- Die dritte Stufe (**soziale Bedürfnisse**) umfasst Kontakt, Zuneigung, Liebe, soziale Anerkennung, Zugehö-

Abb.1: Grundbedürfnisse des Menschen dargestellt als 5-stufige Pyramide nach A.H. Maslow. Europäer und Afrikaner unterscheiden sich dabei grundsätzlich in ihren Lebensbedürfnissen. Die 4. und 5. Stufe wird von afrikanischen Migranten gar nicht erreicht. Der durchschnittliche Europäer kämpft von vornherein ab der 4. Stufe.

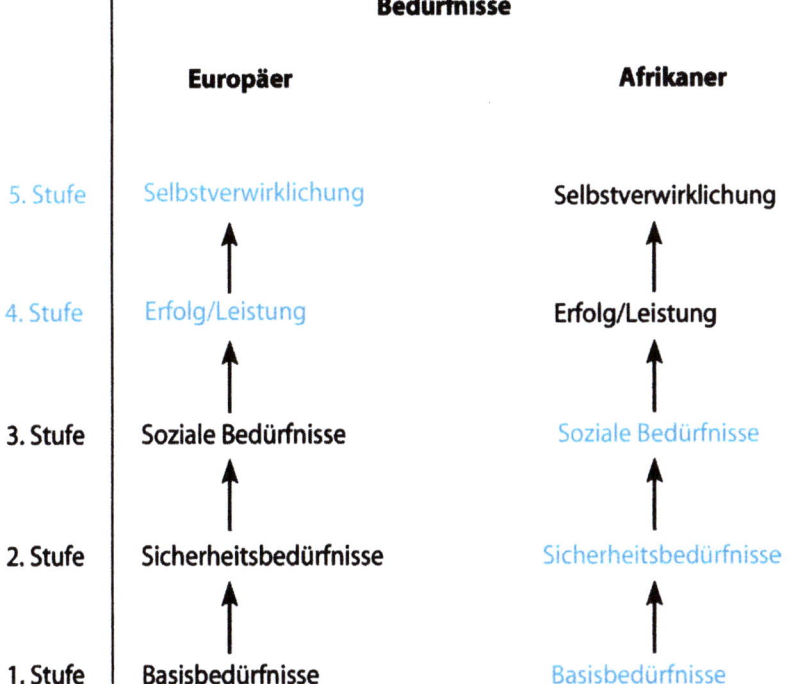

Epidemiologie | Praxis | Klinik | Therapie

rigkeit zu Gruppen und Vereinen sowie das Bedürfnis, in die Arbeitswelt integriert zu sein.
- Auf der **Erfolgs- und Leistungsstufe** geht es um Achtung, Anerkennung, Status, Prestige, Macht, Einfluss, Erfolg und Selbstwertgefühl.
- Die Stufe der **Selbstverwirklichung** ist die Spitze. Es geht darum, gesetzte Ziele zu erreichen, Freude an der Arbeit zu haben, unabhängig davon, ob sie Anerkennung, Status oder mehr Geld bringt. Selbstverwirklichte Menschen sind frei von inneren und äußeren Zwängen.

Bei afrikanischen Migranten in der BRD sind die Bedürfnisse auf allen Stufen unbefriedigt. Die 4. und 5. Stufe wird gar nicht erreicht. Demgegenüber sind bei Europäern die Grundbedürfnisse weitgehend – auch von Sozialsystemen – abgedeckt. Der durchschnittliche Europäer kämpft von vornherein ab der 4. Stufe.

Einfluss der Armut – unbefriedigte Basisbedürfnisse

> Wer Hunger hat, für den ist die Behandlung einer asymptomatischen Erkrankung zweitrangig.

Wie in Afrika, so ist auch bei afrikanischen Migranten in der BRD die Armut ein zentrales Alltagsproblem. Viele afrikanische Migranten leben in Deutschland am Rande der Gesellschaft und am Rande des Existenzminimums. Sie haben eine Fülle von existenziellen Problemen: Ernährung, Wohnverhältnisse, Versorgung von Kindern, Partnerkonflikte, Behördengänge. So lange sie sich gesund fühlen, ist die Tatsache der HIV-Infektion gemessen an ihren anderen Problemen bedeutungslos. Das entgeht dem Blickwinkel des Europäers, der frei von existenziellen Problemen selbstverständlich die HIV-Infektion als das Bedrohlichste in seinem Leben empfindet.

Fehlende Sicherheit

Bei den meisten Migranten aus Afrika herrscht eine Fülle von Unsicherheiten im Alltag:
- Unsicherer Aufenthaltsstatus
- Mangelnde Krankenversicherung
- Drohende Abschiebung
- Arbeitslosigkeit
- Perspektivlosigkeit

Psychosoziale Konflikte – unbefriedigte soziale Bedürfnisse

Delegationskonflikte gegenüber der Herkunftsfamilie

Die meisten Migranten stehen unter einem erheblichen Erwartungsdruck von Seite ihrer in Afrika zurückgebliebenen Familien. Da Europa von vielen Afrikanern als Paradies angesehen wird, in dem alles mühelos zu erhalten ist, erwartet die Familie in Afrika, dass der Migrant die materiellen Bedürfnisse der Zurückgebliebenen ebenso mühelos befriedigt. Unter diesem Druck muss der im westlichen Ausland lebende Afrikaner seine tödliche Erkrankung verdrängen. Er darf die Ansprüche und Wünsche der Familie nicht enttäuschen, sonst verliert er das Element, das ihn am Leben hält.

Grundlagen　　Diagnostik　　Prophylaxe　　Recht

Dieser Delegationskonflikt gegenüber der Herkunftsfamilie ist eine direkte Folge der Armut in den Herkunftsländern. Er bleibt meistens unausgesprochen.

Patriarchalische Familienstruktur

In der traditionellen afrikanischen Familie ist der Mann der allein Bestimmende. In vielen Ländern ist die Polygamie erlaubt und üblich. Auch monogam lebende Männer nehmen sich selbstverständlich außerhalb der Ehe weitere Frauen. Die Frau hat keine Möglichkeit, dagegen vorzugehen. Über die Sexualität außerhalb der Ehe wird nicht gesprochen. Die Benutzung von Kondomen innerhalb der Ehe wird dadurch unterlassen.

Die afrikanische Frau hat also keine Möglichkeit, sich gegen Ansteckung zu schützen.

Diese private Ausnahmesituation erschwert in mehrfacher Hinsicht ihre Auseinandersetzung mit der Erkrankung und mit der notwendigen antiretroviralen Therapie.

Tabuisierung der Sexualität

Die heute in Afrika übliche Tabuisierung alles Sexuellen führt zu einer Verleugnung von sexuell übertragbaren Erkrankungen, so auch der HIV-Infektion. Entsprechend wird sie als reale Möglichkeit nicht ins Auge gefasst. Nähme man sie wahr, entstünde die Angst vor Diskriminierung, Ausgrenzung und sozialer Isolation. In einer Gesellschaft ohne staatliche soziale Netze, in der der Einzelne ohne Hilfe durch seine Familiengemeinschaft nicht überleben kann, ist diese Angst sehr viel intensiver. So leidet der Betroffene niemals an AIDS, sondern an verschiedenen Krankheiten.

Die regelmäßige Einnahme einer antiretroviralen Therapie wäre gleichbedeutend mit der Offenbarung. Deshalb bleibt nur der Weg der Verdrängung und der Verleugnung. Diese Haltung wird auch in Europa beibehalten. Hier ist die afrikanische »Community« am jeweiligen Lebensort der Ersatz für die Familie. Auch hier droht bei Offenbarung der Ausschluss aus der Gemeinschaft.

Unterschiedliche Medizinkonzepte

Nach Erhebungen der WHO werden 84% der Weltbevölkerung mit traditioneller Medizin behandelt und nur 16% mit naturwissenschaftlich geprägter Medizin. Ein Großteil der Bevölkerung ist auf die Methode der traditionellen Medizin angewiesen.

Gesundheit und Krankheit in Afrika

In Afrika sterben die meisten Menschen an Infektionskrankheiten (über 60% aller Todesfälle). Dennoch kommen dort Erreger (Bakterien, Viren, u.a.) nicht in erster Linie als Krankheitsursachen in Betracht. Vielmehr stehen Faktoren wie Tradition und Religion im Vordergrund.

Die traditionelle afrikanische Medizin stützt sich auf die naturreligiöse Vorstellung, dass der einzelne Mensch unlösbar in einem kosmopolitischen Zusammenhang eingebettet ist. Ein Konti-

Epidemiologie | **Praxis** | Klinik | Therapie

nuum aller Generationen, Geister und Gottheiten spendet dem Einzelnen Lebenskraft. In dieser anthropologischen Deutung resultiert Krankheit aus gestörten Beziehungen zu den Mächten und den Menschen seiner Umgebung. In diesem Erklärungsmodell für Krankheit werden Bakterien und Viren nicht als Krankheitsursachen gesehen. Ursächlich für Krankheiten sind Handlungen und Gedanken, die gegen die geltenden Regeln gerichtet sind wie Verstoß gegen ein Tabu, Verstoß gegen Förderung der Ahnen, Verstoß gegen Regeln der Dorfgemeinschaft, Fehlverhalten gegenüber älteren Angehörigen oder Nachbarn, Zauberei, Hexerei und schwarze Magie durch Neid und Hass Anderer (Schadensmedizin) oder Geisterbesessenheit.

Insbesondere Ahnen spielen in der Ätiologie von Krankheiten eine wichtige Rolle. Ahnen symbolisieren das moralische und ethische Gewissen ihrer Gemeinschaft. Ahnen fordern die Einhaltung der familiären und gesellschaftlichen Verpflichtungen. Sie sind eine gesellschaftliche Kontrollinstanz für Wohlverhalten. Die Verletzung einer moralischen Verpflichtung einem Ahnen gegenüber kann ein physische und psychische Erkrankung nach sich ziehen.

Zunehmend gewinnt die Schadensmedizin an Bedeutung. Ganz allgemein wird in Afrika davon ausgegangen, dass physische und psychische Erkrankungen durch Magie und Hexerei von Neidern verursacht werden. Menschen können ihren übelgesinnten Mitmenschen mit magischen Mitteln schaden (auch mit AIDS).

Der Patient zwischen zwei medizinischen Welten

Der afrikanische Patient befindet sich schon in Afrika zwischen zwei medizinischen Welten, denn im heutigen Afrika werden häufig die medizinischen Verfahren der zwei Welten angewandt. Der Wechsel zwischen den beiden medizinischen Welten ist für den größten Teil der Migranten besonders schwer zu vollziehen. Er ist verbunden mit einer Revision ihrer Vorstellungen vom Menschen und von seiner Stellung in der Welt. Wie sehr dieses Schwanken zwischen westlicher und traditioneller Medizin in die eine oder andere Richtung weist, hängt von den Sozialisationsbedingungen und der Verfügbarkeit der medizinischen Systeme ab.

Bei dieser Betrachtungsebene sucht der »noncompliante« Afrikaner seine Identität zu bewahren, während der »noncompliante« Europäer nur die Einschränkung durch das kulturmäßige Behandlungsverfahren vermeidet.

Dem zufolge muss der Arzt über medizinische Sachverhalte hinaus, die Lebensbedingungen des Patienten im Auge behalten.

Aktivierung rationaler und irrationaler Ängste

Bei vielen jungen Menschen sowohl in Afrika als auch unter den Migranten in Europa herrscht ein erschütternder Mangel an Wissen über die Verbreitung der

HIV-Infektion und über Schutzmaßnahmen. Für viele Afrikaner gilt die fatalistische Formel: HIV gleich AIDS gleich Tod. Die Erkrankung wird mit dem Tod gleichgesetzt. Dadurch findet keine Auseinandersetzung mit der Erkrankung statt, weil auch die Auseinandersetzung mit dem Tod gemieden wird.

Die HIV-Infektion ist aber auch mit rational nachvollziehbaren Ängsten besetzt: Die Angst vor Stigmatisierung und Diskriminierung, die Angst aus der Gemeinschaft und aus dem Familienverband ausgeschlossen zu werden, und nicht zuletzt die Angst, die Zukunftspläne scheitern zu sehen. Die Folge davon ist die Verleugnung der Ansteckungsrisiken und der eigenen Infektion. Deshalb begeben sich nur sehr Wenige in medizinische Behandlung.

Die Hemmschwelle ist besonders hoch gegenüber erkennbar auf die HIV-Infektion spezialisierten Einrichtungen. Das Aufsuchen solcher Zentren birgt die Gefahr, sich vor anderen in der afrikanischen Community unfreiwillig zu offenbaren.

Die Optimierung des Zugangs zur medizinischen Versorgung darf also nicht darin bestehen, speziell für HIV-infizierte Afrikaner geschaffene Institutionen ins Leben zu rufen, sondern die Angebote an Beratung und Behandlung müssen unauffällig in die Institutionen der Regelversorgung integriert werden. Dort muss die interkulturelle Kompetenz trainiert werden.

Praktische Folgerungen für den Umgang

Die oben angesprochene Vielfältigkeit und Komplexität des afrikanischen Kontinents spiegelt sich bei Migranten wider. Dies macht sich vor allem bemerkbar in der Sprachenvielfalt. Analphabetismus und fehlende deutsche Sprachkenntnisse sind vor allem bei Asylbewerbern die Regel.

Lösung von Sprachproblemen

Bei allen Kontakten, die an mangelndem Sprachverständnis leiden, sind mehrsprachige Mitarbeiter aus Beratungsstellen hinzuzuziehen. Diese Vermittlung kann bei Geheimhaltungswünschen des Patienten zum Abbruch der medizinischen Behandlung führen, wenn Dolmetscher zu den Bekannten oder Familienangehörigen des Patienten zählen. Deshalb ist es unbedingt notwendig, das Einverständnis des Patienten für die Hilfe eines Dolmetschers einzuholen. Es ist wichtig, immer auf die Schweigepflicht hinzuweisen.

Interkulturelle Kompetenz

Arzt und Dolmetscher sollten wenigstens Basiskenntnisse über die afrikanischen Lebenswelten besitzen: Religion, Tradition, Patriarchat, Geschichte.

Die Kooperation mit den Beratungsstellen für Afrikaner oder mit dem Sozialhilfsnetz in der jeweiligen Region wird ein unabdingbarer Bestandteil der ärztlichen Arbeit sein. Auch hier muss der Kontakt mit Einverständnis des Patienten erfolgen.

Epidemiologie | Praxis | Klinik | Therapie

Bedeutung der Sozialisation des Patienten

Um Einblick in die Einstellungen und Überzeugungen des Patienten zu erhalten, müssen die bestimmenden lebens- und kulturgeschichtlichen Hintergründe erfasst werden. Der behandelnde Arzt sollte sich ein Bild davon machen, welche afrikanischen Traditionen in welchem Umfang beim Patienten bestimmend sein könnten. Wichtig ist dabei die Herkunft (aus ländlicher Region, aus der Großstadt oder aus großstädtischen Slums), das Alphabetisierungsniveau, der Bildungsstand und die religiöse Bindung.

Bedingung der Migration

Um eine Vorstellung zu gewinnen, unter welchen Bedingungen der Patient im Migrationsland lebt und wie diese Bedingungen sein Verhalten beeinflussen, sollten die sozialen Daten des Patienten erfasst werden:

- Welche Ziele verbindet der Patient mit der Migration?
- Welchen Aufenthaltsstatus besitzt er?
- Wie bestreitet er seinen Lebensunterhalt?
- Wie ist die Wohnungssituation?
- Ist er allein stehend oder wohnt er mit der Familie zusammen?
- Wie sieht das Ehemilieu aus? (besonders bei Frauen)

Einstellung zur HIV-Infektion

Nach der Diagnose »HIV-Infektion« sollten vor Therapiebeginn die Phantasien und Vorstellungen des Patienten über diese Erkrankung eruiert werden.

> **Wichtige Fragen vor Beginn der HIV-Therapie**
> - Hält er/sie die Diagnose für eine Erfindung der Europäer?
> - Schenkt er der Diagnose »HIV-Infektion« Glauben?
> - Welche Vorstellungen bestehen beim Patienten über die Behandlungsmöglichkeiten?
> - Ist die Notwendigkeit einer medikamentösen Dauertherapie zu vermitteln?
> - Wie ist der Patient gegenüber einer medikamentösen Dauertherapie eingestellt?

Erst mit diesem Interpretationsrahmen findet der europäische Arzt zu einem Verständnis seines Patienten aus Afrika. Erst dann kann der Arzt seinen Anteil zur Compliance beitragen: Seine Vorstellungen von Therapie den inneren Möglichkeiten seines Patienten entsprechend zu modifizieren.

Literatur

International Organization for Migration: The Migration Report 2000

Jaenicke Bernd: Praxishandbuch Sozial Management M40/001

Robert Koch-Institut: Epidemiologisches Bulletin HIV/AIDS - Bericht I/2001

Statistisches Bundesamt, Wiesbaden (Hrsg.). Ausländische Bevölkerung nach Staatsangehörigkeit 2000; www.destatis.de

Zusammenfassung

1. In der BRD stammen 21% aller HIV-Infizierten aus Ländern der Dritten Welt, die meisten davon aus Afrika südlich der Sahara.

2. Die bei den Migranten aus Afrika beobachtete mangelnde Compliance ist vorwiegend auf kulturell bedingte Missverständnisse zurückzuführen. Der fehlende Kontakt zur Gesundheitsversorgung ist das Ergebnis von rationalen und irrationalen Ängsten.

3. Folgende Kardinalfehler sollten bei der Betreuung afrikanischer HIV-Patienten vermieden werden:
   - Behandlungsinstitution darf nicht ausschließlich als HIV-spezifisch für Afrikaner erkennbar sein.
   - Aufklärung und Beratung sollten in einem unverfänglichen Rahmen stattfinden, der nicht ausschließlich HIV bezogen ist.
   - Die HIV-Infektion ist für den Menschen aus Afrika – im Gegensatz zum Europäer – nicht das zentrale Lebensproblem.
   - Bei Beratung und Behandlung muss zum Ausdruck kommen, dass die HIV-Infektion nur ein Problem unter mehreren anderen ist.
   - Europäisch-amerikanische Formen der Stärkung des Einzelnen, Zusammenschluss mit anderen Betroffenen (Selbsthilfegruppen, Patientenzirkel etc.) sind für Afrikaner kulturfremd.

4. Informationen auch unter www.graf-berlin.de

Sektion IV
THERAPIE

1. **Therapieansätze**
   – von H.D. Peters
   Teil I: Angriffspunkte im
   HIV-Vermehrungszyklus   (Stand: September '95)
   Teil II: Aktivierung des Immunsystems (Stand: Januar '96)

2. **Die HIV-Infektion unter dem Aspekt
   der Intensivmedizin**
   – von H.-R. Brodt und E. B. Helm   (Stand: Mai '98)

3. **Die antiretrovirale Therapie der HIV-1-Infektion**
   Teil I: Indikation und Durchführung der
           Initialtherapie
   – von E. B. Helm und S. Staszewski   (Stand: Januar '01)
   Anhang: Deutsch-Österreichische Richtlinien
           zur Antiretroviralen Therapie (Stand: Mai '03)

4. **Arzneistoffprofile**
   – von H.D. Peters, z.T. mit S. Staszewski   (ergänzt: Mai '03)

Abacavir (Ziagen®)
Aciclovir (Zovirax)
Amphotericin B (Ampho-Moronal®, Amphotericin B Squibb®)
Amprenavir (Agenerase™)
Atovaquon (Wellvone®)
AZT siehe Zidovudin
Bexaroten
Bleomycin
Cidofovir (Vistide®)
Clarithromycin
Delavirdin (DLV, Rescriptor®)
Diaethyldithiocarbamat
(piNN: Dithiocarb-Natrium) (DTC)

Didanosin (Videx®)
Didanosin (ddI; Videx®)
Doxorubicin, Adriamycin (Adriablastin®)
Doxorubicin-Hydrochlorid (Caelyx®)
Efavirenz (EFV; Sustiva®)
Erythropoetin
(Epoetin, rHUEPO)
(Erypo®) (Recormon®)
Ethambutol
(EMB-Fatol®) (Myambutol®)
Famciclovir (Famvir®)
Fluconazol (Diflucan®, Fungata®)
Flucytosin (Ancotil®)
Foscarnet (Foscavir®)

Ganciclovir (Cymeven®)
G-CSF
(rHG-CSF) (Filgrastim) (Neupogen®)
Ifosfamid (Holoxan®)
Imuthiol
siehe Diaethyldithiocarbamat
Indinavir (Crixivan®)
Interferone (IFN)
Isoniazid (Isozid®)
Itraconazol
Ketoconazol (Nizoral®)
Lamivudin (3TC; Epivir®)
Lamivudin/Zidovudin (Combivir™)
Lopinavir/Ritonavir (Kaletra™)
Nelfinavirmesilat (NFV; Viracept®)
Nevirapin (Viramune®)

Paclitaxel (Taxol®)
Pentamidin (Pentacarinat 300®)
Pentamidindiisothionat (Pentacarinat® 300)
Rifampicin (Rifa®, Rimactan®)
Rifabutin (Mycobutin®)
Ritonavir (Norvir®)
Saquinavir (Fortovase®,Invirase®)
Stavudin (d4T; Zerit®)
Tioguanin
(Thioguanin – Wellcome-Tabletten®)
Trimetrexat
Vinblastin (Velbe®)
Vincristin
(mehrere eingetragene Warenzeichen)
Zalcitabin (ddC; Hivid®)
Zidovudin (AZT, Retrovir®)
Literatur

(neue oder erneuerte Texte sind durch Fettung gekennzeichnet)

5. Grundlagen und klinische Bedeutung der Resistenzentwicklung unter antiretroviraler Therapie
– von V. Miller und S. Staszewski   (Stand: September '98)

6. Medikamenten-Interaktionen bei AIDS-Patienten
– von H.D. Peters

Teil I: Wechselwirkungen von antiretroviral wirksamen Virustatika   (Stand: Januar '98)

Teil II: Wechselwirkungen von nicht antiretroviral wirksamen Virustatika   (Stand: Mai '98)

Teil III: Wechselwirkungen von Antimykotika   (Stand: September '98)

Teil IV: Wechselwirkungen von Zytostatika   (Stand: Januar '00)

Anhang: Übersicht zu potentiellen unerwünschten Wirkungen wichtiger Pharmaka   (Stand: Januar '00)

7. Das Lipodystrophie-Syndrom – Eine unerwünschte Wirkung der antiretroviralen Therapie
– von M. Bickel und S. Klauke   (Stand: September '00)

Deutsch-Österreichische Richtlinien zur Antiretroviralen Therapie der HIV-Infektion (Juli 2002)

Einleitung

Die Erfolge der antiretroviralen Therapie sind auch nach Erscheinen der letzten Version dieser Richtlinien weiterhin klar zu sehen. Die Hemmung der Virusreplikation durch eine antiretrovirale Therapie verhindert die Krankheitsprogression, führt zur Rückbildung HIV-bedingter Symptome und zu einer klinisch relevanten Immunrekonstitution (1-4). Die Prognose HIV-infizierter Patienten hat sich hierdurch dramatisch verbessert (5). Gerade die bessere Wirksamkeit der heute verfügbaren antiretroviralen Kombinationstherapien in Kombination mit den Nebenwirkungen dieser Therapien hat jedoch die Diskussion über den idealen Zeitpunkt des Beginns einer Therapie der HIV-Infektion erneut angefacht. Die Zeitspanne einer einmal begonnenen Therapie hat sich wegen der guten Wirksamkeit und der immer unwahrscheinlicher erscheinenden Möglichkeit einer Eradikation des Virus deutlich verlängert. Der »ideale« Zeitpunkt für den Therapiebeginn ist bisher durch keine randomisierte Studie definiert worden und dies wird sich auch in der nahen Zukunft kaum ändern.

Es gibt gute Argumente für einen möglichst frühen Therapiebeginn und gute Argumente für einen möglichst späten, ohne dass für eine der beiden Haltungen eine Evidenz-basierte Entscheidung möglich ist.

Argumente für einen frühen Therapiebeginn sind:
- HIV ist eine Infektionskrankheit und eine antiinfektiöse Therapie wird üblicherweise so früh wie möglich eingeleitet;
- bei lange anhaltender Replikation des HIV könnte für das Immunsystem ein point-of-no-return überschritten werden, von dem aus eine Wiederherstellung des Immunsystems nicht mehr möglich ist;
- eine lange anhaltende Replikation führt aufgrund des Selektionsdruckes des Immunsystems zu Virusmutationen, so dass eine Vielzahl von Quasispecies entsteht, deren Hemmung durch antivirale Therapie möglicherweise schwieriger ist.

Argumente für einen späten Therapiebeginn sind:
- die heutige Therapie ist mit komplizierten und fehleranfälligen Einnahmevorschriften verbunden, Einnahmefehler sind dabei wahrscheinlich und diese können zu einer Unwirksamkeit späterer Therapien führen;
- die tägliche Medikamenteneinnahme bedeutet eine deutliche körperliche und psychische Belastung, insbesondere bei asymptomatischen Patienten, bei denen sie zu einem stärkeren Krankheitsgefühl und einer deutlichen Minderung der Lebensqualität führen kann;

Epidemiologie   Praxis   Klinik   Therapie

- eine klinische Besserung und Immunrekonstitution kann auch noch bei Therapiebeginn in einem weit fortgeschrittenen Stadium der HIV-Erkrankung beobachtet werden;
- im Gegensatz zu anderen Infektionskrankheiten ist bei der HIV-Infektion derzeit weder eine Eradikation des Erregers möglich, noch durch eine Therapie eine diese überdauernde Kontrolle der Virusreplikation induzierbar.

Einigkeit besteht über das Ziel, die Progression einer asymptomatischen HIV-Infektion so lange wie möglich zu verhindern sowie darüber, eine Therapie zu beginnen, bevor irreversible Schäden des Immunsystems eingetreten sind.

Die hier gegebenen Empfehlungen beruhen auf der Beurteilung von randomisierten kontrollierten Studien mit klinischen Endpunkten (I), randomisierten kontrollierten Studien mit Labormarkern als Endpunkten (II) und der Auswertung von weiteren klinischen pathophysiologischen und pharmakologischen Daten durch ein Expertengremium (III, s. Tab. 1). Bei den verbleibenden Unsicherheiten insbesondere über den besten Zeitpunkt des Therapiebeginns ist auch ein breiter Konsens mit einem möglichen Irrtum behaftet.

Randomisierte Studien mit klinischen Endpunkten sind die bevorzugte Basis für Therapieempfehlungen in der Medizin. Aufgrund der hohen Korrelation zwischen den wichtigsten Surrogatmarkern (Verlauf der HIV-RNA im Plasma, Verlauf der CD4-Lymphozyten) und den klinischen Endpunkten in den Zulassungsstudien der ersten Protease-Inhibitoren Anfang 1996 werden Zulassungsstudien bei der HIV-Infektion nicht mehr als klinische Endpunktstudien sondern in aller Regel als Surrogatmarkerstudien durchgeführt. Diese Zulassungsbedingungen wurden explizit durch die FDA und die EMEA definiert und deshalb werden nur noch ausnahmsweise Studien mit klinischen Endpunkten durchgeführt.

Tabelle 1: Graduierung von Therapie-Empfehlungen.

Graduierung von Therapie-Empfehlungen	I Auf der Basis mindestens einer randomisierten Studie mit klinischen Endpunkten*	II Auf der Basis von Surrogatmarker-Studien	III Nach Expertenmeinung
A Eindeutige Empfehlung	A I	A II	A III
B Im Allgemeinen ratsam	B I	B II	B III
C Vertretbar	C I	C II	C III
D Im Allgemeinen abzulehnen	D I	D II	D III
E Eindeutige Ablehnung	E I	E II	E III

* Klinische Endpunktstudien werden aufgrund der geänderten Zulassungsbedingungen der FDA und EMEA für neue Substanzen nicht mehr durchgeführt.

Studien der Evidenzklasse I sind deshalb vor allem ältere Studien, mit bereits überholten Therapieschemata. Dies führt dazu, dass Studien der Evidenzklasse I bei der Formulierung aktueller Empfehlungen zum Teil ein geringeres Gewicht haben als Studien der Evidenzklasse II. Für viele Indikationen zur Therapie der HIV-Infektion ist eine Graduierung als AII die höchsterfüllbare. Viele offene Fragen werden durch randomisierte Studien in der nächsten Zeit nicht bearbeitet werden können: Langzeitstudien sind in einem Feld, das einen derart raschen Wandel in der Therapie erfährt, schwer durchzuführen, dies gilt vor allem für plazebokontrollierte Studien mit klinischen Endpunkten.

Allgemeine Therapieprinzipien

Eine Verminderung der Morbidität und Mortalität lässt sich bereits durch eine Senkung der Viruslast um ca. 1 - 2 log10 erzielen. Die Selektion von resistenten Virusmutanten lässt sich langanhaltend jedoch nur vermeiden, wenn die Replikation des HIV möglichst vollständig gehemmt wird. Dies erfordert eine hohe antivirale Aktivität der eingesetzten Medikamenten-Kombination. Die Tiefe des erreichten Nadirs (tiefster gemessener Wert) der quantitativ gemessenen HIV-RNA bestimmt wesentlich die Dauer der virologisch definierten Wirksamkeit einer Therapie. Die derzeit kommerziell erhältlichen Tests detektieren eine HIV-RNA-Kopienzahl von ca. 20-50/ml Plasma zuverlässig. Im Vergleich zu einer Absenkung der Viruslast unter 400 HIV-Genomkopien pro ml Plasma bedeutet eine Reduzierung der Werte unter 20-50/ml mit hoher Wahrscheinlichkeit eine länger anhaltende HIV-Suppression sowie eine langsamere Resistenzentwicklung (6, 7). Die wichtigste Ursache für eine fehlende Replikationshemmung ist eine Resistenz des HIV gegen die entsprechenden Substanzen. Punktmutationen in den Genabschnitten, die für die reverse Transkriptase oder die virale Protease kodieren, vermitteln eine solche Resistenz (8).

Das Ziel einer initialen antiretroviralen Therapie ist, die Viruslast unter die derzeitige Nachweisgrenze von 20-50 HIV-RNA-Kopien/ml abzusenken. Abhängig von der individuellen Situation (z.B. langjährige Vorbehandlung mit suboptimalen Therapieregimen, Vorliegen multipler Resistenzen) kann es aber notwendig werden, weniger strikte und angesichts der Vorgeschichte noch realisierbare Therapieziele zu vereinbaren.

Bei Indikationsstellung einer antiretroviralen Therapie muss eine Abwägung möglicher Vor- und Nachteile im Dialog zwischen spezialisiertem Arzt und gut informierten Patienten vorgenommen werden. Dies gilt vor allem für Patienten mit hohen Zahlen an CD4+ Zellen (Tab. 3). Mehrere Studien zeigen, dass die vorschriftsmäßige und regelmäßige Einnahme der Medikation eine wesentliche Voraussetzung für den Erfolg einer antiretroviralen Therapie ist (9). Die dafür notwendige hohe Compliance muss in Zusammenarbeit von Arzt und Patient erreicht werden.

Tabelle 2: Antiretrovirale Stoffklassen, Substanzen und Dosierung.

Substanz bzw. Substanzgruppe	Handelsname	Wichtigste Nebenwirkungen	Diät-Vorschrift	Darreichungsform	Dosis*
Reverse Transkriptase Inhibitoren – Nukleosidanaloga					
Abacavir	Ziagen	Hepatische Steatose, selten Laktatazidose, Lipodystrophiesyndrom§		Tabletten à 300mg Saft	2x 300mg
Didanosin	Videx	Hypersensitivitäts-Syndrom	Nüchtern einnehmen	Kapseln à 400mg Kapseln à 250mg Kapseln à 125mg Pulver	> 60kg KG: 1x 400mg < 60kg KG: 1x 250mg oder 2x 125mg
Lamivudin	Epivir	Pankreatitis, Neuropathie		Tabletten à 300mg Tabletten à 150mg Lösung	1x 300mg oder 2x 150mg
Stavudin	Zerit	Kopfschmerz		Kapseln à 40mg Kapseln à 30mg	>60kg KG: 2x 40mg <60kg KG: 2x 30mg
Zalcitabin	Hivid	Neuropathie, Pankreatitis		Tabletten à 0,75mg	3x 0,75mg
Zidovudin	Retrovir	Neuropathie, orale Ulzera		Kapseln à 250mg Saft	2x 250mg
Kombinationpräparat: Lamivudin–Zidovudin	Combivir	Neutropenie, Anämie, Myopathie		Tabletten à (150mg/300mg)	2x (150mg+300mg)
		Kopfschmerz, Neutropenie, Anämie, Myopathie			

Kombinationspräparat: Lamivudin+ Zidovudin+Abacavir	Trizivir	Kopfschmerz, Myopathie, Neutropenie, Anämie, Hypersensitivitäts-Syndrom		Tabletten à (150mg/300mg/300mg)	2x150mg+2x300mg+2x300mg
Nukleotidanaloga					
Tenofovir	Viread	Gastrointestinale Beschwerden (Durchfall, Übelkeit)		Tabletten à 300mg	1x300mg
Protease-Inhibitoren**					
Amprenavir	Agenerase	Glukoseintoleranz, Fettstoffwechselstörungen, Lipodystrophiesyndrom§ Diarrhoe, Kopfschmerz, Arzneiexanthem	Nüchtern bzw. fettreduziert einnehmen	Kapseln à 150mg Saft	2x1200mg Empfehlung in Kombination mit Ritonavir: Amprenavir: 2x600mg, Ritonavir: 2x100mg
Indinavir	Crixivan	Nephrolithiasis, Hyperbilirubinämie	Nüchtern bzw. fettreduziert einnehmen	Kapseln à 400mg	Als Mono PI: 3x800mg Empfehlung in Kombination mit Ritonavir: Indinavir: 2x400mg, Ritonavir: 2x100mg
Lopinavir+Ritonavir	Kaletra	Fettstoffwechselstörungen Übelkeit, Diarrhoe	Mit Mahlzeit einnehmen	Kapseln à 133mg/33mg Lösung	2x400mg+2x100mg
Nelfinavir	Viracept	Diarrhoe, Übelkeit	Nicht nüchtern einnehmen	Tabletten à 250mg Pulver	2x1250mg
Ritonavir	Norvir	Diarrhoe, Übelkeit, Hypertriglyzeridämie		Kapseln à 100mg Saft	2x600mg Saft: 2x 7.5ml

Fortsetzung **Tabelle 2:** Antiretrovirale Stoffklassen, Substanzen und Dosierung.

Substanz bzw. Substanzgruppe	Handels-name	Wichtigste Nebenwirkungen	Diät-Vorschrift	Darreichungsform	Dosis*
Saquinavir	Invirase*** Fortovase	Diarrhoe, Übelkeit (meist mild)	Mit protein-/ fettreicher Kost einnehmen	Kapseln à 200mg	3x1200mg Empfehlung in Kombination mit Ritonavir: Saquinavir: 2x 1000mg, Ritonavir: 2x 100mg
Reverse Transkriptase Inhibitoren – Nichtnukleosidisch		Arzneireaktionen			
Delavirdin	Rescriptor	Arzneiexanthem		Tabletten à 200 mg	3x 400mg
Efavirenz*****	Sustiva, Stocrin	Psychotrope NW; Arzneiexanthem		Kapseln à 200mg Kapseln à 600mg	1x 600mg
Nevirapin****	Viramune	Arzneiexanthem, Hepatotoxizität		Tabletten à 100mg	2x 200mg 14 Tage 1x100mg, dann 2x 200 mg

* normale Nierenfunktion, Körpergewicht >60kg;
** alle Proteaseinhibitoren sind Inhibitoren des Cytochrom P450, Ritonavir ist der potenteste Inhibitor, einige Isoenzyme werden durch Ritonavir auch induziert;
*** nur in Kombination mit Ritonavir einsetzen;
**** Eventuell Erhöhung der Lopinavir/Ritonavir-Dosis bei PI-vorbehandelten Patienten auf 533/133mg und bei Kombination mit Efavirenz oder Nevirapin.
***** Generell müssen auf Grund der gegenseitigen Wechselwirkungen bei Kombination von NNRTIs und PIs Dosisanpassungen und ggf. ein Drug Monitoring erwogen werden.
unterschiedliche Handelsnamen in Deutschland und Österreich;
§ die Pathogenese des Lipodystrophiesyndroms ist noch ungeklärt.
Sowohl Protease-Inhibitoren als auch Reverse Transkriptase-Inhibitoren scheinen an der Entstehung des Syndroms beteiligt zu sein.

Behandlungsindikationen

Symptomatische Patienten

Die antiretrovirale Therapie verlangsamt die Progression der HIV-Erkrankung (klinische Manifestationen C und B der klinischen Klassifikation) eindrücklich, unabhängig von Immunstatus und Viruslast. Auch HIV-assoziierte Symptome und Manifestationen können durch eine antiretrovirale Therapie positiv beeinflusst werden. Deshalb ist hier eine Behandlungsindikation gegeben und allen Patienten aus diesen Gruppen sollte eine Therapie (s. initiale Therapieschemata) dringend empfohlen werden (AI).

Asymptomatische Patienten

Eine Studie, welche die Frage beantworten könnte, zu welchem Zeitpunkt bei asymptomatischen Patienten mit einer Behandlung begonnen werden sollte, gibt es bisher nicht. Aus einer Reihe von Kohortenstudien lässt sich jedoch ableiten, dass eine Grenze für den Behandlungsbeginn, unterhalb derer mit einer erhöhten Morbidität und Mortalität zu rechnen ist, bei einer CD4-Zellzahl von 200 Zellen/µl liegt. Ein Abfall der CD4-Zellzahl unter diesen Wert sollte daher nach Möglichkeit vermieden werden. Asymptomatische Patienten mit <200 CD4+/µl Blut haben unabhängig vom Ausmaß der Virusreplikation ein deutliches Risiko für eine immunologische und klinische Progression, das durch eine antiretrovirale Therapie vermindert werden kann (10, 11). Eine Behandlung für diese Patienten ist deshalb sinnvoll (AI).

Die Grenzen der Zahl von CD4+-Lymphozyten und der HIV-Last, bei denen eine Therapie begonnen werden sollte, können beim derzeitigen Kenntnisstand nur unscharf formuliert werden und liegen im Bereich zwischen 200 und 350 CD4+/µl bzw. im Bereich von unter 15-20% Anteil der CD4-Lymphozyten an den Gesamtlymphozyten. Als zusätzlicher Parameter für die Dringlichkeit einer Behandlung in diesem CD4-Zell-Korridor sollte die Höhe der Viruslast berücksichtigt werden. Je höher die Viruslast, desto eindeutiger die Behandlungsindikation, dies gilt insbesondere für im Verlauf deutlich ansteigende Werte (5, 10, 11). Für die Entscheidung zum Therapiebeginn kann auch die Kinetik der ersten drei Messungen von Viruslast und Helferzellen hilfreich sein: bei stabilem Verlauf ist eher ein Abwarten gerechtfertigt als bei drei Werten in Folge, die sich jeweils verschlechtern.

Bei Patienten mit einer CD4-Zellzahl höher als 350/µl und hoher Viruslast (als vergleichsweise hoch gelten Werte von über 50.000-100.000 HIV-RNA-Kopien/ml) ist die Einleitung einer Therapie vor allem mit einer deutlichen Besserung der Surrogatmarker verbunden. Die Therapieindikation ist hier nicht eindeutig, die Therapie wird in der Regel jedoch empfohlen (BII).

Bei niedriger Viruslast (<50.000) sind Auswirkungen auf Surrogatmarker weniger deutlich und ein größerer Anteil der Experten ist in Anbetracht der Probleme einer antiretroviralen Langzeittherapie zurückhaltend mit der Therapieempfehlung (CIII) (12, 13).

Weitere Indikationen

Ein unbekannter Anteil von HIV-infizierten Patienten entwickelt kurz nach der Infektion und zeitnah gefolgt oder begleitet von der Serokonversion das sogenannte akute retrovirale Syndrom. Es ist gekennzeichnet durch konstitutionelle Symptome, morbilliformes Exanthem, Lymphknotenschwellungen und hohe HIV-RNA-Werte. Daten aus Langzeitstudien zur antiretroviralen Kombinationstherapie bei diesen Patienten liegen noch nicht vor. Studien zur Monotherapie mit Zidovudin zeigten, dass die Viruslast rasch gesenkt werden kann (14), jedoch eine Verbesserung der Langzeitprognose durch eine Monotherapie anscheinend nicht resultiert (15). Eine Therapie mit Kombinationsregimen ist aus pathophysiologischen Erwägungen aber vertretbar (CII). Nach Expertenmeinung ist die Behandlung der akuten HIV-Infektion insbesondere bei Beginn in der symptomatischen Phase oder in der Serokonversion sinnvoll. Bezüglich der Behandlungsdauer erlauben die vorliegenden Studien keine sichere Angabe eines minimal notwendigen oder maximal sinnvollen Zeitraums. In bisher durchgeführten Studien wurde vor kontrollierten Therapieunterbrechungen ca. ein Jahr lang therapiert.

Die Behandlung dieser Patienten sollte, wenn immer möglich, im Rahmen von klinischen Studien oder standardisierten Behandlungsprogrammen geschehen, um diese offene Frage zu klären.

Initiale Therapieregime

Bei der Auswahl der initialen Medikamentenkombinationen sind außer Viruslast und Krankheitsstadium weitere Faktoren wie besondere Lebensweise, Komorbidität, und andere notwendige Therapien zu berücksichtigen. Für eine wirk-

Tabelle 3: Therapieindikationen und -empfehlung.

Klinisch	CD4+Lymphozyten/µl	HIV- RNA /ml (RT-PCR)	Therapieempfehlung
HIV-assoziierte Symptome und Erkrankungen (CDC: C, B)	Alle Werte		AI
Asymptomatische Patienten (CDC: A)	< 200	Alle Werte	AI
	200-350	Alle Werte	BII
	350-500	> 50.000-100.000 Kopien	BII
	>500	< 50.000 Kopien	CIII
		Alle Werte	CIII
Akutes retrovirales Syndrom	Alle Werte	Alle Werte	CII

same Initialtherapie stehen eine Reihe von Optionen zur Verfügung. Diese Optionen sind im Einzelnen:

- Kombination eines – ggf. geboosteten – Proteaseinhibitors (PI) mit zwei nukleosidanalogen Reverse Transkriptase Inhibitoren (NRTI)
- Kombination eines nicht nukleosidanalogen Reverse Transkriptase Inhibitors (NNRTI) mit zwei NRTI
- Kombination von drei NRTI

Es kann sinnvoll sein, in der Initialtherapie mehr als drei Substanzen (z.B. PI-Boosterung mit Ritonavir) einzusetzen (AII / 14+/ 3± /5-). Einige Experten befürworten eine primäre Verwendung von vier Substanzen bei Patienten mit hohem Risiko für ein virologisches Versagen (16,17).

Kombinationen mit Proteaseinhibitoren

Die Wirksamkeit der PI-Kombinationen ist im Gegensatz zu den anderen Optionen auch bei Patienten mit einem weit fortgeschrittenen Immundefekt nachgewiesen worden.

Nachteile der gegenwärtig verfügbaren PIs sind eine ungünstige Pharmakokinetik, die die Einnahme einer großen Zahl von Tabletten in engen Zeitintervallen erforderlich macht (kann z.B. durch PI-Boosterung aufgehoben werden) und die Nebenwirkungen und Medikamenteninteraktionen. Metabolische Störungen wie Lipodystrophie, Insulinresistenz und Diabetes werden unter PI-Kombinationen häufiger als unter anderen Kombinationen beobachtet.

Kombinationen mit NNRTIs

Für NNRTIs in 3-fach Kombinationstherapie liegen Daten einer Vergleichsstudie mit Efavirenz +2 NRTI vs. Indinavir +2 NRTI über eine Dauer von 48 Wochen vor. Die Kombination mit Efavirenz war in allen Analysen auch bei Patienten mit >100.000 Kopien/ml Plasma der Kombination mit Indinavir bezüglich des Anteils der Patienten mit nicht nachweisbarer HIV-Last und bezüglich der Verträglichkeit überlegen (18).

Auch zur Kombination von zwei Nukleosidanaloga und Nevirapin in der Initialtherapie liegen Daten einer kontrollierten Studie vor, die zeigen, dass der Einsatz dieser Kombination zu ähnlichen Ergebnissen führt wie der Einsatz von 2 NRTIs und Indinavir. Diese Studien wurden allerdings an Kollektiven mit nicht weit fortgeschrittenem Immundefekt durchgeführt und können vorläufig nicht auf Patienten mit weit fortgeschrittenem Immundefekt (z.B. CD4 < 100/µl) übertragen werden. Hierzu sind weitere Daten zur Effektivität erforderlich.

Vorteile der NNRTI-Kombinationen sind bessere Pharmakokinetik (Nevirapin wird zweimal täglich, Efavirenz einmal täglich gegeben) und geringere Zahl von Tabletten. Efavirenz und Nevirapin werden ebenfalls über das Cytochromp450-System metabolisiert, Interaktionen mit anderen Medikamenten sind deshalb auch hier vorhanden.

Bei einer geplanten Therapieänderung oder -unterbrechung sollten die langen Halbwertszeiten der NNRTI und die durch sie ausgelöste Enzyminduktion berücksichtigt werden.

Kombinationen von drei Nukleosidanaloga

Zu 3fach NRTI-Kombinationen liegt eine Studie mit einer Beobachtungszeit von 48 Wochen vor (Trizivir – Zidovudin + Lamivudin + Abacavir) (19). Die Langzeitdaten und die schlechteren Ergebnisse bei hoher Plasmavirämie (>100.000 HIV-RNA-Kopien/ml) sprechen für eine geringere Aktivität als bei zwei-Klassen-Kombinationen. Auch für andere Dreifach-Nukleosidanaloga-Kombinationen konnte keine Gleichwertigkeit gezeigt werden. Vorteile der 3fach NRTI-Kombination sind die einfache Dosierung (minimal zweimal täglich 1 Kapsel) und geringe Interaktionen mit anderen Therapeutika.

Einige Experten würden daher unter bestimmten Voraussetzungen insbesondere Trizivir® als Primärtherapie einsetzen.

Zusammenfassende Bewertung

Die Immunrekonstitution bei Patienten in weit fortgeschrittenem Krankheitsstadium wurde unter PI-freien Medikamentenkombinationen bisher nicht in gleichem Ausmaß belegt.

Unterschiede im Nebenwirkungsspektrum sind vorhanden. Als **klinisch** additiv wirksam (d.h. wirksam in klinischen Endpunktstudien – solche werden allerdings seit 1996 kaum noch durchgeführt) mit Nukleosidanalogakombinationen haben sich bisher nur die Proteaseinhibitoren Indinavir, Ritonavir und Saquinavir erwiesen. Aufgrund dieser Daten sollte bei Patienten mit weit fortgeschrittenem Immundefekt (<100 CD4-Zellen/µl) bei Therapiebeginn wenn möglich ein Proteaseinhibitor Bestandteil der initialen Kombination sein.

Mögliche Therapiealternativen insbesondere für Patienten mit fortgeschrittenem Immundefekt und/oder sehr hoher Viruslast stellen Kombinationen von 3 NRTIs + einem NNRTI oder einem PI oder eine Kombination von Wirkstoffen aus drei Medikamentenklassen dar (20).

Das Konzept der Anhebung (Boosterung) der Plasmaspiegel von Proteaseinhibitoren durch Zugabe von Ritonavir in subtherapeutischer Dosis (»Babydose«) hat sich im klinischen Alltag etabliert. Die Zugabe von Ritonavir zu Amprenavir, Saquinavir und Indinavir führt zu einem Anstieg der Talspiegel (minimale Plasmakonzentration im Dosierungsintervall) und einer Verlängerung der Halbwertszeit bei moderatem oder geringfügigen Anstieg der maximal erzielten Konzentration (Spitzenspiegel) (21,22,23,24).

Zu Nukleosidanaloga-freien Kombinationen liegen für Doppel-PI-Kombinationen und Kombinationen von PI + NNRTI erste Daten zur Wirksamkeit vor. Wie die Langzeitverträglichkeit solcher Kombinationen ist und wie und in welchem Umfang sich unter solchen Therapieregimen Resistenzen entwickeln ist noch nicht geklärt.

Tabelle 4: Basiskombinationen und Kombinationspartner für die Initialtherapie.

	Nukleosidanaloga			Proteaseinhibitor oder NNRTI oder dritter NRTI	
Empfohlene Kombination	Zidovudin + Lamivudin	A I	+	Lopinavir + Ritonavir	A II
	Zidovudin + Didanosin	A I		Nelfinavir	A II
	Stavudin + Lamivudin	A II		Efavirenz	A II
	Stavudin + Didanosin	B II§		Nevirapin	A II***
				Saquinavir (HGC od. SGC) + Ritonavir	B II
	Zidovudin + Zalcitabin	C I		Indinavir + Ritonavir	B II #
				Indinavir	C I/II*&
				Ritonavir	C I/II*&
				Saquinavir SGC	C II**
				Amprenavir	C III**
				Delavirdin	C II***
	Zidovudin + Lamivudin		+	Abacavir	B II***
im Allgemeinen abzulehnen§	2 NRTI (s.o.)		+	Ohne Kombination	D II
eindeutig abzulehnen§§	Kombination ohne PI-Booster wie Ritonavir		+	Saquinavir HGC	E II
	Zidovudin + Stavudin	E II			
	Zalcitabin + Stavudin	E III	+	Jeder Kombinationspartner	
	Didanosin + Zalcitabin	E III			

* Klinische Endpunktstudien mit Indinavir und Ritonavir (Evidenzgrundlage I) nur für Patienten mit CD4+ <200/µl, bzw. mit CD4<100/µl, ansonsten Evidenz II für beide.
& Nachteile hinsichtlich der Verträglichkeit
\# expositionsabhängige Toxizität
** Nachteile bei der Applikation (große Tablettenzahl)
*** es liegen wenig Daten vor zur Therapie von Patienten mit fortgeschrittenem Immundefekt (CD4 < 100/mm^3) und Nukleosid-NNRTI-Kombinationen
§ klinisch wirksam, jedoch kurze Wirkdauer
§§ bei den aufgeführten NRTI-Kombinationen additive Nebenwirkungen, identische Resistenzmechanismen oder kompetitive Phosphorylierung

Abstimmungergebnisse (n=26)
Nelfinavir: gegen A 4 Stimmen ■ Nevirapin: für A 13 Stimmen, gegen 4, Enth. 4 ■ Indinavir + Ritonavir: gegen B 4 Stimmen ■ Stavudin + Didanosin: für A 3 Stimmen, gegen 10, Enth. 7 ■ Trizivir (ZDV+3TC+ABC): für A 7 Stimmen, 8 dagegen; gegen B 1 Stimme ■ Delavirdin: gegen C 2 Stimmen, Enth. 4

Epidemiologie   Praxis   Klinik   Therapie

Verlaufskontrollen, Monitoring der Therapie, Therapieerfolg und -versagen

Die wichtigsten Laborparameter für die Verlaufsbeurteilung einer HIV-Infektion sind die quantitative Bestimmung der CD4+-Lymphozyten und der HIV-RNA. Sie sollten zum Zeitpunkt der Diagnosestellung und anschließend in ca. 2-3-monatigen Abständen bestimmt werden, und zwar mit dem jeweils sensitivsten erhältlichen Test. Einleitung und Umstellungen einer Therapie sind Indikationen für kurzfristigere Kontrollen.

Bei Patienten unter Therapie, deren HIV-RNA unterhalb der Nachweisgrenze (z. Zt. 20-50 Genomkopien/ml) liegt, sollte die Viruslast ca. alle 2-3 Monate kontrolliert werden. Eine signifikante Veränderung der Virusreplikation ist ab einer Änderung von 0.5-0.7 log10 (entsprechend Veränderungen um den Faktor 3 bis 6) anzunehmen, signifikante Veränderungen der CD4-Werte sind ab einem Abfall von 30% für Absolutwerte oder um 3% für Relativwerte anzunehmen. Insbesondere Messungen, die Anlass zu einer Neubewertung der Therapie geben, sollten durch eine kurzfristig abgenommene weitere Blutentnahme kontrolliert werden. In der Regel sind jedoch Messungen im Abstand von weniger als 4 Wochen nicht notwendig.

Therapieerfolg und -versagen

Ein Therapieerfolg kann frühestens nach 4 Wochen, oft erst nach drei Monaten und in Einzelfällen erst nach 6 Monaten beurteilt werden. Das Absinken der HIV-Replikation unter die Nachweisgrenze ist als Therapieerfolg zu werten. Ein geringerer Abfall der HIV-RNA als 1 log10 nach 4 Wochen oder das Ausbleiben des Abfalls unter die Nachweisgrenze innerhalb von maximal 6 Monaten ist ein ungenügender Therapieerfolg und sollte Anlass sein, additive oder alternative Therapieregime zu erwägen.

Ein ungenügender Therapieerfolg oder ein Therapieversagen können beruhen auf der verminderten Absorption oder beschleunigten Metabolisierung einer Wirksubstanz, auf Medikamentenwechselwirkungen, einer vorbestehenden oder sich entwickelnden Resistenz und/oder einer mangelhaften Therapietreue bei dem Patienten.

Eine relevante Einbuße der Wirksamkeit liegt wahrscheinlich vor, wenn die HIV-RNA über den Nadir des Abfalls ansteigt; von einem sekundären Versagen der Therapie ist auszugehen, wenn die HIV-RNA wieder auf einen Wert ansteigt, der nur noch 1 log10 unterhalb des Ausgangswertes liegt.

Bei einem durch Kontrolluntersuchung bestätigten Wiederanstieg der Viruslast in einen niedrig positiven Bereich (bis ca. 1.000 HIV-RNA-Kopien/ml) sollte dringend eine Intensivierung der Therapie erfolgen.

Hinweise auf eine ungenügende Wirksamkeit sind ferner ein signifikanter Abfall der CD4+-Lymphozyten (s.o.) sowie eine weitere klinische Progression. Insbesondere die Bewertung eines Therapieversagens nach dem letzten Kriterium ist oft nicht einfach zu treffen.

Eine antiretrovirale Therapie kann virologisch wirksam, das Immunsystem aber bereits so schwer geschädigt sein, dass trotzdem das Auftreten einer opportunistischen Erkrankung möglich ist. Auch kann die Immunrekonstitution durch eine begonnene antiretrovirale Therapie zur Exazerbation von Erkrankungen führen (sog. Immunrekonstitutionssyndrom).

Resistenztestung

Resistenz von HIV gegen antiretrovirale Substanzen wurde schon bald nach der Verfügbarkeit erster Medikamente beobachtet (25) und Auswirkungen der Resistenz auf den klinischen Verlauf der HIV-Infektion wurden bereits früh nachgewiesen (26). Auch für die moderne Kombinationstherapie existieren zahlreiche retrospektive Studien, die einen Zusammenhang zwischen Resistenz und nachfolgendem Therapieversagen belegen (27). Weiterhin wurden in den letzten 2 Jahren auch Ergebnisse randomisierter, prospektiver Studien publiziert, die in ihrer Mehrzahl ein deutlich besseres Therapieansprechen für die Patienten zeigen, die nach Kenntnis des Resistenzstatus behandelt wurden (28-33). Dies führte zur Implementierung der Resistenztestung in europäische und internationale Richtlinien zur antiretroviralen Therapie (34, 35).

Resistenztestungen sind zur Therapiesteuerung nach erstem oder mehrfachem Therapieversagen erforderlich. Dabei sollte die Blutabnahme unter noch laufender Therapie erfolgen. Vor Therapiebeginn, insbesondere bei kürzlich erfolgter Infektion, ist eine Testung bei Verdacht auf Infektion mit einem resistenten Virus zu empfehlen. Epidemiologische Untersuchungen zur Transmission resistenter Viren bei neu infizierten Patienten sind wünschenswert (36).

Genotypische und phänotypische HIV-Resistenztests sind vom Ansatz und ihrer Aussage komplementär. Während phänotypische Tests die Empfindlichkeit eines Virus direkt messen, werden bei genotypischen Tests Mutationen nachgewiesen, die bekanntermaßen mit Resistenz gegen einzelne oder mehrere Medikamente assoziiert sind. Eine adäquate Interpretation genotypischer Resistenzbefunde sollte nach bestem Wissensstand derzeit verfügbarer Interpretationshilfen und unter Berücksichtigung der Vortherapie erfolgen. Eine genotypische Testung ist häufig zur Therapiesteuerung ausreichend. Insbesondere beim Einsatz komplexer Salvage-Regime und neuer antiretroviraler Substanzen ist allerdings die zusätzliche Durchführung einer phänotypischen Testung zu empfehlen.

Medikamentenspiegelbestimmung

Mehrere Studien haben eine Korrelation zwischen der Plasmakonzentration von Proteaseinihitoren und deren antiviraler Wirksamkeit nachgewiesen (37-38). Obwohl der Nutzen des therapeutischen Drug-Monitorings aus Mangel an prospektiven Studien noch umstritten ist (39-40) kann die Bestimmung der Plasmaspiegel in bestimmten klinischen Situationen hilfreich sein.

Jede Entscheidung über eine Dosismodifikation muss die hohe Variabilität der intraindividuellen Plasmaspiegel zu unterschiedlichen Zeitpunkten aufgrund von Nahrungseffekten, Krankheitsstadium und Adhärenz berücksichtigen.

Die Indikationsstellung für ein therapeutisches Drug-Monitoring ergibt sich aus den klinisch-pharmakologischen Eigenschaften der eingesetzten antiretroviralen Medikamente:

NRTIs müssen intrazellulär durch Phosphorylierung in ihre Wirkform überführt werden. Es besteht keine klare Beziehung zwischen Wirkung und Höhe der Plasmaspiegel. Eine Medikamentenspiegelbestimmung in Plasma oder Serum ist bei diesen Substanzen daher nicht sinnvoll.

Proteaseinhibitoren zeichnen sich durch eine erhebliche inter- und intra-individuelle Variabilität bezüglich ihrer gastrointestinalen Absorption aus. Der Abbau kann durch andere Pharmaka gehemmt und induziert werden. Daraus ergeben sich komplexe Interaktionsmöglichkeiten (Tab.5).

NNRTIs werden besser und gleichmäßiger als die PIs gastrointestinal absorbiert. Interaktionen beim metabolischen Abbau spielen ebenfalls eine erhebliche Rolle.

Insgesamt sollte eine Medikamentenspiegelkontrolle bei folgenden therapeutischen Situationen durchgeführt werden:

- bei komplexen Wirkstoffkombinationen und Begleitmedikationen, die zu Interaktionen führen können (Tab. 5)
- bei mangelnder Wirksamkeit eines Wirkstoffes oder einer Wirkstoffkombination
- bei Hinweisen auf eine Absorptionsstörung
- beim Auftreten toxischer Effekte
- bei deutlich eingeschränkter Leberfunktion.

Für die Beurteilung der Wirksamkeit ist der Talspiegel der wichtigste Parameter, während für die Einschätzung des Toxizitätspotentials der Gesamtverlauf der Medikamentenspiegel betrachtet werden muss.

Tabelle 5: Zusammenfassung der Empfehlungen zur Resistenztestung
(für die HIV-Therapie in der Schwangerschaft und bei HIV-infizierten Kindern wird auf die speziellen Empfehlungen der Fachgesellschaften verwiesen).

	Empfehlung	Therapie-empfehlung	Kommentare
Bisher unbehandelte Patienten			
Primäre/kürzliche Infektion	Resistenztestung empfohlen, wenn eine antiretrovirale Therapie begonnen wird oder bei Verdacht auf Infektion mit resistentem Virus	B III	Archivierung einer Plasmaprobe empfohlen, auch wenn keine antiretrovirale Therapie eingeleitet wird; Meldung an das Serokonverterregister des RKI*
Chronische Infektion, vor Beginn einer Therapie	Resistenztestung empfohlen, wenn Verdacht auf Infektion mit primär resistentem Virus besteht.	B III	Archivierung einer Plasmaprobe, die möglichst nahe am Infektionszeitpunkt liegen sollte
	Ohne konkreten Verdacht Resistenztestung zu erwägen	C III	
Behandelte Patienten			
Nach erstem Therapieversagen	Resistenztestung generell empfohlen vor Therapiewechsel	A II	Abklärung der weiteren des Ursachen Therapieversagens unerlässlich
Mit umfangreicherer antiretroviraler Vorbehandlung	Resistenztestung** generell empfohlen vor Therapiewechsel	A II	Abklärung der weiteren Ursachen des Therapieversagens unerlässlich
In oder nach einer Therapiepause	Resistenztestung derzeit nur im Rahmen wissenschaftlicher Fragestellungen zu empfehlen	D III	Feststellung einer Reversion zum Wildtyp

*siehe auch : http://www.rki.de/INFEKT/AIDS_STD/SERO/KONVERT.HTM
** häufig zusätzliche phänotypische Testung notwendig

Tabelle 6: Medikamentenwechselwirkungen zwischen Protease-Inhibitoren und NNRTI.
Cave! Hohe interindividuelle Variabilität.
Für therapienaive Patienten wird nur die Kombination aus PI, PI+RTV oder NNRTI +NRTI empfohlen. Wenn eine andere Kombination (z.B. geboosteter/ungeboosteter Doppel PI oder PI+NNRTI) eingesetzt wird, gelten die Dosierungen nur dann, wenn das Virus des Patienten auf dem jeweiligen Genabschnitt vom Wildtyp ist. Das bedeutet z.B., dass bei der Kombination Kaletra+Fortovase die angegebene Dosierung ausreicht, um das Wildtypvirus zu hemmen, dass aber bei PI vorbehandelten Patienten mit mutierten Viren die mit der Dosierung erreichten Spiegel unter Umständen um ein Vielfaches zu niedrig liegen!

	Indinavir	Ritonavir	Nelfinavir	Saquinavir*	Amprenavir
Indinavir		Indinavir-Spiegel: 2-5x erhöht Ritonavir-Spiegel: AUC und Cmin (im Vergleich zu historischen Daten) erhöht Dosierung: RTV als Booster: RTV 2x 100mg IDV 2x 800mg (ggf.: Dosisreduktion von IDV auf 2x 600mg unter TDM) oder RTV 2x 400mg/Tag, IDV 2x 400mg/Tag	Indinavir-Spiegel um 50% erhöht Nelfinavir-Spiegel um 80% erhöht Dosierung: IDV 2x 1200mg NFV 2x 1250mg	Indinavir-Spiegel: unverändert Saquinavir-Spiegel: 4-7fach erhöht in-vitro Antagonismus!!	Amprenavir AUC um 33% erhöht, Cmax und Cmin Erhöhung nicht signifikant Indinavir (Achtung, Vergleich mit historischen Daten) Cmax/AUC/Cmin um 22%/38%/27% erniedrigt. Dosierung: (Kombination klinisch nicht ausreichend untersucht): APV 2x 600mg IDV 2x 800mg RTV 2x 100mg
Ritonavir	Ritonavir-Spiegel: AUC und Cmin (im Vergleich zu histo-		Ritonavir-Spiegel unverändert Nelfinavir+M8 Metabolit:	Ritonavir-Spiegel unverändert Saquinavir-Spiegel	Amprenavir: AUC/Cmin 2-4/6-10 fach erhöht, Cmax unverändert

	rischen Daten) erhöht **Indinavir-Spiegel** 2-5x erhöht **Dosierung:** RTV als Booster: RTV 2x100mg IDV 2x 800mg (ggf.: Dosisreduktion von IDV auf 2x 600mg unter TDM) oder RTV 2x 400mg/Tag, IDV 2x 400mg/Tag	Cmax/AUC/C12h auf 1,4/1,4/1,7 fachen Wert erhöht **Dosierung:** RTV als Booster: (nur bei unzureichenden Spiegeln): NFV 2x1250mg RTV 2x100mg	20fach erhöht **Dosierung:** RTV als Booster: RTV 2x100mg SQV (Fortovase®/ Invirase®) 2x1000mg oder SQV 2x 400mg RTV 2x 400mg	**Dosierung:** RTV als Booster APV 2x 600mg-1200mg RTV 2x 100mg-200mg oder APV 1x 1200mg RTV 1x 200mg	
					Amprenavir: Cmin 3fach erhöht, Cmax/AUC nicht signifikant verändert **Nelfinavir:** (Achtung, Vergleich mit historischen Daten) Cmax/AUC/Cmin unverändert **Dosierung** (klinisch nicht untersucht): (APV 2x 600mg NFV 2x1250mg RTV 2x100mg)
		Ritonavir-Spiegel unverändert **Nelfinavir+M8 Metabolit:** Cmax/AUC/C12h auf 1,4/1,4/1,7 fachen Wert erhöht **Dosierung:** RTV als Booster: (nur bei unzureichenden Spiegeln): NFV 2x1250mg RTV 2x100mg	**Nelfinavir-Spiegel** 20% erhöht Saquinavir-Spiegel 3-5fach erhöht **Dosierung:** NFV 2x 1250 mg SQV (Fortovase®) 2x1200mg		
Nelfinavir	**Indinavir-Spiegel** 50% erhöht **Nelfinavir-Spiegel** 80% erhöht **Dosierung:** NFV 2x1250mg IDV 2x1200mg				

IV.3 Anhang: Richtlinien ART / **17**

Epidemiologie   Praxis   Klinik   Therapie

Fortsetzung **Tabelle 6:** Medikamentenwechselwirkungen zwischen Protease-Inhibitoren und NNRTI.

	Indinavir	Ritonavir	Nelfinavir	Saquinavir*	Amprenavir
Saquinavir*	Saquinavir-Spiegel 4-7fach erhöht Indinavir-Spiegel unverändert in-vitro Antagonismus!!	Ritonavir-Spiegel unverändert Saquinavir-Spiegel 20fach erhöht **Dosierung:** RTV als Booster: RTV 2x 100mg SQV (Fortovase®/ Invirase®) 2x 1000mg oder SQV 2x 400mg RTV 2x 400mg	Saquinavir-Spiegel 3-5fach erhöht Nelfinavir-Spiegel 20% erhöht **Dosierung:** NFV 2x 1250mg SQV (Fortovase®) 2x 1200mg		Amprenavir: Cmax/AUC um 37%/32%/reduziert, Cmin Reduktion nicht signifikant Saquinavir: (Achtung, Vergleich mit historischen Daten) Cmax um 21% erhöht, AUC um 19%, Cmin um 48% reduziert SQV 2x 800-1000mg + RTV 2x 100mg APV 2x 600mg
Amprenavir	Amprenavir AUC um 33% erhöht, Cmax und Cmin Erhöhung nicht signifikant Indinavir (Achtung, Vergleich mit historischen Daten) Cmax/AUC/Cmin um 22%/38%/27% erniedrigt. **Dosierung** (Kombination klinisch nicht untersucht):	Amprenavir: AUC/Cmin 2-4/6-10 fach erhöht, Cmax unverändert **Dosierung:** RTV als Booster APV 2x 600mg - 1200mg RTV 2x 100mg - 200mg oder APV 1x 1200mg RTV 1x 200mg	Amprenavir: Cmin 3fach erhöht, Cmax/AUC nicht signifikant verändert Nelfinavir: (Achtung, Vergleich mit historischen Daten) Cmax/AUC/Cmin unverändert **Dosierung:** ungenügende Datenlage:	Amprenavir: Cmax/AUC um 37%/32%/reduziert, Cmin Reduktion nicht signifikant Saquinavir: (Achtung, Vergleich mit historischen Daten) Cmax um 21% erhöht, AUC um 19%, Cmin um 48% reduziert	

Folgelieferung Mai/2003

	APV 2x600mg DV 2x800mg RTV 2x100mg	(APV 2x600mg NFV 2x1250mg RTV 2x100mg)	SQV 2x1000mg+ RTV 2x100mg APV 2x600mg	
Lopinavir/ Ritonavir	Erhöhung von Indinavir AUC und Cmin **Dosierung:** LPV/r 2x 400/100mg IDV 2x 800mg (ggf. Dosisreduktion von IDV auf 2x 600mg unter TDM)	Zusätzliche Gabe von Ritonavir erhöht **Lopinavirkonzentration**. Ritonovirspiegel in fixer Lopinavir-Ritonavir-Kombination liegt 3fach niedriger als bei Kombination von Ritonavir 100mg bid mit Indinavir oder Saquinavir	Anstieg von **Saquinavir** AUC und Cmin **Dosierung:** LPV/r 2x 400/100mg SQV 2x 1000mg	Unzureichende Datenlage: Hinweise auf Erniedrigung der APV-Spiegel. LPV-Spiegel vermutlich unverändert **Dosierung (klinisch nicht ausreichend untersucht):** APV 2x 750mg LPV/r 2x 400mg/100mg
Nevirapin	Nevirapin-Spiegel unverändert Indinavir: Cmin/AUC/Cmax um 48%/27%/11% erniedrigt **Dosierung:** Indinavir 3x 1000mg NVP 2x 200mg (Kombination mit RTV klinisch nicht ausreichend untersucht)	Ritonavir-Spiegel 11% erniedrigt Nevirapin-Spiegel unverändert **Dosierung:** Standarddosierung	Standarddosierungen	Saquinavir-Spiegel um 25% erniedrigt, NVP-Spiegel unverändert Kombination ohne RTV vermeiden Kombination mit RTV klinisch nicht ausreichend untersucht Evtl. SQV/RTV: 2x 1000mg/100mg NVP: 2x 200mg	Amprenavir-Talspiegel um 22-42% reduziert **Dosierung:** Klinisch nicht ausreichend untersucht
Delavirdin	Indinavir-Spiegel 40% erhöht	Ritonavir-Spiegel um 70% erhöht	Nelfinavir-Spiegel 2-fach erhöht, antiviral aktiver	Saquinavir-Spiegel 5fach erhöht,	Keine Daten

Fortsetzung Tabelle 6: Medikamentenwechselwirkungen zwischen Protease-Inhibitoren und NNRTI.

	Indinavir	Ritonavir	Nelfinavir	Saquinavir*	Amprenavir
Delavirdin	Delavirdin-Spiegel unverändert Dosierung (klinisch nicht ausreichend untersucht): Indinavir 2x 1200mg Delavirdin 2x 600mg	Delavirdin-Spiegel unverändert Dosierung: klinisch nicht ausreichend untersucht	Nelfinavir-Metabolit um ca. 50% erniedrigt (der Spiegel des Metaboliten beträgt ohne Gabe von RTV ca. 20% des Nelfinavir-Spiegels, daher ist diese Reduktion von geringer Bedeutung). Delavirdin 50% erniedrigt Dosierung: klinisch nicht ausreichend untersucht Kontrolle auf neutropenische Komplikationen in den ersten Monaten	Delavirdin-Spiegel unverändert Dosierung: Delaviridin 2x 600mg Saquinavir 2x 1400mg Kontrolle der Transaminasen	
Efavirenz	Indinavir-Spiegel um 30% erniedrigt Efavirenz-Spiegel unverändert Dosierung: Indinavir 3x 1000mg Efavirenz 1x 600 mg Kombination mit RTV klinisch nicht ausreichend untersucht	Ritonavir-Spiegel um 15-20% erhöht Dosierung: Ritonavir 2x 500mg - 2x 600mg/Tag Efavirenz-Spiegel um ca. 20% erhöht Standarddosierung	Nelfinavir-Spiegel um ca. 20% erhöht, Keine Dosisänderung Keine Veränderung des EFV-Spiegels Standarddosierung	Saquinavir-Spiegel um 60% gesenkt Efavirenz-Spiegel um ca. 12% reduziert wegen starker Erniedrigung des Saquinavir-Spiegels Kombination nicht zu empfehlen. In Kombination mit RTV ± SQV evtl. SQV/RTV 2x 1000mg/100mg EFV 1x 600mg	Amprenavir Cmax/AUC/Cmin erniedrigt Dosierung: APV 2x 1200mg RTV 2x 200mg EFV 1x 600mg

	Nevirapin	**Delavirdin**	**Efavirenz**
Indinavir	Nevirapin-Spiegel unverändert Indinavir: Cmin/AUC/Cmax um 48%/27%/11% erniedrigt **Dosierung:** Indinavir 3x 1000mg NVP 2x 200mg (Kombination mit RTV klinisch nicht ausreichend untersucht)	Indinavir-Spiegel 40% erhöht Delavirdin-Spiegel unverändert **Dosierung** (klinisch nicht ausreichend untersucht): Indinavir 2x 1200mg Delaviridin 2x 600mg	Indinavir-Spiegel um 30% erniedrigt Efavirenz-Spiegel unverändert **Dosierung:** Indinavir 3x 1000mg Efavirenz 1x 600mg Kombination mit RTV klinisch nicht ausreichend untersucht
Ritonavir	Ritonavir-Spiegel 11% erniedrigt Nevirapin-Spiegel unverändert **Dosierung:** Standarddosierung	Ritonavir-Spiegel um 70% erhöht Delavirdin-Spiegel unverändert **Dosierung:** nicht ausreichend untersucht	Ritonavir-Spiegel um 15-20% erhöht **Dosierung:** Ritonavir 2x 500mg - 2x 600mg/Tag Efavirenz-Spiegel um ca. 20% erhöht Standarddosierung
Nelfinavir	Standarddosierungen	Nelfinavir-Spiegel 2-fach erhöht, antiviral aktiver Nelfinavir-Metabolit um ca. 50% erniedrigt (der Spiegel des Metaboliten beträgt ohne Gabe von	Nelfinavir-Spiegel um ca. 20% erhöht, Keine Dosisänderung Keine Veränderung des EFV-Spiegels Standarddosierung

Fortsetzung **Tabelle 6:** Medikamentenwechselwirkungen zwischen Protease-Inhibitoren und NNRTI.

	Nevirapin	**Delavirdin**	**Efavirenz**
Nelfinavir		RTV nur ca. 20% des Nelfinavir-Spiegels, daher ist diese Erniedrigung von geringerer Bedeutung) **Delavirdin** 50% erniedrigt **Dosierung:** klinisch nicht ausreichend untersucht Kontrolle auf neutropenische Komplikationen in den ersten Monaten	
Saquinavir*	Saquinavir-Spiegel um 25% erniedrigt, NVP-Spiegel unverändert Kombination ohne RTV vermeiden Kombination mit RTV klinisch nicht ausreichend untersucht Evtl. SQV/RTV 2x 1000mg/100mg NVP 2x 200mg	Saquinavir-Spiegel 5fach erhöht, Delavirdin-Spiegel unverändert **Dosierung:** Delavirdin 2x 600mg Saquinavir 2x 1400mg Kontrolle der Transaminasen	Saquinavir-Spiegel um 60% gesenkt Efavirenz-Spiegel um ca. 12% reduziert wegen starker Erniedrigung des Saquinavir-Spiegels nicht zu empfehlen Nur in Kombination mit RTV empfohlen: SQV/RTV 2x 1000mg/100mg EFV 1x 600mg

Amprenavir	Amprenavir-Talspiegel um 22-42% reduziert **Dosierung:** Klinisch nicht ausreichend untersucht	keine Daten	**Amprenavir** Cmax/AUC/Cmin erniedrigt **Dosierung:** APV 2x 1200mg RTV 2x 200 mg EFV 1x 600mg
Lopinavir/ Ritonavir	Lopinavir Cmin/AUC um 35-40%/20-25% reduziert. **Dosierung:** Eventuell Erhöhung der Lopinavir/Ritonavir-Dosis auf 2x 533/133mg NVP 2x 200mg	Lopinavir-Spiegel Cmin/AUC um 44/25% erhöht Delavirdin-Spiegel vermutlich geringfügig verringert **Dosierung:** klinisch nicht ausreichend untersucht	Reduzierung von Lopinavir AUC/Cmin um 35-49%/20-25% Efavirenz-Spiegel unverändert **Dosierung:** Lopinavir/Ritonavir 2x 533/133mg EFV 1x 600mg

* Die Dosierungsangaben und Interaktionen mit Protease-Inhibitoren beziehen sich auf Fortovase, die besser bioverfügbare Version von Saquinavir, Dosierungsangaben und Interaktionen mit Nevirapin und Delavirdin auf Invirase, die schwach bioverfügbare Version von Saquinavir. Bei Kombination mit Ritonavir spielt es keine Rolle, ob Invirase oder Fortovase verwendet wird.

Epidemiologie   Praxis   Klinik   Therapie

Therapiewechsel und -unterbrechung

Änderungen der Therapie können aufgrund von Unwirksamkeit und Nebenwirkungen notwendig werden. Eine klare Definition eines Versagens einer antiretroviralen Therapie kann derzeit nicht gegeben werden, eine Reihe von Experten sehen jeden kontrollierten Wiederanstieg der HIV-RNA vom nicht messbaren in den messbaren Bereich als Versagen an, die konservativste Definition geht von einem Wiederanstieg in den Bereich von weniger als 1 log 10 unterhalb des Ausgangswertes aus. Das bei einem Therapieversagen auszuwählende Alternativregime sollte einen Wechsel möglichst aller nicht mehr aktiven Substanzen beinhalten sowie den Einsatz einer neuen Substanzklasse. Im Regelfall sollte die Auswahl der neuen Kombination auf Grundlage der Ergebnisse einer Resistenztestung erfolgen. Insbesondere Entscheidungen über Zweit- und Alternativtherapien erfordern Spezialkenntnisse und sollten nur von besonders erfahrenen und informierten Ärzten getroffen werden.

Eine Umstellung einer wirksamen Therapie bei Patienten mit schweren Nebenwirkungen ist selbstverständlich möglich. Dies ist die einzige klinische Situation, in der zum Austausch nur eines Medikamentes geraten werden kann. Bei notwendigen Therapieunterbrechungen sind alle Substanzen gleichzeitig (ggfs. unter Beachtung der pharmakologischen Daten) abzusetzen (BIII). Unterbrechungen oder Pausen der antiretroviralen Therapie werden derzeit in mehreren Studien auf ihre Langzeitwirkung untersucht.

Therapiepausen

Unterbrechungen der Therapie können vor allem bei Auftreten von Nebenwirkungen und Unverträglichkeiten notwendig werden. Ob hierdurch langfristig ein therapeutischer Nachteil entsteht, ist nicht klar.

Ein relativ neues Konzept zur zeitweisen Unterbrechung der Therapie sind die sogenannten strukturierten Therapiepausen. Dieses Konzept beruht auf der Beobachtung, dass in der Phase der Immunrekonstitution durch die antiretrovirale Therapie die zelluläre Immunantwort gegen opportunistische Pathogene messbar besser wird, jedoch nicht die HIV-spezifische zelluläre Immunantwort. Als Grund hierfür wurde eine mangelnde Antigenpräsenz von HIV nach Absinken der Virämie unter HAART vermutet. Um eine Reexposition mit HIV-Antigenen natürlich zu erzielen, wurde das Konzept strukturierter Therapiepausen mit sich abwechselnden Phasen einer antiretroviralen Therapie und Pausen entwickelt, um so in der therapiefreien Zeit eine natürliche Autovakzination zu erzielen. Diese sogenannten strukturierten Therapiepausen werden derzeit nach einer Vielzahl von Pilot- und randomisierten Studien kontrovers beurteilt.

Aufgrund der Forschungen der letzten Jahre ist deutlich geworden, dass Therapiepausen in unterschiedlichen

| Grundlagen | Diagnostik | Prophylaxe | Recht |

klinischen Settings und mit unterschiedlichen Zielsetzungen auch unterschiedlich bewertet werden müssen. Derzeit werden Therapiepausen durchgeführt:

1. nach heutiger Einschätzung sehr frühem Therapiebeginn
2. bei Behandlung einer akuten HIV-Infektion während oder kurz nach der Serokonversion mit dem Ziel der Verbesserung der endogenen Immunantwort
3. vor einem Therapiewechsel bei intensiv vorbehandelten Patienten zur Reversion oder Reduktion von Resistenz-Mutationen
4. zur strategischen Vermeidung von Langzeitnebenwirkungen
5. bei toxischen Nebenwirkungen
6. Bei dringendem Wunsch des Patienten

Für alle diese Situationen sind die Längen der Therapiepausen arbiträr gewählt worden. Eine definierte Länge einer Therapiepause, die sich in einer dieser Situationen als »beste« herausgestellt hätte, ist nicht bekannt. Ebenfalls ist nicht klar zu welchem Zeitpunkt (kritische CD4-Zellzahl und/oder Viruslast) die Therapie wieder aufgenommen werden sollte.

Kontrollierte Studien, die untersuchen, ob Therapiepausen zu einer rascheren Resistenzentwicklung oder auch zu häufigeren klinischen Komplikationen führen, werden derzeit durchgeführt. Eine abschließende Bewertung ist derzeit noch nicht möglich. Nach Möglichkeit sollten daher Therapiepausen zu den unter 2-4 aufgeführten Intentionen innerhalb von kontrollierten Studien durchgeführt oder beobachtet werden.

Zu 1: Keine Informationen über den Wert oder die Nachteile einer Therapiepause existieren für die Gruppe von Patienten, bei denen eine Therapie nach heutiger Einschätzung zu früh begonnen wurde. Die überwiegende Mehrzahl dieser Patienten hat eine gute Virussuppression und Normalisierung der Parameter des Immunsystems erreicht. Viele dieser Patienten sind jedoch besorgt wegen der potentiellen Langzeittoxizität der Therapie. Eine Entscheidung für die Fortführung oder Unterbrechung der Therapie bei Patienten dieser Gruppe kann derzeit nur individuell und ohne klare Evidenz für eine der beiden Optionen getroffen werden.

Zu 2: Positive Effekte von Therapiepausen sind bisher vor allem in kleinen Pilotstudien bei Patienten mit einer sehr frühen Behandlung bei akuter HIV-Infektion beobachtet worden. Hier wurden insbesondere bei sehr früher Behandlung (vor dem 60. Tag nach der Exposition) bei einigen Patienten Hinweise für eine bessere immunologische Kontrolle der HIV-Infektion nach mehreren Therapiepausen gefunden. Ob dies Folge der Frühbehandlung ist oder aber STI zusätzlichen Nutzen haben kann derzeit nicht sicher abgeschätzt werden.

Die Mehrzahl der Studien wurde bei Patienten mit chronischer HIV-Infektion durchgeführt. Bei dieser derzeit größten behandelten Gruppe sind immunologische oder virologische Vorteile durch Pausen nicht zu erwarten, möglicherweise aber eine Reduktion von Toxizität und Kosten (siehe unter 4). In einer der wenigen größeren prospektiven Studien (SSIT) konnte kein immunologischer oder virologischer Vorteil bei chronisch infizierten Patienten unter STI nachgewiesen werden, es konnte jedoch eine Reduktion erhöhter Blutfettwerte registriert werden.

Bei einer Therapieunterbrechung oder -pause ist mit einem raschen Wiederanstieg der Viruslast zu rechnen, welcher vermutlich auch eine Erhöhung der Infektiosität bedeutet. Darüber sollte der Patient aufgeklärt werden. Therapiepausen sollten nicht ohne schwerwiegende Gründe bei Patienten eingesetzt werden, deren Immundefekt (CD4<200/µl) zu Beginn der Behandlung weit fortgeschritten war oder die initial eine hohe Viruslast geboten haben (>500.000 Kopien/ml). Hier ist mit einer raschen und nachhaltigen Verschlechterung der immunologischen Situation unter STI zu rechnen.

Schwangerschaft, Kinder, PEP

Es liegen Empfehlungen zur antiretroviralen Therapie bei HIV-infizierten Kindern vor (41). Zur Therapie in der Schwangerschaft und zur Postexpositions-Prophylaxe nach HIV-Exposition sind Deutsch-Österreichische Empfehlungen verfasst worden, deshalb wird an dieser Stelle darauf nicht eingegangen (42, 43).

Literatur

1. *Mellors JW, Munoz A, Giorgi JV, et al.:* Plasma viral load and CD4+ lymphocytes as prognostic markers of HIV-1 infection. Annals of Internal Medicine 1997; 126: 946-54.
2. *Cameron DW, Heath-Chiozzi M, Danner S, et al.:* Randomised placebo-controlled trial of ritonavir in advanced HIV-1 disease. The Advanced HIV Disease Ritonavir Study Group. Lancet 1998; 351:543-9.
3. *Hammer SM, Squires KE, Hughes MD, et al.:* A controlled trial of two nucleoside analogues plus indinavir in persons with human immunodeficiency virus infection and CD4 cell counts of 200 per cubic millimeter or less. AIDS Clinical Trials Group 320 Study Team. N Engl J Med 1997; 337: 725-33.
4. *Palella FJ, Jr., Delaney KM, Moorman AC, et al.:* Declining morbidity and mortality among patients with advanced human immunodeficiency virus infection. HIV Outpatient Study Investigators. N Engl J Med 1998; 338:853-60.
5. *Lee LM, Karon JM, Selik R, et al.:* Survival after AIDS diagnosis in adolescents and adults during the treatment era, United States, 1984-1997. JAMA 2001; 285:1308-1315.
6. *Raboud JM, Montaner JS, Conway B, et al.:* Suppression of plasma viral load below 20 copies/ml is required to achieve a long-term response to therapy. AIDS 1998; 12: p1619-24.
7. *Kempf DJ, Rode RA, Xu Y, et al.:* The duration of viral suppression during protease inhibitor therapy for HIV-1 infection is predicted by plasma HIV-1 RNA at the nadir. AIDS 1998; 12:F9-F14.
8. *Hirsch MS, Conway B, D'Aquila RT, et al.:* Antiretroviral drug resistance testing in adults with HIV infection: implications for clinical management. International AIDS Society – USA Panel. JAMA 1998; 279:p 1984-91.
9. *d'Arminio Monforte A, Testa L, Adorni F, et al.:* Clinical outcome and predictive factors of failure of highly active antiretroviral therapy in antiretroviral-experienced patients in advanced stages of HIV-1 infection. AIDS 1998; 12:1631-7.

10. *Volberding PA, Lagakos SW, Koch MA, et al.:* Zidovudine in asymptomatic human immunodeficiency virus infection. A controlled trial in persons with fewer than 500 CD4-positive cells per cubic millimeter. The AIDS Clinical Trials Group of the National Institute of Allergy and Infectious Diseases. N Engl J Med 1990; 322:p941-9.

11. *Mulder JW, Cooper DA, Mathiesen L, et al.:* Zidovudine twice daily in asymptomatic subjects with HIV infection and a high risk of progression to AIDS: a randomized, double-blind placebo-controlled study. The European-Australian Collaborative Group (Study 017). AIDS 1994; 8:313-21.

12. *Volberding PA, Lagakos SW, Grimes JM, et al.:* A comparison of immediate with deferred zidovudine therapy for asymptomatic HIV-infected adults with CD4 cell counts of 500 or more per cubic millimeter. AIDS Clinical Trials Group. N Engl J Med 1995; 333:401-7.

13. *Concorde Coordinating Committee:* Concorde: MRC/ANRS randomised double-blind controlled trial of immediate and deferred zidovudine in symptom-free HIV infection. Concorde Coordinating Committee. Lancet 1994; 343:871-81.

14. *Kinloch-De Loes S, Hirschel BJ, Hoen B, et al.:* A controlled trial of zidovudine in primary human immunodeficiency virus infection. N Engl J Med 1995; 333:408-13.

15. *Lindbäck S, Vizzard J, Cooper DA, Gaines H:* Long-term prognosis following Zidovudine monotherapy in primary human immunodeficiency virus type 1 infection. JID 1999; 179:1549-52.

16. *Murphy RL, Brun S, Hicks C, et al.:* ABT-378/ritonavir plus stavudine and lamivudine for the treatment of antiretroviral-naive adults with HIV-1 infection: 48-week results. AIDS, 2001. 15: p. F1-9.

17. *Rockstroh JK, Bergmann F, Wiesel W, Rieke A, Thiesen A, Fatkenheuer G, Oette M, Carls H, Fenske S, Nadler M, Knechten H:* Efficacy and safety of twice daily first-line ritonavir/indinavir plus double nucleoside combination therapy in HIV-infected individuals. German Ritonavir/Indinavir Study Group. AIDS 2000; 14(9):1181-5

18. *Staszewski S, Morales-Ramirez J, Tashima KT, et al.:* Efavirenz plus zidovudine and lamivudine, efavirenz plus indinavir, and indinavir plus zidovudine and lamivudine in the treatment of HIV-1 infection in adults. N Engl J Med 1999; 341:1865-1873

19. *Staszewski S, Keiser P, Gathe J, et al.:* Comparison of antiviral response with abacavir/combivir to indinavir/combivir in therapy-naive adults at 48 weeks (CNA3005). 39th Interscience Conference on Antimicrobial Agents and Chemotherapy. San Francisco, CA, 1999. (Abstract 505).

20. *Ruane P, Parenti D, Hessenthaler S, Shepp D, Spragion D, Kauf T, Yau L, St. Clair M, Goodwin D, Hernandez J for the COL30336 Study Team:* The PI-sparing, compact, quad regimen of Combivir/Abacavir/efavirenz (AOM/ABC/EFV) is potent and well tolerated in naive subjects with high viral loads: 24-week data. 1st IAS Conference on HIV Pathogenesis and Treatment, Buenos Aires, Argentina, July 8-11, 2001, Abstract # 221.

21. *Back DJ, Gibbons SE, Khoo SH, Merry C, Barry MG, Mulcahy FM.* Therapeutic drug monitoring of antiretrovirals: ready for the clinic? J Int Assoc Physicians AIDS Care 2000;6:34-7.

22. *Piscitelli S, Bechtel C, Sadler B, Falloon J.* The addition of a second protease inhibitor eliminated amprenavir-efavirenz interactions and increased amprenavir concentrations. 7th Conference on Retroviruses and Opportunistic Infections. San Francisco, CA, 2000. (Abstract 90).

23. *Saah AJ, Winchell G, Seniuk M, Deutsch P.* Multiple-dose pharmacokinetics and tolerability of indinavir-ritonavir combinations in healthy volunteers. 6th Conference on Retroviruses and Opportunistic Infections. Chicago, 1999. (Abstract 136).

24. *Cameron DW, Japour AJ, Xu Y, et al.:* Ritonavir and saquinavir combination therapy for the treatment of HIV infection. AIDS, 1999. 13: p. 213-224.

25. *Larder BA, Darby G, Richman DD.* HIV with reduced sensitivity to zidovudine (AZT) isolated during prolonged therapy. Science 1989;243:1731-1734.

26. *D'Aquila RT, Johnson VA, Welles SL, et al.:* Zidovudine resistance and HIV-1 disease progression during antiretroviral therapy. Ann Intern Med 1995;122:401-408.

27. DeGruttola V, Dix L, A'Aquila R, et al.: The relationship between baseline HIV drug resistance and response to antiretroviral therapy: re-analysis of retrospective and prospective studies using a standardized data analysis plan. Antiviral Therapy 2000;5:43-50.
28. Durant J, Clevenbergh F, Halfon F, et al.: Drug-resistance genotyping in HIV-l therapy: the VIRADAPT randomised controlled trial. Lancet 1999;353:2195-2199.
29. Baxter JD, Mayers DL, Wentworth DN, et al.: A randomized study of antiretroviral management based on plasma genotypic antiretroviral resistance testing in patients failing therapy. CPCRA 046 Study Team for the Terry Beirn Community Programs for Clinical Research on AIDS. AIDS 2000; 14(9):F83-93.
30. Cingolani A, Antinori A, Rizzo MG, et al.: Usefulness of monitoring HIV drug resistance and adherence in individuals failing highly active antiretroviral therapy: a randomized study (ARGENTA). AIDS 2002; 16:369-379.
31. Tural C, Ruiz L, Holtzer C, et al.: Clinical utility of HIV-1 genotyping and expert advice: the Havana trial. AIDS 2002;16: 209-218.
32. Cohen CJ, Hunt S, Sension M, Farthing C, Conant M, Jacobson S, Nadler J, Verbiest W, Hertogs K, Ames M, Rinehart AR, Graham NM; VIRA3001 Study Team. A randomized trial assessing the impact of phenotypic resistance testing on antiretroviral therapy. AIDS 2002;16:579-88
33. Meynard JL, Vray M, Morand-Joubert L, et al.: Impact of treatment guided by phenotypic or genotypic resistance tests on the response to antiretroviral therapy: a randomized trial (NARVAL, ANRS 088). Antiviral Therapy 2000;5 suppl 3:67-68.
34. The EuroGuidelines Group for HIV Resistance. Clinical and laboratory guidelines for the use of HIV-1 drug resistance testing as part of treatment management: recommendations for the European setting. The EuroGuidelines Group for HIV resistance. AIDS 2001;15:309-320.
35. Carpenter CC, Cooper DA, Fischl MA, et al.: Antiretroviral therapy in adults: updated recommendations of the International AIDS Society-USA Panel. JAMA 2000; 283: 381-390.
36. Duwe S, Brunn M, Altmann D, et al.: Frequency of genotypic and phenotypic drug-resistant HIV-1 among therapy-naive patients of the German Seroconverter Study. J Acquir Immune Defic Syndr 2001;26: 266-273.
37. Acosta EP, Henry K, Baken L, Page LM, Fletcher CV. Indinavir concentrations and antiviral effect. Pharmacotherapy 1999;19: 708-712.
38. Burger DM, Hoetelmans RMW, Mulder JW, et al.: Low plasma levels of indinavir (IDV) are highly predictive of virological treatment failure in patients using IDV-containing triple therapy. 12th World AIDS Conference, Geneva, June 28-July 3, 1998: Abstr. 828
39. Acosta EP. The promise of therapeutic drug monitoring in HIV infection. August 1999. (http://www.medscape.com/medscape/ HIV/journal/1999/v05.n04/mha0803/ mha0803.acos/mha0803.acos-01.html) (See NAPS document no. 05584 for 5 pages, c/o Microfiche Publications, 248 Hempstead Tpke., West Hempstead, NY 11552.)
40. Piscitelli SC. The limited value of therapeutic drug monitoring in HIV infection. August 1999.
(http://www.medscape.com/medscape/ HIV/journal/1999/v05.n04/mha0803/ mha0803.pisc/mha0803.pisc-01.html.) (See NAPS document no. 05584 for 4 pages, c/o Microfiche Publications, 248 Hempstead Tpke., West Hempstead, NY 11552.)
41. Niehues T, Wintergerst U, Funk M, Notheis G et al.: Empfehlungen zur antiretroviralen Therapie bei HIV-infizierten Kindern. Monatsschr Kinderheilkd 2001; 149:1372-82.
42. Deutsch-Österreichische Empfehlungen zur HIV-Therapie in der Schwangerschaft. Aktualisierung Mai 2001. http://www.rki.de/INFEKT/AIDS_STD/ BR_LINIE/BR_LINIE.HTM
43. Postexpositionelle Prophylaxe nach HIV-Exposition. Deutsch-Österreichische Empfehlungen. Aktualisierung Mai 2002. http://www.rki.de/INFEKT/AIDS_STD/ EXPO/HIV.HTM

Grundlagen　　　Diagnostik　　　Prophylaxe　　　Recht

Die nachstehenden Richtlinien wurden verabschiedet von:
der Deutschen AIDS-Gesellschaft (DAIG)
und der Österreichischen AIDS-Gesellschaft (ÖAG)
sowie

- der Arzneimittelkommission der Deutschen Ärzteschaft (AkdÄ)
- der Deutschen Arbeitsgemeinschaft niedergelassener Ärzte in der Versorgung von HIV- und AIDS-Patienten (DAGNÄ)
- der Deutschen Cochrane-Gruppe
- der Deutschen Gesellschaft für Chirurgie (DGCH)
- der Deutschen Gesellschaft für Infektiologie (DGI)
- der Deutschen Gesellschaft für Innere Medizin (DGIM)
- der Deutschen Gesellschaft für Krankenhaushygiene (DGKH)
- der Deutschen Gesellschaft für Mund-Kiefer- und Gesichtschirurgie (DGMKG)
- der Deutschen Gesellschaft für Pneumologie (DGP)
- der Deutschen STD-Gesellschaft (DSTDG)
- der Deutschen Gesellschaft für Transfusionsmedizin und Immunhämatologie (DGTI)
- der Deutschen Vereinigung zur Bekämpfung der Viruskrankheiten (DVV) und
- der Kommission für Antivirale Chemotherapie der Gesellschaft für Virologie (GfV)
- der Paul-Ehrlich-Gesellschaft (PEG)
- der Deutschen AIDS-Hilfe (DAH)
- der Bundeszentrale für gesundheitliche Aufklärung (BZgA)
- dem Nationalen Referenzzentrum für Retroviren (NRZ), Erlangen
- dem Robert-Koch-Institut (RKI) und
- des Kompetenznetzes HIV/AIDS

An der Formulierung mitgewirkt haben als Vertreter der genannten Gesellschaften und Institutionen:

K. Arastèh, Berlin, A. Bader, Bochum, T. Berg, Potsdam, B. Blauhut, Wels (A), J. Bogner, München, W. Brockhaus, Nürnberg, N.H. Brockmeyer, Bochum, H.R. Brodt, Frankfurt (M.), H.W. Doerr, Frankfurt (M.), S. Dupke, Berlin, S. Esser, Essen, B. Fleckenstein, Erlangen, F.-D. Goebel, München, J. Gölz, Berlin, I. Grosch-Wörner, Berlin, L. Gürtler, Greifswald, M. Hartmann, Heidelberg, E.-B. Helm, Frankfurt, C. Hoffmann, Kiel, H. Jäger, München, H. Jablonowski, Salzgitter, P. Kern, Ulm, H. Knechten, Aachen, T. Körner, Hannover, K. Korn, Erlangen, A. Kramer, Greifswald, H-G. Kräusslich, Heidelberg, M. Kurowski, Berlin, U. Marcus, Berlin, A. Moll, Berlin, B. Pfeil, Leipzig, A. Plettenberg, Hamburg, H. Rasokat, Köln, G. Reimann, Bochum, A. Rieger, Wien, J. Rockstroh, Bonn, B. Ruf, Leipzig, J.A. Rump, Freiburg, B. Salzberger, Regensburg, A. Schafberger, Berlin, I. Schedel, Hannover, B. Schmied, Wien, B. Schmidt, Erlangen, R.E. Schmidt, Hannover, H. Schöfer, Frankfurt (M.), M. Schrappe, Marburg, P. Shah, Frankfurt, S. Staszewski, Frankfurt (M.), H.-J. Stellbrink, Hamburg, A. Stoehr, Hamburg, H. Stocker, Berlin, M. Stoll, Hannover, E. Tschachler, Wien, K. Überla, Bochum, J. van Lunzen, Hamburg, N. Vetter, Wien, B. Vielhaber, Berlin, R. Zangerle, Innsbruck.

Grundlagen   Diagnostik   Prophylaxe   Recht

Arzneistoffprofile

H. D. Peters, z.T. mit S. Staszewski

Dieses Kapitel beinhaltet eine Zusammenstellung der wichtigsten pharmazeutischen Substanzen in der Therapie und Prophylaxe von AIDS und von Krankheiten im Zusammenhang mit der HIV-Infektion. Die Aufstellung wird laufend ergänzt. Die Substanzen werden unter folgenden Gesichtspunkten charakterisiert: Status (zugelassen, Phase I, usw.), Chemischer Name, Strukturformel, Wirkungen und Wirkungsmechanismus, Resistenzen, Indikationen bei AIDS-Patienten, Pharmakokinetik, Dosierungsregime für verschiedene klinische Situationen, Unerwünschte Wirkungen, Anwendung während Schwangerschaft und Stillperiode, Kontraindikationen, Interaktionen, Besondere Bemerkungen.

Derzeit umfasst das Kapitel die folgenden Substanzen:

Abacavir (Ziagen®)
Aciclovir (Zovirax®)
Amphotericin B (Ampho-Moronal® Amphotericin B Squibb®)
Amprenavir (Agenerase™)
Atovaquon (Wellvone®)
AZT siehe unter Zidovudin
Bexaroten
Bleomycin
Cidofovir (Vistide®)
Clarithromycin (Cyllind®), (Klacid®)
Delavirdin (DLV, Rescriptor®)
Diaethyldithiocarbamat (piNN: Dithiocarb-Natrium) (DTC)
Didanosin (ddI; Videx®)
Doxorubicin, Adriamycin (Adriablastin®)
Doxorubicin-Hydrochlorid (Caelyx®)
Efavirenz (EFV; Sustiva®)
Erythropoetin (Epoetin, rHUEPO) (Erypo®) (Recormon®)
Ethambutol (EMB-Fatol®) (Myambutol®)
Famciclovir (Famvir®)
Fluconazol (Diflucan®, Fungata®)
Flucytosin (Ancotil®)
Foscarnet (Foscavir®)
Ganciclovir (Cymeven®)

G-CSF (rHG-CSF) (Filgrastim) (Neupogen®)
Ifosfamid (Holoxan®)
Imuthiol siehe Diaethyldithiocarbamat
Indinavir (Crixivan®)
Interferone (IFN)
Isoniazid (Isozid®)
Itraconazol
Ketoconazol (Nizoral®)
Lamivudin (3TC; Epivir®)
Lamivudin/Zidovudin (Combivir™)
Lopinavir/Ritonavir (Kaletra™)
Nelfinavirmesilat (NFV, Viracept®)
Nevirapin (Viramune®)
Paclitaxel (Taxol®)
Pentamidindiisothionat (Pentacarinat 300®)
Rifabutin (Mycobutin®)
Rifampicin (Rifa®, Rimactan®)
Ritonavir (Norvir®)
Saquinavir (Fortovase®, Invirase®)
Staduvin (d4T; Zerit®)
Tioguanin (Thioguanin-Wellcome-Tabletten®)
Trimetrexat
Vinblastin (Velbe®)
Vincristin (mehrere Warenzeichen)
Zalcitabin (ddC; Hivid®)
Zidovudin (AZT, Retrovir®)

IV.4 Arzneistoffprofile / **1**

Bexaroten

Status: Zulassung in Deutschland

Kutane Non-Hodgkin-Lymphome (NHL) stellen nach den gastrointestinalen Lymphomen die zweithäufigste Gruppe extranodaler Lymphome dar. Dabei handelt es sich in 65% der Fälle um kutane T-Zell-Lymphome (CTCL) und in 25% um kutane B-Zell-Lymphome (CBCL). Die restlichen 10% verteilen sich auf nicht sicher zuzuordnende oder seltene Entitäten. Wie bei nodalen Lymphomen und Leukämien werden als ätiologische Faktoren retrovirale Infektionen diskutiert.

NHL sind eine relativ späte Manifestation der HIV-Infektion (Erkrankung). AIDS-abhängige Lymphome (vorzugsweise NHL) treten bei allen Risikogruppen für eine HIV-Infektion auf (homosexuelle Männer, Hämophile, Abhängige mit intravenöser Verabreichung der Drogen und Empfänger von Transfusionen).

Bexaroten ist das erste zugelassene Arzneimittel einer neuen Klasse von Verbindungen, die als RXR-selektive Retinoide (Rexinoide) bezeichnet werden. Bexaroten wird oral verabreicht, wird im Allgemeinen gut vertragen (mit reversiblen UAW) und ist wirksam in der Therapie des fortgeschrittenen, refraktären kutanen T-Zell-Lymphoms.

Chemischer Name, Strukturformel

4-[1-(5,6,7,8-tetrahydro-3,5,5,8,8-pentamethyl-2-naphthalenyl)ethenyl]

Wirkungen und Wirkungsmechanismus

Retinoide können Vorgänge der Zelldifferenzierung steuern, ferner können sie die Zellproliferation unterdrücken. Diese Wirkungen der Retinoide wurden an einer Reihe von Zelllinien epithelialer Karzinome, Melanome, Neuroblastome, Leukämien, Knochen- und Mammakarzinome, usw. nachgewiesen. In mehreren Modell-Systemen wurde ferner eine Suppression der Karzinogenese demonstriert. All diese Befunde haben zu einem umfassenden Interesse an diesen Verbindungen in der Hoffnung geführt, Fortschritte in der Prävention und Therapie von Karzinomen zu erreichen.

Es gibt eine Reihe wichtiger natürlicher und synthetischer Retinoide wie all-trans Retinol, all-trans Retinoinsäure, 9-cis und 13-cis Retinoinsäure, N-(4-Hydroxyphenyl)-Retinamid, 3-Methyl TTNEB, usw. Einige Retinoide (all-trans Retinoinsäure [RA] und 9-cis RA) werden normalerweise im Plasma in nanomolaren Konzentrationen gemessen. Diese Verbindungen lassen sich von der intrazellulären Oxidation von Retinol (Vitamin A) herleiten, welches über den Magen-Darm-Trakt aufgenommen wurde.

| Epidemiologie | Praxis | Klinik | Therapie |

Das »target« für die Retinoinsäure-Wirkung ist der Zellkern, wo die Verbindung entweder an Retinoinsäure-Rezeptoren (RARs) oder Retinoid-»X«-Rezeptoren (RXRs) bindet, die Mitglieder einer Superfamilie von nukleären Proteinen sind. Die genannte Superfamilie umfasst Rezeptoren für das Schilddrüsenhormon, für Vitamin D und die Peroxisom-Aktivatoren der Proliferation.

Die Rezeptoren dimerisieren, um entweder RAR-RAR-Homodimere oder (gewöhnlich) RAR-RXR-Heterodimere zu bilden. Die durch Liganden aktivierten Dimere binden an spezifische DNA-Segmente innerhalb der Retinoid-Target-Gene und steuern dadurch ihre Transkription. Die Prozesse der Retinoid-induzierten Differenzierung und Hemmung der Zellproliferation sind nicht notwendigerweise gekoppelt. Für beide Wirkmechanismen wurden verschiedene Wege der Signaltransduktion identifiziert, die selektiv aktiviert werden können.

Die nicht aktivierten Retinoid-Rezeptoren haben ebenfalls eine wichtige biologische Bedeutung, indem sie über eine Interaktion mit nukleären Ko-Repressor-Proteinen die basale Transkription der Ziel-Gene »ruhig« halten.

Bexaroten (LGD1069) ist ein synthetisch hergestelltes Retinoid, welches seine biologische Wirkung nach selektiver Bindung und Aktivierung der drei RX-Rezeptorensubtypen (α, β und γ) entfaltet. Die Fähigkeit der RXR zur Bildung von Heterodimeren deutet an, dass die biologischen Aktivitäten von Bexaroten komplexer sind als die von Verbindungen, die RAR aktivieren. Nach ihrer Aktivierung fungieren die RX-Rezeptoren als Transkriptionsfaktoren (siehe oben). Diese Faktoren greifen steuernd in zelluläre Prozesse wie Differenzierung, Proliferation und Apoptose ein. Bexaroten hemmt in vitro das Wachstum einiger Tumorzelllinien – hämatopoetische Zellen und Zelllinien, die sich ursprünglich vom Plattenepithel herleiten. In einigen Tumor-Tiermodellen induziert Bexaroten ferner eine Tumorregression.

Der detaillierte Wirkmechanismus des Retinoids im Rahmen der Therapie von T-Zell-Lymphomen der Haut (CTCL) ist unbekannt.

Indikationen und Wirksamkeit

Bexaroten ist zur Behandlung von Hautmanifestationen bei Patienten mit kutanem T-Zell-Lymphom (CTCL) in fortgeschrittenem Stadium indiziert. Vor Anwendung des Bexaroten wird gefordert, dass die Patienten zuvor mindestens auf eine systemische Therapie nicht angesprochen haben.

Als Beleg für die Wirksamkeit von Bexaroten werden die offenen multinationalen Phase-II-III-Prüfungen herangezogen, in denen täglich oral verabreichtes Bexaroten (Monotherapie) bei 94 Patienten mit fortgeschrittener, refraktärer CTCL behandelt wurden (Bexorotene Worldwide Study Group 2001). Initial erhielten 56 Patienten eine Dosis von 300 mg/m²/Tag, während 38 Patienten ihre Therapie mit einer höheren Bexaroten-Dosierung (> 300 mg/m²/Tag) begannen. Komplette (CR) und partielle Remissionen (PR) wurden in einer Größenordnung von 45% (25 von 56 Pt.) für den Studienanteil mit der Dosierung von 300 mg/m²/Tag registriert. Bei höherer Bexaroten-Dosierung (> 300 mg/m²/Tag) kam es bei 55% (21 von 38 Pt.) der Patienten zu einem Ansprechen; 5 von 13 Patienten wiesen eine CR auf. Die kalkulierte mediane Dauer des Ansprechens beträgt etwa 300 Tage.

Pharmakokinetik

Verteilung:
Keine Angaben verfügbar.

Plasmaeiweißbindung:
99% an verschiedene Plasmaproteine.

Biotransformation:
Hepatisch. Vier Metaboliten sind bekannt: 6-Hydroxybexaroten, 7-Hydroxybexaroten, 6-Oxo-Bexaroten, 7-Oxo-Bexaroten. Die oxydativen Metaboliten werden durch das CYP3A4-Isoenzym gebildet und anschließend glukuronidiert. In-vitro-Studien legten eine Aktivierung der Retinoid-Rezeptoren durch die Metaboliten offen. Jedoch ist die relative Beteiligung der Metaboliten an der Aktivierung der Rezeptoren unbekannt.

Zeit (T_{max}) bis zur maximalen Plasmakonzentration (C_{max}):
Eine maximale Absorption von Bexaroten erfolgt innerhalb von 2 Stunden nach der oralen Verabreichung. Nach einer fettreichen Mahlzeit ist die Fläche unter der Plasmakonzentrations-Zeitkurve (AUC) sowie die maximale Plasmakonzentration (C_{max}) um 35% resp. 48% höher als nach Anwendung von Bexaroten mit einer Glukoselösung. Diese Untersuchung erfolgte mit einer Dosis von 300 mg.

Maximale Plasmakonzentrationen:
Keine Angaben verfügbar.

Plasmahalbwertzeit der Elimination (Mittelwerte):
Etwa 1-2 Std. (auch Angabe bis zu 7 Std.).

Hepatobiliäre Elimination:
Bexaroten wird primär hepatobiliär eliminiert.

Renale Elimination:
Weder Bexaroten noch dessen Metabolite werden in signifikant über den Urin ausgeschieden. Die geschätzte renal Clearance von Bexaroten liegt bei weniger als 1 ml/min.

Dosierung

- Für die Therapie stehen Kapseln zur Verfügung, die 75 mg Bexaroten enthalten.
- Die empfohlene **Anfangsdosis** liegt bei 300 mg/m²/Tag.

Die Kapseln sollten einmal täglich zusammen mit einer Mahlzeit eingenommen werden.

Zur klinischen Unbedenklichkeit und Wirksamkeit von Bexaroten bei Kindern und Jugendlichen (unter 18 Jahren) liegen bisher keine klinischen Studien vor. Solange entsprechende Daten für diese Population nicht vorliegen sollte Bexaroten nicht angewendet werden.

Richtlinien zur Dosisanpassung

Sofern die durch Bexaroten induzierten Toxizitäten dies erfordern, kann die Tagesdosis auf 200 mg/m² bzw. 100 mg/m² angepasst bzw. zeitweilig ausgesetzt werden.

Bei einer adäquaten Überwachung können bei einzelnen Patienten auch höhere Dosen als 300 mg/m²/Tag von Vorteil sein. Bisher wurden Dosierungen von bis zu 650 mg/m²/Tag bei CTCL-Patienten geprüft. Die dokumentierte Therapiedauer bei CTCL-Patienten erreichte bisher maximal 118 Wochen.

Dosierung bei reduzierter Nierenfunktion

Systematische Studien – besonders an älteren Patienten mit Niereninsuffizienz – zur Dosierung bei verminderter Nierenfunktion wurden nicht durchgeführt. Klinisch pharmakologische Daten belegen, dass die Elimination von Bexaroten von untergeordneter Bedeutung ist. Die geschätzte renale Clearance von Bexaroten beträgt weniger als 1 ml/min.

Verhalten bei Überdosierung

Bexaroten wurde bei Patienten mit fortgeschrittenen Malignomen in Dosierungen bis zu 1.000 mg/m²/Tag verabreicht, ohne dass toxische Effekte registriert wurden.

Zur Überdosierung von Bexaroten im Menschen sind keine Informationen verfügbar.

Unerwünschte Wirkungen (UAW)

Zu den am häufigsten von 109 CTCL-Patienten berichteten unerwünschten Arzneimittelwirkungen (UAW) zählten bei einer Startdosierung von 300 mg/m²/Tag:

Hyperlipämie (zumeist erhöhte Triglyzeride) (bis 74%),
Hypothyreose (29%),
Hypercholesterinämie (28%),
Kopfschmerzen (27%),
Leukopenie (20%),
Pruritus (20%),
Asthenie (19%),
Hautausschlag (16%),
exfoliative Dermatitis (15%) und
Schmerzen (12%).

Die Häufigkeiten der UAW werden als
sehr häufig (> 1/10),
häufig (> 1/100, <1/10),
gelegentlich (> 1/1.000, <1/100),
selten (> 1/10.000, <1/1.000) und
sehr selten (< 1/10.000 eingestuft.

- **Störungen des blutbildenden Systems und des Lymphsystems**
  Sehr häufig: Leukopenie
  Häufig: hypochrome Anämie (ungewöhnliche Müdigkeit und Schwäche); Lymphadenopathie, lymphomähnliche Reaktionen
  Gelegentlich: Anämie, Blutdyskrasie, Gerinnungsstörungen, erhöhte Gerinnungszeit, Eosinophilie, Leukozytose, Lymphozytose, Purpura, Thrombozythämie, Thrombozytopenie

- **Endokrines System**
  Sehr häufig: Hypothyreose
  Häufig: Störungen der Schilddrüsenfunktion
  Gelegentlich: Hyperthyreose
  Eine Hypothyreose tritt im Allgemeinen 4-8 Wochen nach Therapiebeginn mit Bexaroten auf. Diese UAW kann asymptomatisch sein, sie spricht auf Thyroxin an und ist nach Absetzen von Bexaroten rückläufig.

- **Stoffwechsel- und Ernährungssystem**
  Sehr häufig: Hyperlipämie, Hypercholisterinämie
  Häufig: erhöhte Transaminasen (SGOT, SGPT), erhöhte Laktatdehy-

drogenase, erhöhte Kreatininwerte, Hyperproteinämie, Gewichtszunahme
Gelegentlich: Bilirubinämie, erhöhte Blutharnstoffwerte, Gicht, verminderte HDL

- **Nervensystem**
Häufig: Schwindelgefühl, Hypästhesie, Schlaflosigkeit
Gelegentlich: Erregung, Ataxie, Depression, Neuropathie, Gleichgewichtsstörung

- **Augenleiden und Funktionsstörungen des Ohrs und Innenohrs**
Häufig: Augenstörungen, trockene Augen, Taubheit
Gelegentlich: Abnormes Sehvermögen (Gesichtsfeldausfall), Amblyopie, Blepharitis, spezifische Linsentrübung, Bindehautentzündung, Hornhautverletzung, Ohrenstörungen

- **Funktionsstörungen des Herzens und der Gefäße**
Häufig: periphere Ödeme
Gelegentlich: Hypertension, Tachykardien, Vasodilatation, Ödeme, Hämorrhagien, Varizen

- **Gastrointestinale Beschwerden und Funktionsstörungen von Leber und Pankreas**
Häufig: trockener Mund, Nausea, Erbrechen, Cheilitis, Anorexie, Blähungen, Verstopfung, Diarrhoe, abnormale Leberfunktionstests
Gelegentlich: Gastrointestinale Störungen, Leberversagen, Pankreatitis

- **Haut und Hautanhangsgebilde, Extremitäten**
Sehr häufig: Hautausschlag, Pruritus, exfoliative Dermatitis
Häufig: Trockene Haut, Hyperthrophie der Haut, Hautulzerationen, Hautknötchen, Akne, Schwitzen, Alopezie
Gelegentlich: Hautverfärbung, pustulöser Ausschlag, Nagelstörungen, Herpes simplex, Wachstumsstörungen der Haare
Einige Retinoide können eine Photosensibilität auslösen. Sonnenlicht und Bestrahlungen mit UV-Licht (Sonnenbetten) sind während der Therapie mit Bexaroten zu vermeiden. In-vitro-Daten weisen darauf hin, dass Bexaroten eine photosensibilisierende Wirkung besitzt.

- **Beeinflussung des Bewegungsapparates, des Bindegewebes und der Knochen**
Häufig: Arthralgien, Knochenschmerzen, Myalgien
Gelegentlich: Myasthenie

- **Funktionsstörungen der Niere und der ableitenden Harnwege**
Gelegentlich: gestörte Nierenfunktion, Albuminurie

- **Körper insgesamt**
Sehr häufig: Asthenie, Kopfschmerzen, Schmerzen
Häufig: allergische Reaktionen, Infektionen, Schüttelfrost, Unterleibsbeschwerden, veränderte Hormonkonzentrationen
Gelegentlich: Rückenschmerzen, Fieber, Infektionen durch Parasiten, abnormale Laborergebnisse, Schleimhautstörungen, Zellulitis, Malignom

Bei höherer (als üblich angewendeter) Dosierung (> 300 mg/m²/Tag, Patienten mit und ohne CTCL) treten weitere, vereinzelte (zusätzliche) UAW wie z.B. Myelodepression, verminderte Prothrombinwerte, Wasser- und Elektrolytstörungen, usw. auf. Diese sind der »Zusammenfassung der Merkmale des Arzneimittels« (ehemals Fachinformation) – herausgegeben im Juli 2002 – zu entnehmen.

Insgesamt lässt sich festhalten, dass die Mehrheit der UAW zunehmend bei höherer Dosierung als 300 mg/m²/Tag registriert wurde.

Anwendung während der Schwangerschaft und Stillperiode

In Tieruntersuchungen wurde für Bexaroten eine Reproduktionstoxizität nachgewiesen. Bexaroten führte zu Fehlbildungen, wenn es schwangeren Ratten an den Tagen 7-17 der Trächtigkeit oral verabreicht wurde. Es kam bei Gabe von täglich 4 mg Bexaroten/kg zu Abnormitäten in der Entwicklung der Feten (unvollständige Ossifikation, Gaumenspalte, verminderte Augenausbuchtung/Mikrophtalmie). Bei höherer Dosierung (16 mg/kg tgl.) wurden deutlich kleinere Ohren gemessen.

Die tägliche Dosis von 4 mg/kg führt zu einer »area under the curve« (AUC), die durchschnittlich 1/3 der AUC im Menschen ausmacht, der die empfohlene tägliche Bexaroten-Dosis erhält.

Eine Anwendung von Bexaroten während der Schwangerschaft ist auszuschließen; adäquate kontraseptive (in diesem Fall nicht-hormonale) Maßnahmen während der Schwangerschaft und mindestens einen Monat lang nach Therapie mit Bexaroten sind erforderlich. Wegen der potentiellen Interaktion von Bexaroten mit hormonalen Kontrazeptiva sollte ein nicht-hormonales Verfahren zur Empfängnisverhütung angewendet werden.

Unbekannt ist, ob Bexaroten in die humane Muttermilch übertritt. Eine Anwendung in der Stillzeit wird generell nicht empfohlen, zumal die Risiken für das Kind potentiell hoch wären (unerwünschte Wirkungen, Karzinogenität, usw.).

Kontraindikationen

- Überempfindlichkeit gegenüber Bexaroten oder einem der sonstigen Bestandteile des Arzneimittels
- Schwangerschaft und Stillperiode
- Anamnestisch bekannte Pankreatitis
- Nicht behandelte (unkontrollierte) Hypercholesterinämie
- Nicht behandelte (unkontrollierte) Hypertriglyzeridämie
- Hypervitaminose A
- Nicht behandelte (unkontrollierte) Schilddrüsenerkrankung
- Ausgeprägte Leberfunktionsstörung
- Floride systemische Infektionen

Interaktionen

- Cytochrom-P4503A4-Isoenzym-induzierende Arzneimittel
- Arzneimittel wie z.B. *Dexamethason, Phenobarbital, Phenytoin, Ri-*

fampicin und andere können die Plasmakonzentrationen von Bexaroten reduzieren und dadurch potentiell die Wirksamkeit von Bexaroten vermindern.

- Cytochrom-P4503A4-Isoenzym-Hemmstoffe

Bei gleichzeitiger Einnahme können *Erythromycin (Clarithromycin, auch andere Makrolide), Itraconazol, Ketoconazol* und die in der AIDS-Therapie eingesetzten Protease-Hemmstoffe *(Indinavir, Nelfinavir, Ritonavir, und andere)* die Bexaroten-Konzentrationen im Plasma erhöhen. Die genannten Arzneimittel werden wie Bexaroten über das CYP3A4-Isoenzym verstoffwechselt.

- Gemfibrozil

Eine gleichzeitige Anwendung von Bexaroten mit Gemfibrozil ist nicht zu empfehlen, da es zu einer substanziellen Zunahme der Bexaroten-Konzentrationen im Plasma kommen kann. Ob diese Beobachtung auf andere Fibrate zu übertragen ist, wurde bisher nicht berichtet.

- Insulin und orale Antidiabetika vom Sulfonylurea-Typ

Bexaroten kann die Wirkung von *Insulin,* von den oben bezeichneten *oralen Antidiabetika* und von *Insulin »sensitizers«* verstärken. Da es zu einer Hypoglykämie kommen kann, sollte die gleichzeitige Anwendung mit Vorsicht erfolgen.

- Kontrazeptiva (hormonal)

Bexaroten kann möglicherweise die Wirksamkeit *hormonaler Kontrazeptiva* via Induktion metabolischer Enzyme herabsetzen. Eine alternative Form (nicht-hormonal) der Empfängnisverhütung ist anzuwenden, da durch eine Bexaroten-Therapie ein hohes Risiko für Missbildungen besteht.

- Strahlentherapie

Bei gleichzeitiger Strahlentherapie kann eine additive Myelosuppression erfolgen.

- Vitamin A

Die gleichzeitige Anwendung von Bexaroten und *Vitamin A* ist auf ≤15.000 IU täglich zu begrenzen, bei höherer Dosierung können zusätzliche Toxizitäten möglich sein.

- Impfstoffe mit abgetöteten bzw. lebenden Viren

Da die normalen Mechanismen der Körperabwehr durch eine Bexaroten-Therapie abgeschwächt werden können, kann die Antikörperantwort des Patienten auf den Impfstoff vermindert sein. Ferner kann bei Anwendung von Lebendimpfstoffen die Replikation des lebenden Virus potenziert werden, wodurch es zu einer Zunahme der unerwünschten Wirkungen kommt. Unbedingt sollten vorgesehene Impfungen bis zu einem Jahr zurückgestellt werden, mindestens aber drei Monate.

Besondere Bemerkungen

Bexaroten ist das erste zugelassene Arzneimittel einer neuen Klasse von Verbindungen, die als RXR-selektive Retinoide (Rexinoide) bezeichnet werden. Bexaroten ist sehr wirksam in der The-

Epidemiologie   Praxis   Klinik   **Therapie**

rapie des fortgeschrittenen, refraktären kutanen T-Zell-Lymphoms.

Die häufigsten UAW umfassen eine Hypertriglzeridämie (selten assoziert mit einer Pankreatitis), Hypercholesterinämie, eine zumeist nach mehreren Wochen eintretende Unterfunktion der Schilddrüse und Kopfschmerzen.

Wegen der Fettstoffwechselstörungen ist besondere Vorsicht geboten bei gleichzeitiger Anwendung von Protease-Hemmstoffen, deren Anwendung typischerweise mit dem Syndrom der peripheren Lipodystrophie, der zentralen Adipositas, der Hyperlipidämie und der Insulin-Resistenz assoziiert ist. Die Akkumulation von Körperfett im Bereich der Schultern und des Bauches ist dabei auffällig.

Die klinische Entwicklung von kombinierten Therapien mit Bexaroten ist auf dem Weg.

Spezielle Literatur

Boehm MF, Zhang L, Zhi L, et al. Design and synthesis of potent retinoid X receptor selective ligands that induce apoptosis in leukemia cells. J Med Chem 1995; 38: 3146-3155

Chambon P. The molecular and genetic dissection of the retinoid signalling pathway. Rec Prog Horm Res 1995; 50: 317-332

Drug Information for the Health Care Professional, USP DI (2002, 22nd Edition, Micromedex-Thompson Healthcare): pp 639-643

Duvic M, Hymes K, Heald P, et al. Bexarotene is effective and safe for treatment of refractory advanced-stage cutaneous T-cell lymphoma: Multinational phase II-III trial results. J Clin Oncol 2001; 19: 2456-2471

Miller VA, Benedetti FM, Rigas JR, et al. Initial clinical trial of a selective retinoid X receptor ligand, LGD1069. J Clin Oncol 1997; 15: 790-795

Mukherjee R, Davies PJA, Crombie DL, et al. Sensitization of diabetic and obese mice to insulin by retinoid X receptor agonists. Nature 1997; 386: 407-410

Petkovich M, Brand NJ, Krust A, Chambon P. A human retinoic receptor which belongs to the family of nuclear receptors. Nature 1987; 330: 444-448

Rizvi NA, Marshall JL, Dahut W, et al. A phase I study of LGD1069 in adults with advanced cancer. Clin Can Res 1999; 5: 1658-1664

Sherman SI, Gopal J, Haugen BR, et al. Central hypothyroidism associated with retinoid X receptor-selective ligands. N Eng J Med 1999; 340: 1075-1079

Zackheim HS. Treatment of cutaneous T cell lymphoma with retinoids. Dermatologic Therapy 1998; 13: 207-215

Zusammenfassung der Merkmale des Arzneimittels (Targretin® 75 mg Weichkapseln), Juli 2002.
(Elan Pharma GmbH, Rosenkavalierplatz 8, 81925, Örtlicher Vertreter des pharmazeutischen Herstellers Ligand Pharmaceuticals UK Limited)

Delavirdin (DLV; Rescriptor®)

Status: zugelassene Substanz

Delavirdin-Mesylat (DLV) ist ein nichtnukleosidaler Hemmstoff (NNRTI) der Reversen Transkriptase (RT). Er gehört der 2. Generation der NNRTIs an, die sich von einer neuen Klasse von Bisheteroarylpiperazin (BHAP)-Verbindungen ableiten. DLV hemmt spezifisch die Reverse Transkriptase von HIV-1, nicht aber die von HIV-2.

Bei monotherapeutischer DLV-Anwendung treten schnell und regelmäßig resistente Stämme auf. Daher sollte DLV nur kombiniert angewendet werden, zumindest mit einem weiteren antiretroviral wirksamen Pharmakon.

Die Therapie mit DLV kann häufig zu schweren Exanthemen (»skin rash«) führen, die vereinzelt lebensbedrohlich waren. Bei Auftreten schwerer Exantheme, die gewöhnlich innerhalb der ersten 3 Wochen nach Therapiebeginn auftreten, ist die Therapie abzusetzen.

Chemischer Name, Strukturformel

Delavirdin-Mesylat ist Piperazin, 1-(3-((1-methyl-ethyl)amino)-2-pyridinyl]-4-5-[methylsulfonylamino]-1H-indol-2-yl)carbonyl]-monomethansulfonat

Wirkungen und Wirkungsmechanismus

DLV hemmt sowohl die RNA- als auch die DNA-gerichteten Polymerase-Funktionen der HIV-1-RT, nicht aber die RNase-H-Aktivität des Enzyms. Die Untersuchungen demonstrierten auch, dass DLV und andere BHAP-Verbindungen nicht direkt mit den Nukleinsäure-Bindungsstellen an der RT reagieren, aber die Polymerisation an dieser Stelle allosterisch hemmen. DLV wirkt wie ein »gemischter« Hemmstoff hinsichtlich der »template/primer«- und der dNTP (Desoxynukleotid - Triphosphate) - Bindungsstellen des Enzyms. DLV hemmt – wie andere NNRTIs auch – nicht die Polymerase-Funktionen oder die RNase-H-Aktivität der RT von HIV-2.

Der Selektivitätsindex von DLV zur Hemmung der HIV-1-RT in Beziehung zur normalen zellulären DNA-Polymerase ist durchschnittlich 2.000fach geringer als die korrespondierenden Hemmwerte (IC_{50}) für die DNA-Polymerasen pol-α und pol-β. Ferner hemmt DLV nicht die mitochondriale DNA-Polymerase-γ.

Antivirale Aktivität

Die in-vitro anti-HIV-1-Aktivität von Delavirdin wurde an lymphoblastischen und monozytischen Zelllinien sowie an peripheren Blutlymphozyten abgeschätzt, die mit HIV-1-Isolaten aus dem Labor bzw. aus der Klinik infiziert wurden. Die Hemmkonzentrationen (IC_{50} und IC_{90}) für die Isolate aus dem Labor reichten von 0,005 bis 0,030 µM bzw. 0,040 bis 0,10 µM. Der IC_{50}-Mittelwer-

| Epidemiologie | Praxis | Klinik | Therapie |

te klinischer Isolate (n = 74) betrug 0,038 µM (Bereich: 0,001-0,69 µM). Die IC_{90} von 24 dieser klinischen Isolate reichte von 0,05 bis 0,10 µM.

In Zellkultur-Studien zur Überprüfung einer kombinierten Anwendung von Delavirdin mit Zidovudin (mit Didanosin oder mit Zalcitabin), Didanosin, Zalcitabin, Lamivudin, Interferon-alfa und Protease-Hemmstoffen wurde eine additive oder supra-additive anti-HIV-1-Aktivität nachgewiesen. Zu beachten ist jedoch, dass die Beziehung zwischen der In-vitro-Empfindlichkeit der RT-Hemmstoffe und der Hemmung der HIV-1-Replikation bei Patienten nicht etabliert ist.

Resistenz

Phänotypische Analysen von klinischen Isolaten nach DLV-Monotherapie demonstrierten nach 8-wöchiger Therapie bei 14 von 15 Patienten eine Abnahme der Empfindlichkeit um den Faktor 50 bis 500. Genotypische Analysen der HIV-1-Isolate von Patienten mit einer Kombinationstherapie von DLV und Zidovudin zeigten nach 24-wöchiger Therapie für 16 der 19 Isolate Mutationen. Die Mutationen waren vorzugsweise an der Aminosäureposition 103 nachweisbar. Sie traten weniger häufig an den Positionen 181 und 236 auf. In einer weiteren Untersuchung wurde eine Zunahme der Zidovudin-Empfindlichkeit um den Faktor 86 an Isolaten von Patienten nachgewiesen, die 24 Wochen mit der Kombination aus DLV und Zidovudin behandelt worden waren. Die klinische Bedeutung der phänotypischen und genotypischen Veränderungen, die mit der DLV-Therapie assoziiert sind, ist noch zu definieren.

Ein schnelles Auftreten von gegenüber anderen NNRTIs kreuzresistenten HIV-Stämmen wurde in vitro nachgewiesen.

In Tabelle 1 ist die In-vitro-Empfindlichkeit von NNRTIs gegenüber RT-Mutanten gelistet. DLV ist der potenteste RT-Hemmstoff für die Y181C- und K103N-Mutationen. Die IC_{50}-Werte sind

Tabelle 1: In-vitro-Hemmung von rekombinanten HIV_{IIIb}-RT-Mutanten.

RT Mutant	IC50 (µM) für die gelisteten Pharmaka			
	Delavirdin (DLV)	Nevirapin	L-697.661	TIBO (R82913)
Wild Type	0,26 ± 0,04	3,1 ± 0,32	0,80 ± 0,08	3,8 ± 0,6
Y181C	8,32 ± 0,70	> 60[1]	> 60[1]	38 ± 7
K103N	7,7 ± 0,6	> 60[1]	15 ± 4,1	> 60[1]
P236L	18,0 ± 2,1	0,32 ± 0,02	10,11 ± 0,01	0,34 ± 0,15
Y181C / P236L	> 60[1]	6 ± 1	10 ± 1,6	8,7 ± 1,1

[1] (Höchste untersuchte Konzentration)

aber für alle NNRTIs erhöht. Die Daten zur Kreuzresistenz lassen vermuten, dass die Mutationen an den RT-Aminosäuren 103 und 181 die RT-Bindungsstelle für die NNRTIs (BHAPs, Nevirapin, L-697,661 und TIBO) modifizieren, d. h. Mutationen an diesen Aminosäure-Positionen (Codons) sind mit einer Resistenz gegenüber allen NNRTIs assoziiert. DLV dürfte somit (wie andere NNRTIs) zur Kreuzresistenz gegenüber anderen NNRTIs beitragen, wenn die Substanz allein oder in Kombination mit anderen antiretroviral wirksamen Pharmaka angewendet wird.

Eine Kreuzresistenz zwischen DLV (und anderen NNRTIs) und Protease-Hemmstoffen ist unwahrscheinlich, da sich die zu beeinflussenden »Zielenzyme« unterscheiden.

Indikationen und Wirksamkeit

Delavirdin ist bei Patienten mit symptomatischer (fortgeschrittener) HIV-1-Infektion im Rahmen einer Kombinationstherapie (z.B. mit 1 oder 2 Nukleosid-Analoga, oder mit Protease-Hemmstoffen) zugelassen. Dies bedeutet, dass bei DLV-Anwendung eine zusätzliche angemessene antiretrovirale Therapie zu erfolgen hat.

Pharmakokinetik

Die schwache Base Delavirdin – mit geringer Löslichkeit bei einem pH-Wert von > 3,0 wird oral angewendet (Tabletten).

Absorption:
Schnelle Aufnahme aus dem Magen-Darm-Trakt. Die gleichzeitige Gabe einer DLV-Einzeldosis mit einem Antazidum oder Didanosin (gepuffert) reduziert die DLV-Absorption bzw. die Plasmakonzentrations-Zeitkurve (AUC) um 48% bzw. 37%. Durch Nahrung wird die DLV-AUC nach Gabe einer Einzeldosis um 25-30% reduziert. Eine Antazida-Anwendung sollte eine Stunde vor bzw. nach DLV-Gabe erfolgen.

Die pharmakokinetischen Parameter (AUC, C_{max}) werden nach DLV-Mehrfachgabe bei gleichzeitiger Nahrungsaufnahme oder Didanosin-Therapie statistisch nicht signifikant verändert.

Bioverfügbarkeit:
85%.

Plasmaspitzenkonzentration (C_{max}):
Nach mehrfacher DLV-Gabe werden C_{max}-Werte zwischen $5,4 \pm 2,4 \mu M$ (400 mg im »steady state«) und $36 \pm 18 \mu M$ (1.200 mg im »steady state«) gemessen.

Verteilung:
DLV tritt in die cerebrospinale Flüssigkeit (CSF) über. Nach DLV-Gabe von täglich 600-1.200 mg betragen die CSF-Konzentrationen durchschnittlich 40% der entsprechenden Plasmakonzentrationen.

Plasmaeiweißbindung:
98% (im Konzentrationsbereich von 0,5-196 µM), in erster Linie an Albumin.

Plasmahalbwertzeit der Elimination ($t_{1/2\beta}$):
Bei Erwachsenen Zunahme mit ansteigender Dosierung. Die mittlere $t_{1/2\beta}$ beträgt nach oraler Gabe von 3x400 mg/Tag zirka 5,8 Stunden (Bereich: 2-11 Std).

Biotransformation:
DLV wird zu einigen inaktiven Metaboliten konvertiert, in erster Linie durch das Cytochrom-P450-3A-Enzymsystem (CYP3A). In-vitro-Untersuchungen lassen vermuten, dass auch die CYP2D6-Unterfamilie an der Verstoffwechselung beteiligt ist. Die Hauptstoffwechselwege für DLV sind eine N-Dealkylierung und eine Pyridin-Hydroxylierung.

In-vivo- und In-vitro-Studien demonstrierten, dass DLV die Aktivität des Cyto-

| Epidemiologie | Praxis | Klinik | Therapie |

chrom-P450-3A-Enzymsystems reduziert und somit seine eigene Metabolisierung hemmt. DLV hemmt in vitro auch die Aktivität der CYP2C9- und CYP2C19-Unterfamilien (Isoenzyme). Die inhibierte CYP3A-Aktivität ist in 7 Tagen nach Absetzen einer DLV-Therapie reversibel.

Elimination:
In einer Studie mit radioaktiv markiertem DLV wurden bei Probanden nach multipler Anwendung von 3x300 mg/Tag etwa 44% der Radioakitivität in den Fäzes und 51% der Radioaktivität im Urin wiedergefunden. Weniger als 5% des DLV waren im Urin unverändert.

Ob DLV durch Hämo- oder Peritonealdialyse aus dem Körper entfernt werden kann, ist nicht bekannt.

Dosierung

Monotherapie

Eine DLV-Monotherapie ist nicht indiziert, da dann schnell resistente HI-Viren auftreten.

Kombinationstherapie

Delavirdin wird in einer Dosis von 3x400 mg/Tag bei Erwachsenen und Jugendlichen (Altersgrenze: 16 Jahre) angewendet. Die Therapie erfolgt in Kombination mit anderen antiretroviralen Arzneimitteln wie z.B. mit den Nukleosid-Analoga Zidovudin (3x200 mg/Tag) oder Didanosin (2x200 mg/Tag).

Unerwünschte Arzneimittelwirkungen (UAW)

Die UAW einer DLV-Behandlung sind von der zugrundeliegenden HIV-Erkrankung z.T. nur schwer zu trennen. Dies erklärt u.a. auch die Inzidenz und den Umfang der UAW.

Die UAW von DLV sind im Allgemeinen dosisabhängig und reversibel. Die wichtigsten und häufigsten UAW sind Hautexantheme, welche bei 18% der Patienten der Phase-II- und Phase-III-Studien auftraten.

Maculo-papuläre Exantheme (bei 6,6 bzw. 4,6% der Patienten) und Juckreiz (bei 3,1 bzw. 2,2% der Patienten) traten im Vergleich zur Monotherapie mit Didanosin oder Zidovudin ebenfalls verstärkt auf.

Andere in über 2% der Fälle auftretende moderate oder schwere UAW sind Nausea, Erbrechen oder Diarrhoe. Kopfschmerzen bzw. Müdigkeit nahmen im Vergleich zu einer Monotherapie mit Didanosin (DDI) oder Zidovudin (ZVD) bei kombinierter Gabe von DLV mit diesen Arzneimitteln nicht signifikant zu.

Die Leberfunktionswerte (SGPT bzw. SGOT) sollten überwacht werden, da diese bei einer Kombination von DLV mit DDI oder mit ZVD im Vergleich zur Monotherapie mit diesen Verbindungen zunehmen.

Nachfolgend werden UAW (Inzidenz <2%: ACTG-Grade-2-Stufe) bei Patienten gelistet, die DLV in Kombination mit anderen antiretroviralen Pharmaka in Phase-II und -III-Studien erhielten.

- **Allgemeine Störungen und Reaktionen**
Abdominelle Krämpfe, Bauchschmerzen (lokal/generalisiert), allergische

Grundlagen　　Diagnostik　　Prophylaxe　　Recht

Reaktionen, Asthenie, Brustschmerzen, Fieber, Flankenschmerzen, grippeähnliches Syndrom, Halssteifigkeit, Infektionen im oberen Atemtrakt, Lethargie, Ödeme, Rückenschmerzen, Schmerzen (generalisiert), »Malaise«.

- **Funktionsstörungen des Herzens und der Gefäße**
  Bradykardie, Palpitationen, posturale Hypotension, Synkopen, Tachykardie und Vasodilatation, Migräne.

- **Gastrointestinale Beschwerden**
  Abdominelle Beschwerden, Anorexie, Appetitlosigkeit, aphtöse Stomatitis, blutiger Stuhl, Colitis, Constipation, Diarrhöe, Divertikulitis, Duodenitis, Dyspepsie, Dysphagie, Erbrechen, Enteritis, Gastritis (Stomatitis), gastrointestinale Blutungen, Gingivitis, Glossitis, Mundtrockenheit, Obstipation, Ösophagitis, rektale Geschwüre und Blutungen, Übelkeit, Vergrößerung der Speicheldrüsen, vermehrter Appetit und Durst, Zungengeschwüre.

- **Störungen des blutbildenden Systems**
  Anämie, Eosinophilie, Granulozytose, Neutropenie, Thrombozytopenie (verlängerte partielle Thromboplastinzeit), Panzytopenie, Milzveränderungen, Petechien, Purpura.

- **Stoffwechsel- und Ernährungsstörungen und Funktionsstörungen von Leber und Pankreas**
  Alkoholintoleranz, Bilirubinämie, Hyperkaliämie, Hyperurikämie, Hypokalzämie, Hyponatriämie, Hypophosphatämie, erhöhte Amylase, Pankreatitis, δ-GT-Zunahme, erhöhte Lipase und alkalische Phosphatase, Zunahme des Serumkreatinins, periphere Ödeme, Gewichtsabnahme oder -zunahme.

- **Beeinflussung des Bewegungsapparates, des Bindegewebes und der Knochen**
  Arthralgie oder Arthritis einzelner/mehrerer Gelenke, Beinkrämpfe, Knochenschmerz (Knochenerkrankungen), Muskelschwäche, Myalgie, Tendosynovitis, Tetanie.

- **Störungen des Nervensystems und psychische Störungen**
  Abnormale Koordination, Agitation, Alpträume, Amnesie, Angst, Depression, Desorientierung, emotionale Labilität, Halluzination, Hyperaesthesie, Hyperreflexie, Hypästhesie, kognitive Störungen, Konfusion, Konzentrationsstörungen, Symptome einer Manie, Muskelkrämpfe, Nervosität, Paralyse, Parästhesie, Unruhe, Schwäche, Somnolenz, Tremor, Vertigo.

- **Respiratorische, thorakale und mediastinale Funktionsstörungen**
  Bronchitis, Dyspnoe, Husten, Epistaxis, Laryngismus, Pharyngitis, Rhinitis, Sinusitis, Zyanose.

- **Störungen an Haut, des Unterhautgewebes und der Hautanhangsgebilde**
  Angioödem, Dermatitis, pilzbedingte Dermatitis, Desquamation, Dia-

phorese, Exanthem, Erythema, Erythema multiforme, Follikulitis, Haarausfall, Hauttrockenheit, Hautknoten, erythematös-papulöse Hauterscheinungen, Nagelveränderungen, petechiales Exanthem, Seborrhöe, Stevens-Johnson Syndrom, Urtikaria, Vaskulitis, vesikulo-bullöses Exanthem.

- **Störungen an den Sinnesorganen**
Blepharitis, Diploia, Konjunktivitis, trockene Augen, Störungen oder Verlust des Geschmackssinns, Sehstörungen (Augenveränderungen), Nystagmus, Ohrensausen.
- **Funktionsstörungen im Urogenitaltrakt**
Epididymitis, Hämaturie, Impotenz, Metrorrhagie, Nierenschmerzen, Nocturie, Polyurie, Proteinurie, vaginaler Soor.

Anwendung während der Schwangerschaft und Stillperiode

Für Delavirdin gibt es bei schwangeren Frauen keine adäquaten und gut kontrollierten Untersuchungen. Während der Schwangerschaft sollte DLV nur nach sorgfältiger Nutzen-/Risikoabwägung angewendet werden.

In tierexperimentellen Untersuchungen wurde nach DLV-Anwendung kein teratogener Effekt nachgewiesen. Zu beachten ist aber, dass experimentelle Studien hinsichtlich der Einschätzung der Unbedenklichkeit bei der Fortpflanzung, Entwicklung von Embryo bzw. Fötus, Verlauf der Schwangerschaft usw. nur unzureichend geeignet sind.

Es ist unbekannt, ob Delavirdin in die Muttermilch übertritt.

Es gibt Fallberichte, dass HIV-infizierte Mütter ihren Säugling durch Stillen infiziert haben. Daher sollten HIV-infizierte Mütter aus prinzipiellen Gründen nicht stillen, um die postnatale Übertragung des HI-Virus auf das Kind zu vermeiden. Dies bedeutet in diesem Kontext auch, dass Mütter nicht stillen sollten, wenn sie DLV einnehmen.

Kontraindikationen

- Delavirdin ist kontraindiziert bei Patienten mit klinisch signifikanter Überempfindlichkeit gegen jede in der Tablette enthaltenen Komponenten.
- Schwere und lebensbedrohliche Hautreaktionen (einschließlich Stevens-Johnson-Syndrom) traten auf. Bei Patienten mit schwerem Exanthem oder Exanthemen, die von Fieber, Konjunktivitis, Schwellungen, Muskel- oder Gelenkschmerzen, generellem Unwohlsein und oralen Läsionen begleitet sind, ist die DLV-Therapie abzubrechen.
- Gestörte Leberfunktion (moderat/ schwer).
- Keine Anwendung in der Stillperiode.
- Gleichzeitige Anwendung von DLV mit Alprazolam, Astemizol, Cisaprid, Ergotamin-Alkaloiden, Midazolam, Pimozid oder Triazolam.

Interaktionen

Potentielle Interaktionen von DLV mit anderen gleichzeitig angewendeten Medikamenten sind systematisch untersucht worden.

Interaktionen mit antiretroviral wirksamen Pharmaka

- *Zidovudin* beeinflusste nicht die Pharmakokinetik von DLV. In klinischen Phase-I/II-Studien veränderte DLV umgekehrt auch die pharmakokinetischen Parameter von Zidovudin nicht.
- Die simultane Gabe von *Didanosin* (2x125 oder 2x250 mg/Tag) mit DLV (3x400 mg/Tag) über 2 Wochen resultierte in einer durchschnittlichen Abnahme der Didanosin- bzw. der DLV-AUC um 20%.
- Bei gleichzeitiger DLV-Anwendung mit *Indinavir* (Protease-Inhibitor) werden die Indinavir-Plasmakonzentrationen erhöht. Eine Dosisreduktion für Indinavir auf 3x600 mg/Tag ist bei gleichzeitiger Anwendung von DLV (3x400 mg/Tag) und Indinavir zu erwägen. (Für die Kombination sind keine detaillierten Daten zur Sicherheit und Wirksamkeit verfügbar). Indinavir dagegen modifiziert nicht die pharmakokinetischen Parameter von DLV.
- Der Protease-Hemmstoff *Ritonavir* (2x300 mg/Tag) verändert bei gleichzeitiger DLV-Anwendung (2x400 mg/Tag) nicht signifikant die pharmakokinetischen Parameter von DLV (für diese Kombination sind derzeit weder Daten zur Sicherheit noch zur Wirksamkeit verfügbar).
- Die AUC des Protease-Hemmstoffs *Saquinavir* nimmt um den Faktor 5 zu, wenn DLV (3x400 mg/Tag) und Saquinavir (3x600 mg/Tag) gleichzeitig angewendet werden. Die Leberfunktionswerte können deutlich zunehmen, daher ist eine enge Überwachung nötig.

Interaktionen mit anderen, nicht antiretroviral aktiven Pharmaka

Die Effekte potentieller Hemmstoffe und Induktoren der DLV-Clearance sind in einigen repräsentativen Studien analysiert worden:

- *Aluminium* und/oder *Magnesium* enthaltende Antazida reduzieren die DLV-AUC um zirka 40%. Diese Antazida können eine 1 h vor oder nach der DLV-Gabe verabreicht werden.
- Die gleichzeitige Anwendung von DLV (3x300 mg/Tag) und *Clarithromycin* (2x500 mg/Tag) ließ die DLV-AUC um 44% zunehmen. Im Vergleich zu Kontrollen war die AUC des Clarithromycin um durchschnittlich 100% erhöht.
- Die gleichzeitige Anwendung von *Cimetidin, Famotidin, Nizatidin* oder *Ranitidin* (H$_2$-Antagonisten) und von *Protonenpumpen-Hemmstoffen* (z.B. Omeprazol, Lansoprazol) hebt den ph-Wert des Magens an. Dadurch kann es zu einer verminderten Absorption des DLV kommen. Eine gleichzeitige Anwendung dieser Arzneimittel mit DLV ist nicht zu empfehlen.
- *Fluconazol* (Antimykotikum) – dosiert 1 x 400 mg/Tag – veränderte bei gleichzeitiger DLV-Anwendung (3 x 300 mg/Tag) die pharmakokinetischen Parameter des DLV nicht sig-

nifikant. Auch die Pharmakokinetik von Fluconazol änderte sich nicht durch DLV.
- Das Antidepressivum *Fluoxetin* erhöht die Plasma-DLV-Talkonzentration um zirka 50%.
- DLV kann die Plasmakonzentrationen von *HMG-CoA-Reduktase-Hemmstoffen* erhöhen.
- *Ketoconazol* (Antimykotikum) erhöht Plasma-DLV-Talkonzentrationen um zirka 50%.
- Die gleichzeitige Therapie von *Phenytoin, Phenobarbital* oder *Carbamazepin* mit DLV reduziert die Plasma-DLV-Talkonzentration substantiell, eine gleichzeitge Therapie mit diesen Arzneimitteln sollte nicht erfolgen.
- *Rifabutin* (1x300 mg/Tag) reduziert bei gleichzeitiger DLV-Anwendung (3x400 mg/Tag) die DLV-AUC (80±10%). Die AUC von Rifabutin wird dagegen durch DLV um 100% erhöht.
- Bei gleichzeitiger Anwendung von *Rifampicin* (1x600 mg/Tag) mit DLV (3x400 mg/Tag) vermindert sich die DLV-AUC um zirka 96%.
- DLV kann die Plasmakonzentrationen von Sildenafil erhöhen.

Vor folgenden Interaktionen wird besonders gewarnt: Die gleichzeitige Anwendung von DLV und bestimmten nicht sedierenden Antihistaminika *(Terfenadin, Astemizol), sedativen Hypnotika* (z.B. Midazolam, Triazolam), *Anti-arrythmika, Kalzium-Blockern* (z.B. Nifedipin), *Ergotamin-Alkaloid-Präparationen,* und *Amphetaminen* kann potentiell zu schweren und/oder lebensbedrohlichen UAW führen.

Wegen der hemmenden Wirkung von DLV auf die *CYP3A- und CYP2C9-Isoenzyme* kann die gleichzeitige Anwendung von DLV mit Pharmaka, die primär durch diese Isoenzyme biotransformiert werden, die Plasmakonzentrationen erhöhen. Dadurch können sowohl die Wirkdauer verlängert als auch die Toxizität dieser Pharmaka verstärkt werden.

Besondere Bemerkungen

Da die NNRTIs keine intrazelluläre Aktivierung für ihre Wirksamkeit benötigen, tritt die Wirkung schneller ein als bei den Nukleosidanaloga (Zidovudin, und andere).

Für die Kombination von NNRTIs (somit auch für Delavirdin) und Protease-Hemmstoffen gibt es bisher keine ausreichenden Daten zur Sicherheit und Verträglichkeit. Die NNRTIs werden ebenso wie die Protease-Hemmstoffe durch die Leber verstoffwechselt. Solange die Interaktionen zwischen DLV und den Protease-Hemmstoffen nicht detailliert definiert sind, sollten Kombinationen unter enger Überwachung angewendet werden.

Spezielle Literatur

Althaus IW, Chou JJ, Gonzales AJ, et al. Kinetic studies with the non-nucleoside human immunodeficiency virus type-1 reverse transcriptase inhibitor U-90152E. Biochem Pharmacol 1994; 47: 2017-28

Drug Information for the Health Care Professional, USP DI (2002, 22nd Edition, Micromedex-Thomson Healthcare): pp 1149-1151

Dueweke TJ, Poppe SM, Romero DL et al. U-90153S, a potent inhibitor of human deficiency virus type 1 replication. Antimicrob Agents Chemother 1993; 37: 1127-31

Freimuth WW. Delavirdine mesylate, a potent non-nucleoside HIV-1 reverse transcriptase inhibitor. In: Mills J et al. (Eds) Antiviral Chemotherapy 4, Plenum Press, New York 1996, pp 279-289

Lacy CF, Armstrong LL, Goldman MP, Lance LL (Eds) The Drug Information Pocket 2002-2003, Lexi-Comp, Inc – AphA, p. 324

Romero DL. Delavirdine mesylate - antiviral HIV-1 reverse transcriptase inhibitor. Drugs of the Future 1994; 19(3): 238-242

Scott LJ, Perry CM. Delavirdine: a review of its use in HIV infection. Drugs 2000; 60: 1411-1444

Stavudin (d4T; Zerit®)

Status: zulassenes Arzneimittel

Das Nukleosidanalogon des Thymidins Stavudin ist unter dem Namen Zerit® bereits 1995 als weitere antiretroviral wirksame Substanz für die Therapie der fortgeschrittenen HIV-Infektion zugelassen worden.

In vitro besitzt Stavudin im Verhältnis zu Zidovudin eine vergleichbare antiretrovirale Aktivität. Stavudin hat im Vergleich zu Zidovudin und anderen Nuklueosidanaloga ein anderes Profil unerwünschter Wirkungen. Auffällig ist die fehlende myelosuppressive Wirkung von Stavudin, die bei der gleichzeitigen Behandlung von opportunistischen Infektionen (mit myelotoxischen Substanzen: Cotrimoxazol, Ganciclovir u.a.) unter dem Aspekt von geringeren Interaktionen von Vorteil sein dürfte. Dagegen ist Stavudin durch eine dosisabhängige sensorische periphere Neuropathie belastet, ferner – wenn auch selten – durch eine Pankreatitis, die fatal verlaufen kann.

Chemischer Name, Strukturformel

2', 3'-Didehydrodideoxythymidin

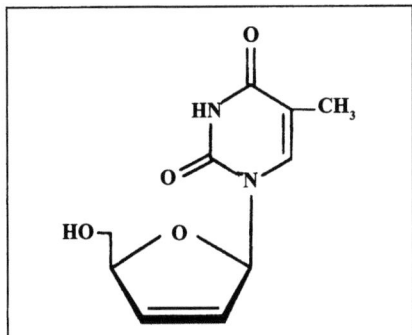

Wirkungen und Wirkungsmechanismus

Stavudin gehört wie Zidovudin, Didanosin, Zalcitabin und andere der Gruppe der Didesoxynukleoside an, die im Rahmen der antiretroviralen Behandlung bei Patienten mit fortgeschrittener AIDS-Erkrankung angewendet werden.

Stavudin, ein Nukleosid-Analogon des Thymidins, wird durch intrazelluläre Enzyme rasch schrittweise über Mono- und Diphosphate zu seiner aktiven Form, dem Stavudin-Triphosphat phosphoryliert. Stavudin-Triphosphat blockiert die Replikation des HI-Virus durch kompetitive Hemmung des natürlich vorkommenden Substrats, des Desoxythymidin-Triphosphat und durch Hemmung der viralen DNA-Synthese, indem es die DNA-Kettenverlängerung terminiert.

Somit werden als Wirkmechanismen eine kompetitive Hemmung der Reversen Transkriptase, ein DNS-Kettenabbruch (»chain-termination«), oder eine Kombination aus beiden Effekten angenommen. Zusätzlich hemmt Stavudin-Triphosphat die zellulären DNA-Polymerasen β und γ und reduziert deutlich die Synthese der mitochondralen DNA.

Eine Stavudinkonzentration von 0,009 mg/ml ist nötig, um in vitro die HI-Virus-Replikation zu 50% zu hemmen. Die In-vitro-Aktivität von Stavudin gegen HIV ist mit der von Zidovudin vergleichbar.

Bei Patienten, die Stavudin oral alle 12 Stunden erhielten, wurden Zunahmen der zirkulierenden CD4+-(T-Helfer)-Zellen, erhöhte CD4/CD8-T-Zell-Relationen und in 80% der Fälle verminderte Serum-HIV-p24-Antigenkonzentrationen gemessen. Die CD4-Zellzahlen blieben bei einigen Patienten bis zu 24 Wochen stabil erhöht.

Resistenzen

Stavudin-resistente HIV-1-Stämme sind prinzipiell wie bei Zidovudin und anderen Didesoxynukleosiden zu erwarten. In der Vergangenheit war für Stavudin eine bestätigte und konsistente Selektion von Mutationen und Resistenzen nur schwer nachzuweisen. Inzwischen gibt es Berichte von Mutationen, die gewöhnlich mit einer Zidovudin-Resistenz einhergehen, auch nach einer Stavudin-Behandlung. Ferner liegt eine Beobachtung über eine verminderte virologische Suppression auf eine Stavudin/Didanosin-Therapie vor, die mit für Zidovudin typischen Mutationen zu kennzeichnen ist.

Eine in vitro durch Stavudin induzierte »Zwei-Basen Mutation« wurde am Codon 75 nachgewiesen. Dies führt zu einer durchschnittlich 7-fachen Reduktion der Empfindlichkeit von Stavudin und zu einer Kreuzresistenz gegenüber Didanosin und Zalcitabin. Da dieses Phänom andererseits nur selten bei Patienten unter einer Stavudin-Monotherapie gefunden wurde, ist die klinische Signifikanz dieser Beobachtung unsicher.

Indikationen und Wirksamkeit

Stavudin ist zur Behandlung von Patienten mit symptomatischer (fortgeschrittener) HIV-Infektion (AIDS-Erkrankung) zugelassen. In der Regel erfolgt die Therapie in Kombination mit anderen antiretroviral aktiven Arzneimitteln. Auch nach Anwendung anderer Substanzen (z.B. Zidovudin) und bei signifikanter klinischer oder immunologischer Verschlechterung des Zustandes (Progression); auch auf Grundlage einer Resistenzentwicklung) kann Stavudin angewendet werden.

Die Dauer der Therapie richtet sich nach der Verträglichkeit und der Wirksamkeit.

Pharmakokinetik

Absorption:
Stavudin wird schnell aus dem Magen-Darm-Trakt absorbiert, orale Bioverfügbarkeit: 78-86%. Stavudin kann auf leeren Magen oder mit Nahrung gegeben werden. Bei Anwendung mit Nahrung nimmt Plasmaspitzenkonzentration (C_{max}) um durchschnittlich 45% ab. Die systemische Verfügbarkeit, gemessen über die Plasmakonzentrations-Zeitkurve (AUC), bleibt unverändert.

Maximale Plasmakonzentration (C_{max}):
Nach einer oral verabreichten Einzeldosis von 70 mg Stavudin wird eine C_{max} von 6,2 µmol/l bzw. 1,4 µg/ml nach 0,5-1,5 Std. erreicht.

Verteilung:
Das »apparent« Verteilungsvolumen (Vol_D) beträgt bei Erwachsenen 0,8-1,1 l/kg und bei Kindern durchschnittlich 0,68 l/kg.

Stavudin tritt in die cerebrospinale Flüssigkeit (CSF) über; das Verhältnis der CSF- zu Plasmakonzentration liegt bei 55% (Bereich: 0,16-0,97). (Diese Daten wurden bei sechs Kindern erhoben.) Ferner verteilt sich Stavudin gleichmäßig zwischen Erythrozyten und Plasma.

| Grundlagen | Diagnostik | Prophylaxe | Recht |

Plasmaeiweißbindung:
Sehr gering (zu vernachlässigen).

Plasmahalbwertzeit der Elimination:
Bei Erwachsenen: etwa 1,0-1,6 Std.
Bei Kindern: etwa 0,9-1,1 Std.

Intrazellulär wird Stavudin zum Triphosphat, dem aktiven Substrat für die HIV-Reverse-Transkriptase, phosphoryliert. Die intrazelluläre Halbwertzeit des Stavudin-Triphosphat in den Zielzellen beträgt durchschnittlich 3,5 Stunden.

Elimination:
Über die renale Clearance (glomeruläre Filtration und tubuläre Sekretion) werden etwa 40% der unveränderten Substanz innerhalb von 6-24 Stunden eliminiert.

Durchschnittlich 50% einer verabreichten Stavudin-Dosis werden nicht renal eliminiert. Obwohl der exakte metabolische Abbauweg von Stavudin unbekannt ist, dürfte Stavudin zum Thymin gespalten werden. Der nachfolgende Abbau und/oder die Utilisation von Thymin dürften für das nicht wiedergefundene Stavudin als Erklärung dienen.

Dosierung

Als orale Darreichungsform sind einmal für Erwachsene und Jugendliche Stavudin-Kapseln mit 15 mg, 20 mg, 30 mg und 40 mg erhältlich, zum anderen gibt es für Kleinkinder und Kinder eine Lösung, in der 1 mg Stavudin in einem Milliliter Lösung enthalten ist.

Die Dosierung von Stavudin erfolgt in Abhängigkeit vom Körpergewicht (gilt für alle Altersgruppen; siehe Tabelle 1).

- Erwachsene/Jugendliche mit einem Körpergewicht von 60 kg oder höher erhalten 40 mg alle 12 Stunden.

- Erwachsene/Jugendliche mit einem Körpergewicht von unter 60 kg erhalten 30 mg alle 12 Stunden.

- Kleinkinder und Kinder mit einem Körpergewicht von 30 kg oder höher erhalten 30 mg alle 12 Stunden.

- Kleinkinder und Kinder mit einem Körpergewicht bis zu 30 kg erhalten 1 mg pro kg Körpergewicht alle 12 Stunden.

Dosierung bei eingeschränkter Nierenfunktion

Für diese Patienten ist die Dosierung – wie in der Dosierungstabelle angegeben– anzupassen. Bei erwachsenen Patienten

Tabelle 1: Dosierung von Stavudin bei Erwachsenen und Jugendlichen mit eingeschränkter Nierenfunktion.

	Kreatinin-Clearance (ml/min) / (ml/sec)	Empfohlene Dosis
Körpergewicht: unter 60 kg	> 50 / 0,83	30 mg alle 12 Stunden
	26-50 / 0,43 - 0,83	15 mg alle 12 Stunden
	10-25 / 0,17 - 0,42	15 mg alle 24 Stunden
Körpergewicht: 60 kg und mehr	> 50 / 0,83	40 mg alle 12 Stunden
	26-50 / 0,43 - 0,83	20 mg alle 12 Stunden
	10-25 / 0,17 - 0,42	20 mg alle 24 Stunden

mit Nierenfunktionsstörungen (Kreatinin-Clearance < 25 ml/min [< 0,42 ml/sec]) verlängert sich die Halbwertzeit der Elimination auf 4,8 Stunden.

Dosierung bei eingeschränkter Leberfunktion

Es ist nicht auszuschließen, dass Stavudin die Leberfunktionsstörung von Patienten mit einer präexistierenden Lebererkrankung und/oder einer Alkoholerkrankung verstärkt. Dennoch liegen für Patienten mit eingeschränkter Leberfunktion keine Empfehlungen zur Dosisanpassung von Stavudin vor.

Überdosierung von Stavudin

Die Elimination von Stavudin kann mittels einer Hämodialyse erhöht werden. Die mittlere Clearance von Stavudin mittels Hämodialyse beträgt 120±18 ml/min. Die mögliche Wirksamkeit einer Peritonealdialyse wurde bisher für Stavudin nicht geprüft.

Unerwünschte Wirkungen (UAW)

Zu den wichtigsten und häufigsten unerwünschten Arzneimittelwirkungen (UAW) des Stavudin gehören periphere Neuropathien und vorübergehende Erhöhungen der Leberfunktionsteste. Im Gegensatz zur Anwendung von Zidovudin wurden ausgeprägte Myelosuppressionen bzw. daraus resultierende Anämien selten berichtet.

- **Störungen des Nervensystems**
  Schmerzhafte (sensorische) periphere Neuropathien (wichtigste unerwünschte Wirkung von Stavudin) können auch bei schwerer HIV-Erkrankung per se (ohne Anwendung von Stavudin) auftreten. Daher ist die Differenzierung zwischen dieser UAW des Stavudin und der neurologischen Komplikation durch die HIV-Infektion schwierig. Die periphere Neuropathie ereignete sich bei 15-21% aller erwachsenen Patienten, die mit Stavudin behandelt wurden. Bei sofortigem Behandlungsstop kann sich diese UAW zurückbilden, in einigen Fällen war jedoch die periphere Neuropathie nach Unterbrechung der Stavudin-Therapie vorübergehend verstärkt. Wenn sich die Symptome der peripheren Neuropathie vollständig zurückbilden, kann eine erneute Stavudin-Therapie mit geringerer Dosis in Betracht gezogen werden.

- **Gastrointestinale Beschwerden**
  Häufig: Anorexie.
  Weniger häufig: Übelkeit, Erbrechen, Appetitsverlust, Bauchschmerzen und Diarrhoe.

- **Funktionsstörung der Leber und des galleabführenden Systems**
  Vorübergehende Zunahmen der Leberenzyme (SGOT [ALT], SGPT [AST]); Zunahme der Werte der alkalischen Phosphatase.

- **Beeinflussung der Pankreasfunktion**
  Bei 1% aller in klinische Studien mit Stavudin aufgenommenen Patienten trat eine Pankreatitis auf.

- **Veränderungen des Blutbildes**
  Selten: Auftreten einer relevanten Anämie mit Müdigkeit oder Schwäche.

- **Weitere unerwünschte Wirkungen**
Gelegentlich Kopfschmerzen, Benommenheit und Schlafstörungen. Ferner wurden Arthralgien, Myalgien und Überempfindlichkeitsreaktionen (mit Fieber und Exanthemen) (letztere Ereignisse weniger häufig) registriert.

Anwendung während der Schwangerschaft und Stillperiode

Während der Schwangerschaft sollte Stavudin (z.B. mit Didanosin) nur dann angewendet werden, wenn der potentielle Nutzen das mögliche Risiko der Therapie übertrifft. Ferner ist beachtenswert, dass bei schwangeren Frauen, die die Kombination aus Didanosin und Stavudin zusammen mit anderen antiretroviral aktiven Pharmaka erhielten, tödliche Laktat-Azidosen berichtet wurden. Unklar ist, ob eine Schwangerschaft das Risiko des Syndroms »Laktat-Azidose/hepatische Steatose« erhöht, welches bei nicht schwangeren Patienten bei Anwendung von Nukleosidanaloga berichtet wurde.

Ob Stavudin in die Muttermilch von Patientinnen verteilt wird, ist nicht bekannt. Untersuchungen zum Übertritt von Stavudin in die Muttermilch von Ratten waren positiv.

Es gibt Fallberichte, dass HIV-infizierte Mütter ihren Säugling durch Stillen infiziert haben. Daher sollten HIV-infizierte Mütter aus prinzipiellen Gründen nicht stillen, um die postnatale Übertragung des HI-Virus auf das Kind zu vermeiden. Dies bedeutet in diesem Kontext auch, dass Mütter nicht stillen sollten, wenn sie Stavudin einnehmen.

Kontraindikationen
- Überempfindlichkeit gegen Stavudin
- Überempfindlichkeit gegen Methyl- und Propylparaben (Inhaltsstoffe der Kapsel)
- Fragliche Anwendung bei Nierenfunktionsstörungen; eine ausgeprägte Nierenfunktionsstörung stellt eine Kontraindikation für die Substanz dar.

Relative Kontraindikationen
- Fragliche Anwendung bei Patienten mit Alkoholkrankheit oder anamnestischen bzw. gesicherten Hinweisen für eine Leberfunktionsstörung. Stavudin kann die Störung der Leberfunktion bei vorbestehender Lebererkrankung intensivieren.
- Fragliche Anwendung bei anamnestisch bekannter sensorischer peripherer Neuropathie
- Vorsicht bei Anwendung während der Schwangerschaft

Interaktionen
- Arzneimittel, die wie *Chloramphenicol, Cisplatin, Dapson, Didanosin, Ethambutol, Ethinamid, Hydralazin, Isoniazid, Lithium, Medronidazol, Nitrofurantoin, Phenytoin, Vincristin* oder *Zalcitabin* eine periphere Neuropathie induzieren können, verstärken potentiell eine durch Stavudin ausgelöste periphere Neuropathie. Es sollte möglichst eine Kombination von Stavudin mit den oben genannten Medikamenten vermieden wer-

den. Wenn eine gleichzeitige Anwendung unbedingt erforderlich ist, sollte eine enge Überwachung erfolgen.
- In-vitro-Studien demonstrierten eine antagonistische Wirksamkeit zwischen *Stavudin* und *Zidovudin* bei einem molaren Verhältnis von 20:1. Die gleichzeitige Anwendung von Stavudin mit Zidovudin wird nicht empfohlen bis In-vivo-Untersuchungen demonstriert haben, dass Zidovudin und Stavudin nicht antagonistisch in ihrer Anti-HIV-Wirksamkeit sind. In diesem Kontext ist von Bedeutung, dass Zidovudin die intrazelluläre Phosphorylierung (Aktivierung) von Stavudin hemmen kann.
- Auch bei Kombination von Stavudin und *Doxorubicin* wird eine Hemmung der intrazellulären Aktivierung von Stavudin durch Doxorubicin angenommen.
- *Didanosin,* aber auch *Hydroxyurea* können in Kombination mit Stavudin das Risiko einer potentiell tödlichen Hepatotoxizität oder Pankreatitis steigern.
- Vorsicht und engmaschige Überwachung bei gleichzeitiger Anwendung von Stavudin und Arzneimitteln (z.B. *Pentamidin i.v.* oder *Sulfonamiden*), die auch eine Pankreatitis auslösen können. Die gleichzeitige Therapie von Stavudin mit diesen Arzneimitteln sollte möglichst vermieden werden.

Besondere Bemerkungen

Der detaillierte therapeutische Index von Stavudin (monotherapeutisch) ist im Vergleich zu dem von Zidovudin und anderen Didesoxynukleosiden nicht zu definieren. Stavudin ist als Kombinationspartner (mit Ausnahme von Zidovudin) mit anderen Didesoxynukleosiden oder anderen antiretroviral aktiven Arzneimitteln anderer Klassen von Bedeutung.

Von den UAW sind besonders die dosisabhängige periphere Neuropathie und die selten auftretende Pankreatitis (1%), die zum Tode führen kann, gravierend.

Spezielle Literatur

Drug Information for the Health Care Professional, USP DI (2002, 22nd Edition, Micromedex-Thompson Healthcare): pp 2649-2652

Lea AP, Faulds D. Stavudine: a review of its pharmacodynamic and pharmacokinetic properties and clinical potential in HIV infection. Drugs 1996; 51: 846-864

Lin PF, Samanta H, Rose RE, et al. Genotypic and phenotypic analysis of human immunodeficiency virus type 1 isolates from patients on prolonged stavudine therapy. J Infect Dis 1994; 170: 1157-1164

Murray HW, Squires KE, Weiss W et al. Stavudine in patients with AIDS and AIDS-related complex: AIDS clinical trials group 089. J Infect Dis 1995; 171 (Suppl 2): S123-130

Petersen EA, Ramirez Ronda CH, Hardy WD et al. Dose related activity of stavudine in patients infected with human immunodeficiency virus. J Infect Dis 1995; 171 (Suppl 2): S131-S139

Rana KZ, Dudley MN. Clinical pharmacokinetics of stavudine. Clin Pharmacokinet 1997; 33: 276-284

Richman D, Staszewski S. HIV drug resistence and its implications for antiretroviral treatment strategies. International Medical Press Ltd (2nd Edition), London, Atlanta, 2000: p. 19

Skowron G. Biologic effects and safety of stavudine: overview of phase I and II clinical trials. J Infect Dis 1995; 171 (Suppl 2): S113-S117

Zalcitabin (ddC; Hivid®)

Status: zugelassene Substanz

Zalcitabin (ddC) ist eine gegen HIV-1 wirksame Verbindung aus der Gruppe der Didesoxynukleoside. Zalcitabin besitzt in vitro eine stärkere antiretrovirale Aktivität als Zidovudin und Didanosin und im Vergleich zu diesen Didesoxynukleosiden ein anderes Profil unerwünschter Wirkungen. In vitro ist Zalcitabin durchschnittlich 10-mal potenter gegen HIV-1 als Zidovudin.

Initial wurde ddC zur Monotherapie von Erwachsenen mit fortgeschrittener HIV-Infektion zugelassen. Die Anwendung von ddC erfolgte bei Patienten, die entweder Zidovudin nicht vertrugen oder bei denen es trotz einer Zidovudin-Behandlung zu einer deutlichen Verschlechterung (klinisch, immunologisch) der AIDS-Erkrankung kam.

Bei kombinierter Therapie mit Zalcitabin und Zidovudin war der Anstieg der CD4$^+$-Zellen ausgeprägter als mit einer Zidovudin-Monotherapie. Gleiches gilt für die Dreifach-Therapie von Zidovudin, Zalcitabin und dem Protease-Hemmstoff Saquinavir, die zudem zusätzlich den »HI-virus load« absenkte.

Chemischer Name, Strukturformel

2',3'-Didesoxycytidin

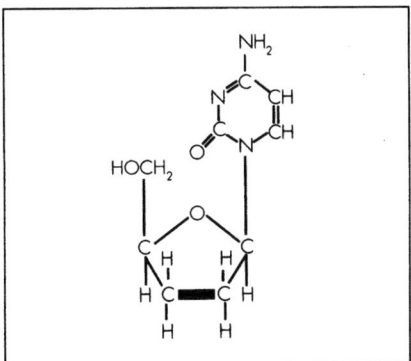

Wirkungen und Wirkungsmechanismus

Zalcitabin (ddC) ist ein »falscher Nukleosidbaustein«, der von der Reversen Transkriptase (RT) als Cytidin »anerkannt« und daher in das provirale DNA-Molekül eingebaut wird.

ddC wird durch zelluläre Kinasen schrittweise zu 2',3'-Didesoxynukleosid-5'-Triphosphat (ddCTP) phosphoryliert. Die Substanz wird dadurch zum Analogon des 2'-Desoxy-nukleosid-5'-Triphosphat, welches das natürliche Substrat für die HIV-DNA-Polymerase (RT) und für die zellulären DNA-Polymerasen ist.

Während der DNA-Provirussynthese baut die RT nach der »Vorschrift« des einen Nukleinsäurestranges den gegenüberliegenden Strang zusammen und polymerisiert dabei die entsprechenden komplementären Nukleotide aneinander. Die Verknüpfung der Nukleotide an die wachsende Kette erfolgt durch eine Phosphodiesterbrücke. Das 3'-OH des letzten eingebauten Nukleotids wird mit dem 5'-Phosphat des nächsten verbunden.

DdC trägt kein 5'-Phosphat; ein vorbereitender Schritt für die Hemmung der HIV-Replikation durch ddC (oder andere Didesoxynukleoside) ist deshalb die schrittweise Phosphorylierung durch Kinasen, die schließlich zu 2',3'-Didesoxynukleosid-5'-Triphosphaten führt. Man nimmt an, dass das 5'-Triphosphat der Didesoxynukleoside vorzugsweise die RT des HIV-Virus hemmt. Die HIV-Infektion wird dadurch unterdrückt, indem es die Synthese einer DNA-Kopie des viralen Genoms blockiert. Als Wirkmechanismen werden eine kompetitive Hemmung der RT, ein DNA-Kettenabbruch oder eine Kombination aus beidem angenommen.

DdC besitzt im Vergleich zu Zidovudin oder Didanosin ein anderes Profil unerwünschter Wirkungen. Auffällig ist die fehlende myelosuppressive Wirkung von ddC, die bei der gleichzeitigen Behandlung von opportunistischen Infektionen – mit myelotoxischen Substanzen: z.B. Cotrimoxazol, Ganciclovir; u.a. – unter dem Aspekt von weniger Interaktionen vorteilhaft ist.

Resistenzen

Zalcitabin-resistente HIV-1-Stämme sind prinzipiell wie bei Zidovudin und anderen Didesoxynukleosiden zu erwarten. Zidovudin-resistente HIV-1-Stämme sind gegenüber ddC empfindlich. Vermutlich ist dieses Phänomen darin begründet, dass bei der metabolischen Konversion von ddC in die 5'-Triphosphatform andere zelleigene Nukleotidyl-Phosphotransferasen benutzt werden.

Eine Resistenz gegen ddC (in einer Größenordnung um den Faktor von > 100) trat weder in vitro noch im klinischen »setting« auf mit der Ausnahme, dass eine Multinukleosid-Resistenz (durch den Q151M-Komplex oder durch T69S-Insertions-Mutationen) vorliegt.

Mutationen während einer ddC-Therapie entwickeln sich langsam und führen nur zu einer geringen Veränderung der Empfindlichkeit gegenüber ddC. Mutationen, die mit einer ddC-Resistenz assoziiert sind, treten nach einem Jahr bei nur 20-30% der Patienten auf. Ihre klinische Signifikanz ist unklar. Andererseits glauben einige Virologen und Kliniker, dass die virale Resistenz den therapeutischen Erfolg auch dann in Frage stellen kann, wenn die Stufe der Resistenz gering ist (Faktor 5-10-fach). Während es leicht ist, ein therapeutisches Versagen für hohe Stufen einer Resistenz (Faktor 100-1.000-fach) vorauszusagen, sind geringere Resistenzstufen für den Therapieausgang nicht unbedingt zu vernachlässigen, wie an den Beispielen von Abacavir und Adefovir demonstriert wurde. Insgesamt existieren allerdings für die klinische Signifikanz einer niedrigstufigen Resistenz – so auch für ddC – keine validen Daten.

Im Rahmen einer Zalcitabin-Therapie treten folgende Aminosäuremodifikationen (»Schlüsselmutationen«) an der HIV-1 RT (bzw. der Protease) auf: K65R, L74V, T69D, V75T und M184V.

Grundlagen   Diagnostik   Prophylaxe   Recht

Indikationen und Wirksamkeit

Zalcitabin ist in Kombination mit Zidovudin zur Therapie der AIDS-Erkrankung angezeigt. In diesen Fällen sollte jedoch die Expositionszeit mit Zidovudin weniger als 3 Monate betragen haben. ddC ist zur Behandlung einer AIDS-Erkrankung auch in Kombination mit antiretroviral wirksamen Protease-Hemmstoffen indiziert.

Auch die monotherapeutische Anwendung von Zalcitabin ist für die Behandlung einer fortgeschrittenen AIDS-Erkrankung angezeigt bei Patienten, die gegenüber einer alternativen antiretroviralen Therapie intolerant sind oder die trotz dieser Behandlung eine Progression ihrer Erkrankung erleben.

Die Dauer des klinischen Nutzens durch eine ddC-Therapie kann begrenzt sein. In diesen Fällen – bei Progression der Erkrankung – sollte die Behandlung auf andere antiretroviral wirksame Arzneimittel umgestellt werden.

Pharmakokinetik

Absorption:
DdC wird aus dem Magen-Darm-Trakt schnell resorbiert. Durch gleichzeitige Nahrungsaufnahme nimmt die Plasmaspitzenkonzentration (C_{max}) von ddC um zirka 40% ab. Ferner wird die mittlere »area under the curve« (AUC: Plasmakonzentrations-Zeitkurve) um 14% reduziert und die Zeit bis zum Erreichen der C_{max} – die T_{max} – nimmt um den Faktor 2 zu.

Mittlere Bioverfügbarkeit:
Über 80% bei Erwachsenen; durchschnittlich 54% bei Kindern gemäß einer kleinen Studie bei dieser Population.

Plasmaspitzenkonzentration:
Nach einmaliger oraler Anwendung von 0,5 mg bzw. 1,5 mg ddC wurden C_{max}-Werte von 7,6 bzw. 25,2 ng/ml (Bereich: 11,6-37,5 ng/ml) gemessen. Diese Werte wurden zirka 1-2 Stunden nach Verabreichung erreicht.

Verteilung:
Das Verteilungsvolumen (Vol_d) im »steady state« betrug nach intravenöser Applikation von 1,5 mg ddC bei Erwachsenen durchschnittlich 0,54 l/kg. Für Kinder wurde ein Vol_d von 9,3 l/m² gemessen.

Zalcitabin tritt in die cerebrospinale Flüssigkeit (CSF) über. Nach intravenöser ddC-Infusion betragen die CSF-Konzentrationen zwischen 9-37% (Mittelwert 20%) der korrelierenden Plasmakonzentrationen nach 2-3,5 Stunden.

Plasmaeiweißbindung:
< 4%.

Biotransformation:
DdC wird intrazellulär zu ddCTP (ddC-Triphosphat) phosphoryliert, dem aktiven Substart für die RT. Ein signifikanter Metabolismus in der Leber findet für ddC nicht statt. Als primärer Metabolit des ddC wurde Didesoxyuridin (ddU) identifiziert.

Plasmahalbwertzeit der Elimination:
Die Halbwertzeit beträgt bei Erwachsenen nach oraler ddC-Gabe etwa 1-3 Stunden, nach intravenöser Anwendung etwa 1,2 Stunden. Für Kinder (Alter: 6 Monate - 13 Jahre) liegt die Eliminationshalbwertzeit bei 0,8 Stunden.

Die intrazelluläre Halbwertzeit des ddC-5'-Triphosphats in den Zielzellen beträgt 2,6-10 Stunden.

Plasmahalbwertzeit der Elimination bei eingeschränkter Nierenfunktion:
Etwa auf 8,5 Stunden verlängert bei einer geschätzte Kreatinin-Clearance von < 55 ml/min.

Elimination:
Die Ausscheidung von ddC bzw. seiner Metaboliten erfolgt überwiegend renal; inner-

halb von 24 Stunden nach der Verabreichung wurden zirka 70% einer oral verabreichten ddC-Dosis unverändert im Urin wiedergefunden. Unter 10% einer ddC-Dosis wurden im Stuhl nachgewiesen.

Ob ddC durch Hämo- oder Peritonealdialyse aus dem Körper entfernt werden kann, ist nicht bekannt.

Dosierung
Monotherapie

Für Erwachsene beträgt die empfohlene tägliche orale Dosierung 3 x 0,75 mg alle 8 Stunden (Tagesdosis: 2,25 mg Zalcitabin). Für Kinder unter 13 Jahren kann wegen noch nicht ausreichender Erfahrungen mit ddC keine sichere Dosierung angegeben werden.

Die Dauer der ddC-Therapie ist nicht limitiert; sie richtet sich wie bei Zidovudin und Didanosin nach der Verträglichkeit und der antiretroviralen Wirksamkeit (siehe auch Tabelle 1).

Tabelle 1: Dosisanpassung von Zalcitabin bei akuter oder chronischer Nierenfunktionsstörung.

Kreatinin-Clearance (ml/min)/(ml/sec)	Dosis (mg)	Dosisintervall (Stunden)
>40/<0,67	0,750	8
10-40/0,17-0,67	0,750	12
0-10 / 0-0,17	0,750	24

Kombinationstherapie

Die Kombinationstherapie von Zalcitabin mit anderen antiretroviralen Arzneimitteln nimmt einen breiten Raum ein. Ein empfohlenes Dosisregime für die Kombination besteht in der Anwendung von täglich 3 x 0,75 mg Zalcitabin und täglich 3 x 200 mg Zidovudin.

Die Kombination von Zalcitabin/Zidovudin mit Protease-Hemmstoffen ist ebenfalls zugelassen. Die Dosierung von Saquinavir bei Erwachsenen für die kombinierte Therapie beträgt 3 x 600 mg täglich. Gleichzeitig mit jeder Saquinavir-Einzeldosis werden 0,75 mg Zalcitabin und/oder 200 mg Zidovudin verabreicht (Tagesdosis: 1.800 mg Saquinavir; 2,25 mg Zalcitabin und/oder 600 mg Zidovudin).

Unerwünschte Wirkungen (UAW)

Die unerwünschten Wirkungen einer ddC-Therapie sind von der zu behandelnden HIV-Erkrankung z.T. nur schwer zu trennen. Dieses Phänomen erklärt auch die Inzidenz und den Umfang der UAW.

Die UAW Wirkungen bzw. Begleiterscheinungen sind im Allgemeinen dosisabhängig und reversibel. Die wichtigste und häufigste UAW ist eine schmerzhafte senso-motorische periphere Polyneuropathie, die reversibel sein kann, wenn ddC sofort bei erstem Auftreten der Symptomatik abgesetzt wird.

Durch ddC sind in Einzelfällen (bis zu 1%) tödlich verlaufende Pankreatitiden ausgelöst worden.

- **Allgemeine Beschwerden**
Häufig: Gewichtsverlust, Müdigkeit, Fieber, Schüttelfrost, Brustschmerzen.
Gelegentlich/selten: Körperschwäche, Unwohlsein, Schmerzen (auch retrosternal), Überempfindlichkeits-

reaktionen (anaphylaktische Reaktionen, Urtikaria), Ödeme.

- **Funktionsstörungen des Nervensystems**
  Häufig: schmerzhafte, sensorisch-motorische Polyneuropathien (bis zu 20%) nach Dauergabe (8-14 Wochen) von 0,06 mg ddC/kg/tgl. und mehr, besonders an den unteren Extremitäten (zuerst Taubheit/Brennen, später einschießende Schmerzen, gegebenenfalls Krämpfe). Bei hohen ddC-Dosierungen von 0,54 mg/kg trat die Neuropathie eher und häufiger auf, ihr Verlauf war schwerer. Nach sofortigem Absetzen von ddC Rückbildung der Beschwerden in 2-6 Monaten. Die Polyneuropathien sind bei niedrigen CD4$^+$-Werten (unter 50/µl) häufiger. Häufig sind auch Kopfschmerzen und Benommenheit.
  Gelegentlich/selten: erhöhter Muskeltonus, Tremor, Zuckungen, auch generalisierte Krampfanfälle, Ataxie, Schwindel, Koordinationsstörungen, Hyperkinese, Hypokinese, Migräne, Konzentrationsmangel, Nervosität, Angst, Schlafstörungen, Depression, manische Reaktionen usw.

- **Funktionsstörungen und Beschwerden im Magen-Darm-Trakt**
  Häufig: Orale Geschwüre, Dysphagie, Appetitlosigkeit, Übelkeit, Erbrechen, abdominelle Beschwerden, Diarrhöe, Obstipation.
  Gelegentlich/selten: Mundtrockenheit, Stomatitis, Glossitis, Zungengeschwüre, Vergrößerung der Speicheldrüsen, Schmerzen, Entzündungen/Geschwüre im Bereich des Ösophagus, Gastritis, Magen-Darm-Blutungen, Pankreatitis, rektale Geschwüre/ Blutungen.

- **Funktionsstörungen der Leber und der Gallenblase**
  Gelegentlich/selten: Leberfunktionsstörungen (mit Schädigungen der Leberzellen), Hepatitis und Ikterus beobachtet.

- **Funktionsstörungen des Herzens und der Gefäße**
  Gelegentlich/selten: Herzklopfen, Herzjagen, Tachykardien, Synkopen, Herzinsuffizienz, Kardiomyopathien und Bluthochdruck dokumentiert.

- **Respiratorische Funktionsstörungen**
  Gelegentlich/selten: Dyspnoe, Husten, Zyanose.

- **Funktionsstörungen der Nieren und der ableitenden Harnwege**
  Gelegentlich/selten: Polyurie, toxische Neuropathie, Nierenfunktionsstörungen, akutes Nierenversagen, Hyperurikämie und Gicht.

- **Veränderungen des Blutbildes und von Laborwerten**
  Gelegentlich: Thrombozytopenien (auch bei geringen ddC-Dosen), auch nach Absetzen nicht rückläufig. Bei hohen ddC-Dosierungen sind die Thrombozyto- und Neutropenien selten dosislimitierend. Anämie, Erhöhung von SGPT, SGOT und der alkalischen Phosphatase.

- **Funktionsstörungen an den Sinnesorganen**
  Gelegentlich/selten: Störungen/Ver-

lust des Geschmackssinns, Parosmie, Xerophtalmie, Sehstörungen mit Augenveränderungen, Ohrensausen, Taubheit.

- **Störungen der Haut, der Schleimhaut und der Hautanhangsgebilde**
  Häufig: Exantheme, Juckreiz und Schwitzen.
  Gelegentlich/selten: Dermatitis, erythematös-papulöse Hauterscheinungen, Urtikaria, Rötungen, Akne und Haarausfall.

- **Beeinflussung des Bewegungsapparates, des Bindegewebes und der Knochen**
  Häufig: Muskel- und Gelenkschmerzen.
  Gelegentlich/selten: Schmerzen im Bereich der Schultern, der Arme, der Gelenke und der Füße; Arthritis, Arthropathie, Beinkrämpfe, Myositis.

Anwendung während der Schwangerschaft und Stillperiode

Die Unbedenklichkeit einer ddC-Therapie während der Schwangerschaft ist nicht belegt.

In tierexperimentellen Untersuchungen an der Maus wurde nach Anwendung hoher ddC-Dosen ein teratogener Effekt nachgewiesen werden. Zu bedenken ist jedoch, dass prinzipiell experimentelle Studien hinsichtlich der Einschätzung der Unbedenklichkeit bei der Fortpflanzung, Entwicklung von Embryo bzw. Fötus, Verlauf der Schwangerschaft usw. aber nur unzureichend geeignet sind.

Ob ddC in die Muttermilch von Patientinnen verteilt wird, ist nicht bekannt.

Es gibt Fallberichte, dass HIV-infizierte Mütter ihren Säugling durch Stillen infiziert haben. Daher sollten HIV-infizierte Mütter aus prinzipiellen Gründen nicht stillen, um die postnatale Übertragung des HI-Virus auf das Kind zu vermeiden. Dies bedeutet in diesem Kontext auch, dass Mütter nicht stillen sollten, wenn sie ddC einnehmen.

Kontraindikationen

- Keine Anwendung von Zalcitabin bei Patienten mit moderater/schwerer peripherer Neuropathie.
- Besondere Vorsicht ist bei Patienten geboten, bei denen anamnestisch eine Pankreatitis bekannt ist oder eine Disposition für eine Pankreatitis besteht. (Bei Hinweisen auf ansteigende Serum-Amylase-Konzentrationen, Störungen des Zuckerstoffwechsels, zunehmende Triglyzeridspiegel und abfallende Kalziumwerten, usw. sollte die Therapie mit Zalcitabin unterbrochen werden.)
- Unterbrechung der Zalcitabin-Behandlung, wenn potentielle Verursacher einer Pankreatitis (z.B. Pentamidin i.v.) therapeutisch nötig sind.
- Bei aktiver Alkoholerkrankung (mit dokumentierter Leberfunktionsstörung sollte eine Risiko/Nutzenbewertung bezüglich der Anwendung von Zalcitabin erfolgen.
- Wirksamkeit und Unbedenklichkeit einer Zalcitabin-Therapie bei HIV-infizierten Kindern unter 13 Jahren

sind bisher nicht belegt. Erste Daten zeigen, dass Zalcitabin gut toleriert wurde. Es wurde sowohl eine klinische Besserung als auch eine Verbesserung immunologischer und viraler Indikatoren bei der AIDS-Erkrankung nachgewiesen.
- Die Unbedenklichkeit einer Zalcitabin-Therapie bei HIV-infizierten Schwangeren ist nicht abgesichert.

Interaktionen

Potentielle Interaktionen von ddC mit anderen gleichzeitig angewendeten Medikamenten sind bisher nicht systematisch untersucht worden.

Interaktionen mit antiretroviral wirksamen Pharmaka (positive Ergebnisse)

- Bei In-vitro-Studien zur Absorption wurden keine Wechselwirkungen zwischen ddC und *Lamivudin* nachgewiesen.
- Bei gleichzeitiger Gabe von Zalcitabin/Zidovudin und dem Protease-Hemmstoff *Saquinavir* werden die pharmakokinetischen Parameter von Saquinavir nicht modifiziert.

Interaktionen mit anderen Arzneimitteln

- Die gleichzeitige Anwendung von potentiell neurotoxischen Medikamenten und ddC sollte vermieden werden. In diesem Kontext sind zu nennen: z.B. *Chloramphenicol, Cisplatin* (Anwendung bei AIDS-assoziierten Malignomen), *Dapson, Didanosin, Ethambutol, Ethionamid, Gold, Hydralazin, Isoniazid, Metronidazol, Phenytoin, Ribavirin, Stavudin* und die *Vinca-Alkaloide* (Vinblastin, Vincristin, Vindesin).
- Arzneimittel wie *Aminoglykoside, Amphotericin B, Foscarnet* oder *Probenecid* können das Auftreten und den Schweregrad einer peripheren Neuropathie oder sonstiger UAW von ddC erhöhen, da sie die renale ddC-Clearance reduzieren können.
- Vorsicht bei gleichzeitiger Anwendung von Pharmaka, die wie *Pentamidin i.v.* potentiell eine Pankreatitis auslösen können; die gleichzeitige Gabe mit ddC sollte unterbleiben. Unter dem gleichen Aspekt sind zu nennen: *Alkohol, Asparaginase, Azathioprin, Furosemid, Methyldopa, Östrogene, Sulfonamide, Silindac, Tetrazykline, Diuretika vom Thiazid-Typ, Valproinsäure* oder weitere Arzneimittel, die mit einer Entwicklung einer Pankreatitis assoziiert sein können.

Besondere Bemerkungen

DdC wird im Vergleich zu Zidovudin über ein unterschiedliches Phosphokinase-System aktiviert. Daraus erklären sich auch die unterschiedlichen Toxizitätsprofile beider Arzneimittel. Ferner ist dies auch eine wichtige Grundlage dafür, antiretrovirale Kombinationen oder alternierende Therapieregime wählen zu können, besonders wenn die resistenten Virus-Mutanten zunehmen.

Patienten mit milder, neu einsetzender oder progressiver Symptomatik einer peripheren Neuropathie sollten die ddC-Therapie unterbrechen, besonders wenn die Symptome über drei Tage andauern und bilateral ausgeprägt sind. Die Therapie kann mit einer 50-%igen Reduktion der regulären Dosis nur dann wieder aufgenommen werden, wenn die periphere Neuropathie sich in Richtung einer sehr milden Symptomatik »verbessert« hat. Die ddC-Dosis beträgt dann 0,375 mg alle 8 Stunden.

Spezielle Literatur

Broder S. Pharmacodynamics of 2',3'-dideoxycytidine: an inhibitor of human immunodeficiency virus. Am J Med 1990; 88 (Suppl 5B): 2S-7S

Collier AC, Coombs RW, Schoenfeld DA, et al. Extended treatment with saquinavir (SAQ), zidovudine (ZDV), and zalcitabine (ddC) vs SAQ and ZDV vs ddC and ZDV. In: Program and Abstracts of the 35th Interscience Conference on Antimicrobial Agents and Chemotherapy, San Francisco 1995, Abstract 1173

Delta Coordinating Committee. Delta: a randomised double-blind controlled trial comparing combinations of zidovudine plus didanosine or zalcitabine with zidovudine alone in HIV-infected individuals. Lancet 1996; 348: 283-291

Devineni D, Gallo JM. Zalcitabine: clinical pharmacokinetics and efficacy. Clin Pharmacokinet 1995; 28: 351-360

Drug Information for the Health Care Professional, USP DI (2002, 22nd Edition, Micromedex-Thompson Healthcare): pp 2963-2966

Fischl MA, Olson RM, Follansbee SE, et al. Zalcitabine compared with zidovudine in patients with advanced HIV-1 infection who received previous zidovudine therapy. Ann Intern Med 1993; 118: 762-769

Jeffries DJ. The antiviral activity of dideoxycytidine. J Antimicrob Chemother 1989; 23 (Suppl A): 29-34

Meng T-C, Fischl MA, Boota AM, et al. Combination therapy with zidovudine and dideoxycytidine in patients with advanced human immunodeficiency virus infection: a phase I/II study. Ann Intern Med 1992; 116: 13-20

Richman D, Staszewski S. HIV drug resistance and its implications for antiretroviral treatment strategies. International Medical Press Ltd (2nd Edition), London, Atlanta, 2000: p. 20-21

Tisdale M, Kemp SD, Parry NR, Larder BA. Rapid in vitro selection of human immunodeficiency virus type 1 resistant to 3'-thiacytidine inhibitors due to a mutation in the YMDD region of reverse transcriptase. Proc Natl Acad Sci USA 1993; 90: 5653-5656

Whittington R. Brogden RN. Zalcitabine: a review of its pharmacology and clinical potential in acquired immunodeficiency syndrome (AIDS). Drugs 1992; 44: 656-683

Yarchoan R, Perno CF, Thomas RV, et al. Phase I studies of 2',3'-dideoxycytidine in severe human immunodeficiency virus infection as a single agent and alternating with zidovudine (AZT) Lancet 1988; 1: 76-81

Sektion V
GRUNDLAGEN

1. **HIV: Natur des Virus**
   – von H. Rübsamen-Waigmann　　　　　　　　　　**(Stand: Mai '03)**

2. **HIV: Einführung in die Virologie**
   – von H. R. Gelderblom und G. Pauli　　　　　　　**(Stand: Januar '99)**

3. **Pathogenese von AIDS**
   – von J. Denner, J. L'age- Stehr und M. L'age　　**(Stand: April '02)**

4. **Stand der Impfstoffentwicklung gegen HIV**
   – von U. Marcus　　　　　　　　　　　　　　　**(Stand: November '02)**

5. **Pathologische Anatomie bei AIDS**
   – H. Müller und St. Falk　　　　　　　　　　　　**(Stand: April '92)**

6. **Neuropathologie bei der HIV-Krankheit**
   – von U. Woelki　　　　　　　　　　　　　　　**(Stand: Mai '96)**

HIV: Natur des Virus

H. Rübsamen-Waigmann

Der Ursprung des HIV

20 Jahre seit der Entdeckung des Erregers von AIDS durch die Französin Francoise Barré-Sinoussi und Kollegen sind hinsichtlich des Ursprungs des Virus drei Fakten akzeptiert:
1) Das Virus hat enge Verwandtschaft zu Retroviren der Affen (SIV = Simian Immunodeficiency Virus). Viren dieser Art existieren schon lange im Affen und im Menschen. Sie gehören zu den Lentiviren, die auch in anderen Spezies chronische degenerative Erkrankungen verursachen.
2) Die Pandemie hat ihren Ursprung in Afrika.
3) Die schnelle globale Verbreitung wäre ohne Flugzeuge und Massentourismus nicht möglich gewesen.

Verwandtschaft mit Retroviren des Affen

Vom AIDS-Erreger existieren zwei Familien: HIV-1 und HIV-2 (Abb.1). Von diesen Familien gibt es diverse Subtypen, die mit den Buchstaben A, B, C etc. bezeichnet werden (Abb. 2 und 3). HIV-1 Subtyp B ist in den USA und Europa am weitesten verbreitet, aber andere HIV-1-Subtypen (und wesentlich seltener HIV-2) werden zunehmend aus Endemiegebieten eingeschleppt.

Afrika ist bekannt als ein Reservoir für nichthumane Lentiviren von Affen

Inhalt

Der Ursprung des HIV	S. 1
Genetische Variabilität (Quasi-Spezies und molekulare Epidemiologie)	S. 2
HIV in Körperflüssigkeiten Virustiter im Blut, in Genitalsekreten, Speichel, Muttermilch u.a.	S. 11
Zelluläre und klinische Latenz	S. 14
Prognose-Parameter	S. 16
Entwicklung antiretroviraler Medikamente HIV-Vakzine und Immuntherapie	S. 16
Literatur	S. 22
Zusammenfassung	S. 24

(Simian Immunodeficiency Virus; SIV). HIV-2 ist eng verwandt mit SIV-Isolaten aus Rhesus-Makaken (SIV_{MAC}), die erst in Gefangenschaft mit dem SIV-Stamm SIV_{SMM} (natürlicher afrikanischer Wirt: sooty mangabey monkey) infiziert wurden. DNA-Sequenzanalysen zeigen, dass die bekannten SIV-Isolate zu etwa 75 Prozent mit HIV-2 und nur zu etwa 40 Prozent mit HIV-1 homolog sind. Diese Verwandtschaftsverhältnisse führen zu der Vorstellung, dass sich der Stamm $SIV_{MAC/SMM}$ mit HIV-2 gemeinsam entwickelt hat (Levy, J.A., 1998; Anderson, R.M., 1991; Dietrich, U. et al., 1989) (Abb. 1).

Interessant ist in diesem Zusammenhang ein von uns entdeckter HIV-2-Subtyp B (HIV-2_{D205}, Dietrich, U. et al., 1989).

| Epidemiologie | Praxis | Klinik | Therapie |

Das Virus steht im Stammbaum vor der Abspaltung der HIV-2-Stämme des Subtyps A sowie der SIV-Stämme und zeigt zu SIV ebenfalls 25 Prozent genetische Divergenz (Abb. 1). Dieser Befund sowie ähnliche Beobachtungen bei Viren aus Schimpansen SIVcpz (Gao, F. et al, 1999) führen zu der Hypothese, dass Viren dieser Art vermutlich schon lange in Affen und Menschen existiert haben und dass es mehrfache Wirtswechsel gegeben hat (siehe Abb. 1).

Der Unterschied zwischen den Familien HIV-2 und HIV-1 lässt sich durch eine kontinuierliche Mutation sowie durch Rekombinationen innerhalb beider Virusfamilien erklären. Die Tatsache, dass die großen HIV-Familien in ihrem Erbgut nur noch zu zirka 45 Prozent verwandt sind, weist auf die lange Zeit hin, die sie zu ihrer Evolution hatten. Eigen und Mitarbeiter berechneten, dass die Abspaltung von SIV und HIV-2 zirka 150 Jahre zurückliegt, die von HIV-1 und HIV-2 jedoch mindestens 900 Jahre. Den Ursprung des HIV vermutet man in Zentralafrika. Mathematische Berechnungen haben ergeben, dass ein Zeitraum von zirka 100 Jahren notwendig gewesen ist, den epidemischen Ausbruch auszulösen. Die Verbreitung erfolgte zunächst innerhalb Afrikas über Stammesrituale (zum Beispiel Blutrituale), Prostitution, Urbanisation sowie Völkerbewegungen in Folge von Kriegen und Vertreibungen. Nach einer anfänglich sehr langsamen Ausbreitung der HIV-Infektion wurde der Prozess durch Änderungen im sozialen und infrastrukturellen Umfeld (neue Verkehrswege, Zerbrechen sozi-kultureller Traditionen) beschleunigt. Im Zuge des Tourismus gelangte der Subtyp B von HIV-1 nach Haiti, von dort in die USA und von dort nach Europa. Etwas später erfolgte die Ausbreitung anderer afrikanischer HIV-Stämme in andere Regionen der Welt, zum Beispiel wurde der HIV-1 Subtyp C zusammen mit HIV-2 nach Indien eingeschleppt (Rübsamen-Waigmann, H. and Maniar, J.K., 1991, Rübsamen-Waigmann et al., 1991, Grez et al., 1994), der HIV-1 Subtyp E zusammen mit B nach Thailand (Chantapong, W. et al., 1995).

Molekulare Epidemiologie
Variationen innerhalb eines Patienten – Variationen innerhalb einer Population

Ein wesentliches Charakteristikum von HIV ist seine extrem hohe Mutationsrate. HIV hat ein Erbgut, das zirka 1/3 Millionstel des Erbguts des Menschen ausmacht. Wenn die virale Erbinformation durch das viruseigene Enzym, die Reverese Transkriptase, einmal kopiert wird, entstehen im Schnitt drei Veränderungen. In jedem Infizierten findet also eine »Mini-Evolution« statt.

Kurz nach der Infektion ist das Variantenspektrum eng (< 1 Prozent genetische Divergenz) und wird mit fortschreitender Zeit immer breiter. Dieses Spektrum von Varianten wird als Quasispezies bezeichnet. Durch die Fehler bei der Kopie des viralen Erbguts können Viren entstehen, die nicht lebensfähig sind, aber auch solche, die sich in dem Patien-

| Grundlagen | Diagnostik | Prophylaxe | Recht |

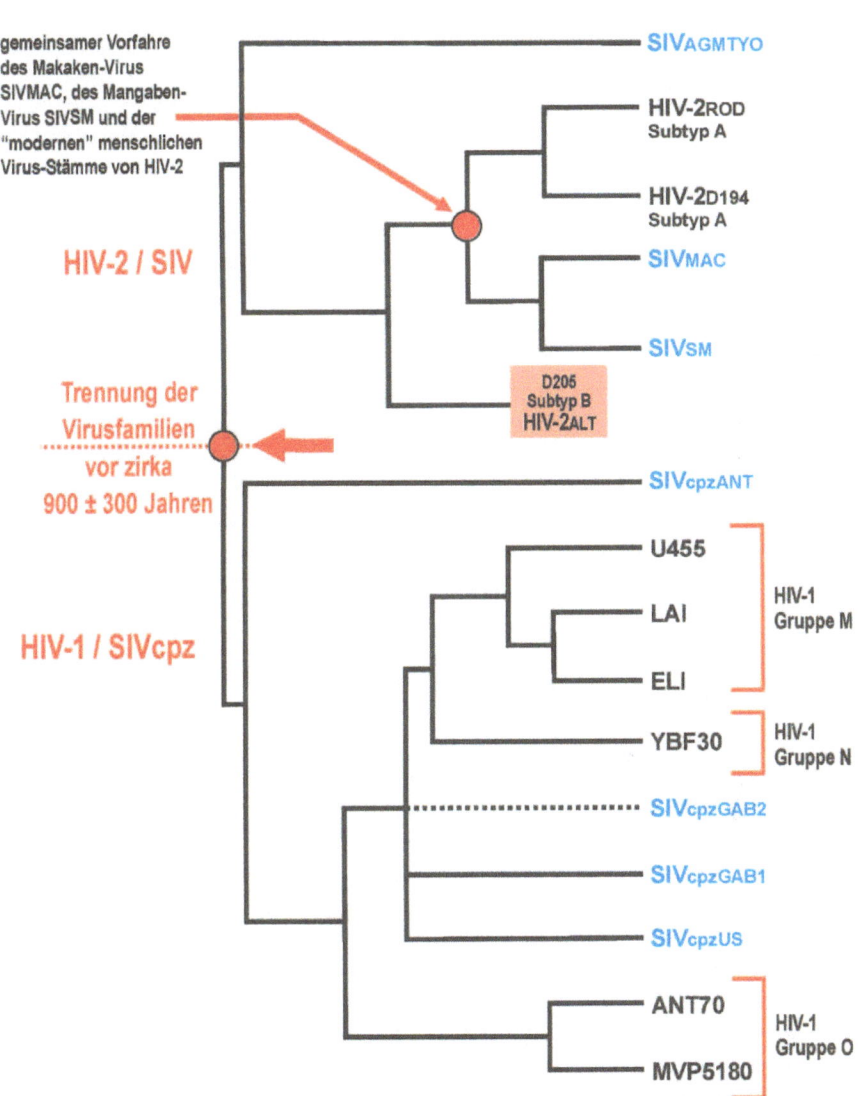

Abb. 1: Die Trennung der Virusfamilien HIV-1 und -2. Der Stammbaum der AIDS-Erreger wurzelt aller Wahrscheinlichkeit nach in Afrika, und hier ist HIV schon lange im Menschen und Affen vorhanden. Lediglich seine Verbreitung (vermutlich bedingt durch den Bau der Fernstraßen, Großstädte und durch Bevölkerungsbewegungen) ist neu.

Epidemiologie Praxis Klinik Therapie

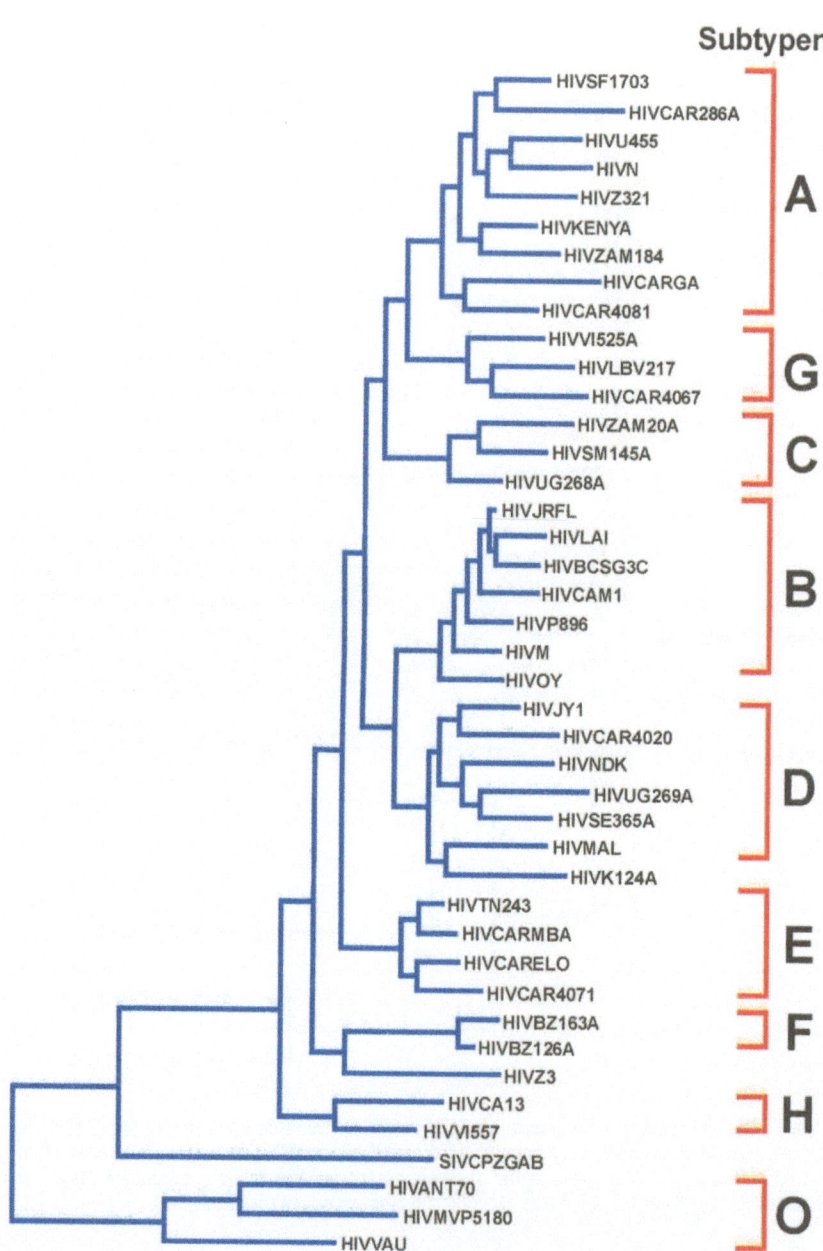

Abb. 2: Die HIV-1-Subtypen nach HIV-1 *env*-Sequenzen geordnet.

| Grundlagen | Diagnostik | Prophylaxe | Recht |

ten den »Umweltbedingungen« besser anpassen können: Sie können zum Beispiel dem Angriff des Immunsystems ausweichen, weil sie nicht mehr »erkannt« werden oder Medikamenten ausweichen, die der Patient einnimmt, weil Änderungen ihres genetischen Codes ihre Enzyme gegenüber AIDS-Medikamenten unempfindlich machen (sogenannte resistente Viren).

In einer Studie an Hämophilie-Patienten, die mit ein und derselben Charge einer Faktor-VIII-Präparation in Edinburgh infiziert worden waren und die deswegen ein identisches »Ausgangsvirus« hatten, zeigte sich, dass die Geschwindigkeit, mit der sich die Varianten in den Patienten bildeten, individuell sehr unterschiedlich war. Noch ist es nicht gelungen, eine Korrelation zwischen dem Vorkommen verschiedener Varianten bei einem Patienten und dem Erkrankungsverlauf beziehungsweise dem Ausbruch von AIDS herzustellen. Von einem Gen, *nef*, nimmt man allerdings an, dass es für die Pathogenität des Virus wesentlich ist. Ist es zerstört, können die Viren im Organismus zwar noch wachsen, der Krankheitsprozess ist aber deutlich verlangsamt.

Die größte Heterogenität innerhalb der Quasispezies wird in den Teilen des viralen Erbgutes gefunden, die für die Ausbildung der viralen Regulationsproteine und für das Hüllprotein (*env*) kodieren. Auf der Ebene der Aminosäurenzusammensetzung dieser Regionen wurden zwischen HIV-1-Viren verschiedener Patienten Unterschiede bis zu 40 Prozent nachgewiesen. Nach wie vor wird viel Arbeit darin investiert, einen Zusammenhang zwischen den Sequenzunterschieden und den funktionalen Unterschieden der verschiedenen HIV-Subtypen aufzuklären, mit dem Ziel, die Pathogenität und Immunogenität verschiedener Varianten zu verstehen. Die Hoffnung, durch weltweites Studium von *env*-Varianten allgemeine Prinzipien für die Impfstoffentwicklung ableiten zu können, wurde allerdings bislang enttäuscht.

Die genetische Vielfalt der HIV-Varianten kann aber auch als Beweis für Übertragungsketten verwendet werden. Liegt eine Infektion erst kurz zurück, ist die Erbinformation zwischen Spender- und Empfängerviren nahezu identisch. Meist ist sie so charakteristisch, dass diese Identität als Beweis für den kausalen Zusammenhang gelten kann. So konnte beispielsweise bei einem vor mehreren Jahren operierten Patienten die Infektion über ein Gerinnungspräparat aus asservierten Virusisolaten eindeutig nachgewiesen werden. Die Genanalyse seines Virus zeigte, dass es identisch mit Viren war, die man aus nachweislich mit demselben Präparat infizierten Hämophilien gewonnen hatte (Rübsamen-Waigmann, H. et al., 1994). Auch für forensische Ermittlungen wird die Methode des »genetischen Fingerabdrucks« der Viren angewendet.

Mittlerweile wurden viele tausend Virusisolate aus allen Ländern der Welt mittels der Polymerasen-Kettenreaktion (PCR-Technik) und der DNA-Sequen-

| Epidemiologie | Praxis | Klinik | Therapie |

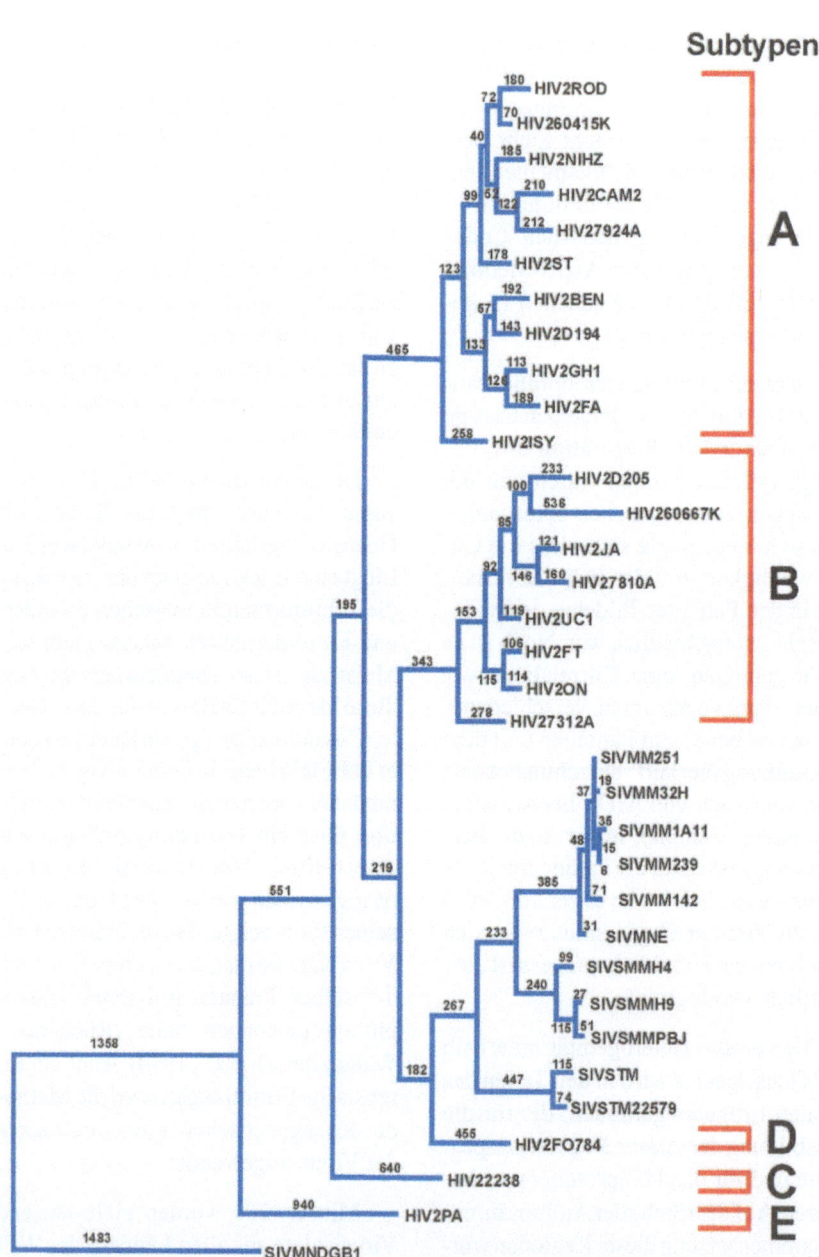

Abb. 3: Die HIV-2-Subtypen nach HIV-2 *gag*-Sequenzen geordnet.

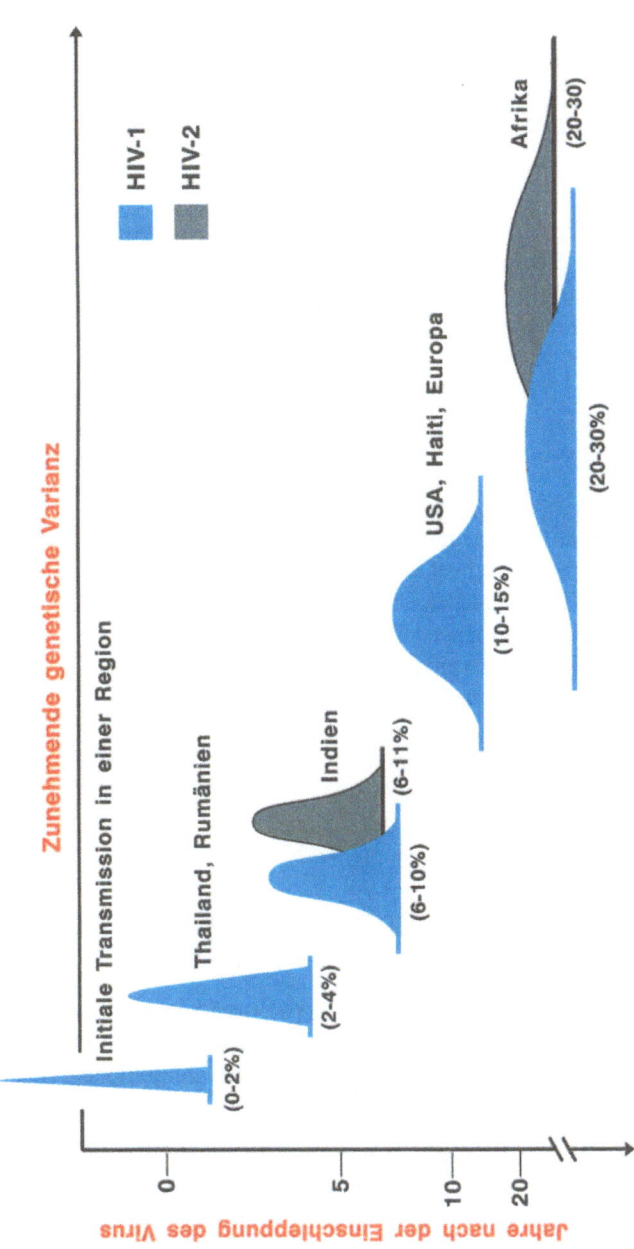

Abb. 4: Die Entwicklung der genetischen Varianz von HIV-1 und HIV-2 mit zunehmender Zeit nach Einschleppung in eine Region (Stand zirka 1992).

Epidemiologie   Praxis   Klinik   Therapie

zierung charakterisiert und anhand ihrer Ähnlichkeiten beziehungsweise Unterschiede in phylogenetische Stammbäume eingeordnet. Von HIV-1 sind inzwischen mehr als 10 Subtypen bekannt (Abb. 2), von HIV-2 gibt es mindestens 5 Subtypen (A - E, Abb. 3). Der HIV-2 Subtyp B wurde erstmals in Deutschland isoliert (Dietrich, U. et al., 1989). Allerdings sind auf genetischer Ebene weitere Hinweise gewonnen worden, dass es noch mehr HIV-2-Subtypen gibt. (Abb. 3). Bislang war es aber nicht möglich, HIV-2 Subtypen D-E zu züchten.

Während man bis 1990 glaubte, HIV-2 komme außerhalb Afrikas nur sporadisch vor, wurde Anfang der 90er Jahre in West-Indien eine HIV-2-Epidemie nachgewiesen, die parallel zu einer HIV-1-Epidemie verlief (s.o.). Die weitere Ausbreitung von HIV-2 weltweit verläuft aber nach wie vor deutlich langsamer als die von HIV-1. Interessant ist, dass die Äste der »Stammbäume« der indischen HIV-1- und -2-Varianten im Jahr 1992 noch sehr kurz waren. Dies sprach dafür, dass die Epidemie in diesem Land zu diesem Zeitpunkt jung war und HIV-1 wie HIV-2 den indischen Kontinent erst Ende der achtziger Jahre und etwa zum gleichen Zeitpunkt erreichten, (Rübsamen-Waigmann, H. et al., 1991; Dietrich, U. et al., 1993). Heute ist Indien aber einer der Teile der Welt, in dem die Epidemie am Stärksten wächst.

Das Variantenspektrum von HIV ist in einer gegebenen Population also umso breiter, je älter die Epidemie ist (Abb. 4). Bei über 40 Millionen lebender Infizierter weltweit im Jahr 2002 (WHO) und einer jährlichen Neuinfektionsrate (WHO) von zirka 6 Millionen scheint die Entwicklung eines vor Infektion sicher schützenden Impfstoffs mit derzeitigen Techniken hoffnungslos, denn jeder einzelne Infizierte entwickelt im Lauf seiner chronischen Infektion neue Varianten. Hinzu kommt, dass es »Überinfektionen« mit verschiedenen HIV-1-Subtypen gibt und diese Subtypen sodann rekombinieren (also Teile ihrer Erbinformation austauschen) können. Die Tatsache, dass selbst ein Langzeit-Überlebender, der eine sehr gute immunologische Kontrolle über sein Virus hatte, mit einem zweiten Stamm überinfiziert wurde (Goulder, P.J.R und Walker, B.D., 2002) hat die Hoffnung darauf, dass man einen sicheren Infektionsschutz über eine Impfung generieren könnte, weiter gedämpft. Impfstoffe, die eine Infektion zulassen, aber den Krankheitsverlauf dämpfen, sind denkbar, jedoch auch noch nicht entwickelt.

Heterogenität im Zelltropismus

HI-Viren können in zahlreichen Gewebetypen, allerdings in stark variierenden Konzentrationen nachgewiesen werden (lymphoretikuläres - hämatopoetisches System, Nervensystem, Gelenke, Haut, Gastrointestinaltrakt, Thymus, Leber, Niere, Nebenniere, Herz, Augen, Prostata, Hoden, Speicheldrüsen, Plazenta und fötales Gewebe). Hinweise auf den Befall des endokrinen Gewebes sind selten, klinisch sind aber hormonelle Störungen nicht unbekannt.

Tabelle 1 gibt eine Übersicht über die bislang bekannten Zellen, in denen HIV nachgewiesen wurde.

Die Hauptzielzellen des HIV sind jedoch $CD4^+$-T-Lymphozyten und Monozyten/Makrophagen. $CD4^+$-T-Lymphozyten haben meist den höchsten Virustiter. Die erfolgreiche Virusinfektion eines Zell- oder Gewebetyps ist dabei abhängig von:
- der Effektivität des Viruseintrittes in die Zielzelle selbst und
- dem durch das intrazelluläre Milieu unterstützten Vermehrungsprozess.

Zelluläres Wirtsspektrum

Untersuchungen mit einer Vielzahl von HIV-Isolaten zeigten relativ früh, dass einige dieser Isolate auf etablierten Zelllinien, wie zum Beispiel humanen T- und B-Zellen und Monozyten vermehrt werden konnten, während andere diese Zelllinien nicht infizierten. HIV-Isolate aus dem ZNS infizieren und vermehren sich bevorzugt in Makrophagenkulturen. Während einige HIV-Isolate aus peripheren Blutlymphozyten bevorzugt auf Lymphozyten-Zellkulturen wachsen, wachsen andere besser auf Makrophagen (Von Briesen, H. et al., 1990).

Dabei kann von der HIV-Vermehrung in einer Zelle (zum Beispiel dem Lymphozyten) nicht auf die Replikationsfähigkeit desselben Virus in einer anderen Zelle (zum Beispiel im Makrophagen) geschlossen werden (Von Briesen, H. et al., 1990). Es gibt sowohl HIV-Stämme, die besonders gut auf Lymphozyten wachsen als auch solche, die besonders gut auf Monozyten/Makrophagen vermehrungsfähig sind und solche mit vergleichbarem Tropismus für beide Zielzellen. Verantwortlich dafür ist u.a. die Ausstattung dieser Zellen mit Co-Rezeptoren für das Virus [CXCR4 für die Vermehrung in Lymphozyten (Amara et al, 1997) und CCR5 für die Vermehrung in Makrophagen (Alkhatib et al, 1996)]. Aber selbst wenn beispielsweise ein Makrophage die Produktion neuer Viren eines lymphotropen Typs nicht unterstützt, beherbergt er das Virus in quasi latenter Form und kann es bei Kontakt mit einem Lymphozyten an diesen weitergeben. Hinzu kommt, dass bei der Untersuchung frischer Isolate des Virus auf frisch gewonnenen menschlichen Zellen der Tropismus nicht mehr so eindeutig festgestellt werden kann, eben weil im Patienten eine Quasispezies der Viren vorliegt.

Auch im Verlauf der persistierenden Infektion innerhalb eines Patienten treten Änderungen der biologischen Eigenschaften der Virus-Varianten auf. HIV-Isolate von asymptomatischen Patienten vermehren sich meist langsamer auf Lymphozyten und erreichen einen geringeren Titer in Kultur (sogenannte NSI- = non syncytium inducing Isolate). Isolate von AIDS-Kranken vermehren sich dagegen sehr schnell und induzieren Zellfusionen (Synzytien-bildende Isolate, SI). Dennoch werden kurz vor dem Tod der Patienten häufig Viren ge-

Epidemiologie　　　　Praxis　　　　　　Klinik　　　　　　Therapie

Tabelle 1: HIV-infizierbare menschliche Zell- und Gewebetypen*.

Hämatopoese
T-Lymphozyten
B-Lymphozyten
Makrophagen
NK-Zellen
Megakaryozyten
Eosinophilie
Dendritische Zellen
Promyelozyten
Stammzellen
Thymozyten
Thymusepithelzellen
Follikulär-dendritische Zellen
Knochenmarkendothelzellen
Knochenmarkstroma-
　fibroblasten

Gehirn
Kapilläre Endothelzellen
Astrozyten
Makrophagen
　(Mikroglia)
Oligodendrozyten
Zellen des Plexus choroideus
Ganglienzellen
Neuroblastomzellen
Glioma-Zelllinien
Neurozyten

Haut
Langerhans-Zellen
Fibroblasten

Magen-Darm-Trakt
Säulen- und Goblet-Zellen
Enterochromaffine Zellen
Kolonkarzinom-Zellen

Sonstige
Myokard
Zellen der Nieren-Tubuli
Synovialmembranen
Leberzellen
Endothel der Lebersinusoide
Leberkarzinom-Zellen
Kupfferzellen
Dentale Pulpfibroblasten
Mundschleimhautzellen
Lungenfibroblasten
Fötale Nebennierenzellen
Nebennierenkarzinom-Zellen
Brustepithelzellen
Retina
Epithelzellen des Uterus
Epithelzellen der Zervix
Epithelzellen der Vagina
Zervix (-Epithel?)
Prostata
Testes
Harnröhre
Osteosarkom-Zellen
Muskelzellen
Rhabdomyosarkom-Zellen
Fötale Chorionzotten
Plazenta-Trophoblasten

Folgelieferung Mai/2003

* Die Infizierbarkeit wurde durch *In-vitro-* und *In-vivo-*Studien ermittelt (Levy, J.A., 1998).

10 / Natur des Virus V. 1

funden, die sich weder in Lymphozyten noch in Makrophagen gut vermehren (Von Briesen, H. et al., 1990; Levy, J.A., 1998).

Die hohe genetische und biologische Variabilität von HIV kann auch die Tatsache erklären, dass ein HIV-Isolat, das zwei verschiedene Individuen infiziert, unterschiedliche pathogenetische Mechanismen hervorruft. Art und Ausmaß der Erkrankung werden von der Fähigkeit des Virus abhängen, sich in den jeweiligen Wirtszellen zu vermehren und zu verbreiten, von der Immunreaktion des Organismus und davon, welche neuen Varianten sich bilden (Levy, J.A., 1998; Rübsamen-Waigmann, H. et al., 1989).

HIV in Körperflüssigkeiten

Die Übertragbarkeit eines Virus wird durch die Anzahl infektiöser Viruspartikel und infizierter Zellen in Körperflüssigkeiten und den Kontakt mit diesen Flüssigkeiten bedingt.

Epidemiologische Studien in den 80er Jahren zeigten relativ früh, dass Sexualkontakte und kontaminierte Blutprodukte beziehungsweise Injektionsnadeln die wahrscheinlich häufigsten Übertragungswege für HIV darstellen. Die Vermutung im Jahre 1981/82, dass sich die Erkrankung vorwiegend unter homo- und bisexuellen Männern sowie unter Drogenabhängigen (intravenös) ausbreiten würde, konnte nicht lange aufrechterhalten werden. Eine Infektion von Heterosexuellen, Transfusionspatienten und Hämophilen sowie die Übertragung von der Mutter auf ihr Kind waren schon 1983 erkannt. Dabei ist beachtlich, dass bereits im März 1983, also zirka 15 Monate nach der Erstbeschreibung des Krankheitsbildes in verschiedenen amerikanischen Städten von den »Centers for Disease Control« der USA die Übertragungswege (ohne Kenntnis des Erregers!) festgestellt worden waren und Vorsorgemaßnahmen empfohlen wurden, die bis heute nichts von ihrer Gültigkeit verloren haben.

Bis heute sind diese Übertragungswege – Blut, Sexualkontakt, Mutter/Kind – unverändert und können durch die Konzentrationen an infektiösem Material in den entsprechenden Körperflüssigkeiten erklärt werden (Pan, L., 1993; Hirsch, M.S., 1990; Levy, J.A., 1998; siehe auch Kap. VII.1 »HIV-Risiko und präventive Maßnahmen im medizinischen Bereich«). Übertragungen von der Mutter auf das Kind lassen sich heute jedoch durch Medikamente und Entbindung per Kaiserschnitt fast völlig vermeiden (siehe Kap. III.10 »HIV-Infektion und Schwangerschaft«).

HIV-Konzentration im Blut

Da das Blut bei der Übertragung von AIDS eine große Rolle spielte, wurde der Virustiter im Blut infizierter Patienten bestimmt. Nahezu in allen untersuchten Blutproben ist infektiöses Virus vorhanden, unabhängig davon, ob der betreffende Patient asymptomatisch ist oder aber AIDS entwickelt hat. Es lässt sich sowohl freies, infektiöses Virusmaterial nachweisen, wie HIV-infizierte Zellen. Extreme Unterschiede finden sich allerdings, je nach Stadium der Erkrankung, in der Virusmenge.

Während der Primärinfektion, in der die Virusmenge noch nicht durch die Immunreaktion kontrolliert wird, können bis zu > 1 Million Viruspartikel/ml Blut gebildet werden. Nach der Serokonversion zeigen symptomfreie Infizierte einen durchschnittlichen Wert von 10.000 IP/ml (I.P. = infektiöse Partikel, freies Virus) und zusätzlich eine Konzentration an virusinfizierten Zellen von 5.000 IP/ml. Die Konzentration der virusinfizierten Zellen ist nicht nur um den Faktor 50 höher, sondern diese Zellen sind auch in der Lage, Tausende von infektiösen Partikeln (freies Virus) zu produzieren und freizusetzen. Nach Berechnungen von D. Ho, werden pro Tag 10^9 Viren produziert und ebenso viele Viren vernichtet. Die Lebensdauer eines infizierten Lymphozyten wird auf 2,2 Tage geschätzt (Perelson et al, 1996), es gibt aber auch Lymphozyten, die über Jahre leben können und »Reservoirs« von HIV sind.

Während der symptomatischen Stadien der Erkrankung verändern sich diese Werte und liegen bei AIDS-Patienten für freies Virus bei bis zu >1 Million Partikel/ml und einer Infektionsrate der $CD4^+$-Zellen von 1:10. Die Wahrscheinlichkeit einer Infektion durch Übertragung HIV-infizierter Zellen steigt also mit dem Fortschreiten der Erkrankung.

Heute bestimmt man die Virusmenge mit empfindlichen gentechnischen Verfahren. Die Viruslast kann zwischen Werten unter der Nachweisgrenze der Tests und mehr als 1 Million liegen und hat große prognostische Aussagekraft. Die Korrelation von Plasmaspiegeln und klinischen Stadien zeigt eindeutig, dass hohe Virustiter bei kleinen $CD4^+$-Zellzahlen in direktem Zusammenhang mit dem Risiko stehen, AIDS-spezifische Symptome zu entwickeln. Bestimmungen der Virusbelastung gehören daher inzwischen zur Routine bei der Betreuung HIV-Infizierter und sind unverzichtbar bei Entscheidungen über Therapiebeginn, Medikamentenauswahl und Medikamentenwechsel. Die prognostische Bedeutung der CD4-Zellzahl-Bestimmung ist allerdings nach wie vor ein mindestens ebenso wichtiger Parameter.

HIV-Konzentration in Genitalflüssigkeiten

Generell sind in 10 bis 30 Prozent der untersuchten Genitalflüssigkeiten freie Viren und/oder infizierte Zellen nachweisbar. Die Konzentration an freien Viruspartikeln liegt bei zirka 10-50 IP/ml. Eine Korrelation zwischen der Konzentration an Viruspartikeln in diesen Sekreten und dem klinischen Stadium ist naheliegend.

In Vaginalflüssigkeiten können nur selten freie Viren, häufig aber virusinfizierte Zellen nachgewiesen werden. In Samenflüssigkeiten beträgt die Anzahl virusinfizierter Zellen 0.01-5 Prozent. In den Genitalflüssigkeiten sind somit meist die HIV-infizierten Zellen und nicht das freie Virus die entscheidende

Quelle für die Übertragung. Dies ist besonders dann der Fall, wenn zusätzlich eine Geschlechtskrankheit vorliegt, und die Anzahl inflammatorischer Zellen - und damit natürlich auch die Zahl HIV-infizierter Zellen – drastisch ansteigt. Generell geht man davon aus, dass eine zusätzliche Geschlechtskrankheit die Wahrscheinlichkeit der HIV-Übertragung 3-5fach erhöht (siehe Tab. 2). Eine sehr konsequente Behandlung zusätzlicher Geschlechtskrankheiten, auch von Herpes genitalis, ist also bei HIV-Infizierten angezeigt.

Tabelle 2: Isolierung von HIV-Partikeln aus Körperflüssigkeiten (aus: Levy, J.A., 1998).

Körperflüssigkeiten	nachgewiesenes Virus/Probenzahl	geschätzte HIV Menge (IP/ml)[1]
Freie Viren in Sekreten		
Plasma	33/33	1-5,000[2]
Tränen	2/5	<1
Ohrensekret	1/8	5-10
Speichel	3/55	<1
Schweiß	0/2	–[3]
Fäzes	0/2	–
Urin	1/5	<1
Vaginal- und Zervikalsekret	5/16	10
Samen	5/15	10-50
Milch	1/5	10
Zerebrospinalflüssigkeit	21/40	10-10,000
Infizierte Zellen in Sekreten		
PBMC	89/92	0,001-1 %
Speichel	4/11	<0,01 %
Bronchialsekret	3/24	unbekannt[4]
Vaginal- und Zervikalsekret	7/16	0,1 %
Samen	11/28	0,01-5 %

[1] IP = Infektiöse Partikel
[2] Hohe IP-Werte = symptomatische Phase. Die Gesamtzahl der Viruspartikel kann 1000-fach höher liegen, da auch viele nicht-infektiöse Viren gebildet werden
[3] Kein Virus nachgewiesen
[4] Nicht untersucht

Epidemiologie   Praxis   Klinik   Therapie

HIV-Konzentration in anderen Körperflüssigkeiten

Die Untersuchungen zum Virustiter vieler weiterer Körperflüssigkeiten (Speichel, Bronchoalveolar-Lavage, Amnion, Tränen, Schweiß u.a.) zeigen eindeutig, dass sie bei der Übertragung der Erkrankung keine oder eine geringere Rolle spielen. Im Speichel zum Beispiel konnte nur bei weniger als 10 Prozent aller untersuchten Patienten eine geringe Anzahl von Viruspartikeln (zirka 1 IP/ml) nachgewiesen werden. Der relativ geringe Virustiter im Speichel wie auch in den anderen genannten Körperflüssigkeiten kann zum Teil durch die Gegenwart von unspezifischen, natürlichen Hemmstoffen wie zum Beispiel von Fibronektin oder Glykoproteinen, aber auch von Immunglobulinen erklärt werden. Diese Substanzen »kleben« an den Außenwänden der Zellmembranen (im Fall der Immunglobuline der Viren) und blockieren so die Verbreitung der Viren von Zelle zu Zelle.

Muttermilch enthält allerdings genügend infizierte Zellen und Viren, so dass sie eine Gefahr für das Neugeborene darstellt. Es ist daher dringend davon abzuraten, dass HIV-infizierte Frauen stillen.

Latenzphänomene

Theoretisch kann zwischen zwei Formen der Latenz unterschieden werden: der zellulären Latenz und der klinischen Latenz.

- Der Begriff der **zellulären Latenz** beschreibt das Infektionsstadium, in dem zwar die DNA des HI-Virus in der Zelle – eingebaut in zelluläre DNA als sogenanntes Provirus – vorhanden ist, aber dort nicht vermehrt wird, keine viralen Proteine und keine neuen Viren gebildet werden (silent infection).

- Als **klinische Latenz** wird der Zeitraum bezeichnet, der zwischen dem Tag der Infektion, dem Abklingen der Symptome der Primärinfektion und dem Erkennen der ersten schweren klinischen Symptome liegt und damit die symptomfreie Phase der Patienten darstellt (Levy, J.A., 1998; siehe auch Kap. VI.1 »Labordiagnostik der HIV-Infektion« und Kap. VI.2 »Direkte Nachweismethoden der HIV-Infektion«).

Allerdings verlaufen auch die Primärinfektionen keineswegs immer symptomfrei, sondern können u.a. mit Grippeähnlichen Beschwerden, die auch dem Pfeifferschen Drüsenfieber ähneln, einhergehen. Es wird vermutet, dass in dieser ersten Phase der Virusvermehrung die Weichen für den späteren Verlauf der Erkrankung gestellt werden: Wird viel Virus produziert und erfolgt damit eine starke Besiedlung der lymphoiden Organe, so ist die Wahrscheinlichkeit des baldigen Auftretens AIDS-definierender Erkrankungen hoch (siehe auch Kap. V.3 »Immunpathologie«). Diese These hat zu Studien geführt, in denen geklärt werden soll, ob eine sofortige Behandlung mit antiviralen Medikamenten nach der Infektion den primären Immunschaden verringert und dem Infizierten so-

| Grundlagen | Diagnostik | Prophylaxe | Recht |

dann eine bessere immunologische Kontrolle der Infektion erlaubt (Verschiebung des Krankheitsverlaufes in den Status von Langzeit-Überlebenden). In Studien an Affen konnte dies eindeutig belegt werden: Eine nur 4-wöchige Therapie in der Akutphase senkte die Viruslast in dieser Phase drastisch und führte danach zu einer exzellenten Kontrolle des Virus durch die Tiere, ohne jede weitere Therapie (Mori, K. et al., 2000). Studien am Menschen haben zu sehr ähnlichen Ergebnissen geführt (Oxenius, A. et al., 2000; Rosenberg, E.S. et al., 1997). Es ist daher eine Post-Expositions-Therapie auch dann zu empfehlen, wenn zwischen der vermuteten Infektion und dem Beginn der Therapie so viel Zeit verstrichen ist, dass eine Verhinderung der Infektion nicht mehr erwartet werden kann und wenn noch keine Serokonversion erfolgt ist (letztere zeigt an, dass hohe Virustiter bereits erreicht wurden und ein Schutz der HIV-spezifischen Lymphozyten vor HIV und deren Expansion vermutlich nicht mehr erreicht werden kann).

Zelluläre Latenz

Untersuchungen an HIV-infizierten Zellkulturen gaben Hinweise darauf, dass eine zelluläre Latenz *in vitro* beobachtet werden kann. Es ist aber bis heute unklar, inwieweit diese Ergebnisse auf die normale »*In-vivo*-Situation« übertragen werden können. Es gilt jedoch als sicher, dass im Patienten ein Reservoir an latent infizierten Zellen existiert und dass dieses als normales Phänomen einer HIV-Infektion anzusehen ist.

Die Mechanismen, die eine zelluläre Latenz beeinflussen, das heißt die Latenzphase einleiten beziehungsweise aufheben, sind noch nicht in allen Einzelheiten bekannt oder verstanden. Auf molekularbiologischer Ebene werden die viralen Regulationsproteine, wie z.B. *tat*, *ref*, *nef* und einige zelluläre Faktoren, als beeinflussende Parameter diskutiert. UV-Bestrahlung und Viren der Herpes-Gruppe aktivieren eine HIV-Infektion *in vivo* (Levy, J.A., 1998; Mosca, J.D. et al., 1987), ebenso wie *in vitro* nachgewiesen werden konnte, dass latente HIV-Genome durch diese Einflüsse zur Replikation übergehen. Eine konsequente Behandlung von Herpes bei HIV-infizierten ist in diesem Zusammenhang zu befürworten.

Klinische Latenz

Die klinische Latenz wird nicht nur von intrazellulären Faktoren beeinflusst, sondern in erheblichem Maß auch von immunologischen Reaktionen der HIV-infizierten Patienten. Sie beeinflussen neben den Eigenschaften der Virus-Varianten auch Zeit und Verlauf der Erkrankung und damit den Zeitraum bis zur Ausprägung erster Symptome. Insbesondere zytotoxische T-Zellen scheinen für die Aufrechterhaltung der klinischen Latenz verantwortlich zu sein.

Zusammenfassend kann festgehalten werden:
- Alle HIV-infizierten Individuen haben Zellen, in denen das Virus vermehrt wird.
- Die meisten Infizierten zeigen innerhalb von 1 bis 3 Monaten eine Sero-

konversion bedingt durch die Virusvermehrung.
- Sehr seltene Ausnahmefälle serokonvertieren erst nach einem Jahr. In diesen Fällen scheinen anfangs latente Infektionen zu überwiegen.
- Antivirale Behandlung in der Akutphase kann die klinische Latenz-Zeit sehr signifikant verlängern.

Prognose-Parameter

Es sind eine Vielzahl von Studien durchgeführt worden, mit dem Ziel, zuverlässige Prognose-Parameter zu finden, die es ermöglichen, die Stadien der Infektion und den Krankheitsverlauf vorauszusagen. Anfangs wurden folgende Parameter zur Abschätzung der Prognose eingesetzt:

- Niedrige $CD4^+$-Zellzahl
- Hoher Virustiter (als freies Virus oder virale Nukleinsäure in den Zellen)
- Verringerte antivirale zelluläre Immunität (CD8+)
- Verringerte Hypersensitivitätsreaktion
- Niedriger Antikörpertiter für p25 und p17 GAG Protein
- Hohe Konzentration von b2-Mikroglobulin im Serum
- Virustyp

Zusätzlich gaben einige Autoren folgende Parameter an:

- Hohe Konzentration von löslichem IL-2-Rezeptor
- Hohe Konzentration von TNF-Rezeptor im Serum
- Hohe p25-Antigenmengen
- Sinkende Konzentrationen an Dehydroepiandrosteron im Serum
- Verringerte CRI-Expression in Erythrozyten
- Hohe Konzentration von Neopterin im Urin
- Verringerte Anzahl CD8+
- Anstieg der Konzentration von Myelinprotein

Bis auf die CD4-Zahl und die Bestimmung der Virusmenge haben die anderen Parameter heute jedoch kaum noch Bedeutung. Die Kultivierung und Typisierung der Viren, die früher durchgeführt wurde (Von Briesen, H. et al.; 1987; Rübsamen-Waigmann, H. et al., 1991), ist nicht für die Routine geeignet und ist durch molekularbiologische Tests ersetzt worden, welche die Virusmenge im Blut verlässlich messen und die virale »Aktivität« anzeigen. Allerdings muss festgehalten werden, dass die zunehmende Zahl von nicht-B HIV-1-Subtypen in den USA und Europa durchaus zu Fehleinschätzungen führen kann, wenn Tests zur Bestimmung der Viruslast verwendet werden, die nicht-B Subtypen nicht zuverlässig messen.

Therapie der HIV-Infektion

Seit der Entdeckung des HI-Virus im Jahr 1983 sind weltweit intensive Anstrengungen unternommen worden, um Anti-HIV-Substanzen aufzufinden und zu entwickeln. Dank der heute zur Verfügung stehenden modernen Methoden der Virologie, Immunologie, Zellbiologie und Gentechnik konnte das Virus rasch isoliert, identifiziert und charakterisiert werden (siehe auch Kap. V.2 »Einführung in die Virologie«). Ebenso ist der genetische Code einer Vielzahl von Varianten aufgeklärt, wenngleich es momentan unmöglich ist, alle genetischen Varianten zu erkennen. Auch eine Reihe von Methoden zur Auffindung antiviral wirksamer Substanzen wurde entwickelt, die sich gegen Virus-spezifische Gene und Genprodukte richten und damit eine sehr spezifische Therapie erlauben. Im Folgenden werden die möglichen Angriffspunkte der HIV-Therapeutika und der Stand ihrer Entwicklung diskutiert (siehe auch Kap. IV.1 »Angriffspunkte der antiretroviralen Therapie«).

HIV-Replikationszyklus und Therapieansätze

Grundsätzlich kann jeder Schritt der Virusvermehrung gehemmt werden. Nachfolgend werden daher die wichtigsten, möglichen Angriffspunkte für eine antivirale Therapie diskutiert (Abb. 5).

Hemmung der Virusanheftung

Ein theoretisch zunächst erfolgsversprechender Therapieansatz hatte das Ziel, die Anheftung und die Einschleusung des Virus über den CD4-Rezeptor der Zielzelle zu blockieren. Es wurden verschiedene Strategien verfolgt, die sich mit der Hemmung der HIV-CD4-Interaktion befassten. Dabei wurden zwar Substanzen mit Anti-HIV-Wirkung in der Zellkultur gefunden, die aber in klinischen Pilotstudien versagten. Eine der Ursachen ist sicherlich die hohe Flexibilität des Virus, die gerade in der Region beobachtet wird, die für die CD4-Interaktion verantwortlich ist. Hinzu kommt: Das CD4-Molekül ist nicht der einzige Rezeptor für HIV und das Virus wird *in vivo* wahrscheinlich auch durch Zell-Zell-Kontakt weitergegeben. Aus demselben Grund ist es eher unwahrscheinlich, dass die kürzlich entdeckten Co-Rezeptoren von HIV (CXCR4 und CCR5 sowie andere), die nach der Anheftung die Einschleusung ermöglichen, erfolgversprechende Therapieansätze darstellen (Feng, Y. et al., 1996; Liu, R. et al, 1996; Alkhatib, G. et al., 1996), wenngleich weltweit große Anstrengungen unternommen werden, Inhibitoren dieser Co-Rezeptoren zu finden und klinisch zu bewerten.

Ein sehr vielversprechender Ansatz ist aber die Hemmung der Fusion mit dem kürzlich entwickelten T 20 (Enfuvirtide), das eine sehr konservierte Region im Hüllprotein gp 41 angreift und dessen Zulassung binnen 2003 erwartet wird.

Hemmung der reversen Transkription

Hat sich das Virus an den CD4-Rezeptor angeheftet, beginnt der Aufnahmeprozess in die Zelle mit Hilfe der Co-Rezeptoren. Dabei benutzen Virus-Varianten unterschiedliche Rezeptoren, je nachdem, ob sie sich bevorzugt in Lymphozyten oder Monozyten/Makrophagen vermehren. Das Virus verliert sodann seine Hüllproteine und die freigesetzte RNA wird mittels der vom Virus ebenfalls eingeschleusten reversen Transkriptase (viruseigenes Enzym) in DNA um-

Epidemiologie   Praxis   Klinik   Therapie

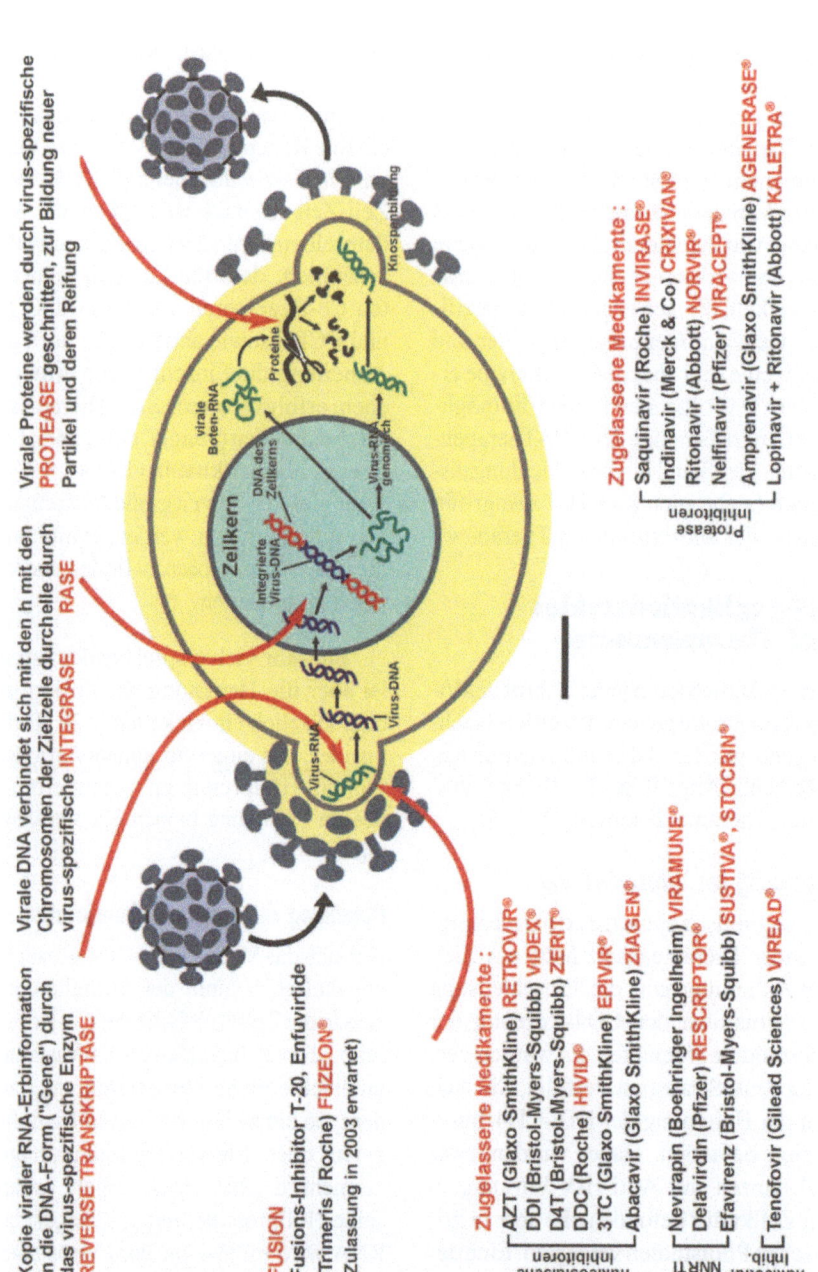

Abb. 5: Die Angriffspunkte der HIV-Chemotherapie.

geschrieben. Die Hemmung dieses Enzyms, der reversen Transkriptase, war das Ziel des ersten erfolgreichen Therapieansatzes, für den es nun eine Vielzahl zugelassener Medikamente gibt (siehe Abb. 5) (siehe auch Kap. IV.3 »Die antiretrovirale Therapie der HIV-Infektion«).

Hemmung der Integration

Die virale DNA wird nach der reversen Transkription in den Zellkern transportiert und dort von einem ebenfalls viruseigenen Enzym in die DNA der Wirtszelle eingebaut. Dieses Enzym, die virale Integrase, ist damit ein weiterer Therapieansatz, da ihre Hemmung die permanente Infektion der Zelle verhindern würde. Die Integrase ist über viele Jahre mit wenig Erfolg beforscht worden. Seit kurzem sind aber mehrere Integrase-Hemmer in der klinischen Entwicklung.

Hemmung der Protease

Neue infektiöse Viruspartikel werden dadurch gebildet, dass die integrierte, virale DNA abgelesen wird und die genetische Information der viralen Gene in die spezifischen Virusproteine mit Hilfe des zellulären Syntheseapparates übersetzt wurden. Dabei wird ein Teil der viralen Proteine als große Vorläuferproteine hergestellt (z.B. *gag-pol* precursor). Diese Vorläufer müssen durch eine viruseigene Protease in funktionelle Proteine gespalten werden. Erfolgt dies nicht, entsteht kein reifes Partikel und das Virus ist nicht infektiös. Auch hier bot sich deshalb ein virusspezifischer Ansatzpunkt für eine antiretrovirale Therapie. Zur Zeit befinden sich verschiedene Protease-Inhibitoren in der klinischen Routine, weitere sind in der Entwicklung. Die HIV-Protease ist also neben der reversen Trankriptase (und evtl. demnächst der Integrase) ein weiterer erfolgreicher Ansatzpunkt antiviral wirksamer Substanzen. Die längerfristige Anwendung von Protease-Hemmern hat allerdings Nebenwirkungen auf den Lipidstoffwechsel und den Glukosestoffwechsel ergeben, die u.a. einer Wechselwirkung der Inhibitoren mit zellulären Enzymen zugeschrieben wurden (Carr, J. et al., 1998). Neuere Proteasehemmer sind mit diesen Nebenwirkungen weniger belastet und das Syndrom wird auch bei Patienten beobachtet, die keine Proteasehemmer erhielten.

Hemmung der regulatorischen Proteine

Eine weitere Strategie zur Hemmung der Progression der HIV-Infektion ist die Hemmung der regulatorischen viralen Proteine. Die Proteine der *tat-*, *vif-*, *nef*, *rev-*, *tar-* und *vpu*-Gene kontrollieren und steuern den Replikationszyklus des HI-Virus. Auch auf diesem Gebiet sind weltweit zahlreiche Anstrengungen unternommen worden, zum Beispiel die Herstellung eines Inhibitors von *tat*. Bis heute haben sie aber nicht zu dem gewünschten Erfolg geführt.

Verfügbare HIV-Therapeutika

Nukleosidanaloga wie z.B. Azidothymidin (AZT, Zidovudin®, Retrovir®, Gla-

| Epidemiologie | Praxis | Klinik | Therapie |

xo SmithKline), Dideoxycytidin (DDC, Hivid®, Roche), Dideoxyinosin (DDI, Videx®, Bristol-Myers-Squibb), Didehydrodeoxythymidin (D4T, Zerit®, Bristol-Myers-Squibb), 3'-Thiacytidin (3-TC®, Epivir®, Biochem/Glaxo SmithKline) lassen eine wachsende DNA-Kette an der Stelle abbrechen, an der sie eingebaut werden. Es hat sich allerdings gezeigt, dass nach längerer Verabreichung von AZT und den anderen viralen Hemm--stoffen resistente Virusvarianten auftreten und die Therapiemöglichkeit dadurch erheblich eingeschränkt wird. Wegen der erwähnten hohen genetischen Variabilität der Viren schießt auch die Chemotherapie auf ein »bewegtes Ziel« und es werden heute, wie bei schweren bakteriellen Infektionen, zum Beispiel der Tuberkulose und verschiedenen malignen Erkrankungen, Kombinationstherapien gegen die HIV-Infektion eingesetzt. Geht man von den Therapieerfahrungen bei anderen Erkrankungen aus, eignen sich für eine Kombination am besten die Medikamente, die keine Kreuzresistenz aufweisen, einen unterschiedlichen Wirkungsmechanismus haben und sich auch in ihrem Nebenwirkungsprofil unterscheiden.

Die Nukleosid-analogen Reverse Transkriptase-Hemmer und Proteasehemmer waren die ersten Therapeutika. Sodann kam eine neue Klasse hinzu, die nicht-nukleosidischen Hemmstoffe der Reversen Transkriptase. Sie binden nahe am Zentrum des Enzyms und blockieren es direkt. Verbindungen der zweiten Generation der nicht-nukleosidischen Hemmstoffe, z.B. DMP266 (Efavirenz, Sustiva®, Bristol-Myers-Squibb und Stocrin®, MSD) und auch Nukleosidanaloga wie Ziagen (Abacavir®, Glaxo Smith Kline) mit wesentlich verbesserten Halbwertzeiten haben die Therapie der HIV-Infektion weiterhin optimiert und nicht zuletzt zur Reduktion der täglichen Tablettenanzahl und einfacheren Schemata der Tabletteneinnahme beigetragen. Auch das erste Nukleotid, Tenofovir (Gilead) wird 1 x täglich genommen und kann mit anderen Wirkstoffen kombiniert werden. Dies wird nicht nur die Lebensqualität der Patienten, sondern auch die Compliance verbessern.

Bei der Mehrzahl der Kombinationen von HIV-Therapeutika, die bereits getestet oder gegenwärtig der klinischen Prüfung unterliegen, sind Wirksamkeit und Nebenwirkungen noch nicht abschließend erforscht. Sicher ist, dass nur ein Teil der Patienten langfristig von der Therapie profitieren wird und dass neue Medikamente mit völlig anderen Wirkungsmechanismen dringend benötigt werden. Es stehen allerdings auch noch eine Vielzahl von Kombinationsmöglichkeiten zur Verfügung, die bis heute noch nicht realisiert sind. Alternativ dazu werden erste Versuche mit gentherapeutischen Ansätzen gemacht. Diese haben entweder zum Ziel, die Immunreaktion des Infizierten zu stimulieren und damit die eigene Abwehr zu unterstützen oder Gene in potentielle Zielzellen für das Virus einzuschleusen, die seine Vermehrung unterdrücken.

HIV-Vakzine und Immuntherapie

Die weltweiten Forschungsprojekte zur Immunprophylaxe und/oder Immuntherapie der HIV-Infektionen schließen eine Vielzahl von Ansätzen ein. Dabei sind die Programme der prophylaktischen Impfung (Verhinderung der Infektion) zu unterscheiden von Programmen der therapeutischen Impfung (die Infektion ist erfolgt, der Ausbruch der Krankheit soll verhindert oder gedämpft werden). Die Forschungsansätze reichen von konventionellen Vakzinen mit kompletten, abgetöteten Viren, über gentechnisch hergestellte Virusproteine, Expression von HIV-Strukturgenen in anderen Viren (zum Beispiel Vaccina-Virus oder Vogel-Pockenviren, die Gene von HIV tragen) bis hin zur Exploration von Möglichkeiten einer somatischen Gentherapie.

Prophylaktische Vakzinen befinden sich noch in der experimentellen Phase. Viele von ihnen sind der hohen genetischen Variabilität der Viren nicht gewachsen gewesen und beendet worden. Wenige Ansätze haben die Hürde zur Phase I der klinischen Prüfung am Menschen überspringen können. Während es überwiegend keine toxischen Nebenwirkungen gab, war die immunologische Wirkung meist zu schwach und zu kurzfristig und zu spezifisch für nur eine oder wenige Virusvarianten. Dies bedeutet aber nicht, dass eine Verbesserung theoretisch nicht möglich wäre, wenngleich nach wie vor völlig unklar ist, wie dies erreicht werden könnte. Neuartige Impfstoffe berücksichtigen verschiedene HIV-Subtypen. Es ist trotzdem schon heute klar, dass der Zeitraum, der zur Entwicklung neuartiger Impfstoffe nötig ist und der den Nachweis der klinischen und epidemiologischen Wirksamkeit der Vakzine für die Routineanwendung bei einer großen Population erlaubt, weit in dieses Jahrhundert hineinreichen wird. Auf der Basis heutigen Wissens ist es eher unwahrscheinlich, dass ein vor Infektion sicher schützender Impfstoff machbar sein wird.

Literatur

Alkhatib, G. et al.: CC-CKR5: A RANTES, MIP-1alpha, MIP-1beta receptor as a fusion cofactor for macrophage-tropic HIV-1. Science 272, 1955-1958 (1996).

Amara, A. et al.: HIV coreceptor downregulation as antiviral principle: SDF-1a-dependent internalization of the chemokine receptor CXCR4 contributes to inhibition of HIV-replication. Journal of Experimental Medicine 186 (1), 139-146 (1997).

Anderson, R.M. et al.: The Spread of HIV-1 in Africa: Sexual Contact Patterns and the Predicted Demographic Impact of AIDS. Nature 352, 581-588 (1991).

Carr, A. et al.: Pathogenesis of HIV-1-Protease Inhibitor-associated peripheral Lipodystrophy, Hyperlipidaemia, and Insulin Resistance. The Lancet 351 (9119), 1881-1883 (1998)

Chantapong, W. et al.: Determination of HIV-1 Subtypes in Injecting Drug Users in Bangkog, Thailand Using Peptide Binding Enzyme Immunoassay and The Heteroduplex Mobility Assay: Evidence of Increasing Prevalence of HIV-1 Subtype E. AIDS 9, 843-849 (1995).

Dietrich, U. et al.: A Highly Divergent HIV-2-Related Isolate. Nature 11, 1155-1156 (1989).

Dietrich, U. et al.: HIV-1 Strains from India are Highly Divergent from Prototypic African and US/European Strains, but are Linked to a South African Isolate. AIDS 7, 23-27 (1993).

Eigen, M.: Viral Quasispecies. Scientific American 269 (1), 42-49 (1993).

Feng, Y. et al.: HIV-1 entry cofactor: functional cDNA cloning of a seven-transmembrane domain, G-protein coupled receptor. Science 272, 872-877 (1996).

Gao, F. et al.: Origin of HIV-1 in the chimpanzee Pan troglodytes troglodytes. Nature 397, 436-441 (1999).

Goulder, P.J.R. and Walker, B.D.: HIV-1 Superinfection - A Word of Caution. New England Journal of Medicine 347 (10), 756-758 (2002).

Grez, M. et al.: Genetic analysis of HIV-1/HIV-2 mixed infections in India reveals a recent spread of HIV-1 and HIV-2 from a single ancestor for each of these viruses. Journal of Virology, 2161-2168 (1994).

Hirsch, M.S. and Curran, J.: Human Immunodeficiency Viruses. Biology and Medical Aspects in Virology edited by Fields, B.N. et al., 1545-1571 (1990).

Levy, J.A.: HIV and The Pathogenesis of AIDS. 2nd ed. Washington, D.C.: ASM Press, c1998, ISBN: 1-55581-122-1 (1998).

Liu, R. et al.: Homozygous defect in HIV-1 coreceptor accounts for resistance of some multi-exposed individuals to HIV-1 infection. Cell 86, 367-377 (1996).

Mori, K. et al.: Suppression of acute viremia by short term postexposure prophylaxix of SHIV-RT infected monkeys with a novel RT inhibitor (GW420867) allows for development of potent antiviral immune responses. Resulting in efficient containment of infection. Journal of Virology 74, 5747-5753 (2000).

Mosca, J.D. et al.: Herpes simplex virus type 1 can reactivate transcription of latent human immunodeficiency virus. Nature 325, 67-70 (1987).

Oxenius, A. et al.: Early highly active antiretroviral therapy for acute HIV-1 infection preserves immune function of CD8$^+$ and CD4$^+$ T lymphocytes. Proceedings of the National Academy of Sciences of the United States of America 97 (7) 3382-3387 (2000).

Pan, L. et al.: Detection of lasma Viremia in Human Immunodeficiency Virus.Infected Individuals at All Clinical Stages. Journal of Clinical Microbiology 31, 283-288 (1993).

Pedersen C. et al.: The Effect of Treatment with Zidovudine +/- Acyclovir on HIV p24 Antigenaemia in Patients with AIDS or AIDS Related Complex. AIDS 6, 821-825 (1992).

Perelson, A.S. et al.: HIV-1 dynamics in vivo: Clearance rate, infected cell lifespan, and viral generation time. Science 271, 1582-1586 (1996).

Rosenberg, E.S. et al.: Vigorous HIV-1-specific CD4+ T cell responses associated with control of viremia. Science 278, 1447-1450 (1997).

Rübsamen-Waigmann, H. et al.: Reversal of HIV-Phenotype to Fulminat Replication on Macrophages in Perinatal Transmission. The Lancet 11, 1155-1156 (1989).

Rübsamen-Waigmann, H. und Dietrich, U.: Die Ahnen des AIDS-Virus. Bild der Wissenschaft 3, 92-96 (1991).

Rübsamen-Waigmann, H. and Maniar, J.K.: HIV-2 Detected in India. The Microbiologist 2 (1), 4 (1991).

Rübsamen-Waigmann, H.: Spread of HIV-2 in India. The Lancet 337 (3), 550-551 (1991).

Rübsamen-Waigmann, H. et al.: Markers for HIV-Disease Progression in Untreated Patients and Patients Receiving AZT: Evaluation of Viral Activity, AZT, Resistance, Serum Cholesterol b2-Microglobulin, $CD4^+$ Cell Counts, and HIV-Antigen. Infection 19, 219-222 (1991).

Rübsamen-Waigmann, H. et al.: High Proportion of HIV-2 and HIV-1/-2 Double-reactive Sera in Two Indian States, Maharashtra and Goa: First Appearance of an HIV-2 Epidemic along with an HIV-1 Epidemic Outside of Africa. Zentralbl. f. Bakteriologie, Mikrobiologie und Hygiene 280, 398-402 (1994).

Rübsamen-Waigmann, H. et al.: HIV-Infektion durch Gerinnungspräparate bei operiertem Patienten. Münch. med. Wschr., 136 (1994).

Rübsamen-Waigmann, H. et al.: Second Generation Non-Nucleosidic Reverse Transcriptase Inhibitor HBY 097 and HIV-1 Viral Load. Research Letters Lancet 394, 1517 (1997).

Rübsamen-Waigmann, H.: Neue Konzepte zur Behandlung von AIDS und der HIV-Infektion. Spektrum der Wissenschaft. Dossier: Seuchen, 94-99 (1997).

Rübsamen-Waigmann, H. et al.: Spread of HIV-2 in India. The Lancet 337 (3), 550-551 (1991).

Vesanen, M. et al.: Human Immunodeficiency Virus Type 1 mRNA Splicing Pattern in Infected Persons is Determined by The Proportion of Newly Infected Cells. Virology Vol. 236, 104-109 (1997).

Von Briesen, H. et al.: Isolation Frequency and Growth Properties of HIV-Variants: Multiple Simultaneous Variants in a Patient Demonstrated by Molecular Cloning. J. Med. Virol. 23, 51-66 (1987).

Von Briesen, H. et al.: Systematic Classification of HIV Biological Subtypes on Lymphocytes and Monocytes/Macrophages. Virology 178, 597-602 (1990).

Von Briesen, H. et al.: Infection of Monocytes/Macrophages by HIV *in Vitro*. Res. Virol. 141, 251-257 (1990).

Epidemiologie   Praxis   Klinik   Therapie

Zusammenfassung

1. Mehr als zwei Jahrzehnte nach Beginn der AIDS-Pandemie ist erwiesen, dass ihr Ursprung in Afrika liegt und Viren dieser Art (Lentiviren) dort schon lange im Affen und Menschen existierten. Das HI-Virus ist verwandt mit ähnlichen Viren aus Affen, inklusive Schimpansen (SIV). Vermutet werden mehrfache Wirtswechsel zwischen Affe und Mensch. Sicher ist auch, dass die massive Ausbreitung des HIV in den 50er Jahren zunächst in Afrika begann, vermutlich als Folge veränderter Sozialstrukturen, und über den Massentourismus sodann die weltweite Verbreitung erfolgte.

2. Die hohe genetische Variabilität verleiht dem HI-Virus die Fähigkeit, sich seiner Umgebung (das heißt seinem Wirt) anzupassen und sowohl der Bekämpfung durch das Immunsystem des Infizierten als auch der Bekämpfung durch Chemotherapeutika auszuweichen.

3. Weltweit sind von HIV-1 mindestens 10 Subtypen bekannt, die sich in ihrer Erbinformation um zirkas 25 Prozent unterscheiden. Von HIV-2 kennt man ebenfalls mehrere Subtypen. Mehrfach-Infektionen von Patienten mit mehreren Subtypen sind bekannt und führen zum Gen-Austausch (Rekombinationen zwischen Subtypen).

4. Während HIV-2 anfangs nur in Afrika epidemisch auftrat und sporadisch in der übrigen Welt existierte, rief es erstmals außerhalb Afrikas in Westindien, Anfang der 90er Jahre, eine Epidemie hervor. Die weitere Ausbreitung ist zu erwarten, verläuft aber langsamer als die von HIV-1.

5. Bis heute sind die Übertragungswege, zum Beispiel Blut, Sexualkontakt, Mutter/Kind, unbestritten und unverändert. Sie können durch die entsprechenden Konzentrationen von infektiösem Material in diesen Körperflüssigkeiten erklärt werden. Dabei ist sowohl das Virus selbst als auch die HIV-infizierte Zelle infektiös.

| Grundlagen | Diagnostik | Prophylaxe | Recht |

6. Neben aktiv-virus-produzierenden Zellen gibt es auch Latenzzustände. Wie diese Latenzphänomene beeinflusst werden, ist noch nicht ganz klar. Sicher spielen Virus-Varianten mit besserer Anpassung an Lymphozyten oder Makrophagen eine Rolle, aber auch der Aktivierungszustand der Zelle. »Überinfektionen« der gleichen Zelle durch andere Viren (zum Beispiel Viren der Herpes-Gruppe) können das ruhende HIV-Genom aktivieren.

7. Die derzeit zugelassenen Medikamente hemmen entweder die Reverse Transkriptase (RT) oder die Protease des Virus. Ein Hemmstoff der Fusion der Virushülle mit der Zellmembran dürfte im Jahr 2003 die Zulassung erhalten. Von den RT-Hemmern gibt es zwei Klassen, Nukleosid-Analoge und die nicht-nukleosidischen Hemmstoffe. Diverse 3-fach-Kombinationen sind heute im Einsatz oder in der Erprobung. Dabei zeigen nicht-nukleosidische Hemmstoffe der 2. Generation sehr lange Halbwertzeiten und erreichen eine Reduktion der täglichen Tablettenzahl, ebenso wie der erste nukleotidische Hemmstoff. Aber auch bei nukleosidischen Hemmstoffen und Proteasehemmern werden neue Medikamente mit längeren Halbwertzeiten entwickelt.

Sektion VIII
RECHT

1. **HIV und Arztrecht von A - Z**
   Mit einem Anhang zu erbrechtlichen
   und betreuungsrechtlichen Fragen
   – von D. Völkner   (Stand: November '01)

2. **Sozialleistungen bei HIV-Krankheit**
   – von H. Exner-Freisfeld   (Stand: Mai '03)

3. **Infektionsepidemiologische Erfassung von
   HIV-Infektionen und AIDS-Fällen in Deutschland**
   – von O. Hamouda und L. Voß   (Stand: Mai 2000)

4. **Abrechnungsprobleme und -möglichkeiten
   im Zusammenhang mit der Erkennung und
   Behandlung von HIV-Infektionen**
   – von D. Gerlich   (Stand: Mai '97)

Grundlagen   Diagnostik   Prophylaxe   Recht

Sozialleistungen bei HIV-Krankheit

H. Exner-Freisfeld

Einführung

Soziale Sicherung gehört besonders heute zur Lebensgrundlage eines jeden Bürgers. Ein sehr wichtiger Teil ist hierbei die Sozialversicherung. Wer als Auszubildender, Arbeiter oder Angestellter in das Berufsleben einsteigt, wird in der Regel automatisch Mitglied in der Sozialversicherung und damit auch der Rentenversicherung. Die Mitgliedschaft wird also kraft Gesetzes begründet; auf den Willen des Versicherten kommt es insoweit nicht an. Aber auch ein freiwilliger Beitritt bzw. eine freiwillige Mitgliedschaft ist möglich. Rechtsgrundlage für die Sozialversicherung ist das Sozialgesetzbuch. Hierin sind die einzelnen Sozialleistungen als Dienst- und Geldleistungen der zuständigen Leistungsträger in unterschiedlichen Gesetzen aufgeführt.

Die soziale Sicherung in Deutschland betrifft alle staatlichen Maßnahmen, die dem individuellen Ausgleich schwieriger Lebenslagen und der Kompensation sozialer Risiken dienen. Im Rahmen der Sozialen Sicherung werden Sozialleistungen erbracht, wobei der eigentlichen Sozialversicherung (z.B. Kranken- Renten- und Unfallversicherung sowie den Leistungen nach dem SGB

Inhalt

Gesetzliche Krankenversicherung SGB V
Prävention und Selbsthilfe .... S. 3
Krankenbehandlung: Arznei-, Verband- und Heilmittel, neue Zuzahlungsregelungen, HIV-Test, Versorgung mit Hilfsmitteln, häusliche Krankenpflege, Haushaltshilfe, Krankenhausbehandlung, Fallpauschalen, Hospizleistung, medizinische Rehabilitationsmaßnahmen, Krankengeld
Sterbegeld .... S. 11
Fahrkosten .... S. 11
Sozial- und Überforderungsklausel .... S. 11
Gesetzliche Unfallversicherung SGB VII
HIV-Infektion als Berufskrankheit .... S. 12
Gesetzliche Rentenversicherung SGB VI
Leistungen zur medizinischen Rehabilitation und zur Teilhabe am Arbeitsleben ..... S. 14
Rente wegen teilweiser und voller Erwerbsminderung .... S. 17
Bedarfsorientierte Grundsicherung .... S. 19
Arbeitsförderung SGB III
Arbeitslosengeld und Arbeitslosenhilfe .... S. 20
Gesetzliche Pflegeversicherung SGB XI
Pflegebedürftigkeit .... S. 21
Leistung bei häuslicher Pflege .... S. 24
Pflegegeld für selbstbeschaffte Pflegehilfen .... S. 24
Teilstationäre Pflege und Kurzzeitpflege .... S. 25
Bundessozialhilfegesetz BSHG
Hilfe in besonderen Lebenslagen .... S. 28
Sozialhilfe und Grundsicherung .... S. 29
Schwerbehindertenrecht SGB IX
Zuordnung der Schwerbehindertengrade bei HIV-Infektion .... S. 29
HIV-relevante sozialmedizinische Belange: Übersicht .... S. 34
Literatur .... S. 35
Zusammenfassung .... S. 36

IX) eine zentrale Bedeutung zukommt; auf sie entfallen fast 70% aller Sozialleistungen.

Das Leistungsspektrum der verschiedenen Versicherungsträger ist vielfältig. Die Voraussetzungen für den Erhalt von Sozialleistungen sind oft schwer zu durchschauen. Der mit der Gewährung von Hilfen meist verbundene bürokratische Ablauf hindert viele schwerkranke Patienten, diese überhaupt zu beantragen. Ängste um die wirtschaftliche Sicherung und die meist auftretende soziale Isolation verschlechtern die – ohnehin geschmälerte – Lebensqualität von AIDS-Kranken erheblich. Viele Patienten werden mit ihren scheinbar unüberwindbaren Problemen nicht fertig. Im Folgenden sollen einige Orientierungshilfen gegeben werden.

Sozialleistungen

Die Sozialversicherung hat in Deutschland die Aufgabe, in verschiedenen sozial schwierigen Situationen den Lebensstandard der Versicherten und ihre Stellung im Sozialgefüge zu erhalten.

Verschiedene Träger von Sozialleistungen – Sozialgesetzbuch (SGB) als Rechtsgrundlage

1. Krankenversicherung	seit 1883, SGB V
2. Unfallversicherung	seit 1884, SGB VII
3. Rentenversicherung	seit 1889, SGB VI – früher Invaliditäts- und Alterssicherung genannt
4. Arbeitslosenversicherung	seit 01.01.1998 neu geregelt; SGB III siehe Arbeitsförderungsrecht
5. Pflegeversicherung	seit 01.04.1995 Leistungen zur ambulanten häuslichen Pflege seit 01.07.1996 Leistungen zur stationären Pflege, SGB XI
6. Bedarfsorientierte Grundsicherung	seit 01.01.2003, SGB I
7. Bundessozialhilfegesetz (BSHG)	Das BSHG wurde in die Rechtssammlung des SGB IX »Rehabilitation und Teilhabe Behinderter Menschen« aufgenommen. Das SGB IX trat am 01.07.2001 in Kraft.
8. Schwerbehindertenrecht	Das Schwerbehindertenrecht wurde ebenfalls mit seinen §§ 68 bis 160, »Besondere Regelungen zur Teilhabe schwerbehinderter Menschen«, in das SGB IX integriert.

Grundlagen   Diagnostik   Prophylaxe   Recht

Gesetzliche Krankenversicherung SGB V

In der gesetzlichen Krankenversicherung sind etwa 90% der in einem abhängigen Arbeitsverhältnis stehenden Bevölkerung (Arbeiter und Angestellte) der Bundesrepublik Deutschland versichert. Die Krankenversicherung hat als Solidargemeinschaft die Aufgabe, »die Gesundheit der Versicherten zu erhalten, wiederherzustellen oder ihren Gesundheitszustand zu bessern.« Die Krankenkassen stellen die dafür erforderlichen Leistungen zur Verfügung. Die Versicherten sind für ihre Gesundheit mitverantwortlich.

Die Aufgaben der Krankenversicherung sind gesetzlich genau vorgeschrieben. Gesetzliche Grundlage ist das Fünfte Buch des Sozialgesetzbuches (SGB V).

Leistungen der gesetzlichen Krankenversicherung

- Behandlung einer Krankheit §§ 27 bis 52 SGB V
- Gesundheitsförderung, Krankheitsverhütung (§ 20 SGB V)
- Früherkennung von Krankheiten (§§ 25 und 26 SGB V)
- Zuschüsse zur Förderung von Prävention und Rehabilitation

HIV-relevante Erläuterungen zur Krankenversicherung

> Leistungen zur Verhütung von Krankheiten
> Prävention und Selbsthilfe
> § 20 SGB V

Die Handlungsmöglichkeiten der Krankenkassen wurden seit der Neufassung des § 20 SGB V erweitert. Die Erweiterungen betreffen besonders die Übernahme der Primärprävention als Soll-Leistung und die projektbezogene Förderung von Selbsthilfegruppen, -organisationen und -kontaktstellen (z.B. AIDS-Hilfen).

Diese Leistungen sollen den allgemeinen Gesundheitszustand verbessern und insbesondere einen Beitrag zur Verminderung sozial bedingter Ungleichheit von Gesundheitschancen erbringen. Im Sinne des Arbeitsschutzes können Krankenkassen ergänzende Maßnahmen der betrieblichen Gesundheitsförderung durchführen.

»Die Krankenkassen arbeiten bei der Verhütung arbeitsbedingter Gesundheitsgefahren mit den Trägern der gesetzlichen Unfallversicherung zusammen und unterrichten diese über die Erkenntnisse, die sie über die Zusammenhänge zwischen Erkrankungen und Arbeitsbedingungen gewonnen haben.« Liegt bei einem AIDS-Kranken eine berufsbedingte gesundheitliche Gefährdung vor, so hat die Krankenkasse dies unverzüglich den für den Arbeitsschutz zuständigen Stellen und dem Unfallversicherungsträger mitzuteilen.

| Epidemiologie | Praxis | Klinik | Therapie |

Für die Primärprävention können die Krankenkassen seit 01.01. 2002 einen Betrag von 2,26 Euro pro Jahr für jeden Versicherten aufwenden. Dieser Betrag ist allerdings äußerst gering.

Die Förderung von Selbsthilfegruppen und Organisationen, die sich die Prävention von bestimmten Krankheiten wie HIV/AIDS (aufgeführt in einem Verzeichnis des Bundesverbands der AOK) oder die Rehabilitation von Versicherten zum Ziel gesetzt haben, ist mit einem Betrag von nur 0,51 Euro pro Jahr und Versicherten, trotz Dynamisierungsmöglichkeit ebenfalls sehr gering.

Im Rahmen der Gesundheitsförderung und Prävention kann die Krankenkasse als Ermessensleistung neben der Aufklärungsarbeit auch Beratungstätigkeiten wie Ernährungsberatung, Stressbewältigung usw. als Gesundheitsprogramm für HIV-Infizierte vorsehen und anbieten.

Krankenbehandlung
§ 27 SGB V

»Versicherte haben Anspruch auf Krankenbehandlung, wenn sie notwendig ist, um eine Krankheit zu erkennen, zu heilen, ihre Verschlimmerung zu verhüten oder Krankheitsbeschwerden zu lindern.«

Im Auftrag der Krankenkassen wird die medizinische Versorgung der Kassenmitglieder von Vertragsärzten übernommen.

Leistungen bei Krankheit gemäß § 27 SGB V:
- Ärztliche und zahnärztliche Behandlung, § 28 SGB V, einschließlich der Kostenerstattung bei Zahnersatz, § 30 SGB V
- Versorgung mit Arznei- und Verbandmitteln, § 31 SGB V
- Versorgung mit Heil- und Hilfsmitteln, § 32 und § 33 SGB V
- Häusliche Krankenpflege, § 37 SGB V
- Haushaltshilfe, § 38 SGB V
- Krankenhausbehandlung, § 39 SBG V
- Medizinische Rehabilitationsmaßnahmen, § 40 SGB V
- Sterbegeld, § 58 SGB V
- Krankengeld, § 44 SGB V
- Fahrkosten, § 60 SGB V u.a.

Arznei-, Verband- und Heilmittel
§§ 31, 32 SGB V

Versicherte haben einen Rechtsanspruch auf Versorgung mit Arzneimitteln, soweit die Arzneimittel nach § 34a (Liste verordnungsfähiger Arzneimittel) in der vertragsärztlichen Versorgung verordnungsfähig sind. Der Begriff Arzneimittel umfasst Substanzen, deren bestimmungsgemäße Wirkung darin liegt, Krankheitszustände zu heilen oder zu verbessern. Es dürfen nur zugelassene Arzneimittel verordnet werden; jedenfalls muss eine ernsthaft begründbare Möglichkeit eines Therapieerfolges nachweisbar sein.

Hinsichtlich der vertragszahnärztlichen Versorgung wird eine mindestens

Grundlagen　　Diagnostik　　Prophylaxe　　**Recht**

jährliche Untersuchung (§32 SGB V) beim Zahnarzt unterstützt. Der Nachweis von Zahngesundheitsuntersuchungen wird in ein Bonusheft eingetragen und dient dem Patienten als Nachweis für den Anspruch auf erhöhte Zuschüsse beim Zahnersatz. Die Kosten für zahntechnische Leistungen wurden ab dem 01. Januar 2003 um 5 Prozent gesenkt. Die Vergütung zahntechnischer Leistungen wurden in diesem Jahr sogar eingefroren.

Neue Zuzahlungsregelungen für Arznei- und Verbandmittel § 31 SGB V

»Für ein Arznei- oder Verbandmittel, für das ein Festbetrag festgesetzt ist, trägt die Krankenkasse die Kosten bis zur Höhe dieses Betrages, für andere Arznei- oder Verbandmittel die vollen Kosten, jeweils abzüglich der vom Versicherten zu leistenden Zuzahlung.«

Für Rezepte mit verordneten Arzneimitteln gelten folgende Zuzahlungen, die von der verordneten Packungsgröße abhängig sind:

Für kleine Packungsgrößen (N1)
4,00 Euro je Packung

Für mittlere Packungsgrößen (N2)
4,50 Euro je Packung

Für große Packungsgrößen (N3)
5,00 Euro je Packung

Liegt der Preis des verordneten Arzneimittels unter dem Zuzahlungsbetrag, zahlt der Patient selbstverständlich nur den Kaufpreis.

Der Zuzahlungspflicht unterliegen nur Versicherte vom vollendeten achtzehnten Lebensjahr an.

Zuzahlungen für Heil- und Hilfsmittel

Für Heilmittel (Massagen, Krankengymnastik) sind 15 % für Hilfsmittel (Bandagen, Einlagen, Kompressionsstrümpfe) 20 % der Kosten der jeweiligen Verordnung selbst zu zahlen.

HIV-Test

Bei ärztlicher Indikation wird der HIV-Test als Leistung der gesetzlichen Krankenversicherung erbracht.

Die Indikation für einen HIV-Test kann aus medizinischer Sicht prinzipiell in zwei Situationen gegeben sein:
1. Der Patient gehört einer Hauptbetroffenengruppe an und/oder es wird anamnestisch eine offensichtlich risikoreiche Situation erhoben.
2. Bei dem Patienten besteht eine klinische Symptomatik, deren Differentialdiagnose die HIV-Infektion mit einschließt.

Häufig liegt eine Kombination dieser medizinischen Indikationen vor. Bei einem Patienten, bei dem aufgrund seines Risikoverhaltens eine HIV-Infektion vermutet wird, könnte bei rechtzeitigem Nachweis frühzeitig eine antiretrovirale Therapie begonnen werden. Es könnten auch rechtzeitig Prophylaxemaßnahmen gegen häufig auftretende opportunistische Infektionen erfolgen. Bestehen bereits klinische Symptome, die auf

Epidemiologie   Praxis   Klinik   Therapie

eine HIV-Infektion hinweisen, kann die Bestimmung zusätzlicher immunologischer Parameter für die Entscheidung wann und ob therapeutische und prophylaktische Maßnahmen notwendig sind, ausschlaggebend sein.
(s. Kap VIII.4 »Abrechnungsprobleme und Abrechnungsmöglichkeiten in Zusammenhang mit der HIV-Infektion«).

Der HIV-Test ist also kein Teil des gesetzlichen Vorsorgeprogramms, wie die Leistungen zur Früherkennung von Krankheiten im Sinne von Gesundheitsuntersuchungen nach § 25 SGB V, z.B. Früherkennung von Krebskrankheiten. Die Befürchtung eines Versicherten, sich mit HIV-infiziert zu haben, reicht allein nicht aus, um auf Kosten der gesetzlichen Krankenversicherung einen HIV-Test zu veranlassen. In solchen Fällen kann der Test kostengünstig bei einem Gesundheitsamt oder der AIDS-Aufklärung e.V. durchgeführt werden.

Versorgung mit Hilfsmitteln § 33 SGB V

Im Gegensatz zu Heilmitteln, die zur Heilung oder Linderung einer Krankheit äußerlich auf den menschlichen Organismus einwirken, sind Hilfsmittel zum Ausgleich natürlicher Funktionen erforderlich.

»Versicherte haben Anspruch auf Versorgung mit Seh- und Hörhilfen, Körperersatzstücken, orthopädischen und anderen Hilfsmitteln, die im Einzelfall erforderlich sind, um den Erfolg der Krankenbehandlung zu sichern, einer drohenden Behinderung vorzubeugen oder eine Behinderung auszugleichen, soweit die Hilfsmittel nicht als allgemeine Gebrauchsgegenstände des täglichen Lebens anzusehen sind.«

Dies gilt auch für AIDS-Patienten. Der Anspruch auf Versorgung mit Sehhilfen umfasst aber nicht die Kosten des Brillengestells. Orthopädische und andere Hilfsmittel wie Gehhilfen, Rollstühle sowie ein im Einzelfall notwendiger Wohnungsumbau werden übernommen. Ebenso können Mietbeiträge für die Kosten der Teilnahme an einem Hausnotrufsystem als Ermessensleistung erstattet werden. Im Allgemeinen fallen diese Kosten aber nicht unter den Begriff des Hilfsmittels, sondern müssen vom Versicherten selbst getragen werden, da ein Hausnotrufsystem in den Hilfsmittelrichtlinien nicht aufgeführt ist.

Zu den Kosten von Bandagen, Einlagen und Hilfsmitteln zur Kompressionstherapie müssen Patienten eine Zuzahlung von 20 vom Hundert des von der Krankenkasse zu übernehmenden Betrages zahlen. Nach § 36 SGB V »Festbeträge für Hilfsmittel« bestimmen die Krankenkassen für welche Hilfsmittel Festbeträge festgesetzt werden.

Häusliche Krankenpflege § 37 SGB V

In Abgrenzung zur Pflegeversicherung (SGB XI) wird häusliche Krankenpflege nach § 37 SGB V neben der ärztlichen Behandlung durch geeignete Pflegekräfte unter bestimmten Voraussetzungen

Grundlagen   Diagnostik   Prophylaxe   Recht

übernommen, wenn Krankenhausbehandlung geboten, aber nicht ausführbar ist, oder wenn sie durch die häusliche Krankenpflege vermieden oder verkürzt wird. Voraussetzung für die Bewilligung ist, dass der Versicherte krank ist und der ärztlichen Behandlung bedarf und »von einer im gleichen Haushalt lebenden Person nicht im erforderlichen Umfang gepflegt oder versorgt werden kann.«

Die häusliche Krankenpflege umfasst im Einzelfall die erforderliche Grund- und Behandlungspflege sowie hauswirtschaftliche Versorgung.

Mit dem Begriff Grundpflege werden rein pflegerische Maßnahmen (wie Betten, Lagern und Körperpflege) verstanden.

Die sogenannte Behandlungspflege schließt auch medizinische Hilfeleistungen, die i.d.R. nicht vom behandelnden Arzt selbst erbracht werden wie z.B. Verbandwechsel, Injektionen, Medikamentenüberwachung usw. ein.

Der Anspruch besteht aber im Allgemeinen nur bis zu vier Wochen je Krankheitsfall. In begründeten Ausnahmefällen wird die häusliche Krankenpflege über einen längeren Zeitraum bewilligt (medizinische Gründe werden vom Medizinischen Dienst der Krankenkassen überprüft).

Falls von der Krankenkasse keine geeignete Pflegeperson für die häusliche Krankenpflege gestellt werden kann, oder die Krankenkasse davon absieht, sind dem Versicherten die Kosten für eine selbstorganisierte Kraft in angemessener Höhe zu erstatten.

Haushaltshilfe
§38 SGB V

Eine Haushaltshilfe kann dem Versicherten unter bestimmten Voraussetzungen bewilligt werden, wenn die Weiterführung des Haushalts nicht möglich ist, bzw. im Haushalt ein Kind lebt, das bei Tätigkeitsaufnahme der Haushaltshilfe das 12. Lebensjahr noch nicht vollendet hat oder behindert bzw. auf Hilfe angewiesen ist. Falls die Krankenkasse keine Haushaltshilfe stellen kann, sind die Kosten für eine »selbstbeschaffte Haushaltshilfe« in angemessener Höhe zu erstatten.

Krankenhausbehandlung
§ 39 SGB V

Die Krankenhausbehandlung wird vollstationär, teilstationär, vor- und nachstationär (§115a) sowie ambulant (§115b) erbracht. Dies wird durch Verträge und Rahmenempfehlungen zwischen Krankenkassen, Krankenhäusern und Kassenärzten geregelt.

»Die Krankenhausbehandlung umfasst im Rahmen des Versorgungsauftrages des Krankenhauses alle Leistungen, die im Einzelfall nach Art und Schwere der Krankheit für die medizinische Versorgung der Versicherten im Krankenhaus notwendig sind, insbesondere ärztliche Behandlung, Krankenpflege, Versorgung mit Arznei-, Heil- und Hilfsmitteln, Unterkunft und Verpflegung.« Für

Epidemiologie   Praxis   Klinik   Therapie

Unterkunft und Verpflegung hat der Patient, der das 18. Lebensjahr vollendet hat, pro Kalenderjahr – für längstens 14 Tage – 9 Euro an das Krankenhaus zu zahlen.

Krankenhäuser-Fallpauschalengesetz (FPG)

Mit der Einführung der diagnoseorientierten Fallpauschalen für Krankenhäuser auf freiwilliger Basis ab 01.01.2003 wird eine Vielzahl unterschiedlicher Diagnosen und damit Krankheitsarten zu einer überschaubaren Anzahl von Abrechnungspositionen mit vergleichbarem Aufwand zusammengefasst. Das Leistungsspektrum von Krankenhäusern kann in einem DRG-Katalog abgebildet werden, der zu mehr Transparenz der erbrachten Leistungen beitragen wird (siehe auch Kap. IX.7 »Neues Vergütungssystem für Krankenhausbehandlungen: DRG-Fallpauschalen allgemein und speziell bei HIV«.

Stationäre und ambulante Hospizleistungen § 39 a SGB V

Versicherte, die keiner Krankenhausbehandlung bedürfen, haben Anspruch auf einen Zuschuss zu stationärer oder teilstationärer Versorgung in Hospizen, in denen eine palliativ-medizinische Behandlung erfolgt, wenn eine ambulante Versorgung im Haushalt oder der Familie nicht erbracht werden kann. Die Krankenkasse kann auch ambulante Hospizdienste fördern, d.h. ehrenamtliche Personen für die palliativ-pflegerische Beratung und Schulung in der Sterbebegleitung zur Verfügung stellen.

Medizinische Rehabilitationsmaßnahmen §40 SGB V

Reicht für Versicherte eine ambulante Krankenbehandlung nicht aus, kann die Krankenkasse aus medizinischen Gründen die erforderliche ambulante Rehabilitationsleistungen in Rehabilitationseinrichtungen möglichst wohnortsnah erbringen.

Reicht auch diese nicht aus, so kann die Krankenkasse eine stationäre Rehabilitation mit Unterkunft und Verpflegung in einer Rehabilitationseinrichtung genehmigen.

Die medizinische Notwendigkeit für eine Rehabilitation muss durch den medizinischen Dienst festgestellt werden.

Die ambulanten und stationären Leistungen werden für längstens drei Wochen erbracht. Im Allgemeinen kann eine Wiederholung nicht vor Ablauf von vier Jahren erfolgen. Eine vorzeitige Leistung ist nur in Ausnahmefällen möglich, wenn sie aus medizinischen Gründen dringend erforderlich ist.

Versicherte, die das achtzehnte Jahr vollendet haben, zahlen je Kalendertag 9 Euro an die Einrichtung. Die Zahlungen sind an die Krankenkasse weiterzuleiten.

Keine Zuzahlungen müssen Sozialhilfeempfänger entrichten. Im Übrigen

Grundlagen   Diagnostik   Prophylaxe   **Recht**

rät die Bundesversicherungsanstalt für Angestellte, den Antrag auf Befreiung von der Zuzahlung zusammen mit dem Antrag auf Rehabilitation zu stellen.

Bei unmittelbarem Anschluss an eine Krankenhausbehandlung, der sogenannten Anschlussheilbehandlung, zahlen Patienten 9 Euro für längstens 14 Tage.

Als Rehabilitationsziel der medizinischen Rehabilitationsmaßnahmen der Krankenkassen gilt: Krankheitsbeschwerden zu lindern, Verschlimmerung zu verhüten, Behandlungserfolge zu sichern und Pflegebedürftigkeit zu vermeiden.

Demgegenüber sehen Rentenversicherungsträger ihre Rehabilitationsaufgabe darin, die gefährdete oder geminderte Erwerbsfähigkeit zu verbessern oder wiederherzustellen (§§ 9, 10 SGB VI).

Bei HIV-Infizierten können medizinische Rehabilitationsmaßnahmen seitens der Krankenkassen sinnvoll sein, um die Progression der Erkrankung zu verlangsamen und das Auftreten neuer Komplikationen zu verhindern. So kann für AIDS-Kranke im Anschluss an eine Krankenhausbehandlung eine stationäre Reha-Maßnahme zur Stabilisierung des Behandlungserfolges durchgeführt werden. Damit soll »eine Behinderung beseitigt, gebessert, oder eine Verschlimmerung verhütet und Pflegebedürftigkeit vermieden oder vermindert werden« (§ 11, 27 und 40 SGB V).

Auch eine Belastungserprobung und Arbeitstherapie kann nach § 42 als Leistung der Krankenkasse erbracht werden.

So kann z. B. nach abgeschlossener medizinisch klinischer Behandlung eines AIDS-Kranken seine Belastbarkeit überprüft werden, aber auch eine Wiedereingliederung in den Arbeitsprozess gefördert werden. Ein Leistungsanspruch besteht nur, wenn die Belastungserprobung und Arbeitstherapie ärztlicherseits verordnet wurde und kein sonstiger Sozialversicherungsträger diese Leistung übernimmt.

Auch ergänzende Leistungen zur Rehabilitation (§ 43 SGB V), z.B. Maßnahmen des Rehabilitationssports und/oder wirksame effiziente Patientenschulungsmaßnahmen können als Ermessensleistung von der Krankenkasse erbracht werden.

Krankengeld
§ 44 SGB V

Bei Arbeitsunfähigkeit (AU) haben Versicherte nach § 44 SGB V Anspruch auf Krankengeld, wenn sie durch die Krankheit arbeitsunfähig sind oder, wenn sie stationär in einem Krankenhaus, einer Vorsorge- oder Rehabilitationseinrichtung behandelt werden.

Definition von Arbeitsunfähigkeit (AU)

Arbeitsunfähigkeit liegt vor, wenn der Versicherte aufgrund von Krankheit seine ausgeübte Tätigkeit nicht mehr oder nur unter der Gefahr der Verschlimmerung der Erkrankung ausführen kann. (s. AU-Richtlinien Bundesrecht vom 03. September 1991).

Wichtig für AIDS-Kranke ist, dass AU auch während einer stufenweisen

Epidemiologie   Praxis   Klinik   Therapie

Wiederaufnahme der Arbeit besteht. Dem Versicherten sollte die dauerhafte Wiedereingliederung in das Erwerbsleben durch eine schrittweise Heranführung an die volle Arbeitsbelastung ermöglicht werden. Ohne Zustimmung des Arbeitnehmers und des Arbeitgebers ist eine stufenweise Wiedereingliederung nicht durchführbar.

Die Feststellung von Arbeitsunfähigkeit kann nur durch einen Arzt aufgrund ärztlicher Untersuchungen erfolgen. Der Arzt haftet bei Ausstellung einer AU- Bescheinigung für deren Richtigkeit. Die AU wird immer befristet ausgestellt. Damit wird dargelegt, dass die AU vorübergehend ist.

Erst die ärztlich festgestellte AU bildet die Voraussetzung für den Anspruch auf Entgeltfortzahlung (sechs Wochen lang) bzw. im Falle andauernder Krankheit für die Zahlung von Krankengeld.

Das Krankengeld soll die wirtschaftliche Versorgung des Versicherten und seiner Familie während krankheitsbedingter Arbeitsunfähigkeit oder während einer stationären Behandlung zu Lasten der Krankenkasse sicherstellen.

Erst nach sechs Wochen Entgeltfortzahlung seitens des Arbeitgebers, besteht der sozialrechtliche Anspruch auf Krankengeld.

- **Höhe und Berechnung des Krankengeldes § 47 SGB V**

Der § 47 Absatz 1 tritt in dieser Fassung ab 1. April 2003 in Kraft.

Das Krankengeld beträgt »70 vom Hundert« des erzielten regelmäßigen Arbeitsentgelts und Arbeitseinkommens, soweit es der Beitragsberechnung unterliegt (Regelentgelt). Es darf 90 vom Hundert des kalendertäglichen Nettoarbeitsentgelts nicht übersteigen. Das Krankengeld wird für Kalendertage gezahlt. Wird es pro Monat gezahlt, so ist dieser mit dreißig Tagen anzusetzen. Vom Krankengeld müssen Beiträge zur Renten- und Arbeitslosenversicherung gezahlt werden. Der Versicherungsanteil wird von der Krankenkasse bei Auszahlung des Krankengeldes einbehalten und an die zuständigen Träger abgeführt.

Die Dauer der Krankengeldzahlung ist in § 48 SGB V geregelt und beträgt bei AU wegen derselben Krankheit längstens 78 Wochen oder 1 Jahr und 6 Monate (innerhalb von je drei Jahren).

- **Wegfall des Krankengeldes, Antrag auf Leistungen zur Teilhabe § 51 SGB V**

Versicherten, deren Erwerbsfähigkeit nach ärztlichem Gutachten erheblich gefährdet oder gemindert ist, kann die Krankenkasse eine Frist von zehn Wochen setzen, innerhalb der sie beim Rentenversicherungsträger einen Antrag auf Leistungen zur medizinischen Rehabilitation und zur Teilhabe am Arbeitsleben (berufliche Rehabili-

tation) zu stellen haben. **Wird der Antrag innerhalb der Frist nicht gestellt, entfällt der Anspruch auf Krankengeld nach Ablauf der Frist.** Erscheint eine Rehabilitation aussichtslos, ist es möglich diesen Antrag in einen Rentenantrag umzuwandeln.

Sterbegeld
§ 58 SGB V

Beim Tod eines Versicherten wird ein Zuschuss zu den Bestattungskosten (Sterbegeld) gezahlt, wenn der Verstorbene am 1. Januar 1989 versichert war. Das Sterbegeld wird an denjenigen gezahlt, der die Bestattungskosten trägt.

Die Höhe des Sterbegeldes beträgt beim Tod eines Versicherungsmitglieds 1050 Euro. Beim Tod eines familienversicherten Mitgliedes 525 Euro. Das Sterbegeld für Versicherungsverhältnisse, die vor dem 01.01.1989 begründet wurden, wird halbiert d.h. Versicherte erhalten nur 525 Euro und bei Familienversicherten wird es auf 262,50 Euro festgesetzt. Die Halbierung des Sterbegeldes seit 01.01.2003 ist Teil des Beitragssatzsicherungsgesetzes der Bundesregierung.

Fahrkosten
§ 60 SGB V

Für Leistungen, die stationär erbracht werden, oder auch für die ambulante Versorgung eines AIDS-Patienten, der nicht am Wohnort behandelt werden kann, übernimmt die Krankenkasse die Fahrkosten in Höhe des 13 Euro je Fahrt übersteigenden Betrages. Für den Leistungsfall der Serienbehandlung wird die Eigenbeteiligung des Versicherten von 9 Euro auf die erste und letzte Fahrt beschränkt.

Zuzahlungen bei Härtefällen:
Sozial- und Überforderungsklausel
§§ 61, 62 SGB V

1. Vollständige Befreiung nach § 61 SGB V (Sozialklausel)

Die Krankenkasse hat Versicherte von der Zuzahlung zu Arznei-, Verband- und Heilmitteln, Fahrkosten sowie Leistungen zur medizinischen Rehabilitation, sowie zur stationären medizinischen Vorsorge nach SGB V und Rehabilitation nach SGB VI zu befreien, wenn die Versicherten unzumutbar belastet würden.

Dies gilt auch für AIDS-Kranke, die »Hilfe zum Lebensunterhalt« nach dem Bundessozialhilfegesetz erhalten, Arbeitslosenhilfe usw. beziehen.

Eine Befreiung von der Zuzahlung bei Krankenhausbehandlung ist nicht vorgesehen.

2. Teilweise Befreiung nach § 62 (Überforderungsklausel)

»Die Krankenkasse hat die dem Versicherten während eines Kalenderjahres entstehenden notwendigen Fahrkosten und Zuzahlungen zu Arznei-, Verband- und Heilmitteln zu übernehmen, soweit sie die Belastungsgrenze übersteigen. Die Belastungsgrenze beträgt 2 vom Hundert der jährlichen Bruttoeinnahmen zum Lebensunterhalt«.

Für Versicherte, die wegen derselben Krankheit in Dauerbehandlung sind (chronisch Kranke) und ein Jahr lang Zuzahlungen in Höhe von mindestens 1 vom Hundert der jährlichen Bruttoeinnahmen zum Lebensunterhalt geleistet haben, entfallen die genannten Zuzahlungen nach Ablauf des ersten Jahres für die weitere Dauer dieser Behandlung. Für die weitere Dauer der teilweisen Befreiung wird spätestens vor Ablauf des zweiten Kalenderjahres vom Medizinischen Dienst der Krankenkasse (MDK) überprüft, ob der Wegfall an Zuzahlungen gerechtfertigt ist.

Gesetzliche Unfallversicherung SGB VII

Wichtigste Aufgabe der Unfallversicherung ist es mit allen geeigneten Mitteln, Arbeitsunfälle und Berufskrankheiten sowie arbeitsbedingte Gesundheitsgefahren zu verhüten (§ 1 SGB VII). Unfallversicherungsträger nach § 114 SGB VII, sind unter anderem die gewerblichen Berufsgenossenschaften, die Unfallkassen des Bundes und der Länder, sowie die Gemeindeunfallversicherungsverbände und Unfallkassen der Gemeinden. Träger der Unfallversicherung können bei gegebenen Voraussetzungen eine HIV-Infektion als Arbeitsunfall oder Berufskrankheit anerkennen.

HIV-relevante Erläuterungen zur Unfallversicherung

HIV-Infektion als Berufskrankheit § 9 SGB VII Berufskrankheit

»Berufskrankheiten sind Krankheiten, die die Bundesregierung durch Rechtsverordnung mit Zustimmung des Bundesrates als Berufskrankheiten bezeichnet und die Versicherte infolge einer den Versicherungsschutz begründenden Tätigkeit erleiden«. Es werden in der Rechtsverordnung solche Krankheiten als Berufskrankheiten bezeichnet, die nach den Erkenntnissen der medizinischen Wissenschaft durch besondere Einwirkungen verursacht sind, denen bestimmte Personengruppen durch ihre versicherte Tätigkeit in erheblich höherem Maße als die übrige Bevölkerung ausgesetzt sind.

So sind z.B. Angehörige der Heil- und Pflegeberufe potentiell gefährdet, sich eine HIV-Infektion als Berufskrankheit (nach Nr. 3101 der Anlage 1 zur Berufskrankheitenverordnung BKV) zuzuziehen.*

Wenn die Ansteckung mit HIV ursächlich auf die Berufstätigkeit eines Arbeitnehmers zurückzuführen ist, haben die Betroffenen Anspruch auf die im Rahmen der gesetzlichen Unfallversicherung vorgesehenen Leistungen (Rehabilitation und finanzielle Sicherung). Bei Verdacht auf eine Berufskrankheit sollte der Arzt die zuständige Berufsgenossenschaft informieren. Daraufhin erfolgen Recherchen über einen ursächli-

Grundlagen　　Diagnostik　　Prophylaxe　　Recht

chen Zusammenhang mit der beruflichen Tätigkeit.

   * **Liste der Berufskrankheiten:**
3 = **Durch Infektionserreger oder Parasiten verursachte Krankheiten sowie Tropenkrankheiten**
3101 **Infektionskrankheiten, wenn der Versicherte im Gesundheitsdienst, in der Wohlfahrtspflege oder in einem Laboratorium tätig oder durch eine andere Tätigkeit der Infektionsgefahr in ähnlichem Maße besonders ausgesetzt war.**

Bei jeder beruflichen HIV-Exposition muss eine Dokumentation des Unfallereignisses und der getroffenen Maßnahmen erfolgen (siehe auch Kap. VII.2 »Präventionsmaßnahmen nach berufsbedingter Exposition mit HIV«). Die ärztliche Unfalldokumentation, ist für den Arzt verpflichtend (D-Arzt). Neben der Untersuchung der beruflich exponierten Person sollten HIV-Antikörper und eine Hepatitisserologie durchgeführt werden. Bei gleichzeitig bestehendem Risiko einer möglichen Hepatitis-B-Virus-Exposition, ist bei ungeimpften Exponierten eine aktive und passive Hepatitis-B-Immunisierung zu empfehlen. Bei der Indexperson sollte mit deren Einverständnis der HIV-Antikörper-Test und die Hepatitis-Serologie (HBV, HCV) durchgeführt werden. Wenn die HIV-Infektion der Indexperson gesichert ist und seit mehreren Monaten keine Kontrollen durchgeführt wurden, sollte eine neue Bestimmung der CD4-Zellen/µl und die aktuelle Viruslast bestimmt werden, da hiermit die Höhe des stattgehabten Infektionsrisikos beim Unfallverletzten besser abgeschätzt werden kann.

Hat der Expositionsmodus zu einer erhöhten Infektionsgefährdung geführt d.h. zu einer tiefen Verletzung mit kontaminiertem Besteck, Spritze oder Skalpell, so wird streng in Abhängigkeit vom individuellen Risiko, eine HIV-Postexpositionsprophylaxe (PEP) auf ärztliche Empfehlung und Aufklärung des Patienten durchgeführt. Ist eine ärztliche Unfallanzeige erfolgt, so werden die Kosten der HIV/PEP durch den Träger der Unfallversicherung übernommen.

Gesetzliche Rentenversicherung SGB VI

Die gesetzliche Grundlage der Rentenversicherung ist das Sechste Buch des Sozialgesetzbuches (SGB VI). 95% der Bevölkerung sind rentenversichert.

Der jährlich festgesetzte Beitrag zur Rentenversicherung beträgt seit 1. Januar 2003 19,5% des beitragspflichtigen Arbeitseinkommens. Als Beitragssatz wird der Prozentsatz bezeichnet, nach dem der Beitrag zur Rentenversicherung berechnet wird.

Mittlerweile, so der VDR (Verband Deutscher Rentenversicherungsträger), ist es unstreitig, dass dieser Prozentsatz nicht ausreichen wird.

Rentenversicherungspflichtige Arbeitnehmer teilen sich ihre Pflichtbeiträge mit dem Arbeitgeber. Der Arbeitgeber ist verpflichtet, die Arbeitnehmeranteile der Pflichtbeiträge zur Kranken-, Renten-, Pflege und Arbeitslosenversicherung vom Bruttolohn seiner Arbeitnehmer einzubehalten und zusammen mit seinen Arbeitgeberanteilen als Gesamtsozialversicherungsbeitrag an die für den Arbeitnehmer zuständige Krankenkasse abzuführen.

Die gesetzliche Rentenversicherung schützt Versicherte bei Gefährdung oder Minderung der Erwerbsfähigkeit unter bestimmten versicherungsrechtlichen Voraussetzungen nicht nur im Alter, sondern auch vor Erreichen der Altersgrenze, wenn es zu einem teilweisen oder zum völligen Verlust der Erwerbsfähigkeit kommt. Rente soll den Lebensstandard des Rentenbeziehers sichern, d.h. den Einkommensverlust bei teilweiser oder völliger Aufhebung der Erwerbsfähigkeit ausgleichen.

Auch AIDS-Kranke haben als chronisch Kranke, wenn ihre Erwerbsfähigkeit wegfällt und sie die versicherungsrechtlichen Voraussetzungen erfüllen, einen mehr oder minder umfassenden Schutz in der Rentenversicherung. Um Rente zu bekommen muss zuvor ein Rentenantrag gestellt werden. Noch immer gilt der Satz »Reha vor Rente«, daher ist es eine der wesentlichen Aufgaben der Rentenversicherung, Leistungen zur Rehabilitation zu gewähren.

HIV-relevante Erläuterungen zur Rentenversicherung

Rehabilitation
seit 01.07. 2001
»Leistungen zur Teilhabe«

Die Rehabilitation gehört seit jeher zu den Hauptaufgaben der gesetzlichen Rentenversicherung. Ab 01. 07. 2001 wurde das Recht der Rehabilitation behinderter Menschen weiterentwickelt. Es soll eine verbesserte Zusammenarbeit der zuständigen Rehabilitationsträger und die unbürokratische Zahlung von Leistungen gewährleisten. Hauptziel ist es, chronisch kranke, behinderte und von Behinderung bedrohte Menschen möglichst dauerhaft in die Gesellschaft und in das Erwerbsleben zu integrieren. Dies soll mit medizinischen, beruflichen und sozialen Leistungen erreicht werden. Entsprechend dem Ziel der umfassenden Teilhabe am Berufsleben und am Leben in der Gesellschaft heißen die Rehabilitationsleistungen der Rentenversicherung offiziell »Leistungen zur Teilhabe«, die sich in »Leistungen zur medizinischen Rehabilitation« und Leistungen zur »Teilhabe am Arbeitsleben« (bisher berufsfördernde Leistungen) gliedern. Man möchte also auch chronisch Kranke möglichst dauerhaft in Arbeit, Beruf und Gesellschaft eingliedern.

Unter Berücksichtigung des Verlaufs der HIV-Krankheit, kann die Erhaltung bzw. Wiederherstellung der Erwerbsfähigkeit nicht immer auf Dauer gelingen. Wenn die Teilnahme am Arbeitsleben durch Erhalt der Erwerbsfähigkeit für einen überschaubaren Zeitraum von 1-3 Jahren gelingt, ist dies schon ein gutes Rehabilitationsziel.

Unter den heutigen Möglichkeiten der antiretroviralen Kombinationstherapie besteht die Hoffnung, auch längerandauernde Zeiten der Erwerbsfähigkeit zu erreichen.

Grundlagen   Diagnostik   Prophylaxe   Recht

Bei einer umfassenden Rehabilitation müssen neben den krankheitsbedingten Funktionseinbußen auch das berufliche und soziale Umfeld sowie psychosoziale Aspekte einbezogen werden.

Kann die geminderte Erwerbsfähigkeit durch Rehabilitationsmaßnahmen nicht behoben werden, so wird eine vorzeitige Rente bewilligt.

Versicherungsrechtliche Voraussetzungen

Die Gewährung medizinischer Leistungen zur Rehabilitation ist von bestimmten persönlichen und versicherungsrechtlichen Voraussetzungen abhängig.

Eine persönliche Voraussetzung liegt vor, wenn die Erwerbsfähigkeit – wie es bei einem AIDS-Kranken sein kann – erheblich gefährdet oder vermindert ist, und wenn durch die Rehabilitationsleistung voraussichtlich entweder

– die Minderung der Erwerbsfähigkeit verhindert oder
– die geminderte Erwerbsfähigkeit wiederhergestellt bzw. wesentlich gebessert werden kann.

Die versicherungsrechtlichen Voraussetzungen sind erfüllt, wenn z.B. eine Rente wegen verminderter Erwerbsfähigkeit bezogen wird. Eine weitere Möglichkeit, die versicherungsrechtlichen Voraussetzungen zu erfüllen, ist dann gegeben, wenn der Versicherte in den letzten zwei Jahren vor dem Rehabilitationsantrag für sechs Kalendermonate Pflichtbeiträge für eine versicherte Tätigkeit gezahlt hat, oder die Wartezeit von 15 Jahren erfüllt ist.

Beantragung einer Rehabilitationsmaßnahme

- Der Versicherte muss die Rehabilitation beantragen und ein ärztliches Attest vorlegen.
- Vom Versicherungsträger wird dann ein Arzt beauftragt, der den Versicherten untersucht, um die medizinischen Voraussetzungen für die notwendige Rehabilitation zu überprüfen (u.U. ist die Aktenlage ausreichend).
- Der Versicherungsträger überprüft die versicherungsrechtlichen Voraussetzungen.
- Es erfolgt die Auswertung des medizinischen Gutachtens und dann die Bewilligung oder Ablehnung der Rehabilitation oder Heilbehandlung durch den Versicherungsträger.
- Bei Bewilligung wird die Rehabilitation in einer entsprechenden Rehabilitationsklinik durchgeführt.

Medizinische Leistungen zur Rehabilitation
Heilbehandlung § 15 SGB VI

In erster Linie werden Rehabilitationsmaßnahmen als stationäre Heilbehandlung – von den Versicherten oft als »Kur« bezeichnet – erbracht. Unter bestimmten Voraussetzungen kommen auch ambulante/teilstationäre Leistungen in Betracht.

Epidemiologie   Praxis   Klinik   Therapie

Zu den medizinischen Leistungen gehören nach § 15 SGB VI »Behandlung durch Ärzte und Angehörige anderer Heilberufe (z.B. Masseure, Krankengymnasten), soweit deren Leistungen unter ärztlicher Aufsicht oder auf ärztliche Anordnung durchgeführt werden, einschließlich der Anleitung der Versicherten, eigene Abwehr- und Heilungskräfte zu entwickeln.« Auch Bewegungstherapie, Sprachtherapie und Beschäftigungstherapie gelten als medizinische Leistungen. Im Gebrauch von Hilfsmitteln wie z.B. Körperersatzstücken, Gehwagen usw. können Patienten in der Heilbehandlung unterrichtet werden. Weitere Maßnahmen können Belastungserprobung und Arbeitstherapie sein.

Mit der Belastungserprobung soll die bislang nicht bekannte Leistungsgrenze des Patienten festgestellt werden, während in der Arbeitstherapie unter Berücksichtigung der bekannten Leistungsfähigkeit verschiedene Berufstätigkeiten bzw. Arbeitsplätze getestet werden. Zur wirtschaftlichen Sicherung haben Versicherte während einer stationären oder teilstationären Rehabilitationsleistung grundsätzlich Anspruch auf Übergangsgeld. Die Gewährung von Übergangsgeld gehört zu den wichtigsten der sogenannten ergänzenden Leistungen zur Rehabilitation. Sie soll die wirtschaftliche Versorgung des Versicherten und seiner Familie während der Dauer der Rehabilitation sicherstellen.

Zu den ergänzenden Leistungen zur Rehabilitation, gehören auch:

– Übernahme der Beiträge zur gesetzlichen Renten-, Kranken-, Unfall-, Arbeitslosen- und Pflegeversicherung.

– Übernahme von Reisekosten einschließlich des notwendigen Gepäcktransportes.

– Übernahme der Kosten für eine Haushaltshilfe wenn behinderte Kinder oder Kinder, die das 12. Lebensjahr noch nicht vollendet haben, ohne häusliche Versorgung bleiben würden.

An den Kosten einer stationären Heilbehandlung müssen sich Versicherte grundsätzlich für jeden Kalendertag mit 9 E beteiligen, allerdings höchstens für 42 Tage.

Bei einer Anschlussheilbehandlung (unmittelbar nach der Akutbehandlung im Krankenhaus) beträgt die Zuzahlung ebenfalls 9 € je Kalendertag, längstens jedoch für 14-Tage innerhalb eines Kalenderjahres. Zuzahlungen zu medizinischen Rehabilitationsleistungen richten sich nach den monatlichen Nettoeinkünften. Die Zuzahlung entfällt für Sozialhilfeempfänger.

Wurden Zuzahlungen bei einem Krankenhausaufenthalt bereits geleistet, so werden diese auf die Rehabilitation angerechnet.

Berufsfördernde Leistungen

Berufsfördernde Maßnahmen, jetzt Leistungen zur Teilhabe am Arbeitsleben genannt, umfassen u.a

– »Leistungen zur Erhaltung oder Erlangung eines Arbeitsplatzes, ein-

Grundlagen | Diagnostik | Prophylaxe | **Recht**

- schließlich der Leistungen zur Förderung der Arbeitsaufnahme«
- Zuschüsse an Arbeitgeber für die Bereitstellung eines geeigneten Arbeitsplatzes oder für eine Probebeschäftigung
- »Berufsvorbereitung« z.B. Vorförderungsprogramme zur Auffrischung schulischer Grundkenntnisse, Schließung von Wissenslücken usw.
- Berufliche Anpassung, Fortbildung und Ausbildung
- Umschulung auf einen neuen Beruf, einschließlich eines dafür erforderlichen Schulabschlusses als Weg zu einer beruflichen Neuorientierung

Umschulungen, die zu einem neuen Beruf führen, sollen in der Regel nicht länger als zwei Jahre dauern. Nach dieser Zeit sollte das angestrebte Berufsziel durch Umschulung erreicht sein. Dies dürfte nur für HIV-Patienten in frühen Stadien der Erkrankung relevant sein.

Da Versicherungspflicht auch während einer Rehabilitationsleistung besteht, zählt das Übergangsgeld zur Pflichtbeitragszeit.

Renten wegen Erwerbsminderung

Für sozialversicherte HIV-Infizierte und AIDS-Kranke kann die Rente wegen verminderter Erwerbsfähigkeit eine wesentliche finanzielle Hilfe darstellen.

Seit 01. Januar 2001 wurde die neue Rente als zweistufige Form der Erwerbsminderung eingeführt:

- Rente wegen teilweiser Erwerbsminderung und
- Rente wegen voller Erwerbsminderung

Das neue Recht gilt immer dann, wenn der Rentenanspruch wegen einer Erwerbsminderung ab Januar 2001 entstanden ist. Die Rente wegen Berufsunfähigkeit wurde zum 01.01.2001 abgeschafft.

Rente wegen teilweiser Erwerbsminderung

Versicherte haben Anspruch auf eine Rente wegen teilweiser Erwerbsminderung, wenn
- sie nach Feststellung der Rentenversicherung teilweise erwerbsgemindert sind,
- in den letzten fünf Jahren vor Eintritt der Erwerbsminderung drei Jahre Pflichtversicherung bestanden hat und
- vor Eintritt der Erwerbsminderung die allgemeine Wartezeit (Mindestversicherungszeit von fünf Jahren) erfüllt ist.

Ein Versicherter ist teilweise erwerbsgemindert, wenn er aus gesundheitlichen Gründen auf nicht absehbare Zeit nur noch weniger als sechs Stunden pro Tag (innerhalb einer Fünftagewoche) arbeiten kann. Wer unter den üblichen Bedingungen des allgemeinen Arbeitsmarktes mindestens sechs Stunden pro Tag arbeiten kann, ist nicht erwerbsgemindert und erhält keine Rente. Es spielt keine Rolle, ob der Umfang von mindes-

| Epidemiologie | Praxis | Klinik | Therapie |

tens sechs Stunden täglich der bisherigen Tätigkeit des Versicherten entspricht. Selbst ein Facharbeiter oder Meister, der diese Beschäftigung nicht mehr ausüben kann, muss sich auf alle (auch ungelernte) Tätigkeiten des allgemeinen Arbeitsmarktes verweisen lassen.

Wer die Rente vor Vollendung des 63. Lebensjahres in Anspruch nimmt, muss einen Abschlag von 3,6% pro Jahr, also maximal 10,8% in Kauf nehmen.

Teilweise Erwerbsgeminderte benötigen keinen vollen Lohnersatz, weil sie mit ihrem Restleistungsvermögen grundsätzlich noch das zur Ergänzung der Rente notwendige Einkommen erarbeiten können. Die Rente wegen teilweiser Erwerbsminderung ist daher nur halb so hoch wie eine Rente wegen voller Erwerbsminderung.

Gelingt es dem teilweise erwerbsgeminderten Versicherten wegen Arbeitslosigkeit nicht, einen seinem Restleistungsvermögen entsprechenden (Teilzeit-) Arbeitsplatz zu erlangen, so erhält er eine Rente wegen voller Erwerbsminderung.

Rente wegen voller Erwerbsminderung

Die versicherungsrechtlichen Voraussetzungen sind die gleichen wie bei der teilweisen Erwerbsminderung.

Ein Versicherter ist voll erwerbsgemindert, wenn er aus gesundheitlichen Gründen auf nicht absehbare Zeit auf dem allgemeinen Arbeitsmarkt nur noch unter drei Stunden täglich arbeiten kann.

Arbeitsmarktlage

Für einen Versicherten, der zwar noch mindestens drei Stunden, aber nur noch weniger als sechs Stunden täglich unter den üblichen Bedingungen des allgemeinen Arbeitsmarktes erwerbstätig sein kann, gilt der Arbeitsmarkt als verschlossen. Diese Versicherten haben dann Anspruch auf eine Rente wegen voller Erwerbsminderung (Arbeitsmarktrente), wenngleich aus medizinischer Sicht nur eine teilweise Erwerbsminderung vorliegt. Kann der Versicherte allerdings mindestens sechs Stunden täglich erwerbstätig sein, so spielt die Arbeitsmarktlage keine Rolle.

Die Beurteilung der verminderten Erwerbsfähigkeit wird also in 2 facher Weise betrachtet:
1. Abstrakte Betrachtung = Gesundheitszustand
2. Konkrete Betrachtung = Vorhandener Arbeitsplatz

Der Arbeitsmarkt gilt dann als voll verschlossen, wenn es dem Rentenversicherungsträger und dem Arbeitsamt nicht gelingt, den Versicherten innerhalb eines Jahres ab Rentenantrag auf einen seinem Leistungsvermögen entsprechenden Arbeitsplatz zu vermitteln. Die Arbeitsmarktrente wird dann wegen voller Erwerbsminderung gewährt.

Die Rente wegen voller Erwerbsminderung ist doppelt so hoch wie eine Rente wegen teilweiser Erwerbsminderung, da sie vollen Lohnersatz bieten soll.

Grundlagen   Diagnostik   Prophylaxe   **Recht**

Zeitrente

Mit besserer Behandelbarkeit von AIDS, bei Aussicht auf Besserung der Krankheitsbefunde, könnte neben einer Dauerrente auch die Möglichkeit einer Zeitrente – als zeitlich befristete Rente – zum Tragen kommen. Hierbei muss allerdings begründete Aussicht bestehen, dass die Minderung der Erwerbsfähigkeit in absehbarer Zeit behoben sein kann.

Die Befristung erfolgt für längstens drei Jahre nach Rentenbeginn und kann wiederholt werden. Sie darf jedoch die Gesamtdauer von sechs Jahren nicht übersteigen.

Der Beginn der Zeitrente wird frühestens auf den Ersten des siebenten Kalendermonats nach Eintritt der Berufs- oder Erwerbsunfähigkeit datiert.

Bedarfsorientierte Grundsicherung SGB I

Ab 01.01.2003 wurde die bedarfsorientierte Grundsicherung im Alter und bei Erwerbsminderung (GSiG) eingeführt. Es handelt sich um eine eigenständige, bedürftigkeitsabhängige Leistung. Diese ist keine Rente, da sie versicherungsunabhängig ist und aus Steuermitteln aufgebracht wird. Anspruchsberechtigt sind ältere Menschen ab 65 Jahren sowie Menschen ab 18 Jahren, die aus medizinischen Gründen dauerhaft erwerbsgemindert sind und nicht allein für ihren Lebensunterhalt sorgen können. Durch die neue Grundsicherung wird es für ältere sowie dauerhaft voll erwerbsgeminderte Menschen, zu letzteren gehören oft auch AIDS-Kranke, wesentlich leichter sein, ihre bestehenden Ansprüche auf Sicherung des Lebensunterhalts zu verwirklichen. Die Leistungshöhe der Grundsicherung entspricht im Wesentlichen der Hilfe zum Lebensunterhalt außerhalb von Einrichtungen in der Sozialhilfe. Anders als bei der Sozialhilfe bleiben die Unterhaltsansprüche gegenüber Kindern, bzw. Eltern des Antragsberechtigten unberücksichtigt, sofern deren jährliche Gesamteinkünfte unter einem Betrag von 100.000 € liegen.

Berechnungsbeispiel für die Grundsicherung

Ein 24 Jahre alter Mann ist seit einem Jahr aufgrund seiner progredienten Erkrankung auf Dauer voll erwerbsgemindert.

Er wohnt in Berlin in einer Zweieinhalbzimmerwohnung. Für diese zahlt er 220 € Monatsmiete, sowie 55 € Heizkosten.

Auch für ihn gilt der Regelsatz von Berlin für einen Alleinstehenden mit 293 €. Hinzu kommt der 15%ige pauschalierte Zuschlag, d.h.
293€ + 43,95€ = 336,95€.

Damit ergibt sich für ihn insgesamt ein Bedarf von monatlich
336,95 € Regelsatz inklusive pauschaliertem Zuschlag
220,00 € Monatsmiete
 55,00 € Heizkosten
611,95 € insgesamt als monatlicher Bedarf

Epidemiologie   Praxis   Klinik   Therapie

Einnahmen: Er bekommt 580 € Erwerbsminderungsrente. Da sein Bedarf, wie oben dargelegt mit 611,95 € höher ist als seine Einnahmen durch die Rente von 580 €, hat er Anspruch auf Grundsicherung. In diesem Fall erhält er eine Grundsicherung von 31,95 €/Monat.

Die Grundsicherung wird von Städten, Kreisen und Gemeinden bewilligt und ausgezahlt, nachdem geprüft worden ist, ob überhaupt Anspruch auf Grundsicherung besteht. Der Anspruchsberechtigte erhält hierdurch auch eine Aussage darüber, wie hoch sein Anspruch auf Grundsicherung ist.

Arbeitsförderung SGB III

Im Sozialgesetzbuch (SGB) Drittes Buch (III)- Arbeitsförderung, werden Beratung, Vermittlung, berufliche Ausbildung, berufliche Weiterbildung und Leistungen zur Teilhabe am Arbeitsleben usw. geregelt.

> Arbeitslosengeld und Arbeitslosenhilfe
> SGB III § 117ff

Im SGB III wird in § 117 der Anspruch auf Arbeitslosengeld geregelt.

Wird ein AIDS-Kranker arbeitslos, kann er auf Antrag Arbeitslosengeld erhalten.

Anspruch auf diese Leistung haben Arbeitnehmer, die

1. arbeitslos sind,
2. sich beim Arbeitsamt arbeitslos gemeldet haben und
3. die Anwartschaft erfüllt haben

Arbeitslos ist ein Arbeitnehmer nach § 118 SGB III, wenn er

- vorübergehend nicht in einem Beschäftigungsverhältnis steht (Beschäftigungslosigkeit) und

- eine versicherungspflichtige, mindestens 15 Stunden wöchentlich umfassende Beschäftigung sucht (Beschäftigungssuche).

Eine weniger als 15 Stunden wöchentlich umfassende Beschäftigung schließt aber Beschäftigungslosigkeit nicht aus.

Die **Beschäftigungssuche** nach § 119 SGB III liegt vor, wenn der Suchende

- alle Möglichkeiten nutzt und nutzen will, um seine Beschäftigungslosigkeit zu beenden

- den Vermittlungsbemühungen des Arbeitsamtes zur Verfügung steht (Verfügbarkeit).

Nur wer arbeitsfähig ist steht den Vermittlungen des Arbeitsamtes zur Verfügung. Ein Arbeitsloser ist aber nur dann arbeitsfähig, wenn er mindestens 15 Stunden in der Woche unter den üblichen Bedingungen des allgemeinen Arbeitsmarktes arbeiten kann.

Nach § 122 SGB III Persönliche Arbeitslosenmeldung muss sich der Arbeitslose persönlich beim Arbeitsamt melden. Auch bei noch nicht eingetretener Arbeitslosigkeit, die innerhalb der nächs-

Grundlagen   Diagnostik   Prophylaxe   **Recht**

ten zwei Monate zu erwarten ist, ist eine Meldung beim Arbeitsamt zulässig.

Die Dauer des Anspruchs auf Arbeitslosengeld richtet sich gemäß § 127 Grundsatz SGB III nach der Dauer des Versicherungsverhältnisses und dem Lebensalter des Versicherten.

Die Höhe des Arbeitslosengeldes (§ 129 Grundsatz SGB III) ist je nach Zahl der Kinder oder der Einkommensteuerpflicht der Ehegatten oder Lebenspartner unterschiedlich. Der Bemessungszeitraum (§ 130 SGB III) kann bis zu 52 Wochen betragen.

In SGB III wird auch die Arbeitslosenhilfe geregelt.

Arbeitslosenhilfe kann gegebenenfalls im Anschluss an das Arbeitslosengeld gewährt werden. Der Anspruch auf Arbeitslosenhilfe (§ 190 SGB III) kann auch vorliegen, wenn die Anwartschaftszeiten für den Anspruch auf Arbeitslosengeld nicht erfüllt sind, und Bedürftigkeit nachgewiesen ist. Arbeitslosenhilfe ist in ihrer Höhe (§195 SGB III) von vielen Faktoren abhängig und wird jeweils für längstens ein Jahr bewilligt.

Hat ein HIV-Infizierter ohne triftigen Grund selbst gekündigt, tritt hinsichtlich der Gewährung von Arbeitslosengeld eine Sperrzeit von zwölf Wochen ein.

Pflegeversicherung SGB XI

Zur sozialen Absicherung des Risikos der Pflegebedürftigkeit wurde 1995/96 ein neuer eigenständiger Zweig der Sozialversicherung, die soziale Pflegeversicherung, geschaffen. Die Pflegeversicherung wird von den bei den Krankenkassen eingerichteten Pflegekassen auf der Grundlage des SGB XI wahrgenommen.

Die Pflegeversicherung als Zweig der Sozialversicherung ist mit ihrer ersten Stufe, der Leistungsgewährung bei häuslicher Pflege, am 01.01.1995 in Kraft getreten.

Die Leistungsübernahme bei vollstationärer Pflege, als zweite Stufe der Pflegeversicherung, erfolgte ab 01.Juli 1996. Die Leistungen der Pflegeversicherung sollen nach § 2 SGB XI den Pflegebedürftigen helfen, trotz ihres Hilfebedarfs ein möglichst selbständiges und selbstbestimmtes Leben zu führen, das der Würde des Menschen entspricht.

Beim leistungsberechtigten Personenkreis muss Pflegebedürftigkeit nachwiesen sein.

HIV-relevante Erläuterungen zur Pflegeversicherung

**Pflegebedürftigkeit
§ 14 SGB XI**

»Pflegebedürftig im Sinne dieses Gesetzes sind Personen, die wegen einer körperlichen, geistigen oder seelischen Krankheit oder Behinderung für die gewöhnlichen und regelmäßig wiederkehrenden Verrichtungen im Ablauf des täglichen Lebens auf Dauer, voraussichtlich für mindestens sechs Monate, in erheblichem oder höheren Maße (§ 15) der Hilfe bedürfen.«

Gewöhnliche und regelmäßig wiederkehrende Verrichtungen sind in der Tabelle 1 zusammengestellt.

Die Pflegekassen lassen durch den Medizinischen Dienst der Krankenkassen (MDK) prüfen, ob die Voraussetzungen der Pflegebedürftigkeit erfüllt sind. Durch eine Untersuchung in der häuslichen Umgebung des Pflegebedürftigen wird ferner der Pflegeumfang und damit die Einordnung in eine der drei Pflegestufen durch den MDK vorgenommen. Desweiteren beurteilt der MDK, welche Hilfsmittel (z.B. Rollstühle) notwendig sind.

In Ausnahmefällen kann die Untersuchung unterbleiben, wenn etwa aufgrund einer eindeutigen Aktenlage bereits das Ergebnis einer medizinischen Untersuchung feststeht.

Bei AIDS-Kranken dürfte dies im Allgemeinen der Fall sein, zumal Patienten im Vollbild AIDS meist bereits der Pflegestufe III angehören. Der entsprechende Bescheid wird noch während des stationären Aufenthalts oder im Entlassungsbericht den niedergelassenen Ärzten oder der jeweiligen Krankenkasse mitgeteilt.

AIDS-Patienten, die bislang Leistungen bei »Schwerpflegebedürftigkeit« nach § 53 SGB V erhalten hatten, wurden seit 01. April 1995 ohne Antragstellung in die neue Pflegestufe II eingestuft. Die Pflegestufe III wird auf Antrag zugeordnet, wenn feststeht, dass Pflegebedürftigkeit in entsprechendem Umfang vorliegt.

Die Hilfe für die Pflegebedürftigen besteht in der Unterstützung, in der teil-

Tabelle 1: Gewöhnliche Verrichtungen im Ablauf des täglichen Lebens als Kriterien für die Begründung der Pflegebedürftigkeit.

21	1 Körperpflege	2 Ernährung	3 Mobilität	4 Hauswirt. Versorgung
gewöhnliche Verrichtungen im Ablauf des täglichen Lebens aus vier Bereichen	1. Waschen 2. Duschen 3. Baden 4. Zahn (Mundpflege) 5. Kämmen 6. Rasieren 7. Darm- oder Blasenentleerung	8. mundgerechte Zubereitung oder die Aufnahme der Nahrung 9. Sondenernährung zur Aufnahme flüssiger Nahrungsmittel das Füttern u. auch das Füttern unter erschwerten Bedingungen	10. An- und Ausziehen 11. Aufstehen und Zu-Bett-Gehen 12 Gehen, 13. Stehen oder 14. Treppensteigen 15. Verlassen oder Wiederaufsuchen der Wohnung	16. Einkaufen 17. Kochen 18. Spülen 19. Reinigen der Wohnung 20. Wechseln und Waschen der Wäsche und Kleidung 21. Beheizen der Wohnung

weisen oder der vollständigen Übernahme von Verrichtungen im Ablauf des täglichen Lebens, oder in der Beaufsichtigung oder Anleitung, diese Verrichtungen selbständig durchführen zu können.

Die in § 15 SGB XI für die Begründung der Pflegebedürftigkeit genannten gewöhnlichen Verrichtungen im Ablauf des täglichen Lebens in den vier Bereichen Körperpflege, Ernährung, Mobilität und hauswirtschaftliche Versorgung sind auf Seite 22 in Tabelle 1 dargestellt.

Stufen der Pflegebedürftigkeit § 15 SGB XI

- **Pflegestufe I**
Erheblich Pflegebedürftige sind Personen, »die bei der Körperpflege, der Ernährung oder der Mobilität für wenigstens zwei Verrichtungen aus einem oder mehreren Bereichen mindestens einmal täglich der Hilfe bedürfen und zusätzlich mehrfach in der Woche Hilfen bei der hauswirtschaftlichen Versorgung benötigen«.
Für die Pflegestufe I muss der zeitliche Mindestaufwand, den ein Familienangehöriger oder eine andere nicht als Pflegekraft ausgebildete Pflegeperson für die erforderlichen Leistungen der Grundpflege und hauswirtschaftlichen Versorgung benötigt, wöchentlich im Tagesdurchschnitt mindestens 90 Minuten betragen. Dabei muss auf die Grundpflege mehr als 45 Minuten entfallen und damit gegenüber der Hauswirtschaft überwiegen.

- **Pflegestufe II**
Schwerpflegebedürftige sind Personen, »die bei der Körperpflege, der Ernährung oder der Mobilität mindestens dreimal täglich zu verschiedenen Tageszeiten der Hilfe bedürfen und zusätzlich mehrfach in der Woche Hilfen bei der hauswirtschaftlichen Versorgung benötigen.
Der Zeitaufwand in der Pflegestufe II muss mindestens drei Stunden wöchentlich im Tagesdurchschnitt betragen; hierbei müssen auf die Grundpflege mindestens zwei Stunden. entfallen, also ebenfalls gegenüber der Hauswirtschaft überwiegen.

- **Pflegestufe III**
Schwerstpflegebedürftige sind Personen, »die bei der Körperpflege, der Ernährung oder der Mobilität täglich rund um die Uhr, auch nachts, der Hilfe bedürfen und zusätzlich mehrfach in der Woche Hilfe bei der hauswirtschaftlichen Versorgung benötigen.«
Der Zeitaufwand in der Pflegestufe III muss mindestens fünf Stunden wöchentlich im Tagesdurchschnitt betragen. Auch hier muss die Grundpflege mit mindestens vier Stunden gegenüber der Hauswirtschaft überwiegen.
Die Pflegestufe III wird noch durch eine Härtefallregelung ergänzt. Diese trifft zu, wenn ein außergewöhnlich hoher Pflegeaufwand besteht, der das übliche Maß der Pflegestufe

| Epidemiologie | Praxis | Klinik | Therapie |

III übersteigt. Dies kann z.B. im finalen Stadium von AIDS der Fall sein, wenn mehrere Pflegeeinsätze auch nachts geleistet werden müssen.

Leistungen bei häuslicher Pflege

> Pflegesachleistung
> § 36 SGB XI

Die häusliche Pflege wird durch zugelassene Pflegeeinrichtungen und geeignete Pflegekräfte (häusliche Pflegehilfe) sichergestellt. Hierzu gehören die Grundpflege (Betten Lagern, Körperpflege etc.) und die hauswirtschaftliche Versorgung.

> Häusliche Pflege bei
> Verhinderung der Pflegeperson
> § 39 SGB XI

»Der Anspruch auf Pflegegeld setzt voraus, dass der Pflegebedürftige mit dem Pflegegeld die erforderliche Grundpflege und hauswirtschaftliche Versorgung in geeigneter Weise selbst sicherstellt.«

Es ist auch eine Kombinationsleistung für die häusliche Pflege, d.h. Sach- und Geldleistung möglich. Die Entscheidung über das Verhältnis von Sach- und Geldleistung ist für sechs Monate bindend.

Die häusliche Pflege kann durch Pflegehilfsmittel erleichtert werden, damit können Beschwerden gelindert, und die Selbständigkeit des Pflegebedürftigen kann erhöht werden (Tab. 2).

Tabelle 2: Übersicht über Pflegesachleistungen und Pflegegeldleistungen in den einzelnen Pflegestufen bei häuslicher Pflege.

Pflegestufe		Sachleistung monatlich	Geldleistung monatlich
Pflegestufe I	bis zu	384 Euro	205 Euro
Pflegestufe II	bis zu	921 Euro	410 Euro
Pflegestufe III	bis zu	1.432 Euro	665 Euro
Härtefallregelung	bis zu	1.918 Euro	

Pflegebedürftige, die Pflegegeld beziehen, sind nach § 37 SGB XI verpflichtet bei Pflegestufe I und II mindestens einmal halbjährlich, bei Pflegestufe III mindestens einmal vierteljährlich eine Beratung in der eigenen Häuslichkeit durch eine zugelassene Pflegeeinrichtung abzurufen, mit der die Pflegekasse einen Versorgungsvertrag abgeschlossen hat. Die Beratung dient der Sicherung der Qualität der häuslichen Pflege und gibt den häuslich Pflegenden regelmäßige Hilfestellung und praktische pflegefachliche Unterstützung. Die Vergütung der Beratung ist von der zuständigen Pflegekasse zu tragen.

> Pflegegeld für
> selbstbeschaffte Pflegehilfen
> § 37 SGB XI

Ist eine Pflegeperson wegen Erholungsurlaubs, Krankheit oder anderen Gründen an der Pflege verhindert, so übernimmt die Pflegekasse die Kosten einer notwendigen Ersatzpflege für längstens vier Wochen je Kalenderjahr. Im Einzelfall dürfen die Aufwendungen der Pflegekasse 1.432 Euro im Kalenderjahr nicht übersteigen.

Pflegehilfsmittel und technische Hilfen § 40 SGB XI

»Pflegebedürftige haben Anspruch auf Versorgung mit Pflegehilfsmitteln, die zur Erleichterung der Pflege oder zur Linderung der Beschwerden des Pflegebedürftigen beitragen oder ihm eine selbständigere Lebensführung ermöglichen«. Die Pflegehilfsmittel sind in einem Pflegemittelverzeichnis aufgeführt. Die Pflegekasse überprüft die Notwendigkeit der Versorgung mit Pflegehilfsmitteln. Die Aufwendungen der Pflegekassen für bestimmte Hilfsmittel dürfen monatlich den Betrag von 31 Euro nicht übersteigen. Technische Hilfsmittel werden vorrangig leihweise überlassen. Zur Verbesserung des individuellen Wohnumfeldes kann die Pflegekasse neben technischen Hilfsmitteln subsidiär auch finanzielle Zuschüsse für Umbaumaßnahmen, z.B. Verbreiterung von Türen, der Einbau einer Dusche oder eines Treppenliftes usw. gewähren.

Teilstationäre Pflege und Kurzzeitpflege

Tages- und Nachtpflege § 41 SGB XI

Kann häusliche Pflege nicht in ausreichendem Umfang sichergestellt werden, erfolgt seitens der Pflegekassen eine Mitfinanzierung für die teilstationäre Pflege in Einrichtungen der Tages- und Nachtpflege. Die Finanzierung der notwendigen Beförderung von der Wohnung des Pflegebedürftigen zur Einrichtung der Tages- oder Nachtpflege und zurück wird ebenfalls übernommen. Es werden nur die pflegebedingten Aufwendungen seitens der Pflegeversicherung übernommen, nicht aber die Kosten für Unterkunft und Verpflegung (Tab. 3).

Tabelle 3: Übersicht über Pflegesachleistungen in den einzelnen Pflegestufen bei teilstationärer Tages-und Nachtpflege mit ihren monatlichen Höchstsätzen.

Pflegestufe	Höchstsatz monatlich
Pflegestufe I bis zu	384 Euro monatlich
Pflegestufe II bis zu	921 Euro monatlich
Pflegestufe III bis zu	1.432 Euro monatlich

Pflegegeld wird dem Pflegebedürftigen neben Inanspruchnahme der Sachleistung für Tages- oder Nachtpflege dann gezahlt, wenn der Höchstwert der Sachleistung nicht voll ausgeschöpft ist.

Kurzzeitpflege § 42 SGB XI

»Kann die häusliche Pflege zeitweise nicht, noch nicht oder nicht in erforderlichem Umfang erbracht werden und reicht auch teilstationäre Pflege nicht aus, besteht Anspruch auf Pflege in einer vollstationären Einrichtung. Dies gilt:
1. Für eine Übergangszeit im Anschluss an eine stationäre Behandlung des Pflegebedürftigen oder
2. in sonstigen Krisensituationen (z.B. bei notwendigen Umbaumaßnahmen in der Wohnung eines AIDS-Patienten, wodurch vorübergehend häusliche Pflege oder teilstationäre Pflege nicht möglich ist.

Die Pflegekasse übernimmt für pflegebedingte Aufwendungen, die Kosten der sozialen Betreuung sowie seit 1. Juli 1996 bis 31. Dezember 2004 die Kosten für Leistungen der medizinischen Behandlungspflege in vollstationären Einrichtungen (Tabelle 4).

Tabelle 4: Pauschale Kostenübernahme für Kurzzeitpflege in vollstationären Einrichtungen.

Pflegestufe	Pauschalsatz monatlich
Pflegestufe I	1.023 Euro monatlich
Pflegestufe II	1.279 Euro monatlich
Pflegestufe III	1.432 Euro monatlich
anerkannte Härtefälle bis zu	1.688 Euro monatlich

Die Versorgungsqualität pflegebedürftiger AIDS-Patienten wird entscheidend davon abhängen, wie detailliert der Arzt im Einzelfall notwendige Hilfen definiert.

Kommentar zur Pflegeversicherung bei AIDS

Durch die gesetzliche Pflichtversicherung soll die Lebenssituation pflegebedürftiger AIDS-Kranker verbessert werden, damit sie ein möglichst selbstständiges und selbstbestimmtes Leben führen können, das der Würde des Menschen entspricht.

Die Finanzierung der Pflege nach SGB XI erfolgt nur nach Abschluss eines einzelnen Versorgungsvertrages des Pflegebedürftigen mit der Pflegeeinrichtung und den jeweiligen Pflegekassen. Es gibt keine Kollektiv-Vertragsabschlüsse. Der Wettbewerb zwischen den Anbietern von Pflegeleistungen darf nicht zu Dumping-Preisen bei der ambulanten Intensivpflege von AIDS-Patienten führen. Inwieweit die Pflegeversicherung zur Lösung der Probleme bei Schwerstpflege von AIDS-Patienten beitragen kann, muss sich noch erweisen, zumal der Bedarf und die gesetzlich vorgesehenen Leistungen weit auseinander klaffen.

Für schwerstpflegebedürftige AIDS-Patienten, bei denen der Pflegeaufwand besonders hoch ist und dem eines Patienten auf der Wachstation entspricht, werden seitens der die Pflegeversicherung nicht alle Kosten übernommen. Für eine gute pflegerische Versorgung im somatischen und psychischen Bereich mit hoher Pflegequalität sind AIDS-Spezialpflegedienste mit ihrer professionellen Krankenpflege sehr gut geeignet. Die Kosten für die hohen pflegerischen Aufwendungen werden in keiner Weise durch die Pflegesätze der Pflegekassen ausreichend honoriert.

Wenn ein AIDS-Kranker in der Pflegestufe I wöchentlich im Tagesdurchschnitt 90 Minuten Hilfe benötigt, diese aber nur mit 30 Euro honoriert wird, ist der monatliche Pflegesatz von 384 Euro bereits vor Ablauf von zwei Wochen verbraucht. Wie auch andere Erkrankungen, bei denen Schwerstpflegebedürftigkeit vorkommen kann, fällt AIDS unter die Richtlinien zur Anwendung der Härtefallregelungen. Für diese Härtefälle, für die Indikationen noch nicht feststehen, ist ein Betrag von 1.918 Euro vorgesehen. Nach § 36 SGB XI ist aller-

Grundlagen   Diagnostik   Prophylaxe   Recht

dings vorgeschrieben, dass die Ausnahmeregelung (Härtefallregelung) bei der einzelnen Pflegekasse für nicht mehr als 3% aller bei ihr versicherten Pflegebedürftigen der Stufe III, die häuslich gepflegt werden, Anwendung finden. Dies wird bei AIDS kaum einzuhalten sein. Was über diesen Betrag hinaus geht, fällt in das persönliche Risiko des Versicherten. In Ausnahmefällen könnten andere Organisationen (z.B. die Deutsche AIDS-Stiftung) finanzielle Unterstützung gewähren.

Die Beurteilung der Pflege war bis heute kein Bestandteil ärztlicher Ausbildung. Letztendlich hängt es von der Qualität der Gutachten ab, ob überhaupt und wenn ja in welcher Höhe Geld- oder Sachleistungen gewährt werden.

Grundlage für die Feststellung der Pflegebedürftigkeit sind allein die im § 15 SGB XI genannten gewöhnlich und regelmäßig wiederkehrenden Verrichtungen im Ablauf des täglichen Lebens mit den vier Bereichen: Körperpflege, Ernährung, Mobilität sowie Hauswirtschaftliche Versorgung.

Die Schwierigkeit bei der Beurteilung des Pflegeumfangs bei AIDS ist das ständig wechselnde Krankheitsbild. Hierbei können in unterschiedlichem Maße somatische und psychische Beeinträchtigungen vorliegen.

Bedingt durch die Veränderungen im Krankheitsbild AIDS ist in den letzten Jahren die Lebenserwartung der chronisch Kranken gestiegen. Dies hat zur Folge, dass sich auch der Versorgungsbedarf nicht in der Grundpflege, sondern vor allem im psychosozialen Betreuungsaufwand erhöht. Pflegebedürftigkeit kann in jedem Einzelfall in unterschiedlichem Umfang gegeben sein. Wegen der Gefahr von möglicher Selbst- oder Fremdgefährdung im Endstadium der Krankheit kann der tatsächliche Pflege- und Betreuungsaufwand sehr hoch und kostenintensiv sein. Die notwendigen Pflegeleistungen werden daher in den meisten Fällen die Kosten der Leistungen, die von den Kranken- und Pflegekassen zugestanden werden, übersteigen.

Bundessozialhilfegesetz BSHG

Im BSHG ist die rechtliche Grundlage für den Anspruch auf Sozialhilfe geregelt. Aufgabe der Sozialhilfe ist es, dem Empfänger dieser Sozialleistung die Führung eines Lebens zu ermöglichen, das der Würde des Menschen entspricht. Hierauf besteht ein gesetzlicher Anspruch.

Jeder einzelne Bedürftige wird entsprechend seiner individuellen materiellen Notlage durch entsprechende Hilfeleistungen unterstützt § 5 BSHG. Sozialhilfe wird subsidiär, d.h. nachrangig, wenn keine anderen Hilfe mehr vorhanden ist, gewährt. Der Sozialhilfeempfänger ist verpflichtet, zumutbare Arbeit aufzunehmen. Weigert er sich, kann die Sozialhilfe gekürzt werden.

Die Sozialhilfe umfasst:
- Hilfe zum Lebensunterhalt und
- Hilfe in besonderen Lebenslagen

Epidemiologie　　Praxis　　Klinik　　Therapie

Hilfe zum Lebensunterhalt

»Hilfe zum Lebensunterhalt ist nach § 11 BSHG dem zu gewähren, der seinen Lebensunterhalt nicht oder nicht ausreichend aus eigenen Kräften und Mitteln, vor allem aus seinem Einkommen und Vermögen, beschaffen kann«.

Leistungen als Hilfe zum notwendigen Lebensunterhalt sollen – nach § 12 BSHG – die Kosten des täglichen Lebens, wie Miete, Strom, Ernährung, Hausrat, Körperpflege, Heizung und persönliche Bedürfnisse des täglichen Lebens abdecken. Zu den persönlichen Bedürfnissen des täglichen Lebens gehören in vertretbarem Umfange auch die Beziehungen zur Umwelt und eine Teilnahme am kulturellen Leben.

Krankenversicherungsbeiträge, auch Beiträge zur freiwilligen Versicherung, können von der Sozialhilfe übernommen werden. Krankenhilfe ist im Übrigen eine Pflichtleistung der Sozialhilfe. Die Leistungen entsprechen denen der gesetzlichen Krankenversicherung.

Die HIV-Infektion oder die AIDS-Erkrankung erfordern im Einzelfall höhere Mehrbedarfszuschläge (§23 BSHG Mehrbedarf). Für Kranke, Genesende, behinderte Menschen, die einer kostenaufwendigen Ernährung bedürfen, ist ein Mehrbedarf in angemessener Höhe anzuerkennen. Die Mehrbedarfszuschläge betragen zwischen 20% und 60% des jeweils maßgeblichen Regelsatzes. Die Höhe des Regelsatzes lag im Jahre 2002 in Hessen für Haushaltsvorstände und Alleinstehende bei 294 Euro pro Monat.

Die Höhe variiert je nach Bundesland, zuzüglich der Miete und Unterkunft.

Kosten für Unterkunft und Heizung werden gewährt. Menschen mit HIV und AIDS können wegen Nachtschweiß, Pilzbefall und Hautausschlägen einen besonders hohen Bedarf an Wäsche und Körperpflegemitteln haben und damit einen erhöhten Hygienebedarf.

Zu den laufenden einmaligen Leistungen nach § 21 BSHG gehören z.B. Instandhaltung der Wohnung. Beschaffung von Gebrauchsgütern (Waschmaschine) usw.

Hilfe in besonderen Lebenslagen

Für besondere Lebenssituationen wie Behinderung, Krankheit, Pflegebedürftigkeit hat der Gesetzgeber entsprechende Hilfearten vorgesehen.

Hierzu gehören nach § 27 BSHG:
- Hilfe zum Aufbau oder zur Sicherung der Lebensgrundlage
- Hilfe bei Krankheit, vorbeugende und sonstige Hilfe
- Eingliederungshilfe für Behinderte, Versorgung mit Hilfsmitteln, Hilfe zur Beschaffung und Erhaltung der Wohnung, Hilfe zur Teilnahme am Gemeinschaftsleben (z.B. Rundfunk- und Fernsehgerät, Behindertenfahrdienst)
- Blindenhilfe
- Hilfe zur Pflege
- Hilfe zur Weiterführung des Hauhalts
- Hilfe zur Überwindung besonderer sozialer Schwierigkeiten z.B. für Obdachlose, Drogenabhängige usw.

Grundlagen Diagnostik Prophylaxe Recht

Sozialhilfe und Grundsicherung

Die Grundsicherung sorgt dafür, dass alte und erwerbsgeminderte Menschen kein Leben in Armut führen müssen. Armut zu vermeiden ist die eigentliche Aufgabe der Sozialhilfe. Es gibt allerdings noch immer viele Menschen, die ihre Sozialhilfeansprüche nicht wahrnehmen, weil sie Angst vor Behördengängen haben, weil sie sich schämen oder weil sie befürchten, dass der Sozialhilfeträger auf ihre erwachsenen Kinder finanziell zurückgreift. Der Anspruch auf Grundsicherung setzt voraus, dass über 65 Jährige und dauerhaft erwerbsgeminderte Menschen über 18 Jahre »bedürftig sind«. Das neue gegenüber der Sozialhilfe ist, dass die Leistungen der Grundsicherung erstmals unabhängig vom Einkommen der Kinder oder Eltern ausgezahlt werden. Nur wenn das Einkommen eines Kindes oder der Eltern 100.000 EUR jährlich erreicht oder übersteigt, besteht kein Anspruch auf die Grundsicherung. Die Grundsicherung setzt das BSHG aber nicht außer Kraft, da sie in weit geringerem Maße den individuellen Bedarf abdeckt. So kann ein Sozialhilfeantrag z.B. für die Übernahme »angemessener Mieten« und »Heizkosten«, Krankenkostzulagen im Sinne von »Mehrbedarf«, gestellt werden. In diesen Fällen lebt allerdings die Unterhaltspflicht von Eltern und Kindern wieder auf.

Im Sozialhilferecht gilt der »Nachranggrundsatz« d.h. Verpflichtung von Angehörigen, erforderliche Hilfe zu gewähren, steht im Vordergrund.

Schwerbehindertenrecht SGB IX

Durch den Beschluss des Rates der Europäischen Union ist das Jahr 2003 zum Europäischen Jahr der Menschen mit Behinderungen erklärt worden. Damit haben behinderte Menschen die Möglichkeit, europaweit und öffentlichkeitswirksam auf sich und ihre Interessen aufmerksam zu machen. Mit dem Motto des Europäischen Jahres der Menschen mit Behinderungen 2003 »Nichts über uns ohne uns« sollen Menschen mit Behinderungen ihre Rechte auf uneingeschränkte Teilhabe, Gleichstellung und Arbeit, sowie Selbstbestimmung im gesellschaftlichen Leben besser wahrnehmen können.

Das Schwerbehindertengesetz in der Fassung vom 26. August 1986 ist gemäß Artikel 63 Sozialgesetzbuch-Neuntes Buch- (SGB IX) Rehabilitation und Teilhabe behinderter Menschen vom 19. Juni 2001 mit Wirkung vom 1. Juli 2001 außer Kraft gesetzt worden. Damit wird das Schwerbehindertengesetz durch das Schwerbehindertenrecht im SGB IX ersetzt.

Die besonderen Regelungen zur Teilhabe schwerbehinderter Menschen (Schwerbehindertenrecht) sind in das neue SGB IX aufgenommen worden.

In diesem Gesetzbuch ist das Schwerbehindertenrecht in den §§ 68-160 geregelt.

Hiermit wird deutlich, dass für Schwerbehinderte und diesen gleichgestellte behinderte Menschen besondere

| Epidemiologie | Praxis | Klinik | Therapie |

Regeln gelten, die die allgemeinen Regeln für behinderte Menschen ergänzen.

Der geschützte Personenkreis mit dem Geltungsbereich für Schwerbehinderte und diesen gleichgestellte behinderte Menschen ist in § 68 SGB IX geregelt.

§ 69 SGB IX regelt die Feststellung der Behinderung, und die Ausstellung von Ausweisen.

Auf Antrag stellen die für die Durchführung des Bundesversorgungsgesetzes zuständigen Behörden, die Versorgungsämter, Landesversorgungsämter und die bei diesen angesiedelten versorgungsärztlichen Untersuchungsstellen dem behinderten Menschen einen Ausweis aus. Der Ausweis enthält die Feststellung der Behinderung als Schwerbehinderter, den Grad der Behinderung, sowie gegebenenfalls weitere gesundheitliche Merkmale. Letztere können dann die Begründung für Inanspruchnahme von Nachteilausgleichen sein. Definitionsgemäß sind Nachteilsausgleiche Hilfen für behinderte Menschen zum Ausgleich behinderungsbedingter Nachteile oder Mehraufwendungen.

Die Auswirkungen auf die Teilhabe am Leben in der Gesellschaft werden als Grad der Behinderung (GdB) festgestellt.

Die **Schwere einer Behinderung** wird in **Graden von 10-100,** nach Zehnergraden abgestuft angegeben. Eine Feststellung nach § 69 ist nur dann zu treffen, wenn ein Grad der Behinderung von wenigstens 20 vorliegt.

Bei mehrfacher Behinderung ist eine Gesamtschau aller Behinderungen und ihrer wechselseitigen Beziehungen zueinander notwendig, bei der die Hinzuziehung eines ärztlichen Sachverständigen unerlässlich ist.

Erst ein **GdB von mindestens 50** führt zum **Nachweis der Schwerbehinderten-Eigenschaft.**

In § 71 SGB IX wird die Pflicht der Arbeitgeber zur Beschäftigung schwerbehinderter Menschen dargelegt.

Private und öffentliche Arbeitgeber mit mindestens 20 Arbeitsplätzen haben vom 1. Januar 2003 an 6 Prozent der Arbeitsplätze mit schwerbehinderten Menschen zu besetzen, wenn die Zahl der arbeitslosen Schwerbehinderten im Oktober 2002 nicht um mindestens ein Viertel verringert werden konnte. Dabei sind schwerbehinderte Frauen besonders zu berücksichtigen. Für nicht besetzte Arbeitsplätze müssen nach § 77 SGB IX Ausgleichsabgaben gezahlt werden.

In § 85 SGB IX Kündigungsschutz heißt es, dass die Kündigung des Arbeitsverhältnisses eines schwerbehinderten Menschen durch den Arbeitgeber sowohl bei der ordentlichen als auch der außerordentlichen fristlosen Kündigung aus wichtigem Grund der vorherigen Zustimmung des Integrationsamtes bedarf.

Schwerbehinderte Menschen haben nach § 125 SGB IX einen bezahlten Zusatzurlaub von fünf Arbeitstagen im Urlaubsjahr.

Zuordnung der Schwerbehindertengrade bei der HIV-Infektion

In den »Anhaltspunkten für die ärztliche Gutachtertätigkeit im sozialen Entschädigungsrecht und nach dem Schwerbehindertengesetz« von 1996 wurden die Schwerbehinderten-Grade für die HIV-Infektion den einzelnen Stadien neu zugeordnet. Diese sind auch heute noch (s. Hinweis im SGB IX) für die Begutachtung bindend. Es liegt in der Natur der Erkrankung, dass die Stadienübergänge fließend sind. Bei der HIV-Infektion ohne klinische Symptomatik kann eine schwere Depression mit suizidaler Absicht entstehen, wenn der Patient erfährt, dass er HIV-positiv ist. Es liegt dann eine seelische Beeinträchtigung vor, die auch in diesem Stadium bei individueller Bewertung bereits zu einer GdB-Anerkennung führen kann. Hier würde die in den Anhaltspunkten für die ärztliche Gutachtertätigkeit v. 1996 gegebene Argumentation auf S.128 greifen, dass nämlich außergewöhnliche seelische Begleiterscheinungen gegebenenfalls zusätzlich zu berücksichtigen sind.

Neue Gesichtspunkte können sich bei symptomlosen HIV-Infizierten ergeben, denen man bei hoher Viruslast bereits zur Therapie rät. Hierbei kann es insbesondere durch die Kombinationstherapie zu Nebenwirkungen kommen. Diese können im täglichen Leben zu erheblichen Beeinträchtigungen und funktionellen Einschränkungen führen. Die Wiedereingliederung in die Gesellschaft kann hierdurch gestört sein und es tauchen möglicherweise zusätzliche berufliche Probleme auf. Funktionsbeeinträchtigungen infolge von Durchfällen, Polyneuropathien, Nierenkoliken, Leberstoffwechselstörungen usw. können eine GdB-Einstufung notwendig machen, und der Patient kann zum Schwerbehinderten werden.

Aufgrund einer anerkannten Schwerbehinderung haben Leistungsbeeinträchtigte folgende Perspektiven:

1. Einen Kündigungsschutz
2. Die nach SGB IX gegebene Möglichkeit der Rehabilitation, die als Teilhabe behinderter Menschen bezeichnet wird
3. Möglichkeiten der betrieblichen Umsetzung
4. Gewährung von Nachteilsausgleichen.

Zum besseren Verständnis der GdB-Zuordnung wird in Tabelle 5 der GdB im Schwerbehindertenrecht in Konstellation zu klinischen Klassifikationen, Laborparametern und Symptomen bzw. Erkrankungen aufgeführt. Die für eine HIV-bedingte Berufskrankheit relevanten MdE-Werte werden der Vollständigkeit halber ebenfalls in der Tabelle angegeben.

Epidemiologie   Praxis   Klinik   Therapie

Tabelle 5: Grad der Behinderung (GdB) im Schwerbehindertenrecht (SGB IX) und MdE in der gesetzlichen Unfallversicherung (GUV) während unterschiedlicher Stadien der HIV-Erkrankung.

Stadieneinteilung			Labor-Parameter	Klinik	Grad der Behinderung (GdB)*	Minderung der Erwerbsfähigk. (MdE)**
Allgemeine Bezeichnung	CDC '93	Frankf. Klassifik.	CD4-Zellzahl/μ	Symptome		
HIV-positiv Asymptomat. Stadium	A1 A2	1b	≥ 500 200-499	Asymptomatisch oder akute HIV-Infektion	10	10-40%
LAS (Lymphadenopathie Syndrom; bish. Bez)	A3 B1	2a	< 200 ≥ 500	Leichte Symptome Lymphknotenschwellung	30-40	50-60%
ARC (AIDS related complex; bish. Bez)	B2 B3	2b	200-499 < 200	Progrediente klin. Zeichen eines Immundefektes oder persistierende unspez. Symptome	50-80	60-80%
AIDS (Acquired immunodeficiency Syndrome)	C1 C2 C3	3	≥ 500 200-499 < 200	Schwere opportunistische Infektionen, typ. Malignome, HIV-Enzephalopathie, Wasting	bis 100	100%

* Trotz dieser Vorgaben bedarf es grundsätzlich einer Einzelfallentscheidung

** Erfahrungswerte nach Jarke (1993): HIV-Infektion und AIDS als Berufskrankheit

Erläuterung:
- Bei Patienten im CDC-Stadium A1 und A2 (Stadium 1b der Frankfurter Klassifikation der HIV-Infektion, d.h. im asymptomatischen Stadium, liegt der GdB bei 10, wobei hier, wie in allen Stadien »außergewöhnliche seelische Begleiterscheinungen ggf. zusätzlich zu berücksichtigen sind«.
- Während der CDC-Stadien A3 und B1, dem früheren LAS-Stadium (Stadium 2a der Frankfurter Klassifikati-

Grundlagen　Diagnostik　Prophylaxe　Recht

on), können Symptome auftreten, die nicht durch AIDS-Indikator-Krankheiten verursacht sind. Die HIV-Infektion selbst löst zunehmend den Immundefekt aus. Folge dieser zunehmenden Immunschwäche ist der Abfall der CD4-Helferzellzahl. Der GdB liegt bei 30-40.
- In den Stadien B2 und B3, dem früheren ARC-Stadium (Stadium 2b der Frankfurter Klassifikation) kommt es häufig zu progredienten klinischen Zeichen eines Immundefektes, wie Candida-Infektionen, Erstepisoden bakterieller Pneumonien, Meningitiden, Septikämien, Zoster, peripheren Neuropathien, unklarem Fieber und nicht erklärbaren Diarrhöen. Gewichtsverluste von mehr als 10% können vorkommen Jetzt kann eine Therapie notwendig werden, die als Kombinationstherapie zu zusätzlichen Beeinträchtigungen führen kann. Eine Prophylaxe z.B. zur Verhinderung von PCP und Toxoplasmose wird dringlich. Der GdB liegt bei 50-80.
- In den Stadien C1-C3, liegt das Vollbild AIDS vor (Stadium 3 der Frankfurter Klassifikation) es treten mit Absinken der Helferzellzahlen unter 150 CD4 Zellen/µl über 81% der sogenannten »AIDS-definierenden Erkrankungen« auf. Schwere opportunistische Infektionen, vor allem Malignome, Enzephalopathie, Wasting usw. treten auf.
- Der GdB kann bis 100 gewährt werden.

Nur individuell kann das Ausmaß einer vorliegenden Funktionsbeeinträchtigung mit hieraus resultierender Leistungsbeeinträchtigung beurteilt werden, um so über die Höhe eines GdB entscheiden zu können. Zwischen den einzelnen Stadien können die Übergänge der Schwerbehindertengrade fließend sein, so dass man sich nie starr an die tabellarischen Übersichten halten kann.

Trotz dieser Vorgaben bedarf es grundsätzlich einer Einzelfallentscheidung.

Ferner ist zu berücksichtigen, dass durch den günstigen Effekt der antiretroviralen Therapie Rückstufungen des GdB erforderlich werden können. Deshalb ist zum gegebenen Zeitpunkt zwingend eine erneute Begutachtung durchzuführen, um den GdB im Einzelfall neu zu bewerten.

Die sozialmedizinischen Belange von HIV-infizierten Menschen in Korrelation zum jeweiligen Krankheitsstadium sind in Abbildung 1 zusammengefasst.

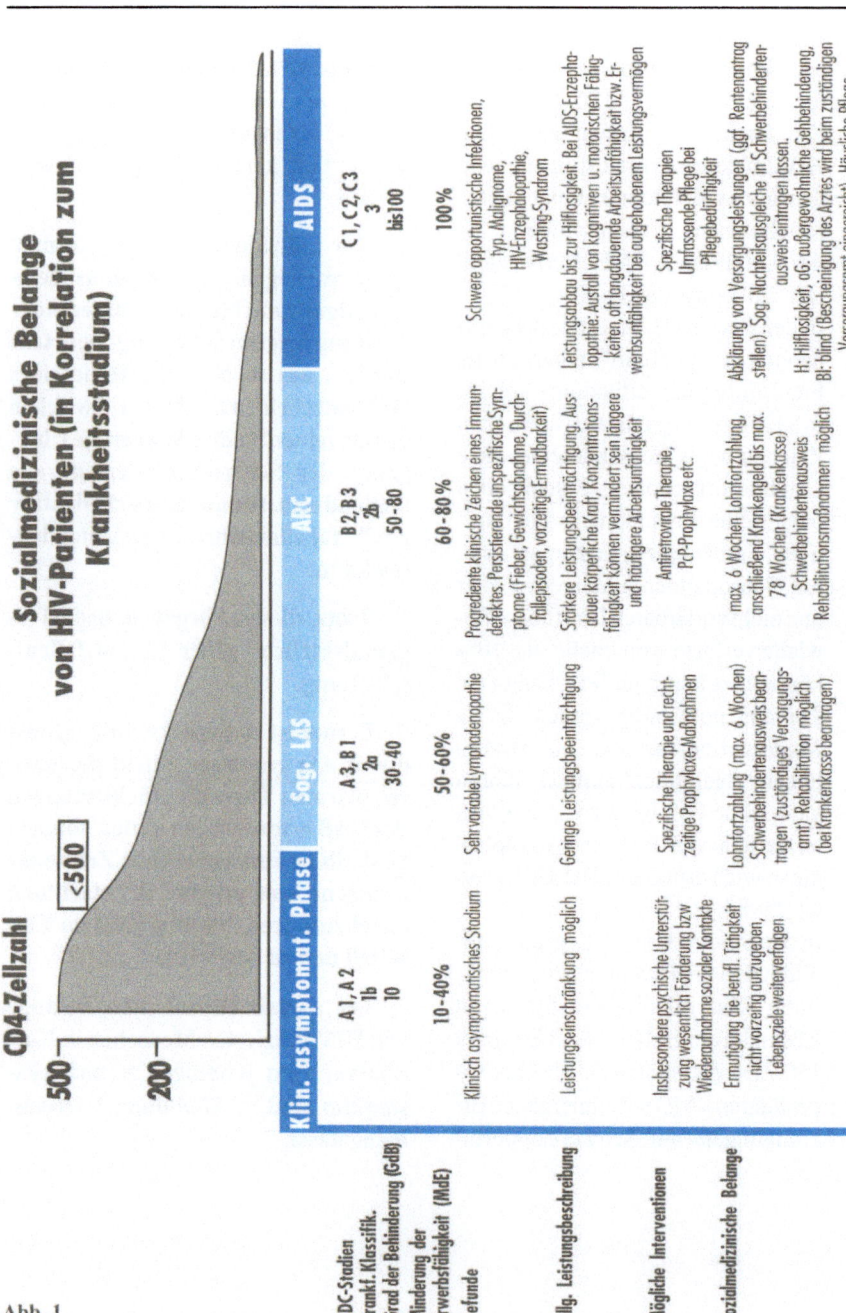

Abb. 1

34 / Sozialleistungen VIII.2

Grundlagen   Diagnostik   Prophylaxe   Recht

Literatur

Dalichau G.: Gesundheitstrukturgesetz, Kommentar, Loseblattsammlung in 3 Bänden, Verlag RS Schulz GmbH, Starnberg

Dalichau G, Grüner B, Müller-Alten L.: Pflegeversicherung Sozialgesetzbuch (SGB) Elftes Buch (XI) Kommentar sowie Bundes-, Europa- und Landesrecht Losteblattsammlung in 3 Bänden, Verlag RS Schulz GmbH, Starnberg

Dalichau G., Grüner B.: Gesetzliche Krankenversicherung, Sozialgesetzbuch (SGB) Fünftes Buch (V) Kommentar, Loseblattsammlung in 3 Bänden, Verlag RS Schulz GmbH, Starnberg

Exner-Freisfeld H.: Soziale Absicherung bei HIV und AIDS, 2. aktualisierte und ergänzte Auflage, VAS Verlag für akademische Schriften Frankfurt, 2001

Exner-Freisfeld H.: Informationen zu AIDS in der Arbeitswelt, AIDS-Aufklärung e.V. Frankfurt a. Main 2. Auflage erscheint 2004

Fritze E.: Die ärztliche Begutachtung 6. Auflage, Steinkopff-Verlag Darmstadt 2001

Gostomzyk JG.: Angewandte Sozialmedizin, Handbuch für Weiterbildung und Praxis Grundwerk 2000, Landsberg/Lech: ecomed

Grigoleit H., Schliehe F., Wenig M.: Handbuch Rehabilitation und Vorsorge Loseblattwerk Asgard Verlag Dr. Werner Hippe GmbH; Sankt Augustin

Grüner B., Dalichau G.: Gesetzliche Rentenversicherung, Sozialgesetzbuch (SGB) Sechstes Buch (VI), Kommentar, Loseblattwerk in 3 Bänden, Verlag RS Schulz GmbH, Starnberg

Jarke J.: AIDS am Arbeitsplatz: Berufskrankheit HIV/AIDS in AIDS Herausforderungen für Forschung, Behandlung und das Leben mit HIV AIDS-Monographien, Band 8

2000 verlag moderne industrie-mi, Landsberg/Lech 433-435

Jürgens A., Niermann T.: Handbuch der Pflegeeinrichtungen in 2 Bänden Verlag RS Schulz GmbH, Starnberg

Knittel SGB IX-Rehabilitation und Teilhabe Behinderter Menschen Kommentar und Rechtssammlung in 2 Bänden Verlag RS Schulz GmbH, Starnberg

Kruse J., Reinhard HJ.: Winkler J Bundessozialhilfegesetz (BSHG) mit Asylbewerberleistungsgesetz Verlag C.H. Beck München 2002

Leitfaden der Sozialhilfe von A-Z. Ausgabe 2002/2004 AG TuWas, DVS Frankfurt am Main 2002

VDR Sozialmedizinische Begutachtung in der gesetzlichen Rentenversicherung, H. Exner-Freisfeld, S.375ff »HIV-Infektion und AIDS-Erkrankung« Gustav Fischer Verlag 1995

Epidemiologie　　　　Praxis　　　　　　Klinik　　　　　　Therapie

Zusammenfassung

1. Soziale Hilfsangebote für AIDS-Kranke und HIV-Infizierte Patienten sind wichtig.
2. Das Leistungsspektrum der gesetzlichen Krankenversicherung umfasst u.a. Präventionsmaßnahmen, HIV-Test bei ärztlicher Indikation, bzw. Schwangerschaft, Krankenbehandlung, häusliche Krankenpflege, Haushaltshilfe, Krankengeld und Sterbegeld.
3. Im Rahmen der gesetzlichen Unfallversicherung, deren Träger vor allem die einzelnen Berufsgenossenschaften sind, können Arbeitsunfälle – bei nachgewiesenem kausalen Zusammenhang auch die HIV-Infektion – als Berufskrankheit anerkannt werden.
4. Für die Rentenversicherungsträger gilt noch immer »Rehabilitation vor Rente«. Rehabilitation wird heute als »Teilhabe behinderter Menschen« bezeichnet. Rehabilitationsleistungen werden in Form von medizinischen, berufsfördernden und ergänzenden Leistungen erbracht. Erst bei Ausschöpfung dieser Möglichkeiten werden – den versicherungsrechtlichen Voraussetzungen entsprechend – teilweise oder volle Erwerbsunfähigkeitsrenten gewährt.
5. Seit 01.04.1995 werden Leistungen nach dem Pflegeversicherungsgesetz erbracht, zunächst bei häuslicher Pflege im ambulanten Bereich, einschließlich der teilstationären Pflege in Einrichtungen der Tages- oder Nachtpflege und Kurzzeitpflege. Seit 01.07.1996 werden Leistungen bei vollstationärer Pflege als 2. Stufe der Pflegeversicherung erbracht.
6. Nach dem Bundessozialhilfegesetz wird Hilfe subsidiär in zwei Formen gewährt, d.h. als Hilfe zum Lebensunterhalt und Hilfe in besonderen Lebenslagen.
7. Am 01.01.2003 ist das neue Gesetz zur bedarfsorientierten Grundsicherung im Alter und bei Erwerbsminderung (GSiG) in Kraft getreten.
8. Nach dem Schwerbehindertenrecht, mit der Neuzuordnung der Schwerbehindertengrade (1996) zu den einzelnen Stadien der Erkrankung, wird – über die Integrationsämter, früher Versorgungsämter – auf Antrag die Schwerbehinderung ab einem Behinderungsgrad (GdB) von 50 anerkannt; gegebenenfalls werden Nachteilsausgleiche in Form von Merkzeichen gewährt.
9. Die einzelnen Sozialgesetze und die wesentlichen Neuerungen finden sich unter folgenden Internetadressen: www.lva.de • www.renteninfo-online.de • www.vdr.de

Postkarte für Kritik und Vorschläge an die Redaktion des LoseblattSystems »AIDS und die Vorstadien«

Sehr geehrte Damen und Herren, ...

Bestellkarte

*Hiermit bestelle ich ein Exemplar
J. L'age-Stehr, E. B. Helm (Hrsg.)*
AIDS und die Vorstadien
Springer LoseblattSystem, DIN A5,
ca. 2.200 Seiten, Preis: € 159,– (2 Bde.)
zuzügl. Porto und Verpackung

*Hiermit bestelle ich ein Exemplar
M. Bühring, F. H. Kemper (Hrsg.)*
Naturheilverfahren
Springer LoseblattSystem, DIN A5,
ca. 3.600 Seiten, Preis: € 189,– (3 Bde.)
zuzügl. Porto und Verpackung

*Hiermit bestelle ich ein Exemplar
A. Beyer, D. Eis (Hrsg.)*
Praktische Umweltmedizin
Springer LoseblattSystem, DIN A5,
ca. 2.900 Seiten, Preis: € 189,– (3 Bde.)
zuzügl. Porto und Verpackung

Diese Bestellung kann ich innerhalb von 14 Tagen widerrufen. Dazu genügt eine einfache Postkarte. Von dieser Garantie habe ich Kenntnis genommen und bestätige das mit meiner zweiten Unterschrift.

Datum   Ihre Unterschrift   Datum   Ihre Unterschrift

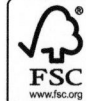

MIX
Papier aus verantwortungsvollen Quellen
Paper from responsible sources
FSC® C105338

If you have any concerns about our products,
you can contact us on
ProductSafety@springernature.com

In case Publisher is established outside the EU,
the EU authorized representative is:
**Springer Nature Customer Service Center GmbH
Europaplatz 3, 69115 Heidelberg, Germany**

Printed by Libri Plureos GmbH
in Hamburg, Germany

Service-Telefon 0800 - 86 3 4488

Rufen Sie uns an, wenn Sie Fragen zum Einsortieren der Folgelieferung haben, wenn Ihnen Folgelieferungen fehlen, oder wenn Ihr Werk unvollständig ist.
Wir helfen Ihnen schnell weiter!

Der Inhalt dieser Folgelieferung

Titel des Beitrags	aktualisiert	neu, bzw. erweitert	Seiten
Aktuelles		X	28
Chronik		X	21
Index	X		21
Kasuistik Nr. 31		X	7
Therapieansätze: Angriffspunkte im HIV-Vermehrungszyklus		X	31
HIV-relevante Adressen	X		10
Diverse Verzeichnisse	X		13
Gesamt			131

Aktuelles

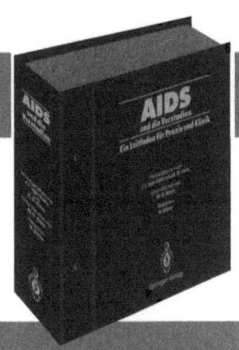

Zusammenfassung:
Mai 2003 bis September 2003

Überblick über wichtige Nachrichten seit Mai 2003 für Abonnenten des Loseblattwerkes – von **U. Marcus**

Editorial

Widersprüchliche Signale

Widersprüchliche Signale gibt es derzeit hinsichtlich der Aufstockung internationaler Hilfe zur Bekämpfung von AIDS. Die US-Regierung unter Präsident Georg Bush hat ein umfangreiches, 15 Mrd. US$ umfassendes Hilfsprogramm für Länder Afrikas, der Karibik und Lateinamerikas beschlossen. Dieses größte bisher angekündigte Programm zur internationalen AIDS-Bekämpfung ist auf zunächst fünf Jahre ausgelegt, d.h. pro Jahr soll mit durchschnittlich 3 Mrd. US$ etwa so viel Geld zur Verfügung gestellt werden, wie derzeit monatlich für die US-Präsenz im Irak ausgegeben wird.

Ursprünglich sollte das Geld überwiegend für bilaterale Hilfen zur Verfügung gestellt werden, was den USA zusätzlichen politischen Einfluss auf die Empfängerländer sichern würde. Der Kongress hat aber einen größeren Anteil als vom Präsidenten vorgeschlagen für den Global Fund bereitgestellt. Ein Nachteil der bilateralen Hilfe im Vergleich mit einer ausreichenden finanziellen Ausstattung des Global Fund ist z.B. auch die Auflage des republikanisch dominierten US-Kongresses, dass Abstinenz-orientierte Sexualaufklärung gegenüber der Propagierung von Kondomen bevorzugt werden soll. Unklar war zunächst auch, ob für Behandlungsprogramme die jeweils kostengünstigsten Medikamente gekauft werden, auch wenn es sich um Generika handelt, oder

Beiträge dieser Folgelieferung

- Chronik von AIDS: bedeutende Ereignisse und Erkenntnisse zu den Themenbereichen Epidemiologie, Forschung und Gesellschaft (Prägnante Ergänzung der Chronik)

- Index (Stichwortverzeichnis aktualisiert)

- Beachtenswerter klinischer Verlauf einer viszeralen Leishmaniose (Ausführliches Fallbeispiel, Kap. II.1 ergänzt)

- Übersicht zu Therapieansätzen mit Angriffspunkten im HIV-Vermehrungszyklus (Teil I von Kap. IV.1 umfassend überarbeitet)

- HIV-relevante Adressen (Kap. IX.1 aktualisiert)

ob die trotz Preisnachlässen in der Regel teureren patentgeschützen Medikamente der meist amerikanischen Herstellerfirmen verwendet werden. Inzwischen gibt es hierzu jedoch Stellungnahmen, dass bei entsprechender Qualität die kostengünstigsten Medikamente gekauft werden sollen.

Der Global Fund, der zuvor am Rande der Zahlungsunfähigkeit stand, soll aus dem 15 Mrd. $-Topf mit einer Milliarde bedacht werden, allerdings nur dann, wenn auch die Europäische Gemeinschaft einen vergleichbaren Betrag beisteuert. Eine entsprechende Zusage der EU, die von Frankreich und Großbritannien unterstützt wird, scheiterte jedoch bisher am Einspruch Deutschlands und der Niederlande. Nach Protesten von allen Seiten erklärte sich die Bundesregierung bisher nur zu einer geringen Aufstockung der für die Jahre 2002-2006 bereits zugesagten 200 Mio. € bereit. Wenn es bei dieser Haltung bliebe, könnte ein großer Teil der für die laufende Bewilligungsrunde eingereichten Vorschläge aus Geldmangel nicht genehmigt werden.

Von den nach Expertenberechnungen für eine erfolgreiche AIDS-Bekämpfung notwendigen 10 Mrd. US$ pro Jahr sind die bisherigen Zusagen zwar immer noch weit entfernt, aber die angekündigten US-Milliarden sind immerhin ein bisher noch nicht dagewesener Quantensprung in der Finanzierung der internationalen AIDS-Bekämpfung. Es kommt nun darauf an, dass auch andere Länder, insbesondere die Europäer, ihren wohlklingenden Absichtserklärungen auch die entsprechenden Finanzmittel folgen lassen.

Vor erheblichen praktischen Problemen stehen derweil noch Wissenschaftler, die bei staatlichen Förderinstitutionen in den USA Studien in Entwicklungsländern beantragt haben, mit denen Fragen der effektivsten und kostengünstigsten medizinischen und medikamentösen Versorgung von Infizierten und AIDS-Kranken geklärt werden sollen. Noch stellen sich diese Institutionen auf den Standpunkt, dass sie zwar die Studien- aber nicht die Medikamentenkosten für solche Projekte übernehmen würden. In Abwesenheit anderer Geldgeber wie z.B. des Global Fund bedeutet dies, dass sich de facto in Sachen Behandlung nichts bewegt.

Ein weiteres Kapitel von Verzögerungen und gebrochenen Versprechen stellen die Verhandlungen zu einem neuen internationalen Abkommen zum Patentschutz für Arzneimittel dar. Im November 2001 hatten sich die beteiligten Staaten im arabischen Doha auf eine Erklärung geeinigt, welche den Vorrang von Public Health gegenüber dem Schutz von Patenten betonte und eine befriedigende Regelung bis Ende 2002 versprach. Eine Einigung kam bis zu diesem Termin deshalb nicht zustande, weil sich die Vereinigten Staaten quer stellten. Streitpunkte sind zum einen die Möglichkeit, Generika zu importieren, was für Länder ohne eigene pharmazeutische Industrie – und das trifft vor allem für die ärmeren Entwicklungsländer zu –

von essentieller Bedeutung ist. Zum anderen versuchen die USA, die vereinbarte Relativierung des Patentschutzes auf eine Liste weniger Infektionserkrankungen zu beschränken, was für einen großen Teil der Todesursachen die Situation hinsichtlich der Medikamentenverfügbarkeit in Entwicklungsländern nicht verändern würde. Für die meisten der gelisteten Erkrankungen ist der Patentschutz für die verfügbaren Medikamente ohnehin bereits abgelaufen, so dass die von den USA vorgeschlagene Regelung den Status quo eigentlich nur bei AIDS, Malaria und Tuberkulose antastet.

– im August 2003 –
Dr. U. Marcus, Berlin

Politik/Gesellschaft

Krieg gegen Drogen in Thailand

Thailand galt bislang als ein Vorbild in Sachen AIDS-Prävention. Dieser gute Ruf Thailands wird derzeit beeinträchtigt durch einen von dem 2001 neu gewählten Premierminister Thaksin Shinawatra ausgerufenen Krieg gegen die Drogen. Seit Beginn des Jahres 2003 sind dem Feldzug bereits mehr als 2000 Drogengebraucher zum Opfer gefallen. Die meisten wurden durch Todesschwadron-ähnliche Gruppierungen umgebracht, oft kurz nachdem sie auf Polizeistationen vorgeladen worden waren. Die Tötungsaktionen begannen unmittelbar nach einer Erklärung der Regierung, Drogenhändler sollten aufgeben oder sie würden getötet. Den einzelnen Provinzen wurden von der Zentralregierung Zielvorgaben für die Zahl von Verhaftungen und Drogenbeschlagnahmen gegeben. Auf Seiten der Polizei gibt es nur geringe Anstrengungen zu beweisen, dass die Opfer tatsächlich mit Drogen handeln. Offiziell wird bestritten, dass die Hinrichtungen von den Sicherheitskräften vorgenommen werden, es gibt aber auch keine polizeilichen Untersuchungen der Todesfälle und nach offizieller Darstellung handelt es sich um Bandenkriege im Drogenmilieu. Medien werden durch Einschüchterung von einer Untersuchung der Vorfälle abgehalten.

Drogengebraucher stellen nahezu die Hälfte der HIV-Infizierten in dem südostasiatischen Land. Nach der Kriegserklärung der Regierung hat sich die Situation für die Hilfsorganisationen, die mit und für Drogengebraucher arbeiten, erheblich verschlechtert. Die Politik der Regierung führt zu einer weiteren Marginalisierung dieser Bevölkerungsgruppe und treibt sie in den Untergrund, wo sie für Präventions- und Behandlungsangebote kaum noch erreichbar sind.

Epidemiologie

Entwicklungsgeschichte von Immundefizienzviren

Analysen zur entwicklungsgeschichtlichen Herkunft des Schimpansen-Immundefizienzvirus (SIVcpz) deuten darauf hin, dass es sich wahrscheinlich um eine Rekombination aus Immundefizienzviren kleinerer Affenarten handelt. Das Verbreitungsgebiet dieser kleineren Affenarten überlappt mit dem Verbreitungsgebiet der Schimpansenspezies Pan troglodytes troglodytes in West-Zentralafrika. Kleinere Affen werden von Schimpansen gejagt und gefressen, so dass die naheliegendste Erklärung für die Entstehung von SIVcpz eine Rekombination der SIVs der kleineren Affenarten im Schimpansen wäre. Damit wäre nicht nur HIV-1 durch die Überwindung der Speziesbarriere zwischen Schimpanse und Mensch entstanden, sondern auch SIVcpz selbst wäre das Ergebnis einer Speziesschranken überwindenden Infektion von SIVs kleinerer Affenarten. Speziesübergreifende Übertragungsereignisse scheinen insgesamt bei der Entstehung der verschiedenen SIVs eine größere Rolle gespielt zu haben als bislang vermutet. Zu diesem Ergebnis gelangt ein internationales Forscherteam, welches die Entwicklungsgeschichte mehrerer nach bisheriger Auffassung eigenständiger Primaten-Lentiviren analysierte. Die Forscher stießen auf Hinweise für mehrere Rekombinationsereignisse.

Untersuchungen zur Verbreitung von SIVcpz bei der in Ostafrika lebenden Schimpansengattung Pan troglodytes schweinfurthii zeigen, dass das Virus bei den in Uganda und Tanzania wild lebenden untersuchten Schimpansen sehr ungleichmäßig verteilt ist: die Prävalenzen in den verschiedenen Schimpansengruppen reichten von 0 bis 30%. Dies stellt einen Unterschied zu den meisten kleineren Affenarten dar, wo die jeweiligen SIV-Prävalenzen sehr viel gleichmäßiger in der Population verteilt sind.

HIV-2 ist das zweite beim Menschen vorkommende Immundefizienzvirus. HIV-2-Infektionen finden sich vorwiegend in Westafrika. Das Virus hat sich längst nicht so stark wie HIV-1 weltweit verbreitet. HIV-2 entstand wahrscheinlich durch einen Spezieswechsel von SIVsm (sooty mangabey) auf den Menschen. Die verschiedenen HIV-2-Subtypen könnten aus räumlich und zeitlich verschiedenen Übertragungsereignissen hervorgegangen sein. Die entwicklungsgeschichtliche Analyse von HIV-2 Subtyp A legt nahe, dass der Spezieswechsel auf den Menschen etwa um das Jahr 1940 erfolgte, während der Subtyp B etwa fünf Jahre später durch Übertragung auf den Menschen entstand. Der vor allem in Guinea-Bissau verbreitete HIV-2 Subtyp A erfuhr eine exponentielle Ausbreitung im Menschen vermutlich während des Zeitraums 1955-1970. In diese Zeitspanne (1963-1974) fällt auch der blutige Unabhängigkeitskrieg gegen die portugiesische Kolonialmacht. Die Annahme liegt nahe, dass Kriegs-assoziierte soziokulturelle Veränderungen die Ausbreitung des Virus beim Menschen gefördert haben.

Bailes E, Gao F, Bibollet-Ruche F, et al.: Hybrid origin of SIV in Chimpanzees. Science 2003; 300: 1713

Salemi M, De Oliveira T, Courgnaud V, et al.: Mosaic genomes of the six major primate lentivirus lineages revealed by phylogenetic analyses. J Virol 2003; 77: 7202-13

Santiago ML, Lukasik M, Kamenya S, et al.: Foci of endemic simian immunodeficiency virus infection wild-living eastern chimpanzees (Pan troglodytes schweinfurthii). J Virol 2003; 77: 7545-62

Lemey p, Pybus OG, Wang B, et al.: Tracing the origin and history of the HIV-2 epidemic. Proc Natl Acad Sci USA 2003: 10.1073/pnas.0936469100

Geschichte der HIV-1-Epidemie in den USA

Auf der Basis einer Analyse und eines Vergleichs der ältesten verfügbaren HIV-1-Isolate aus den USA aus der Zeit der späten siebziger und frühen achtziger Jahre versuchten Wissenschaftler die Frühgeschichte der HIV-1-Epidemie in den USA zu rekonstruieren. Sie gelangen zu der Schlussfolgerung, dass die ersten Infektionen in der zweiten Hälfte der sechziger Jahre erfolgt sein müssen, also bereits etwa zehn Jahre vor der ersten dokumentierten HIV-Infektion in den USA. Diese Zeitspanne von zehn Jahren entspricht der mittleren klinischen Latenzzeit. Da einige Individuen jedoch eine kürzere klinische Latenzzeit aufgewiesen haben müssen, ist es wahrscheinlich, dass eine Reihe von AIDS-Erkrankungen bereits unbemerkt im Laufe der siebziger Jahre aufgetreten sind.

Die Rekonstruktion des Epidemieverlaufs spricht für ein exponentielles Wachstum in den siebziger Jahren, welches etwa ab Mitte der achtziger Jahre in ein lineares Wachstum überging.

Robbins KE, Lemey P, Pybus OG, et al.: U.S. Human immunodeficiency virus type 1 epidemic: Date of origin, population history, and characterization of early strains. J Virol 2003; 77: 6359-66

Aktuelle epidemiologische Entwicklung in Europa

Die neuesten epidemiologischen Daten zur Entwicklung der HIV-Epidemie in Europa im Jahre 2002 zeigen – wieder einmal – gegenläufige Trends in West- und Osteuropa. In Russland, Estland und Lettland geht die Zahl der HIV-Erstdiagnosen gegenüber dem Vorjahr 2001 deutlich zurück (in Nordwest-Russland z.B. knapp 9.000 Erstdiagnosen in 2002 gegenüber 14.000 im Jahre 2001; für ganz Osteuropa ein Rückgang um 36% gegenüber dem Vorjahr), demgegenüber berichten die Schweiz, die Niederlande und Großbritannien über einen Anstieg der HIV-Erstdiagnosen in erster Linie bei Migranten und bei Männern, die Sex mit Männern haben. Auch in Deutschland sind dies die beiden Gruppen in denen die Zahl der HIV-Erstdiagnosen ansteigt, während bei Drogengebrauchern und Heterosexuellen deutscher Herkunft die Zahl der HIV-Erstdiagnosen gleich bleibt oder leicht zurückgeht.

Die rückläufigen Zahlen in Osteuropa markieren wahrscheinlich das Ende der exponentiellen Ausbreitung von HIV unter Drogengebrauchern (Rückgang der Zahl der Meldungen in dieser Gruppe um 53%), z.T. bedingt durch eine Sättigung bei hochgradiger Durchseuchung der entsprechenden Population, z.T. aber auch zurückzuführen auf die lokal unterschiedlich erfolgreichen Bemühungen zur Primärprävention bei Drogengebrauchern z.B. durch Spritzenvergabeprogramme. Der Anteil der auf sexuellem Wege übertragenen HIV-Infektionen in der Region nimmt stetig zu, die Wachstumsraten der sexuell übertragenen Infektionen sind aber deutlich moderater (+32%) als die explosiven Steigerungsraten bei Drogengebrauchern in den letzten Jahren. Dafür ist die gefährdete Population um ein Vielfaches größer als die der Drogengebraucher. Die Zahl der Mutter-Kind-Übertragungen hat sich gegenüber dem Vorjahr verdoppelt.

Die Zunahme der HIV-Diagnosen bei Migranten in Westeuropa lässt sich bereits seit mehreren Jahren nachverfolgen und reflektiert die in der Regel noch immer unkontrollierte Epidemie in den jeweiligen Herkunftsländern. Es ist jedoch weitgehend ungeklärt, wie häufig HIV innerhalb der Migranten-Communities in Westeuropa bzw. bei Besuchen in den Herkunftsländern erworben wird, d.h. welcher Anteil dieser Infektionen durch eine zielgerichtete Präventionsarbeit bei Migranten in Westeuropa verhinderbar wäre.

Eine Trendwende deutet sich dagegen bei Männern, die Sex mit Männern (MSM) haben, an. Noch völlig unklar ist, ob es sich lediglich um ein leichtes Anheben des Neuinfektionslevels oder um einen länger dauernden kontinuierlichen Anstieg handeln wird. Faktoren, die zu einem Anstieg der Neuinfektionsraten beitragen, sind eine steigende Prävalenz von HIV-Infizierten in der Gesamtpopulation durch verlängerte Überlebenszeiten und die seit zirka 3-5 Jahren zu beobachtende Zunahme anderer sexuell übertragbarer Infektionen bei MSM.

Während in Großbritannien und der Schweiz die ansteigenden HIV-Zahlen politische Besorgnis auslösen und zu neuen Präventionsprogrammen Anlass geben, leidet die AIDS-Prävention in Deutschland nicht nur unter politischer Vernachlässigung, sondern auch unter einer sich beschleunigenden Erosion der Präventionsinfrastruktur. In einer Reihe von Bundesländern drohen z.T. drastische Kürzungen der Zuschüsse für AIDS-Hilfen und AIDS-Beratungsstellen.

Zusätzlich werden z.T. bereits seit Jahren erfolgreich arbeitende Pilotprojekte zum Nadeltausch in Gefängnissen zur Prävention von HIV- und Hepatitisübertragungen unter fadenscheinigen Vorwänden und vermutlich eher aus politisch-ideologischen Gründen eingestellt. Vorreiter diesbezüglich war der neue rechtskonservative Hamburger Senat, aber auch in Niedersachsen folgt auf den Regierungswechsel die Einstellung der Pilotprojekte. Insbesondere im Hinblick auf die Beispielfunktion für Osteuropa, wo sich HIV und Hepatitisviren in Gefängnissen jederzeit ausbruchsartig ausbreiten können, wie das Beispiel Litauen drastisch vor Augen führt, sind solche nur ideologisch begründeten Entscheidungen verheerend. In einem Gefängnis in Litauen hatten sich Anfang 2002 innerhalb weniger Monate zirka 200 Häftlinge durch Nadeltausch mit HIV infiziert.

Die Entwicklung der HIV-Epidemie in Zentraleuropa schien bislang keinen übermäßigen Grund zur Sorge zu bieten: die HIV-Prävalenz- und -Inzidenzraten bewegten sich auf einem stabil niedrigen Niveau. Dies könnte sich jetzt nach einer Studie der Weltbank zumindest für einige Länder wie Rumänien, Bulgarien und Kroatien ändern. Verbreitete Unkenntnis der Übertragungswege und Schutzmöglichkeiten, Ansteigen von Drogenkonsum und Prostitution, hohe Arbeitslosigkeit und Verschlechterung der Gesundheitsversorgung sind nach Einschätzung der Weltbank Ursachen für eine jüngst zu beobachtende Beschleunigung der HIV-Ausbreitung in diesen Ländern.

European Centre for the Epidemiological Monitoring of AIDS: HIV/AIDS Surveillance in Europe. End-year report 2002. Saint-Maurice: Institut de Veille Sanitaire, 2003. No. 68. http://www.eurohiv.org/AidsSurv/Rapport_68/rapport_68.pdf

BAG: Epidemiologie von HIV in der Schweiz. Anstieg HIV-positiver Testergebnise im Jahr 2002. BAG-Bulletin 2003; 16: 268-73

CDSC: HIV infection and AIDS in the United Kingdom: monthly report – May 2003. CDR weekly, 30 May 2003

BMJ news roundup: Doctors fear that rise in infection rates points to a return to unsafe sex. BMJ 2003; 327: 10

dpa: Weltbank: Auf dem Balkan droht AIDS-Epidemie. dpa-Meldung 3. Juli 2003

Rolle fester Partnerschaften und des Primärinfektionsstadiums für die HIV-Ausbreitung

Auf Grundlage der beobachteten Serokonversionen und des berichteten Risikoverhaltens von Teilnehmern der Amsterdamer Kohortenstudie junger homosexueller Männer haben niederländische und deutsche Wissenschaftler ein mathematisches Modell entwickelt, mit Hilfe dessen die Bedeutung fester Partnerschaften und der HIV-Übertragung im Zeitraum der Primärinfektion analysiert wurde. Bei einer jährlichen HIV-Inzidenz von 1% finden nach diesen Modellrechnungen etwa 11% der Übertragungen in der Phase der Primärinfektion statt. 43% der infizierten Partner infizieren sich in festen Partnerschaften, 57% bei sexuellen Kontakten außerhalb fester Partnerschaften. Bei einer Inzidenz von 5% würden 28% der Neuinfektionen in der Phase der Primärinfektion weitergegeben und nur noch 14% der Neuinfektionen würden innerhalb fester Partnerschaften übertragen, 86% dagegen auf Gelegenheitspartner.

Xiridou M, Kretzschmar M, Geskus R, et al.: HIV transmission during primary versus secondary HIV infection. Abstr. 82, 2nd IAS Conference on HIV Pathogenesis and Treatment, July 2003, Paris

Weitere Fallberichte über HIV-Superinfektionen

Auf der 3. IAS-AIDS-Konferenz in Paris (Juli 2003) und in der Fachliteratur wurde über eine Reihe weiterer Fälle von nachweisbaren HIV-1-Superinfektionen berichtet. Damit erweist sich, dass es sich bei genauerem Hinsehen um ein Phänomen handelt, das offenbar nicht ganz so selten ist wie bislang vermutet. Im Rahmen einer Kohortenstudie bei weiblichen Prostituierten in Burkina Faso (n=147) und bei chronisch HIV-infizierten i.v.-Drogenkonsumenten in der Schweiz (n=136) wurden jeweils zwei Fälle von Superinfektionen nachgewiesen, so dass die Frequenz in beiden Untersuchungen zwischen 1 und 2% liegt. Zusätzlich wurden bei 52 frisch mit HIV infizierten Drogengebrauchern in der Schweiz drei mal Koinfektionen mit zwei Virusvarianten entdeckt. Ein besonders interessanter Fall von HIV-Superinfektion wird aus Kalifornien berichtet. Das besondere an diesem Fall ist, dass die Erstinfektion mit einem anscheinend Fitness-geschwächten, Resistenzen aufweisenden Virus erfolgte, die Superinfektion dann mit einem Wildtyp-Virus ohne Resistenzen.

Die Erstinfektion war im Stadium der Primärinfektion entdeckt worden. Die ersten Viruslastmessungen zeigten nur eine schwache Virämie mit Viruslasten unter 10.000 Kopien/ml. Die CD4-Zellzahl blieb über 700 Zellen/µl. Eine antiretrovirale Therapie erfolgte nicht. Vier Monate nach der Erstdiagnose wurden ein plötzlicher Viruslastanstieg (auf zirka 200.000 Kopien/ml) und CD4-Zellabfall (auf etwa 300 Zellen/µl) festgestellt. Ein Vergleich der Virusisolate vor Monat 4 und nach Monat 4 zeigte zwei unterschiedliche Subtyp-B-Varianten. Die erste wies Resistenzmutationen im Reverse Transkriptase- und Protease-Gen auf, die anscheinend die virale Fitness beeinträchtigten. Das superinfizierende Virus besaß demgegenüber eine normale Fitness und wies keine Resistenzen auf.

Als besorgniserregendstes Szenario von HIV-Superinfektionen gilt die Superinfektion eines medikamentensuszeptiblen Virus durch ein multiresistentes Virus. Im vorliegenden Fall erfolgten die Infektionen quasi in umgekehrter Reihenfolge, d.h. zuerst durch ein resistentes, dann durch ein Wildtyp-Virus. Die Konsequenzen für den Patienten, so ist zu befürchten, werden dieselben sein: eine Behandlung mit Medikamenten, gegen die eines der infizierenden Viren bereits Resistenzen aufwies, wird wahrscheinlich rasch zur Selektion einer resistenten Viruspopulation führen.

In einem ähnlich gelagerten Fall, in dem die Erstinfektion ebenfalls mit einem multiresistenten Virus erfolgt war und die Superinfektion mit einem Wildtyp-Virus, entwickelte sich – ohne antiretrovirale Therapie – das superinfizierende Virus rasch zur dominanten Viruspopulation. Innerhalb von 18 Monaten kam es in dem zweiten Virus zu einer Reihe von Neumutationen, ohne dass Rekombinationsereignisse mit dem Erstvirus zu entdecken waren. Das Virus war allerdings auch keinem medikamentösen Selektionsdruck ausgesetzt.

In diesem wie in einem zuvor von Bruce Walker berichteten Fall erfolgte die Superinfektion trotz bereits vorhandener Immunantwort auf das erstinfizierende Virus mit einem Virus desselben Subtyps und zu einem Zeitpunkt, zu dem keine antiretrovirale Behandlung eingesetzt wurde. Das superinfizierende Virus besaß in allen drei Fällen offensichtlich einen Fitnessvorteil, weil es das bereits vorhandene Virus verdrängen konnte. In diesen Fällen ist daher anzunehmen, dass die Superinfektion sich nachteilig für den Patienten auf den natürlichen Verlauf der HIV-Infektion auswirken wird.

Eine schweizerische Arbeitsgruppe untersuchte die Entwicklung der Viruspopulationen in Drogengebrauchern, die sich entweder gleichzeitig oder nacheinander mit einem Subtyp-B-Virus und einem Mosaikvirus (CRF-11) aus anderen Subtypen infiziert hatten (Ko-Infektion oder Superinfektion). Während bei den koinfizierten Patienten über einen Beobachtungszeitraum von 2 Jahren beide Virusvarianten sowohl in Zellen als auch im Plasma nachweisbar blieben, wurde die erste Virusvariante (Subtyp B) in den beiden superinfizierten Patienten rasch von der zweiten Variante (CRF-11) im Plasma überwachsen und völlig in den Hintergrund gedrängt. Ob es sich dabei um ein Unterscheidungsmerkmal zwischen Ko- und Superinfektion handelt, bleibt unklar, weil die jeweiligen Subtyp-B-Varianten möglicherweise eine sehr unterschiedliche Virusfitness aufwiesen. Die beiden superinfizierten B-Varianten konnten von den Patienten ohne antiretrovirale Therapie immunologisch gut kontrolliert werden, während das superinfizierende CRF-11 zu einer hohen Virämie und einem deutlichen CD4-Abfall führte. Bei den koinfizierten Patienten wiesen dagegen zwei von drei von Anfang an eine hohe Virämie auf.

Manigart O, Courgnaud V, Sanou O, et al.: HIV-1 superinfections in a cohort of commercial sex workers in Burkina Faso as assessed by a novel autologous heteroduplex mobility procedure, ANRS 1245 study. Abstr. 72, 2nd IAS Conference on HIV Pathogenesis and Treatment, July 2003, Paris

Yerly S, Jost S, Monnat M, et al.: Prevalence of co- and super-infection in IVDUs. Abstr. 73, 2nd IAS Conference on HIV Pathogenesis and Treatment, July 2003, Paris

Koelsch KK, Smith DM, Little SJ, et al.: Clade B HIV-1 superinfection with wild-type virus after primary infection with drug-resistant clade B virus. AIDS 2003; 17: F11-F16

Palmer S, Kearney M, Boltz V, et al.: Population genetics in HIV-1 super-infection. Abstr. 62, XII International HIV Drug Resistance Workshop, Mexico, June 2003

Perrin L, Yerly S, Monnat M, et al.: Co- and superinfection: persistent replication of both HIV-1 strains? Abstr. 63, XII International HIV Drug Resistance Workshop, Mexico, June 2003

Faktoren, die eine HIV-Übertragung bei orogenitalen Praktiken begünstigen könnten

Orogenitale Sexualpraktiken gelten als weitgehend risikoarm, was die HIV-Übertragung angeht. Trotzdem untersuchten amerikanische Wissenschaftler, in welchem Umfang HIV bei Infizierten an der Schleimhaut der hinteren Rachenwand nachweisbar ist und ob es für einen solchen Nachweis besondere Risikofaktoren gibt. Untersucht wurden Abstrichmaterial von der hinteren Rachenwand.

Die Viruskonzentration in diesem Material lag in vergleichbarer Größenordnung wie im Blutplasma der untersuchten Personen und korrelierte, ebenso wie die Plasmaviruslast, mit antiretroviraler Therapie und CD4-Zellzahl. Als lokaler Faktor, der deutlichen Einfluss auf die Nachweisbarkeit und Konzentration von Virus hat, wurde das Vorhandensein der Tonsillen identifiziert. Bei tonsillektomierten Patienten war Virus deutlich seltener und in geringerer Konzentration nachweisbar.

Diese Abstrichuntersuchungen unterscheiden sich von Speicheluntersuchungen, bei denen nur sehr geringe Viruskonzentrationen nachweisbar sind. Dies und die Anwesenheit virusinaktivierender Substanzen im Speichel werden als Begründungen für das geringe Übertragungsrisiko bei orogenitalen Praktiken herangezogen.

Anhand der neuen Untersuchungsbefunde erscheint es zumindest nicht unmöglich, dass es bei tiefem Einführen des Penis auch bei insertivem Oralverkehr mit einer HIV-infizierten Person zu einer HIV-Übertragung kommen könnte. Da keiner der untersuchten Patienten eine oropharyngeale Infektion mit anderen, z.B. sexuell übertragbaren Erregern aufwies, bleibt offen, ob solche Begleitinfektionen wie im genitalen Bereich die lokale Viruslast erhöhen.

Zuckerman RA, Whittington WLH, Celum CL, et al.: Factors associated with oropharyngeal human immunodeficiency virus shedding. JID 2003; 188: 142-5

HIV-Übertragung an Schleimhäuten durch Infektion von Schleimhautepithelzellen?

Die genauen Mechanismen und Abfolgen der HIV-Übertragung an Schleimhäuten sind noch nicht vollständig aufgeklärt. Insbesondere ist ungeklärt, ob Epithelzellen an den genitalen Schleimhäuten HIV nur aufnehmen und durchschleusen (Transcytose) ohne selbst infiziert zu werden, oder ob es zu einer (transienten) produktiven Infektion dieser Zellen kommt.

An verschiedenen Epithelzelllinien menschlicher Uterusepithelzellen wurde die Expression von HIV-Rezeptormolekülen und die Infizierbarkeit durch HIV untersucht. Von den potentiellen HIV-Rezeptoren werden der CD4-Rezeptor, der CXCR4-Rezeptor und Galaktosylceramid auf den untersuchten Epithelzellen exprimiert, nicht dagegen der CCR5-Rezeptor. Unter Zellkulturbedingungen waren die Zelllinien produktiv mit HIV infizierbar, der Umfang der Produktion viraler Proteine nahm aber im Verlauf der ersten Tage rasch ab, so dass nur von einer transienten Infektion gesprochen werden kann. Eine Infektion mit CCR5-abhängigen Virusisolaten war nicht möglich. Infizierte Epithelzellen konnten das Virus bei direktem Zellkontakt auf CD4-Lymphozyten übertragen und zwar auch noch nach mehreren Tagen, wenn innerhalb der Epithelzellen bereits keine virale DNA mehr nachweisbar war.

Die Rolle von Zytokinen, Chemokinen und Sexualhormonen auf Virusinfektion und -replikation in Uterusepithelzellen wird weiter untersucht.

Asin SN, Wildt-Perinic D, Mason SI, et al.: Human immunodeficiency virus type 1 infection of human uterine epithelial cells: viral shedding and cell contact-mediated infectivity. JID 2003; 187: 1522-33

Sexuell übertragbare Infektionen als Kofaktoren der HIV-Übertragung

Im Rahmen einer Kohortenstudie in Zambia wurde die Rolle sexuell übertragbarer Infektionen als Kofaktoren einer HIV-Übertragung untersucht. Dafür wurde bei HIV-positiven und HIV-negativen Frauen in diskordanten Partnerschaften die Zervikovaginalflüssigkeit auf HIV, Chlamydien, Gonokokken und Herpes simplex untersucht und verglichen, wie hoch die Prävalenz der verschiedenen Erreger jeweils bei HIV-Überträgerinnen bzw. Nicht-Überträgerinnen sowie bei HIV-Serokonverterinnen und Nicht-Konverterinnen war. Insbesondere der Nachweis von Herpes simplex Virus gelang bei HIV-Überträgerinnen wie auch bei HIV-Serokonverterinnen deutlich häufiger als in den jeweiligen Vergleichsgruppen (siehe Tabelle 1).

Chavuma R, et al.: Detection of HIV, Chlamydia, Gonorrhea, and Herpes simplex by DNA PCR in cervicovaginal fluids: correlates of male to female and female to male transmission of HIV-1 infection in Zambia. Abstr. 21, 2nd IAS Conference on HIV Pathogenesis and Treatment, July 2003, Paris

HPV-assoziierte Zervix- und Analkarzinome bei HIV-induzierter Immunsuppression

Im Unterschied zu den meisten opportunistischen Infektionen und einigen HIV-assoziierten Neoplasien nehmen die HPV-assoziierten intraepithelialen Schleimhautdysplasien, Neoplasien wie Zervix- und Analkarzinome im Zeitalter der hochaktiven antiretroviralen Therapien nicht ab, sondern zu. Die Zunahme kann zum einen durch eine Verlängerung der Überlebenszeiten durch eine HAART erklärt werden, zum anderen bleibt offen, ob auch eine steigende sexuelle Aktivität von HIV-Infizierten mit einer höheren sexuellen Exposition gegenüber den onkogenen HPV-Typen bei

Tabelle 1: Zur Bedeutung sexuell übertragbarer Infektionen.

	HIV-Überträger (n = 46)	Nicht-Überträger (n = 40)	Serokonverter (n = 57)	Nicht-Konverter (n = 54)
HIV-Nachweis in Zervikovaginalflüssigkeit (Anzahl der Proben)	71/99 (72%)	56/89 (63%)	49/88 (56%)	–
Gonorrhoe (Anzahl der Proben)	4/60	2/60	7/78	1/91
Chlamydien (Anzahl der Proben)	0/122		8/85	2/91
HSV (Anzahl der Proben)	6/31	[3/194]	5/39	[3/194]
Einer oder mehrere Erreger			16/47	5/48

ungeschützten rezeptiven sexuellen Kontakten dazu beiträgt. Die verbesserte Immunkompetenz unter einer HAART scheint jedenfalls auf das Tumorrisiko keinen wesentlichen positiven Einfluss zu haben.

Vergleichbar den Screening-Empfehlungen zur frühzeitigen Erkennung von Zervixkarzinomen bei HIV-infizierten Frauen sollten auch sexuell aktive Männer, die häufiger rezeptiven Analverkehr praktizieren, regelmäßig einem Screening unterzogen werden. Dieses sollte neben der körperlichen Untersuchung auch eine Proktoskopie mit analem Pap-Abstrich und/oder einer Probenentnahme an verdächtigen Stellen für eine zytologische Untersuchung umfassen. Eine Erweiterung der Liste AIDS-definierender Erkrankungen um das Analkarzinom sollte in Erwägung gezogen werden.

Schuman P, Ohmit SE, Klein RS, et al.: Longitudinal study of cervical squamous intraepithelial lesions in human immunodeficiency virus-seropositive and at-risk HIV-seronegative women. J Infect Dis 2003; 188: 128-36

Horster S, Thoma-Greber E, Siebeck M, Bogner JR: Is anal carcinoma a HAART-related problem? Eur J Med Res 2003; 8: 142-46

HIV-HCV-Koinfektion

Ein nicht unerheblicher Anteil der HIV-Infizierten, insbesondere Drogengebraucher und Hämophile, sind gleichzeitig auch mit HCV infiziert. Während diese Koinfektion den natürlichen Verlauf der HIV-Infektion nicht wesentlich beeinflusst, steigt das HCV-assoziierte Zirrhose-Risiko um etwa das 10-20-fache und das Leberzellkarzinomrisiko um etwa das 6-fache. Von der Verbesserung der Behandlungsmöglichkeiten einer chronischen Hepatitis C durch die Ribavirin-Interferon-Kombinationstherapie und die pegylierten Interferone können zwar grundsätzlich auch HIV-HCV-koinfizierte Patienten profitieren, die Behandlung wird aber durch eine erhöhte Nebenwirkungsrate bei gleichzeitiger HAART- und HCV-Therapie erschwert. In einer französischen Vergleichsstudie zwischen einem IFNα 2b+ Ribavirin-Kombinationsregime und einer PEG-IFNα 2b+ Ribavirin-Kombination bei HIV-Patienten, die zu 80% gleichzeitig eine HAART erhielten, lag die Rate der Therapieabbrüche in den beiden Behandlungsarmen bei 32 bzw. 38%. Die meisten dieser Therapieabbrüche waren bedingt durch Nebenwirkungen, darunter sechs Fälle symptomatischer Hyperlaktatämien und 5 Fälle von Pankreatitis, die nur bei HAART-behandelten Patienten auftraten und für die die Behandlung mit Didanosin einen Risikofaktor darstellte.

Auch eine sonst eher seltene sexuelle Übertragung von HCV kann bei HIV-Infizierten anscheinend leichter erfolgen. Dies könnte mit einer höheren HCV-Viruslast bei koinfizierten Patienten und/oder einer erhöhten Suszeptibilität gegenüber HCV bei HIV-Grunderkrankung zusammenhängen. Als Übertragungswege scheinen in erster Linie verletzungsträchtige Sexualpraktiken und dabei erfolgende Blutkontaminationen eine Rolle zu spielen.

Perronne C, Bani Sadr F, Morand P, et al.: Adverse events in HIV/HCV-coinfected patients with interferon a2b and ribavirin. Abstr. W1, 5th International Workshop on Adverse Drug Reactions and Lipodystrophy in HIV, July 2003, Paris

Therapieforschung

Neuzulassung von antiretroviralen Medikamenten im Jahr 2003

Im Jahr 2003 wurden nicht nur neue Medikamentenformulierungen wie die extended release-Version von Stavudin und eine neue Tablettengröße für Nelfinavir (625mg-Tablette) zugelassen, welche die Kombinationsbehandlung vereinfachen und patientenfreundlicher gestalten, sondern es gibt auch echte neue Substanzen.

In den USA wurde Anfang Juli ein neues Nukleosidanalogon zur Behandlung der HIV-Infektion zugelassen. Es handelt sich um FTC, generische Bezeichnung **Emtricitabin**, Handelsname Emtriva. Emtricitabin ist verwandt mit Lamivudin und weist mit diesem eine Kreuzresistenz auf. Vorteil der neuen Substanz ist die einmal tägliche Dosierung mit 200mg/ Dosis, die unabhängig von der Nahrungsaufnahme erfolgen kann. Die Zulassung erfolgte in erster Linie auf Grundlage einer Studie bei therapienaiven Patienten, in der Emtricitabin + Didanosin + Efavirenz gegen Stavudin + Didanosin + Efavirenz verglichen wurde. Die Ergebnisse (siehe Tabelle 2) zeigen ein etwas besseres Abschneiden des Emtricitabin-Armes.

Die häufigsten Nebenwirkungen, die aber nur bei zirka 1% der Zulassungsstudienteilnehmer zum Studienabbruch führten, sind Kopfschmerzen, Durchfall, Übelkeit und Arzneimittelexanthem. Bevorzugt bei nicht-kaukasischen Patienten werden auch Hautverfärbungen, insbesondere der Hand- und Fußinnenflächen beobachtet.

Wie die anderen Nukleosidanaloga kann auch Emtricitabin zur Entstehung einer Laktatazidose und einer toxischen Leberschädigung mit Steatose beitragen. Im Unterschied zu Lamivudin ist Emtricitabin bislang nicht zur Behandlung der chronischen Hepatitis B zugelassen. Bei HBV-HIV-koinfizierten Patienten wurde unter einem Emtricitabinenthaltenden Therapieregime aber eine ausgeprägte Unterdrückung der HBV-Replikation beobachtet. Beim Absetzen oder Umsetzen einer Emtricitabin-enthaltenden Kombinationstherapie bei Patienten mit einer chronischen Hepatitis B-Koinfektion ist daher besondere Vorsicht geboten, weil es zu einem Wieder-

Tabelle 2: Vergleichsstudie bei therapie-naiven HIV-Patienten: Emtricitabin+Didanosin+Efavirenz gegen Stavudin +Didanosin+Efavirenz.

	VL<50 (48 Wochen)	CD4-Anstieg über Ausgangswert
Emtricitabin-Arm	78%	+168
Stavudin-Arm	59%	+134

aufflammen der HBV-Replikation mit klinischer Symptomatik kommen kann.

Es wird davon ausgegangen, dass die Herstellerfirma Gilead, die Emtricitabin einer anderen Firma abgekauft hat, an einem Tenofovir-Emtricitabin-Kombinationspräparat arbeitet, da beide Substanzen nur einmal täglich genommen werden müssen.

Eine weitere auf der IAS-Konferenz in Paris vorgestellte Studie zeigt, dass bei Umstellung von einer virologisch erfolgreichen PI-Kombination auf eine einmal tägliche Kombinationstherapie bestehend aus Emtricitabin, Didanosin und Efavirenz nicht nur die virologische Kontrolle bei guter Verträglichkeit voll aufrechterhalten werden kann, sondern dass sich auch die PI-induziert erniedrigten HDL-Cholesterinwerte wieder weitgehend normalisieren.

Mit **Atazanavir** wurde im Juni in den USA der erste Protease-Inhibitor der Firma Bristol Myers & Squibb zugelassen, welcher zugleich auch der erste einmal pro Tag dosierte Protease-Inhibitor ist (2 x 200 mg 1 x/Tag). Weitere Vorzüge der unter dem Handelsnamen Reyataz vertriebenen Substanz sind eine geringe bis fehlende Auswirkung auf die Blutfettwerte und ein einzigartiges Resistenzprofil. Dieses kommt aber nur in der first-line-Therapie zum Tragen, wenn noch keine PI-Resistenzen vorhanden sind. Wird Atazanavir als erster PI eingesetzt, erfolgt eine eventuelle Resistenzbildung über die Mutation I50L, welche die Wirksamkeit anderer Proteaseinhibitoren nicht nur nicht beeinträchtigt, sondern häufig sogar eine Hypersuszeptibilität gegenüber anderen PIs verursacht. Bereits vorhandene PI-Resistenzen bewirken dagegen eine weitgehende Kreuzresistenz gegenüber Atazanavir, so dass die Bedeutung des neuen PI für die Salvage-Therapie PI-erfahrener Patienten zumindest in ungeboosteter Form gering ist. Wirksamkeitsstudien bei therapienaiven Patienten mit Atazanavir in Kombination mit zwei Nukleosidanaloga zeigten eine vergleichbare Wirksamkeit wie Nelfinavir und Efavirenz. In der Atazanavir-Efavirenz-Vergleichsstudie zeigten sich zwischen den Behandlungsarmen innerhalb der ersten 48 Behandlungswochen zwar Unterschiede hinsichtlich der Effekte auf die Blutfettwerte (Anstieg von LDL- und HDL-Cholesterin und Triglyzeriden unter Efavirenz, Anstieg von HDL-Cholesterin und Abfall von Triglyzeriden unter Atazanavir), aber keine Unterschiede hinsichtlich der Fettgewebsverteilung. Für eine abschließende Beurteilung des Lipodystrophierisikos ist die Beobachtungsdauer aber noch zu kurz.

Eine weitere Boosterung von Atazanavir mit Ritonavir ist möglich und bei Patienten mit PI-Vorerfahrung eventuell auch sinnvoll. Nach ersten vorläufigen Ergebnissen (24 Wochen-Analyse einer 48-Wochen-Studie) ist ein Regime von Atazanavir 300 mg/Ritonavir 100 mg einmal pro Tag bei therapieerfahrenen Patienten vergleichbar wirksam wie ein Regime mit Lopinavir 400 mg/Ritonavir 100 mg zweimal pro Tag, mit weiterhin günstigen Auswirkungen auch des geboosteten Atazanavir auf die Blutfettwerte.

Häufigste Nebenwirkung der Atazanavir-Behandlung ist eine Hyperbilirubinämie (erhöhte Laborwerte bei zirka 90%, Ikterus bei zirka 10%), die aber klinisch keine Bedeutung zu haben scheint und nach Abbruch der Atazanavir-Behandlung voll reversibel ist. Andere Nebenwirkungen können sein Übelkeit, Kopfschmerzen, Erbrechen, Durchfall, Bauchschmerzen und Müdigkeit. An klinisch relevanten Wechselwirkungen mit anderen HIV-Medikamenten ist bislang eine Beeinflussung der Plasmaspiegel durch Tenofovir bekannt, durch die die Atazanavir-Spiegel um 25-40% sinken. Vorerst sollte diese Kombination daher vermieden werden.

Raffi F, Saag M, Cahn P, et al.: A randomized, double-blind, multicentre comparison of emtricitabine QD to stavudine bid in treatment-naive HIV-infected patients. Abstr. 38, 2nd IAS Conference on HIV Pathogenesis and Treatment, July 2003, Paris

Raffi F, Snow A, Borroto-Esoda K, et al.: Anti-HBV activity of emtricitabine in patients coinfected with HIV and Hepatitis B virus. Abstr. 215, 2nd IAS Conference on HIV Pathogenesis and Treatment, July 2003, Paris

Molina JM, Ferchal F, Journot V, et al.: Emtricitabine, didanosine and efavirenz once-daily versus continued PI-based HAART in HIV-infected adults with undetectable plasma HIV-RNA: 48-week results of a prospective randomized multicentre trial (alize-anrs 99). Abstr. 37, 2nd IAS Conference on HIV Pathogenesis and Treatment, July 2003, Paris

Schnell T, Schmidt B, Moschik G, et al.: Distinct cross-resistance profiles of the new protease inhibitors amprenavir, lopinavir, and atazanavir in a panel of clinical samples. AIDS 2003; 17: 1258-61

Jemsek JG, et al.: Metabolic substudy of the BMS-043 study. Abstr. LB13, 2nd IAS Conference on HIV Pathogenesis and Treatment, July 2003, Paris

Lichtenstein K, Clumeck N, Bellos N, et al.: Lipid benefits are observed in antiretroviral experienced HIV-infected patients when switched to atazanavir-containing regimens. Abstr. LB17, 2nd IAS Conference on HIV Pathogenesis and Treatment, July 2003, Paris

Fettstoffwechsel und Lipodystrophie

Noch ist unklar, ob die unter PI- und NNRTI-Kombinationstherapie häufig zu beobachtenden Veränderungen der Blutfettwerte ursächlich etwas mit den ebenfalls unter solchen Kombinationen zu beobachtenden Verteilungsstörungen des Körperfetts zu tun haben.

Unstrittig ist, dass es bei Beginn einer antiretroviralen Kombinationstherapie häufig zu einem Anstieg der Triglyzerid- und LDL-Cholesterin-Werte kommt. Bei der Bewertung dieser Veränderungen wird aber häufig vergessen, dass die HIV-Infektion selbst zu einem Abfall dieser Parameter im Plasma führt.

Im Rahmen der Multicenter AIDS Cohort Study (MACS) wurden daher bei 50 Serokonvertern die Veränderungen der Blutfettwerte analysiert, bei denen Messwerte vor Serokonversion, nach Serokonversion ohne Behandlung und unter Behandlung verfügbar waren. Dabei zeigte sich, dass die HIV-Infektion zunächst in einem deutlichen Abfall der Triglyzerid-, HDL- und LDL-Cholesterin-Werte resultiert. Nach Beginn einer hochaktiven antiretroviralen Kombinationstherapie erreichen Triglyzerid- und LDL-Cholesterin-Spiegel innerhalb von etwa drei Jahren wieder die (altersadjustierten) Ausgangswerte, während die HDL-Cholesterinwerte erniedrigt bleiben. Offen bleibt bei dieser Analyse, ob es im weiteren Verlauf einer HAART auch zu einem weiteren Anstieg der Blutfettwerte kommt.

Hinsichtlich der Abschätzung des Atheroseroserisikos bei HAART-behandelten HIV-Patienten sind neben den tendenziell erhöhten Blutfettwerten aber auch andere »klassische« Risikofaktoren zu berücksichtigen. Bei einer Analyse deutscher HIV-Patienten zeigt sich ein hoher Anteil von Rauchern, ein Überwiegen des männlichen Geschlechts und bei Patienten mit gleichgeschlechtlichen Kontakten verglichen mit anderen Betroffenengruppen ein höherer Altersdurchschnitt. Vor allem dem Rauchen als potentiell beeinflussbarem Risikofaktor kommt bezüglich der Prävention der koronaren Gefäßerkrankungen eine besondere Bedeutung zu.

Eine andere Studie stellt fest, dass die Einnahme von Protease-Inhibitoren zwar mit erhöhten Cholesterinwerten korreliert ist, aber Insulin-Resistenz und Anstieg der Triglyzeride nicht mit PI-Therapie zusammenhängen.

In einer kleinen, nicht-randomisierten prospektiven australischen Studie wurden bei 40 zunächst therapienaiven Patienten die Veränderungen der Körperfettverteilung nach Beginn einer antiretroviralen Kombinationstherapie untersucht. Nach einer mittleren Beobachtungsdauer von zwei Jahren zeigen sich folgende Veränderungen: im ersten halben Jahr nach Therapiebeginn kommt es zunächst zu einer Zunahme des Unterhautfettgewebes und des Fettgewebes im Bauchraum sowie der Muskelmasse. Nach dem ersten halben Jahr kommt es dann zu einem selektiven, fortschreitenden Verlust des Unterhautfettgewebes.

Die anfängliche Zunahme des Fettgewebes muss wahrscheinlich erklärt werden als Ausdruck einer generellen Verbesserung des Gesundheits- und Ernährungszustandes und einer Aufhebung des katabolen Stoffwechselzustandes unter einer unbehandelten HIV-Infektion. Die dann folgende Atrophie des Unterhautfettgewebes ist dagegen wahrscheinlich ein Ausdruck der Medikamententoxizität bei Langzeittherapie.

Für eine unterschiedliche Verursachung des Verlustes von Unterhautfettgewebe und der Zunahme von intraabdominellem Fett sprechen auch die Ergebnisse der amerikanischen FRAM-Studie (Fat Redistribution and Metabolic Change in HIV). Es fanden sich keine Zusammenhänge zwischen zentraler Fettansammlung und peripherem Fettverlust, es handelt sich also nicht um eine Umverteilung.

Für die Lipoatrophie sind wahrscheinlich in erster Linie die Nukleosidanaloga, und dabei insbesondere Stavudin, Didanosin, Zalcitabin und Zidovudin verantwortlich. Bereits eine Wechsel von Stavudin zu Abacavir oder auch Zidovudin kann die Lipoatrophie verbessern. NRTI-sparende Therapien (z.B. PI + NNRTI) kommen ebenfalls in Frage, darunter kann es aber zu einer Zunahme von intraabdominellem Fett und einer Erhöhung der Blutfettwerte kommen.

Nicht-therapiebedingte Risikofaktoren für die Entwicklung einer Lipodystrophie sind Alter und Tiefstwert der T-Helferzellzahlen.

Einer der diskutierten Pathomechanismen der Lipoatrophie ist die toxische Schädigung der Mitochondrien von Fettzellen in Form einer Hemmung der gamma-Polymerase vor allem durch die sogenannten d-Nukleoside (ddC, ddI, d4T). Dieser Hemmung kann zumindest in Zellkulturversuchen durch eine hochdosierte Uridin-Gabe vorgebeugt werden. Durch orale Gabe von Uridin als Nahrungssupplement können ausreichend hohe Plasmaspiegel erreicht werden. Klinische Studienergebnisse zur Wirksamkeit liegen aber noch nicht vor.

Als einem weiteren Pathomechanismus, der bei der Fettgewebsverteilungsstörung eine Rolle spielt, wird der Insulinresistenz zunehmend Aufmerksamkeit geschenkt – nicht zuletzt, weil es auch hier potentiell therapeutische Möglichkeiten gibt. Eine dieser Möglichkeiten ist die Behandlung mit Insulin-sensibilisierenden Substanzen wie Rosiglitazon. In einer randomisierten Studie wurde bei Patienten mit Hyperinsulinämie und Lipoatrophie unter Rosiglitazon-Therapie (8mg/Tag) eine verbesserte Glukoseverwertung und eine Zunahme des Unterhautfettgewebes beobachtet. Die Cholesterinwerte stiegen aber trotzdem weiter an.

Als weitere Pathomechanismen der Lipoatrophie sind noch in der Diskussion eine Störung der Adipozytendifferenzierung durch direkte oder indirekte Effekte von Proteaseinhibitoren sowie eine erhöhte TNFα-Produktion, die zu einer Apoptoseinduktion bei Adipozyten führen soll.

Riddler SA, Smit E, Cole SR, et al.: Impact of HIV infection and HAART on serum lipids in men. JAMA 2003; 289: 2978-83

Neumann T, Woiwoid T, Neumann A, et al.: Cardiovascular risk factors and probability for cardiovascular events in HIV-infected patients: Part I. Differences due to the acquisition of HIV-infection. Eur J Med Res 2003; 8: 229-35

Mallon PWG, Miller J, Cooper DA, Carr A: Prospective evaluation of the effects of antiretroviral therapy on body composition in HIV-1-infected men starting therapy. AIDS 2003; 17: 971-79

Viciana P, Lopez-Cortes LF, Gomez-Vera MJ, et al.: Morphological changes after 48 months on sparing-NRTI antiretroviral therapy in patients with facial lipoatrophy. Abstr. 726, 2nd IAS Conference on HIV Pathogenesis and Treatment, July 2003, Paris

Beatty G, Chu J, Abbasi F, et al.: Relative effects of insulin resistance and protease inhibitor treatment on lipid and lipoprotein metabolism in HIV-infected patients. Abstr. 717, 2nd IAS Conference on HIV Pathogenesis and Treatment, July 2003, Paris

Walker UA, Koch E, Vonhoff N, et al.: Uridine prevents and treats mtDNA depletion by NRTI pyrimidine analogues and fully restores mitochondrial function. Abstr. 19, 5th International Workshop on Adverse Drug Reactions and Lipodystrophy in HIV. July 2003, Paris

Hadigan C, Yawetz S, Thomas A, Havers F et al.: A randomized, double-blind, placebo-controlled study of rosiglitazone for patients with HIV lipodystrophy. Abstr. 50, 2nd IAS Conference on HIV Pathogenesis and Treatment, July 2003, Paris

Aktualisierung der US-Therapieempfehlungen

Mitte Juli wurde eine Aktualisierung der US-HIV-Therapieempfehlungen veröffentlicht. Neben einer Reihe von Detailänderungen und -ergänzungen wurde bei der Aktualisierung erstmals versucht, auf der Basis der vorliegenden virologischen, immunologischen und Verträglichkeitsdaten besonders geeignete Therapieregime für den Beginn einer Kombinationstherapie zu identifizieren.

Bei den **NNRTI-basierten Kombinationsregimen** wird als bevorzugtes Regime genannt:
- Efavirenz + Lamivudin + Zidovudin oder Tenofovir oder Stavudin. Falls auf Grund von Unverträglichkeiten oder Resistenzen dieses Regime nicht in Frage kommt, werden als **Alternativen** aufgeführt:
- Efavirenz + Lamivudin + Didanosin (nicht bei Schwangeren oder gebärfähigen Frauen), sowie
- Nevirapin + Lamivudin + Zidovudin oder Stavudin oder Didanosin.

Bei den **PI-basierten Therapieregimen** ist die bevorzugte Kombination
- Lopinavir/r + Lamivudin + Zidovudin oder Stavudin

Die möglichen **Alternativen** sind hier etwas zahlreicher und umfassen:
- Amprenavir/rit + Lamivudin + Zidovudin oder Stavudin
- Indinavir + Lamivudin + Zidovudin oder Stavudin
- Indinavir/rit + Lamivudin + Zidovudin oder Stavudin
- Nelfinavir + Lamivudin + Zidovudin oder Stavudin
- Saquinavir/rit + Lamivudin + Zidovudin oder Stavudin

Guidelines for the Use of Antiretroviral Agents in HIV-1-Infected Adults and Adolescents.
http://aidsinfo.nih.gov/guidelines/adult/AA_071403.pdf

Intermittierende Behandlung enttäuscht in größerer Studie

Eine intermittierende Behandlung (= abwechselnd eine Woche Behandlung und eine Woche Pause) mit den Zielen der Kostenreduktion und Verminderung der Langzeittoxizität antiretroviraler Substanzen war zuerst in einer kleinen amerikanischen Pilotstudie auf Basis eines geboosteten PI-Regimes geprüft worden. Dieselbe Gruppe stellte auf der 2. IAS-Konferenz in Paris die vorläufigen Ergebnisse einer wöchentlich intermittierenden Therapie mit der nur einmal täglich zu dosierenden Kombination Efavirenz + Lamivudin + Didanosin vor. Die sieben Teilnehmer konnten unter dieser Therapie über einen Zeitraum von 48-68 Wochen eine Viruslast unter der Nachweisgrenze aufrechterhalten, ohne dass eine Resistenzentwicklung eintrat. Die Efavirenz-Spiegel am Ende der Pausenwoche lagen bei den Patienten im Bereich zwischen 70 und 700 ng/ml (therapeutische Spiegel liegen bei > 1000 ng/ml). Die Befürchtung, dass sich gegen Efavirenz auf Grund der langen Halbwertszeit bei intermittierender Therapie leichter eine Resistenz ausbilden würde, hat sich also so nicht bestätigt – im Gegenteil könnte es sogar so sein, dass die lange Halbwertszeit zur Aufrechterhaltung des suppressiven Effektes der Medikation während der einwöchigen Therapiepausen beiträgt.

In beide beschriebenen Pilotstudien wurden nur streng ausgesuchte Teilnehmer aufgenommen, was die Verallgemeinerbarkeit der Ergebnisse fraglich macht. In der Tat wurden in einer größeren internationalen Studie schlechtere Erfahrungen mit der wöchentlich intermittierenden Therapie gemacht. In der STACCATO-Studie wurden die Teilnehmer randomisiert einem von drei Behandlungsschemata zugeordnet:
1. Wöchentlich intermittierende Behandlung
2. Konventionelle Dauertherapie
3. CD4-gesteuerte Behandlungspausen

Von den 36 Patienten unter wöchentlich intermittierender Therapie entwickelten 19 (53%) nach den Studienkriterien ein virologisches Versagen, weshalb dieser Studienarm vorzeitig beendet wurde.

Erfolgversprechender erscheint dagegen eine alternierende Therapie, bei der zwei Kombinationen in dreimonatigem Rhythmus miteinander abwechseln. Im Rahmen der SWATCH-Studie wurde eine solche alternierende Behandlung mit Efavirenz + Stavudin + Didanosin oder Nelfinavir + Lamivudin + Zidovudin mit der üblichen Standardbehandlung verglichen. Im 48-wöchigen Beobachtungszeitraum entwickelten unter dem alternierenden Regime nur zwei Prozent der Patienten ein virologisches Therapieversagen, während unter einer kontinuierlich gleichbleibenden Therapie die Rate bei 18% lag. Auch der Anteil der Patienten mit einer Viruslast unter der Nachweisgrenze war im alternierenden Behandlungsarm größer. Hinsichtlich CD4-Zellzahl, Auftreten von Nebenwirkungen und berichteter Adhärenz unterschieden sich die beiden Behandlungsarme nicht voneinander.

Dybul M, Nies-Kraske E, Dewar R, et al.: A pilot study of short cycle intermittent ARV therapy utilizing a once per day regimen of didanosine, lamivudine and efavirenz.. Abstr. 597, 2nd IAS Conference on HIV Pathogenesis and Treatment, July 2003, Paris

Ananworanich J, Nuesch R, Le Braz M, et al.: Failures of one week on, one week off antiretroviral therapies in a randomized trial. Abstr. LB4, 2nd IAS Conference on HIV Pathogenesis and Treatment, July 2003, Paris

Martinez-Picado J, Negredo E, Ruiz L, et al.: Alternation of antiretroviral drug regimens for HIV infection. Ann Intern Med 2003; 139: 81-89

Längere Behandlungspausen nicht ungefährlich

Beim Vergleich von Patienten, die eine oder mehrere längere Behandlungspausen (>3 Monate) eingelegt hatten mit kontinuierlich behandelten Patienten im Rahmen der italienischen ICONA-Kohorte zeigte sich bei der Unterbrecher-Gruppe ein 4,5-fach höheres klinisches Progressionsrisiko als bei den kontinuierlich behandelten Patienten (Progressions-/Todesrate von 1,9/100 Personenjahre vs. 8,7/100 Personenjahre). Drei voneinander unabhängige Risikofaktoren trugen zu dem höheren Progressionsrisiko bei:

1. Die Behandlungsunterbrechung (2,5-fach erhöhtes Risiko)
2. Eine Viruslast >100.000 Kopien vor Therapiebeginn (1,6-fach erhöhtes Risiko im Vergleich zu einer Ausgangsviruslast <30.000 Kopien/ml)
3. Ein CD4-Zellzahl-Nadir von über 200 Zellen/µl, ein CD4-Zahlanstieg um mehr als 100 Zellen unter Behandlung und ein Behandlungsinduzierter Viruslastrückgang um mehr als eine Log-Stufe verminderten das Progressionsrisiko

Bei der Analyse von Kohorten-Verlaufsdaten ist natürlich Vorsicht angebracht, da Vergleiche nicht zwischen randomisiert zugeteilten Vergleichsgruppen erfolgen und die jeweiligen Gründe für Therapieunterbrechungen nicht berücksichtigt werden können. Während es im Einzelfall immer gute Gründe für Therapiepausen geben kann, weist diese Analyse aber darauf hin, dass Therapieunterbrechungen vor allem bei Patienten mit hoher Viruslast und schlechter immunologischer Ausgangslage nicht risikolos sind.

In dieselbe Richtung gehen die Schlussfolgerungen aus der CPCRA 064-Studie, in der randomisiert eine Behandlungsunterbrechung von vier Monaten vor dem Wechsel zu einem nach Resistenztestung optimierten Salvage-Regime bei therapieerfahrenen Patienten mit einer sofortigen Umstellung auf ein optimiertes Therapieregime verglichen wurde. Während des zwölfmonatigen Follow-ups hatten die Patienten mit Therapieunterbrechung durchgehend schlechtere T-Helferzellwerte als die durchbehandelten Patienten.

D'Arminio Monforte A, Cozzi-Lepri A, Murri R, et al.: The effect of HAART interruptions on clinical progression: evidence from ICONA cohort. Abstr. 145, 2nd IAS Conference on HIV Pathogenesis and Treatment, July 2003, Paris

Lawrence J, Huppler Hullsiek K, Mayers D, et al.: Failure of structured treatment interruption to confer benefit in the setting of treatment failure: CPCRA 064 results by baseline CD4 count and phenotypic sensitivity score subgroups. Abstr. 119, 2nd IAS Conference on HIV Pathogenesis and Treatment, July 2003, Paris

Behandlungsunterbrechungen im Rahmen der Therapie der akuten HIV-Infektion

Behandlungsunterbrechungen zur »Autovakzination« werden im Rahmen der Therapie der akuten HIV-Infektion erprobt. In dem bekanntesten Studienprotokoll von Bruce Walker wurden 14 sehr früh diagnostizierte und behandelte Patienten verfolgt. Laut Protokoll sollte die Behandlung immer dann wieder aufgenommen werden, wenn die Viruslast entweder drei Wochen in Folge höher als 5.000 Kopien/ml blieb oder einmalig auf einen Wert von über 50.000 Kopien anstieg. Nach 90 Tagen Behandlungspause waren diese Kriterien bei drei von 14 Patienten erreicht, nach 360 Tagen bei 8 und nach 720 Tagen bei 11. Es sieht demnach danach aus, dass die anfängliche immunologische Kontrolle über die Virusreplikation mit der Zeit immer schwächer wird. Da es sich um eine nicht-randomisierte, nicht-vergleichende Untersuchung handelte, bleibt unklar, welche Auswirkungen die Behandlungsstrategie in Vergleich zu bloßem

Abwarten und Beobachten auf den Verlauf der HIV-Infektion hatte.

In prospektiven Behandlungsprotokollen zur HIV-Frühtherapie in Deutschland werden vergleichbare Erfahrungen gemacht: nur ein sehr geringer Prozentsatz der behandelten Patienten erreicht auf Dauer eine immunologische Kontrolle der Virusreplikation.

Stärke und Dauer der spontanen immunologischen Kontrolle hängen zum einen vom Zeitpunkt des Therapiebeginns im Rahmen der frischen Infektion ab, zum anderen spielen genetische Faktoren wie Korezeptor-Ligand-Mutationen und das individuelle HLA-Muster (z.B. HLA-B27 und HLA-B57) eine wichtige Rolle.

Walker BD: Prospects for immunotherapy of HIV infection: lessons from acute infection. 2nd IAS Conference on HIV Pathogenesis and Treatment, July 2003, Paris

Vogel M, Voigt E, Scholten S, et al.: Structured treatment interruptions in acute HIV-infected patients – first results from the Bonn cohort. Abstr. 5, 9. Deutscher und 14.Österreichischer AIDS-Kongress, Mai 2003, Hamburg

Boesecke C, Jessen H, Stahmer I, et al.: Immunologische Kontrolle einer endogenen Kontrolle der Virusreplikation nach primärer HIV-Infektion. Abstr. 6, 9. Deutscher und 14.Österreichischer AIDS-Kongress, Mai 2003, Hamburg

Jäger H, Kögl C, Wolf E, et al.: Prime DAG – erste Ergebnisse zu 91 Patienten mit primärer HIV-Infektion. Abstr. 83, 9. Deutscher und 14.Österreichischer AIDS-Kongress, Mai 2003, Hamburg

Rümmelein N, Wolf E, Hoffmann C et al.: Antiretrovirale Therapie und Strukturierte Therapieunterbrechungen bei der primären HIV-Infektion. Abstr. 85, 9. Deutscher und 14.Österreichischer AIDS-Kongress, Mai 2003, Hamburg

Stahmer I, van Lunzen J, Rockstroh J, et al.: Korezeptor-/Ligand-Mutationen und zelluläre Immunantwort in peripherem Blut und Lymphknoten: Was erklärt eine HIV-RNA »set-point level« unter 2000 HIV-RNA-Kopien/ml? Abstr. 34, 9. Deutscher und 14.Österreichischer AIDS-Kongress, Mai 2003, Hamburg

Addo MM, Dränert R, Rathod A, et al.: Analysis of correlates of protection in HIV-1 controllers. Abstr. 35, 9. Deutscher und 14.Österreichischer AIDS-Kongress, Mai 2003, Hamburg

Entwicklung einer multiresistenten Viruspopulation nach Absetzen einzelner Medikamentenklassen

Bei intensiv vorbehandelten Patienten mit fortdauernder Virusreplikation unter einer PI-NRTI-Kombinationstherapie wurden entweder Protease-Inhibitoren oder Nukleosidanaloga abgesetzt. Nach Absetzen des PIs bei n = 19 Patienten wurde im ersten halben Jahr keine Reversion der vorhandenen Resistenzmutationen festgestellt, während nach Absetzen der Nukleosidanaloga (bei n = 6 Patienten) teilweise Resistenzreversionen (insbesondere der M184V-Mutation) beobachtet wurden. Ein Verlust von Resistenzmutationen war mit einer Zunahme der viralen Fitness und der Viruslast verbunden. Als Erklärung für die zögerliche Rückreversion von PI-Mutationen wird vermutet, dass die Rückbildung der in der Regel nicht nur aus einer sondern aus mehreren Punktmutationen sich zusammensetzenden Resistenz durch ein »Fitnesstal« verhindert wird, welches das Virus auf dem Weg zurück überwinden muss.

Die Nukleosidanaloga-Resistenzmutation M184V, die als Punktmutation sehr schnell auftreten, aber auch relativ schnell wieder verschwinden kann, beeinträchtigt die Virusfitness (u.a.) dadurch, dass der Beginn der reversen Transkription behindert wird (Synthese der Positiv- und Negativstrang DNA). Denselben Effekt hat auch die L74V-Mutation. Sind beide Mutationen gleichzeitig vorhanden, führt dies zu einer additiven/synergistischen Beeinträchtigung der Virusfitness. Risikofaktoren für die Ausbildung dieser Resistenzen sind eine hohe Ausgangsviruslast und eine nur mäßig gute Adhärenz (am riskantesten sind Adhärenzlevel zwischen 60 und 90%). Bei Patienten mit sehr hoher Adhärenz (>95%) spielen auch die individuellen Medikamentenspiegel eine Rolle bei der Resistenzentwicklung.

Deeks SG, Paxinos EE, Wrin T, et al.: Limited genotypic and phenotypic evolution after interruption of a single therapeutic class in patients with multidrug-resistent HIV. Abstr. 66, XII International HIV Drug Resistance Workshop, June 2003

Wainberg M, Wie X, Diallo K, et al.: The M184V mutation in HIV-1 reverse transcriptase compromises the initiation of reverse transcription. Abstr. 150, 2nd IAS Conference on HIV Pathogenesis and Treatment, July 2003, Paris

Harrigan PR, Dong WY, Alexander C, et al.: The association between drug resistance and adherence determined by two independent methods in a large cohort of drug naive individuals starting triple therapy. Abstr. LB12, 2nd IAS Conference on HIV Pathogenesis and Treatment, July 2003, Paris

Resistenztestung

Es gibt zwei Arten der Resistenztestung: genotypische und phänotypische. Die genotypische Resistenztestung ist kostengünstiger und weiter verbreitet, erfordert aber eine sachkundige Interpretation. Diverse Interpretationshilfen sind in letzter Zeit entwickelt und verfeinert worden. Sie sind mittlerweile so gut, dass die phänotypische Resistenztestung normalerweise keine klinisch relevante Zusatzinformation mehr bietet. Dies ist zumindest das Ergebnis einer randomisierten kontrollierten Studie, in der untersucht wurde, ob die zusätzliche phänotypische Testung das virologische Behandlungsergebnis verbessert.

Loveday C, Dunn DT, Green H, et al.: A randomized controlled trial of phenotypic resistence testing: the era trial. Abstr. 10, 2nd IAS Conference on HIV Pathogenesis and Treatment, July 2003, Paris

Übertragung von resistenten Viren

Nach den Ergebnissen der größten bisher durchgeführten diesbezüglichen Studie ist der Anteil der frisch infizierten und noch behandlungsnaiven Patienten mit übertragenen Resistenzen in Europa derzeit etwa 10%. Über 1600 Patienten aus 17 Ländern wurden in der CATCH-Studie untersucht. Resistenzen gegen Nukleosidanaloga bildeten mit 6,7% den größten Anteil (vor allem M41V, T215F/Y), Resistenzen gegen mehrere Substanzklassen waren bei 1,7% der Untersuchten nachweisbar. Bei den NNRTRI-Resistenzen war die K103N-Mutation am häufigsten, unter den PI-Resistenzen dominierten die L90M, aber auch M46I, G48V und I84V waren häufig. Subtyp B-Isolate wiesen mit 11,3% deutlich häufiger Primärresistenzen auf als andere Subtypen (3,3%), was darauf zurückzuführen ist, dass Non-B-Subtypen in der Regel bei Migranten diagnostiziert werden, die sich meist in Ländern infiziert haben, in denen eine antiretrovirale Therapie noch sehr selten eingesetzt wird.

Die Zusammensetzung der Primärresistenzen wird dabei durch mehrere Faktoren beeinflusst:
1. Die vorherrschenden Therapieregime
2. Die Adhärenz bzw. Therapiemoden (z.B. Therapiepausen)
3. Die Infektiosität resistenter Viren
4. Die Geschwindigkeit, mit der übertragene Resistenzen im neuen Wirt revertieren

Ein Vergleich zwischen Primärresistenzen in San Francisco in den Zeitabschnitten Januar 2000 bis Juni 2001 und Juli 2001 bis Dezember 2002 zeigt beispielsweise einen Rückgang der Nukleosidanaloga-Resistenzen und eine Zunahme der PI-Resistenzen, die z.T. durch einen häufigeren Einsatz von Nukleosidanaloga-sparenden Therapien bedingt sein könnte. Mutationen, die die virale Fitness stark beeinträchtigen, werden auch relativ selten übertragen.

Wenn es sich um komplexe Resistenzen handelt, werden selten und nur nach relativ langen Zeiträumen Resistenzreversionen beobachtet, während fitnessbeeinträchtigende Punktmutationen schnell revertieren können. Manche Viren mit normalerweise fitnessbeeinträchtigenden komplexeren Mutationen können allerdings zusätzliche kompensatorische Mutationen entwickelt haben, die eine hohe Fitness wiederherstellen. Solche Viren können sowohl leicht übertragbar sein, als auch eine geringe Reversionstendenz zeigen.

Van de Vijver D, Wensing AMJ, Asjo B, et al.: Analysis from more than 1600 newly diagnosed patients with HIV from 17 European countries shows that 10% of the patients carry primary drug resistance: The CATCH study. Abstr. LB1, 2nd IAS Conference on HIV Pathogenesis and Treatment, July 2003, Paris

Grant RM, Liegler T, Spotts G, Hecht FM: Declining nucleoside reverse transcriptase inhibitor primary resistance in San Francisco, 200-2002. Abstr. 120, XII International HIV Drug Resistance Workshop, June 2003

De Mendoza C, Rodriguez C, Corral A, et al.: Evidence for a different transmission efficiency of viruses with distinct drug-resistant genotypes. Abstr. 130, XII International HIV Drug Resistance Workshop, June 2003

Little SJ, Dawson K, Hellmann NS, Richman DD, Frost SDW: Persistence of transmitted drug-resistant virus among subjects with primary HIV infection deferring antiretroviral therapy. Abstr. 115, XII International HIV Drug Resistance Workshop, June 2003

De Mendoza C, Ortiz M, Pérez-Hoyos S, et al.: Impact of transmission of drug-resistant HIV viruses on viral load, CD4 counts and CD4 decline in recent seroconverters. Abstr. 81, XII International HIV Drug Resistance Workshop, June 2003

Barbour JD, Wrin T, Hecht FM, et al.: Wide variation in pro/pol recplication capacity in recently transmitted HIV-1 is conferred in part by protease inhibitor resistance mutations. Abstr. 73, XII International HIV Drug Resistance Workshop, June 2003

Optimierung und Vereinfachung der antiretroviralen Therapie

Die einfachste derzeit mögliche Dreifachtherapie stellt die Behandlung mit dem Kombinationspräparat Trizivir (Zidovudin + Lamivudin + Abacavir) dar. Allerdings wird die mit jeweils einer Tablette morgens und abends sehr patientenfreundliche Therapie mit einer nicht ganz optimalen Wirksamkeit erkauft. Im Rahmen der ACTG 5095-Studie wurden bei 1147 behandlungsnaiven Patienten drei Kombinationen miteinander verglichen:

1. Trizivir
2. Zidovudin + Lamivudin + Efavirenz
3. Trizivir + Efavirenz

Bereits bei einer Zwischenanalyse erwies sich der Trizivir-Arm mit einer virologischen Versagerrate von 21% nach einer Behandlungsdauer von mindestens 16 Wochen als schwächer als die beiden Efavirenz-enthaltenden Behandlungsarme (Versagerrate 11%) und wurde deshalb vorzeitig beendet. Die Rate schwerer Nebenwirkungen war in allen Behandlungsarmen etwa gleich. Unter den virologischen Versagern im Trizivir-Arm wurde bei der Hälfte der Patienten die M184V-Mutation nachgewiesen.

Auch ein weiteres lediglich auf Nukleosid-Analoga beruhendes Dreifachtherapieregime schneidet in einer kleinen Pilotstudie hinsichtlich seiner virologischen Wirksamkeit suboptimal ab. Von den 19 Patienten, die eine Kombination aus Abacavir, Lamivudin und Tenofovir in einer einmal täglichen Dosierung erhielten, entwickelten 11 ein virologisches Versagen. Ähnlich schlecht schneidet diese Dreifachkombination auch in einer randomisierten multizentrischen Vergleichsstudie (ESS30009-Studie) gegen eine Kombination aus Efavirenz + Abacavir + Lamivudin ab. Bei einer vorgezogenen außerplanmäßigen Zwischenanalyse musste ein virologisches Versagen unter Abacavir + Lamivudin + Tenofovir bei fast 50% der Teilnehmer verglichen mit einer 5%-Versagerquote im Vergleichsarm festgestellt werden. Anscheinend kommt es unter dieser Kombination zu einer noch unbekannten ungünstigen Interaktion zwischen Abacavir und Tenofovir. Vorläufige Resistenzdaten zeigen bei allen 14 untersuchten Teilnehmern die M184V-Mutation und bei 8/14 zusätzlich die K65R-Mutation. In einem Warnbrief rät die Firma GlaxoSmithKline daher dringend vom Einsatz dieser Kombination ab und empfiehlt engmaschiges Monitoring und gegebenenfalls Therapiewechsel bei Patienten, die bereits mit dieser Kombination behandelt werden.

Das Gegenstück zu den reinen Nukleosidanaloga-Kombinationen sind die nukleosidfreien Kombinationen. Daten wurden hierzu vorgestellt u.a. aus der BIKS-Studie (Lopinavir/r + Efavirenz) und einer Studie mit geboostetem Indinavir + Efavirenz. In der BIKS-Studie erhielten 86 therapienaive Patienten 4 Kapseln Lopinavir/r 2x/Tag und 600 mg Efavirenz einmal pro Tag. 14 Teilnehmer brachen die Behandlung innerhalb des ersten halben Jahres ab, davon 7 wegen Efavirenz-Nebenwirkungen. Von den übrigen 72 hatten nach 24 Wochen Behandlung 67 eine Viruslast von weniger als 400 Kopien/ml erreicht. Die Cholesterinwerte stiegen von 1,6 auf 2,4 mM.

In der Indinavir-Efavirenz-Studie wurde Indinavir in einer Dosierung von 800mg 2x/Tag, geboosted mit jeweils 100mg Ritonavir gegeben. Eine reine PI-NNRTI-Kombination erhielten in dieser Studie 47 Patienten, in einem Vergleichsarm wurden 46 Patienten mit derselben Kombination + Stavudin behandelt. Ein vorzeitiger Studienabbruch, meist wegen Nebenwirkungen, erfolgte in beiden Armen bei etwa jedem vierten Teilnehmer. Die Teilnehmer, die die Kombination vertrugen, zeigten nach 48 Wochen ein hervorragendes virologisches Ansprechen, unabhängig vom Studienarm.

Gulick RM, Ribaudo HJ, Shikuma CM, et al.: ACTG 5095: a comparative study of 3 protease inhibitor-sparing antiretroviral regimens for the initial treatment of HIV infection. Abstr. 41, 2nd IAS Conference on HIV Pathogenesis and Treatment, July 2003, Paris

Farthing C, Khanlou H, Yeh V: Early virologic failure in a pilot study evaluating the efficacy of abacavir, lamivudine and tenofovir in the treatment of of naive HIV-infected patients. Abstr. 43, 2nd IAS Conference on HIV Pathogenesis and Treatment, July 2003, Paris

GlaxoSmithKline: Early virologic non-response in patients with HIV infection treated with lamivudine, Abacavir and Tenofovir. Dear Health Care Provider Letter, July 2003

Ferré V, Allavena C, Poizot-Martin I, et al.: BIKS study: complete 24-week results. Abstract 36, 2nd IAS Conference on HIV Pathogenesis and Treatment, July 2003, Paris

Stek M Jr, Hirschel B, Benetucci J, et al.: Comparison of PI-boosted indinavir with efavirenz plus stavudine regimens in EASIER (European and South American study of indinavir, efavirenz, and ritonavir). Abstr. 39, 2nd IAS Conference on HIV Pathogenesis and Treatment, July 2003, Paris

Protektiver Effekt einer HIV-Übertragungsprophylaxe beim gestillten Neugeborenen

Die Wirksamkeit aller bisher erprobten Strategien zur Verminderung der Mutter-Kind-Übertragung in Entwicklungsländern wird stark beeinträchtigt durch das fortbestehende Übertragungsrisiko beim Stillen. In der in Ruanda und Uganda durchgeführten SIMBA-Studie wurde nun erstmals geprüft, ob durch die prophylaktische Verabreichung von Nevirapin oder Lamivudin an das Neugeborene in der Stillzeit das mit dem Stillen assoziierte Übertragungsrisiko reduziert werden kann. Die Mütter erhielten im Rahmen der Studie eine Transmissionsprophylaxe von der 36. Schwangerschaftswoche bis eine Woche nach Entbindung bestehend aus Zidovudin + Didanosin. Die Neugeborenen erhielten, solange sie gestillt wurden, entweder Lamivudin oder Nevirapin als Sirup einmal täglich. Unter dieser postpartalen Prophylaxe wurde nur bei 3 von 370 exponierten Kindern eine HIV-Übertragung in der Stillzeit beobachtet. Hinsichtlich der Wirksamkeit lassen sich keine signifikanten Unterschiede zwischen Lamivudin und Nevirapin feststellen und beide Substanzen verursachten in der verabreichten Dosierung keine schwereren Nebenwirkungen. Die Mütter waren in dieser Studie angehalten worden, die Kinder ausschließlich zu stillen (d.h. keine Beifütterung) und hatten dies in den meisten Fällen (90%) auch getan. Die Stilldauer betrug im Mittel 100 Tage.

Eine Alternative zur kindlichen Prophylaxe wäre die kontinuierliche Therapie der Mutter während der Stillzeit. Daten zur Wirksamkeit und Sicherheit dieser Strategie liegen bislang aber nicht vor.

Im Rahmen der ANRS-gesponsorten Ditrame-Studie in Westafrika wurde festgestellt, dass das Übertragungsrisiko beim Stillen mit dem Anstieg der Viruslast in der Muttermilch korreliert. Ein spezielles Risiko stellt in diesem Zusammenhang der Viruslastanstieg bei

Absetzen der mütterlichen Prophylaxe nach der Geburt dar.

Während der Schwangerschaft ist die Gabe von Nevirapin bei Schwangeren, wahrscheinlich wegen der veränderten Stoffwechselsituation, nicht ganz ungefährlich. Dies zeigen Beobachtungen aus Irland, wo unter 139 mit Nevirapin behandelten Schwangeren 2 Todesfälle durch eine fulminante Hepatitis zu beklagen waren. Die toxischen Hepatitiden waren nicht durch Hepatitis B- oder C-Koinfektionen oder erhöhte Ausgangs-Leberwerte begünstigt worden.

Ein generell erhöhtes Präeklampsie-Risiko bei Schwangeren unter einer hochaktiven antiretroviralen Kombinationstherapie wird von einer spanischen Gruppe berichtet. In den Jahren 2002 und 2003 lag der Anteil der antiretroviral behandelten Schwangeren mit einer Präeklampsie (Bluthochdruck und Proteinurie) in dem Patientenkollektiv der Gruppe 19-mal höher als bei den HIV-negativen Schwangeren, die dadurch bedingte Mortalität war 17-mal höher!

Vyankandondera J, Luchters S, Hassink E, et al.: Reducing risk of HIV-1 transmission from mother to infant through breastfeeding using antiretroviral prophylaxis in infants (SIMBA study). Abstr. LB7, 2nd IAS Conference on HIV Pathogenesis and Treatment, July 2003, Paris

Manigart O, Crépin M, Leroy V, et al.: Effect of perinatal zidovudine treatment on the evolution of cell-free HIV-1 in breats mild on postnatal transmission, ANRS 049 Ditrame-Viro-Study. Abstr. 61, 2nd IAS Conference on HIV Pathogenesis and Treatment, July 2003, Paris

Lyons F, Hopkins S, Mc Geary A, et al.: Nevirapine tolerability in HIV infected women in pregnancy – a word of caution. Abstr. LB27, 2nd IAS Conference on HIV Pathogenesis and Treatment, July 2003, Paris

T-Zell-Aktivierung, antiretrovirale Therapie und Virusphänotyp

Bei unbehandelten HIV-Infizierten ist die Krankheitsprogression assoziiert mit einer T-Zellaktivierung. Eine effektive antiretrovirale Therapie reduziert das Ausmaß der T-Zellaktivierung, die aber trotz Therapie noch immer höher bleibt als bei einer HIV-negativen Kontrollgruppe. Je höher der Anteil der aktivierten CD4-Lymphozyten unter antiretroviraler Therapie bleibt, desto niedriger fällt der Anstieg der CD4-Zellzahl in den ersten drei Monaten unter Therapie aus. Die späte Phase des CD4-Zellanstiegs, d.h. der Anstieg später als drei Monate nach Therapiebeginn, hängt dagegen vom Ausmaß der CD8-Zellaktivierung ab. Weitere Faktoren, die den späten CD4-Zellanstieg beeinflussen, sind der Anteil naiver CD4-Lymphozyten und das Alter.

CD4- und CD8-Zellaktivierung sind eng miteinander korreliert und hängen u.a. ab von der Dauer der Virussuppression. Chronische Begleitinfektionen wie eine Hepatitis C können das Ausmaß der T-Zellaktivierung erhöhen.

Diese Befunde stützen die Hypothese, dass die T-Zellaktivierung eine wichtige Rolle in der HIV-Pathogenese spielt. Die Aktivierung trägt wahrscheinlich wesentlich zum T-Helferzellverlust bei, indem die aktivierten Zellen zunächst zur Proliferation angeregt werden und dann durch Apoptose zugrunde gehen. Dies würde auch erklären, warum es bei der SIV-Infektion im Mangabenaffen trotz hoher Virusreplikation nicht zur Ausbildung eines Immundefektes kommt – der Mangabenaffe reagiert auf die Infektion nicht mit einer erhöhten T-Zellaktivierung.

Deutlich ausgeprägter als die den CCR5-Rezeptor benutzenden Virusisolate, die in frühen Infektionsstadien vorherrschen, verursachen die später im Infektionsverlauf auftauchenden CXCR4-abhängigen Virusisolate T-Zellaktivierung und Apoptose. Im Unterschied zu den CCR5-abhängigen Virusisolaten genügt bei den CXCR4-abhängigen der Kontakt des Glykoproteins gp120 mit dem CXCR4-Rezeptor, um die entsprechende Zelle in die Apoptose zu treiben.

Der Umstand, dass das Ausmaß der T-Zellaktivierung trotz effektiver antiretroviraler Therapie erhöht bleibt, ist ein mögliches Indiz für eine fortdauernde, unter der Nachweisgrenze bleibende niedriggradige HIV-Replikation. Eine solche niedriggradige Virusreplikation kann tatsächlich durch eine fortlaufende Veränderung der viralen DNA belegt werden und ist wahrscheinlich ein wesentlicher Grund auch für die Stabilität des latenten HIV-Reservoirs in ruhenden CD4-T-Lymphozyten, welches über diese niedriggradige Replikation immer wieder aufgefüllt wird.

Bei vielen Patienten, die multiresistente Viren beherbergen, bleibt trotz nachweisbarer Replikation dieser Viren unter Therapie die T-Helferzellzahl stabil oder erhöht sich sogar im Laufe der Zeit leicht. Setzt man bei solchen Patienten die Therapie ab, kann sich häufig das Wildtyp-Virus wieder durchsetzen. Dabei steigt sowohl die Viruslast wieder an, als auch das Ausmaß der T-Helferzellaktivierung. Die im Vergleich zur unbehandelten HIV-Infektion geringere T-Zellaktivierung bei antiretroviral behandelten Patienten mit multiresistenten Viren lässt sich daher erklären zum einen durch die weiter bestehende partielle Suppression der Virusreplikation, zum anderen aber auch eine geringere T-Zellaktivierung durch multiresistente Viren im Vergleich zu Wildtypviren. Auch ein direkter Effekt der antiretroviralen Medikamente auf die T-Zellaktivierung kann nicht ausgeschlossen werden.

Impfstoffentwicklung

Neue Wege für die HIV-Impfstoffforschung

Nach dem Scheitern des ersten HIV-Impfstoff-Wirksamkeitstest mit einem auf dem Hüllprotein gp120 basierenden Impfstoff beruhen die derzeit in klinischer Entwicklung befindlichen Impfstoffe im Wesentlichen auf Konstrukten, die die zelluläre Immunität stimulieren. Diese Impfstoffe bieten wahrscheinlich keine sterilisierende Immunität, d.h. sie werden eine Infektion vermutlich nicht verhindern, sondern die Krankheitsentwicklung nur verlangsamen.

Erste Erfahrungen in Tiermodellen deuten darauf hin, dass das Virus längerfristig durch eine allein T-Zell-basierte Immunität nicht in Schach gehalten werden kann, sondern sich durch »escape-Mutationen« der immunologischen Kontrolle entzieht. Mathematische Modellrechnungen legen weiterhin nahe, dass solche Impfstoffe dort wo sie am Wichtigsten wären, d.h. in den am stärksten von der Epidemie betroffenen Regionen, kaum noch präventive Auswirkungen auf die Zahl der Infizierten haben werden. Es bedarf daher verstärkter Anstrengungen, Impfstoffe zu entwickeln, die mit Hilfe breit neutralisierender Antikörper tatsächlich eine sterile Immunität erzielen.

Um dieses Ziel in möglichst kurzer Zeit zu erreichen, ist eine stärkere Zusammenarbeit und Koordinierung in der HIV-Impfstoffforschung – etwa analog zum menschlichen Genom-Projekt – erforderlich. Führende Impfstoffforscher plädieren daher in einem Beitrag in der Fachzeitschrift Science für ein ein weltumspannendes Impfstoffentwicklungsprojekt, welches folgende Komponenten umfassen sollte:

- Etablierung einer Reihe (6-10) von Impfstoffentwicklungszentren, die sich, zentral koordiniert, mit der Entwicklung jeweils eines speziellen Impfstoffkonzeptes befassen sollen.
- Schaffung von sogenannten wissenschaftlichen Impfstoffkonsortien, die sich auf Lösung der offenen wissenschaftlichen Grundsatzfragen konzentrieren.
- Aufbau von Impfstoffproduktionskapazitäten. Eine große Hürde für die Beschleunigung der Impfstoffentwicklung ist der Schritt von der quasi in »Handarbeit« erfolgenden Produktion kleiner Impfstoffmengen für begrenzte Tier- und In-vitro-Versuche hin zur »industriellen« Impfstoffproduktion für klinische Studien. Dies kann nur in Zusammenarbeit mit der Impfstoffindustrie und dem dort konzentrierten Know-how erfolgen.
- Standardisierung von Tests zur Überprüfung der präklinischen und klinischen Forschungsergebnisse und zur Charakterisierung der induzierten Immunantworten
- Ausbau einer internationalen Infrastruktur zur Durchführung klinischer Impfstoffstudien
- Optimierung der Zusammenarbeit der jeweiligen nationalen Kontroll- und Zulassungsbehörden, um Reibungsverluste bei internationalen Studien zu minimieren.

Die Autoren plädieren für ein auf breiter Basis (nationale Forschungsförderungsinstitutionen, Stiftungen, Global Fund) langfristig finanziertes Entwicklungsprojekt, welches durch konzertierte Anstrengungen und unabhängig von den üblichen 2-3-jährigen Projektlaufzeiten die Impfstoffentwicklung deutlich beschleunigen soll.

Barouch DH, Kunstmann J, Glowczwskie J, et al.: Viral escape from dominant Simian Immunodeficiency Virus epitope-specific cytotoxic T lymphocytes in DNA-vaccinated rhesus monkeys. J Virol 2003; 77: 7367-75

Universität Regensburg: Neues Impfstoffkonzept zur Verhütung von HIV/AIDS in klinischer Prüfung. Pressemitteilung vom 31.07.2003

Klausner RD, Fauci AS, Corey L, et al.: The need for a global HIV vaccine enterprise. Science 2003; 300: 2036-40

Anleitung zum

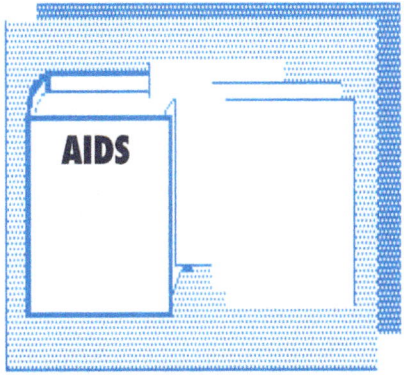

Einsortieren

Folgelieferung September 2003

Sehr geehrte Frau Doktor,
Sehr geehrter Herr Doktor,

die neueste Folgelieferung für Ihr AIDS-Loseblattwerk versorgt Sie mit wichtigen und nützlichen Informationen zum Thema HIV-Infektion und AIDS.
Natürlich ist die beste Information aber nur dann wirkungsvoll, wenn sie auf Abruf bereit steht. Aus diesem Grunde bitten wir Sie, die Folgelieferung entsprechend dieser Anleitung möglichst sofort einzuordnen.
So haben Sie die Sicherheit, daß nichts verloren geht, alles übersichtlich ist und Sie immer auf dem neuesten Stand des Wissens bleiben. Mit einem Wort: das Einsortieren bedeutet fünf Minuten Mühe, die sich lohnen!

Und so machen Sie es:

IHR WERK das nehmen Sie heraus:	DIESE FOLGELIEFERUNG das ordnen Sie ein:
Titelblatt (Stand Mai 2003),	**Titelblatt** (Stand September 2003),
Inhaltsübersicht und **Autorenverzeichnis** (Seite 3-5, 1-2 [1. Ordner])	**Inhaltsübersicht** und **Autorenverzeichnis** (Seite 3-5, 1-2)
Das blaue **Vorschaltblatt** der Chronik	Das neue **Vorschaltblatt** der Chronik
Aus der **Chronik** die Seiten 59-70	Als Ergänzung der **Chronik** die Seiten 59-80
Den **Index** (Seite 1-20)	Den aktualisierten **Index** (Seite 1-21)
Sektion II Praxis (1. Ordner)	
Das **Inhaltsverzeichnis** der Sektion II	Das aktualisierte **Inhaltsverzeichnis** der Sektion II
Aus dem Kapitel II.1 **Kasuistiken** die Seiten 119-121	In das Kapitel II.1 **Kasuistiken** die neue **Kasuistik Nr. 31** (Seite 119-129)

Sektion IV Therapie (2. Ordner)	
③ Das **Inhaltsverzeichnis** der Sektion IV	Das aktualisierte **Inhaltsverzeichnis** der Sektion IV
Aus dem Kapitel IV.1 **Therapieansätze** den Teil I **Angriffspunkte im HIV-Vermehrungszyklus** (Seite 1-16)	In das Kapitel IV.1 **Therapieansätze** den neu bearbeiteten Teil I **Angriffspunkte im HIV-Vermehrungszyklus** (Seite 1-31)
Sektion IX Service (2. Ordner)	
④ Das **Inhaltsverzeichnis** der Sektion IX	Das aktualisierte **Inhaltsverzeichnis** der Sektion IX
Das Kapitel IX.1 **Wichtige Adressen** (Seite 1-12)	Das aktualisierte Kapitel IX.1 **HIV-relevante Adressen** (Seite 1-10)

AIDS und die Vorstadien
Ein Leitfaden für Praxis und Klinik

Herausgegeben von
J. L'age-Stehr und
E. B. Helm
unter Mitarbeit von
H. D. Peters

Redaktion
L. Nolde

Mit Beiträgen von:

S. Baur, M. Bickel, H.-R. Brodt, K. Bröker, J. Denner, E. Diet
M. Dietlein, S. Evers, M. Exner, H. Exner-Freisfeld, S. Falk,
A. Ganser, H.R. Gelderblom, D. Gerlich, E. Gerstenberg,
A. Goetzenich, J. Gölz, P. Gute, O. Hamouda, A. Hanauske
M. Hartmann, W. Heise, E.B. Helm, I.W. Husstedt,
C. Jacobowski, G. Just-Nübling, P. Kaulen, S. Klauke, H. Kne
B. Knupp, M. L'age, J. L'age-Stehr, A. Langford, T. Lutz, U. M
B. Michels, V. Miller, P.S. Mitrou, H. Müller, S. Nzimegne-G
G. Pauli, H.D. Peters, T. Porstmann, H.F. Rabenau, D. Reiche
V. Rickerts, W.K. Roth, H. Rübsamen-Waigmann, A. Schäfer
H. Schöfer, G. Schuierer, S. Schwarz, S. Staszewski, F. Stö
M. Vocks-Hauck, D. Völkner, L. Voß, U. Woelki

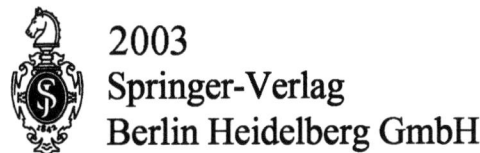

2003
Springer-Verlag
Berlin Heidelberg GmbH

Impressum

Herausgeberinnen:
Dir. und Prof. Dr. med.
Johanna L'age-Stehr
am Robert Koch-Institut, Berlin

Prof. Dr. med. Brigitte Helm
Zentrum d. Inneren Medizin
Klinikum der Universität Frankfurt

Unter Mitarbeit von:
Prof. Dr. med. Hans-Dieter Peters
Medizinische Hochschule Hannover,
Zentrum für Pharmakologie und
Toxikologie: Department für Immun-
pharmakologie (Member of Faculty of
Pharmaceutical Medicine of the Royal
Colleges of Physicians, London UK)

Verantwortliche Redakteurin:
Dr. med. Lisa Nolde
Wiesbaden

Aktuelles:
Dr. med. Ulrich Marcus
Robert Koch-Institut, Berlin

Geschäftliche Post bitte ausschließlich an
Springer GmbH & Co.
Auslieferungs-Gesellschaft
Kundenservice
z.Hd. von Frau F. Schlie
Haberstr. 7, 69126 Heidelberg
Freecall 0800-8634488, Fax (06221) 345-4229,
E-mail: frauke.schlie@springer.de

ISBN 978-3-540-40686-0
ISBN 978-3-662-26741-7 (eBook)
DOI 10.1007/978-3-662-26741-7

Dieses Werk ist urheberrechtlich geschützt.
Die dadurch begründeten Rechte, insbesondere die der
Übersetzung, des Nachdrucks, des Vortrags, der Entnahme
von Abbildungen und Tabellen, der Funksendung, der
Mikroverfilmung oder der Vervielfältigung auf anderen
Wegen und der Speicherung in Datenverarbeitungsanlagen,
bleiben, auch bei nur auszugsweiser Verwertung, vorbehalten.
Eine Vervielfältigung dieses Werkes oder von Teilen dieses
Werkes ist auch im Einzelfall nur in Grenzen der gesetz-
lichen Bestimmungen des Urheberrechtsgesetzes der
Bundesrepublik Deutschland vom 9. September 1965 in der
jeweils gültigen Fassung zulässig. Sie ist grundsätzlich
vergütungspflichtig. Zuwiderhandlungen unterliegen den
Strafbestimmungen des Urheberrechtsgesetzes.
http://www.springer.de/medizin

© Springer-Verlag Berlin Heidelberg 2004
Ursprünglich erschienen bei Springer-Verlag Berlin
Heidelberg New York 2004

Die Wiedergabe von Gebrauchsnamen, Handelsnamen,
Warenbezeichnungen usw. in diesem Werk berechtigt
auch ohne besondere Kennzeichnung nicht zu der
Annahme, dass solche Namen im Sinne der Warenzeichen-
und Markenschutz-Gesetzgebung als frei zu betrachten
wären und daher von jedermann benutzt werden dürften.

Produkthaftung: Für Angaben über Dosierungsanweisungen
und Applikationsformen kann vom Verlag keine Gewähr
übernommen werden. Derartige Angaben müssen vom
jeweiligen Anwender im Einzelfall anhand anderer
Literaturstellen auf ihre Richtigkeit überprüft werden.

Herstellung: PRO EDIT GmbH, Heidelberg
Satz: at · Dormagen

Gedruckt auf säurefreiem Papier   22/3160Di

Inhaltsübersicht der Sektionen und ihrer Kapitel

(die mit dieser Folgelieferung gelieferten Beiträge sind blassblau unterlegt)

Inhaltsübersicht
Autorenverzeichnis
Chronik der Ereignisse .... U. Marcus
Index

Sektion I   EPIDEMIOLOGIE (1. Ordner)

1. Zur HIV/AIDS-Situation weltweit, in Europa und in Deutschland .... O. Hamouda
2. Epidemiologie von AIDS und HIV-Infektionen
   in Deutschland .... O. Hamouda
3. Aktuelle Fallzahlen .... O. Hamouda

Sektion II   PRAXIS (1. Ordner)

1. Kasuistiken .... zusammengestellt von E.B. Helm
2. Die HIV-Krankheit .... E.B. Helm
3. HIV-Krankheit und Reisen .... G. Just-Nübling und E.B. Helm
4. AIDS und Drogen .... C. Jacobowski
5. Ambulante vertragsärztliche Versorgung von
   HIV-Patienten .... H. Knechten und A. Goetzenich
6. Psychische Belastungen von HIV-Infizierten und AIDS Kranken .... K. Bröker
7. Palliativmedizin und AIDS .... B. Knupp
8. Home Care .... P. Gute und E.B. Helm
9. Die Behandlung HIV-infizierter Drogenabhängiger
   in der Vertragsarztpraxis .... J. Gölz
10. HIV und AIDS – Umgang mit Patienten aus Afrika .... S. Nzimegne-Gölz

Sektion III   KLINIK (1. Ordner)

1. Diagnostik und Therapie primärer und sekundärer Neuromanifestationen der
   HIV-Infektion ... I.W. Husstedt, S. Evers, F. Stögbauer, G. Schuierer und D. Reichelt
   Teil I: Primäre Neuromanifestationen
   Teil II: Sekundäre Neuromanifestationen
2. Epidemiologie, Verlauf und Therapie von Hepatitis B und C
   bei HIV-infizierten Patienten .... T. Lutz und E.B. Helm
3. Ophthalmologische Manifestationen .... P. Kaulen
4. Manifestationen im Mund-, Kiefer- und Gesichtsbereich .... A. Langford
   Teil I: Infektionen
   Teil II: Neoplasien
5. Dermatovenerologische Manifestationen .... H. Schöfer und S. Baur
6. Pneumocystis-carinii-Pneumonie .... H. R. Brodt und E.B. Helm
7. Lungenerkrankungen bei HIV-Infektion .... H. R. Brodt und U. Lörcher
8. Gastroenterologische Krankheitsbilder .... W. Heise und M. L'age

8. Gastroenterologische Krankheitsbilder .... W. Heise und M. L'age
9. Mit einer HIV-Infektion assoziierte Neoplasien
   Teil I: Maligne Lymphome und andere Malignome ... P.S. Mitrou und E.B. Helm
   Teil II: Epidemisches Kaposi-Sarkom
           bei HIV-Infizierten .... P. S. Mitrou, E.B. Helm und H.-R. Brodt
10. HIV-Infektion und Schwangerschaft .... A. Schäfer
11. HIV-Infektion und AIDS
    bei Neugeborenen, Kindern und Jugendlichen .... M. Vocks-Hauck
12. Infektionen durch Mykobakterien .... H.R. Brodt und E.B. Helm
    Teil I: Tuberkulose
    Teil II: Erkrankungen durch atypische Mykobakterien
13. Mykosen bei HIV-Infizierten aus
    internistischer Sicht .... G. Just-Nübling und E.B. Helm
14. Die Bedeutung der HIV-Infektion in der Gynäkologie .... A. Schäfer
15. Kardiovaskuläre Erkrankungen
    bei HIV-infizierten Patienten .... V. Rickerts und E.B. Helm
16. Hämatologische Veränderungen bei HIV-Infektion .... A. Ganser
17. Zytomegalie-Virus-Infektionen .... H.D. Peters, E.B. Helm, A. Hanauske
18. Das AIDS-Wasting-Syndrom .... S. Klauke und B. Michels

Sektion IV   THERAPIE (2. Ordner)

1. Therapieansätze .... H.D. Peters
   Teil I: Angriffspunkte im HIV-Vermehrungszyklus
   Teil II: Aktivierung des Immunsystems (»Immune-based«-Therapie)
2. Die HIV-Infektion unter dem Aspekt
   der Intensivmedizin .... H.-R. Brodt und E.B. Helm
3. Die antiretrovirale Therapie der HIV-1-Infektion
   Teil I: Indikation und Durchführung
   der Initialtherapie .... E.B. Helm und S. Staszewski
   Anhang:
   Deutsch-Österreichische Richtlinien zur Antiretroviralen Therapie –
   Gemeinsame Erklärung der Fachgesellschaften
4. Arzneistoffprofile .... H.D. Peters, z.T. mit S. Staszewski
5. Grundlagen und klinische Bedeutung der Resistenzentwicklung
   unter antiretroviraler Therapie .... V. Miller und S. Staszewski
6. Medikamenten-Interaktionen bei AIDS-Patienten .... H.D. Peters
   Teil   I: Antiretroviral wirksame Virustatika
   Teil   II: Nicht antiretroviral wirksame Virustatika
   Teil III: Antimykotika
   Teil IV: Zytostatika
   Anhang: Übersicht zu potentiell unerwünschten Wirkungen wichtiger Pharmaka
7. Das Lipodystrophie-Syndrom – Eine unerwünschte Wirkung
   der antiretroviralen Therapie .... M. Bickel und S. Klauke

Sektion V GRUNDLAGEN (2. Ordner)
1. HIV: Natur des Virus .... H. Rübsamen-Waigmann
2. HIV: Einführung in die Virologie .... H. R. Gelderblom und G. Pauli
3. Pathogenese von AIDS .... J. Denner, J. L'age-Stehr und M. L'age
4. Stand der Impfstoffentwicklung gegen HIV .... U. Marcus
5. Pathologische Anatomie bei AIDS .... H. Müller und St. Falk
6. Neuropathologie bei der HIV-Krankheit .... U. Woelki

Sektion VI DIAGNOSTIK (2. Ordner)
1. HIV-Labordiagnostik: Nachweis von spezifischen Antikörpern
   und HIV-p24-Antigen .... H.F. Rabenau und T. Porstmann
2. Methoden zum direkten HI-Virusnachweis
   und zur Verlaufskontrolle .... W. K. Roth
3. Immunologische Laboruntersuchungen
   bei HIV-infizierten Patienten .... S. Schwarz
4. Radiologische Diagnostik .... E. Gerstenberg

Sektion VII PROPHYLAXE (2. Ordner)
1. Hygienische Maßnahmen zur Verhütung einer Übertragung
   von HIV und von opportunistischen Infektionen im medizinischen
   Bereich .... E. Dietlein, M. Exner und M. Dietlein
2. Präventionsmaßnahmen nach
   berufsbedingter Exposition mit HIV .... H.-R. Brodt, P. Gute und E.B. Helm
3. HIV-Übertragungswege und -risiken .... U. Marcus

Sektion VIII RECHT (2. Ordner)
1. HIV und Arztrecht .... D. Völkner
2. Sozialleistungen bei HIV-Krankheit .... H. Exner-Freisfeld
3. Infektionsepidemiologische Erfassung von
   HIV-Infektionen und AIDS-Fällen in Deutschland .... O. Hamouda und L. Voß
4. Abrechnungsprobleme und -möglichkeiten im Zusammenhang
   mit der Erkennung und Behandlung von HIV-Infektionen .... D. Gerlich

Sektion IX SERVICE (2. Ordner)
1. HIV-relevante Adressen
2. Teil I: Revidierte Stadieneinteilung der HIV-Infektion (CDC 1993)
   Teil II: AIDS-Falldefinition (CDC 1993)
3. Verschlüsselung von Diagnosen bei der HIV-Krankheit
   nach der ICD-10-Klassifikation .... H. Exner-Freisfeld
4. Abkürzungen
5. Literatur
6. Informationen zu HIV/AIDS im Internet .... M. Hartmann
7. Neues Vergütungssystem für Krankenhausbehandlungen:
   DRG-Fallpauschalen allgemein und speziell bei HIV .... H. Exner-Freisfeld

Autorenverzeichnis

Baur, S., Dr., Zentrum für Dermatologie und Venerologie, Klinikum der J.W.-Goethe-Universität, Frankfurt/M

Bickel, M., Dr., Zentrum der Inneren Medizin, Klinikum der Universität, Frankfurt/M

Brodt, H.-R., PD Dr., Zentrum der Inneren Medizin, Klinikum der Universität, Frankfurt/M

Bröker, K., Dipl.-Psych., Auguste-Viktoria-Krankenhaus, Berlin

Denner, J., Dr., Robert Koch-Institut, Berlin

Dietlein, E., Dr., Institut für Hygiene und Umweltmedizin, Bonn

Dietlein, M., Dr., Klinik und Poliklinik für Nuklearmedizin der Universität Köln

Exner, M., Prof. Dr., Institut für Hygiene und Umweltmedizin, Bonn

Exner-Freisfeld, Helga, Dr., Universitätsklinik, Frankfurt/M

Falk, St., Dr., Senckenbergisches Zentrum für Pathologie, Frankfurt/M

Ganser, A., Prof. Dr., Abteilung für Hämatologie und Onkologie, Medizinische Hochschule Hannover

Gelderblom, H. R., Dr., Dir. u. Prof. am Robert-Koch-Institut, Berlin

Gerlich, D., stellvertretender Hauptgeschäftsführer der KV Hessen, Frankfurt/M.

Gerstenberg, E., Prof. Dr., Auguste-Viktoria-Krankenhaus, Berlin

Goetzenich, A., MA, Aachen

Gölz, J., Dr., Berlin

Gute, P., Dr., ZIM Infektiologie, Klinikum der Universität, Frankfurt/M

Hamouda, O., Dr., M.P.H., AIDS-Zentrum am Robert-Koch-Institut, Berlin

Hanauske, A., PD Dr., Innere Abteilung, Klinikum rechts der Isar, München

Hartmann, M., Dr., Hautklinik, Universitätsklinikum Heidelberg

Heise, W., Dr., Auguste-Viktoria-Krankenhaus, Berlin

Helm, Eilke Brigitte, Prof. Dr., Zentrum der Inneren Medizin, Klinikum der Universität, Frankfurt/M

Husstedt, I.W., PD Dr., Klinik und Poliklinik für Neurologie, Westfälische Wilhelms-Universität, Münster

Jacobowski, Constanze, Dr., Clearingstelle für Substitution der Ärztekammer Berlin

Just-Nübling, Gudrun, PD Dr., Zentrum der Inneren Medizin, Klinikum der Universität, Frankfurt/M

Kaulen, P., Dr. med., Dr. rer. nat., Berlin

Klauke, S., Dr., Zentrum der Inneren Medizin, J.W.-Goethe-Universität, Frankfurt/M

Knechten, H., Dr., Aachen

Knupp, B., Dr., Hardtwaldklinik I, Bad Zwesten

L'age, M., Prof. Dr., Auguste-Viktoria-Krankenhaus, Berlin

L'age-Stehr, Johanna, Dr., Dir. u. Prof. am Robert-Koch-Institut, Berlin

Langford, Angelika, PD Dr., Abteilung für Mund-, Kiefer- und Gesichtschirurgie, Virchow-Klinikum, Berlin

Lutz, T., Dr., Zentrum der Inneren Medizin, Klinikum der Universität, Frankfurt/M

Marcus, U., Dr., Robert-Koch-Institut, Berlin

Michels, B., Dr., Zentrum der Inneren Medizin, J.W.-Goethe-Universität, Frankfurt/M

Miller, Veronica, Dr. rer. nat., Zentrum der Inneren Medizin der J.W.-Goethe-Universität, Frankfurt/M

Mitrou, P. S., Prof. Dr., Zentrum der Inneren Medizin, Klinikum der Universität, Frankfurt/M

Müller, H., Dr., Senckenbergisches Zentrum für Pathologie, Klinikum der Universität, Frankfurt/M

Nzimegne-Gölz, S., Dr., Berlin

Pauli, G., Prof. Dr., Robert-Koch-Institut, Berlin

Peters, H. D., Prof. Dr., Medizinische Hochschule Hannover, Zentrum für Pharmakologie und Toxikologie: Department für Immunpharmakologie

Porstmann, T., Prof. Dr., Institut für med. Immunologie, Bereich Medizin (Charité), Humboldt Universität, Berlin

Rabenau, H.F., Prof. Dr., Institut für Virologie, Klinikum der J.W.-Goethe-Universität, Frankfurt/M

Reichelt, D., Dr., Medizinische Poliklinik – Innere Medizin der Westfälischen Wilhelms-Universität, Münster

Rickerts, V., Dr., Zentrum der Inneren Medizin, Klinikum der J.W.-Goethe-Universität, Frankfurt/M

Roth, W. K., Prof. Dr., Blutspendedienst Hessen des Deutschen Roten Kreuzes, Frankfurt/M

Rübsamen-Waigmann, Helga, PD Dr., Chemotherap. Forschungsinstitut, Georg-Speyer-Haus, Frankfurt/M

Schäfer, A., PD Dr. med., Dr. rer. nat., Virchow-Klinikum, Frauenklinik, Berlin

Schöfer, H., Prof. Dr., Zentrum für Dermamatologie und Venerologie, Klinikum der J.W.-Goethe-Universität, Frankfurt/M

Schuierer, G., PD Dr., Direktor der Abteilung für Neuroradiologie, Klinikum der Universität Regensburg

Schwarz, S., Dipl. Biol., Berlin

Staszewski, S., PD Dr., Zentrum der Inneren Medizin, Klinikum der Universität, Frankfurt/M

Stögbauer, F., PD Dr., Klinik und Poliklinik für Neurologie der Westfälischen Wilhelms-Universität, Münster

Vocks-Hauck, M., Dr., Berlin

Völkner, D., Berlin

Voß, L., Dr., Robert Koch-Institut, Berlin

Woelki, Ulrike, Dr., Neurologisches Institut, Klinikum der J.W.-Goethe-Universität, Frankfurt/M

An der Entwicklung dieses Werkes waren ferner beteiligt:

Dr. E. **Baranowski,** Berlin
Prof. Dr. R. von **Baehr,** Berlin
Prof. Dr. O. **Braun-Falco,** München
Prof. Dr. H. **Deicher,** Hannover
Prof. Dr. D. **Eichenlaub,** München
Prof. Dr. K. M. **Einhäupl,** München
Dr. J. **Ennen,** Langen
Prof. Dr. W. **Enzensberger,** Frankfurt/M.
Dr. J. **Estermann,** Bern
Dr. G. **Eysenbach,** Heidelberg
Prof. Dr. P.A. **Fischer,** Frankfurt/M.
Prof. Dr. M. **Fröschl,** München
Dr. H.S. **Füeßl,** München
Dr. J.F. **Hallauer,** Kiel
Dr. J. **Hansen,** Wuppertal
Dr. L. **Hartmann,** Frankfurt/M.
Dr. G. **Helling-Giese,** Hamburg
Prof. Dr. E.J. **Hickl,** Hamburg
Prof. Dr. D. **Hoelzer,** Frankfurt/M.

Dr. R. **Hoika,** Frankfurt/M.
Prof. Dr. H. **Holtmann,** Meckenheim
Dr. B. **Kamps,** Frankfurt
Dr. M.G. **Koch,** Karlsborg, Schweden
Dr. S. **Kupsch,** Kiel
Priv.-Doz. Dr. U. **Lörcher,** Wiesbaden
Dr. J. **Madlener,** Frankfurt/M.
Dr. C.F. **Mantel,** Berlin
Ivy **Nieuwenhuis,** Berlin
Prof. Dr. H.D. **Pohle,** Berlin
Prof. Dr. P. **Reichart,** Berlin
Prof. Dr. C. **Rosendahl,** Hannover
Dr. O.P. **Schaefer,** Frankfurt/M.
Dr. Eva **Schielke,** München
Prof. Dr. H.G. **Schlund,** München
Dr. B. **Schwartländer,** Berlin
Prof. Dr. W. **Stille,** Frankfurt/M.
Dr. N. **Stiller,** Düsseldorf
Dr. P. **Werner,** Frankfurt

CHRONIK
(Stand: September '03)

Südostasien (Indien, Indochina und China) sowie in Osteuropa mit dem Zwang zur kontinuierlichen Medikamenteneinnahme haben das Pharmaunternehmen Boehringer-Ingelheim verspricht, das Medikament Nevirapin für die Prophylaxe der Mutter-Kind-Übertragung armen Entwicklungsländern für vorerst fünf Jahre kostenlos zur Verfügung zu stellen

August 2000

in England beginnt eine **Phase-I-Studie** mit einem **Impfstoff,** der in Zusammenarbeit britischer und kenianischer Wissenschaftler entwickelt wurde. Es handelt sich um den ersten Impfstoff, der nicht auf Basis des in den westlichen Industriestaaten dominierenden HIV-Subtyps B entwickelt wurde. Nach Klärung patentrechtlicher Fragen beginnt die Studie auch in Kenia. Der Impfstoff setzt auf die Auslösung einer zellulären Immunantwort gegen HIV. Gefördert wird die Impfstoffentwicklung durch die Organisation IAVI (International AIDS Vaccine Initiative), die sich die Beschleunigung der AIDS-Impfstoffentwicklung und die rasche Verfügbarmachung eines Impfstoffes für Entwicklungsländer zum Ziel gesetzt hat. Generell reduzieren sich die Ansprüche und Erwartungen in der Impfstoffforschung darauf, mit Impfstoffen das Infektions- und Erkrankungsrisiko zu senken, nicht eine Ansteckung von vornherein mit großer Sicherheit zu verhindern

59 / Chronik

DATEN	EPIDEMIE	FORSCHUNG	GESELLSCHAFT
Herbst 2000	anlässlich des **Welt-AIDS-Tages** weist UNAIDS auf die Beschleunigung der **HIV-Epidemie in Osteuropa**, insbesondere in Russland hin. Dort werden allein im Laufe des Jahres 2000 mit über 50.000 mehr Infektionen diagnostiziert als in allen Jahren zuvor zusammengenommen. Die geschätzte Gesamtzahl der Infizierten in Osteuropa steigt auf über 700.000 und übersteigt damit die Zahl der Infizierten in Westeuropa (520.000). Die Epidemie breitet sich schwerpunktmäßig unter Drogenkonsumenten aus, das Risiko einer auf sexuellem Wege sich ausbreitenden Epidemie ist aber angesichts einer stark zunehmenden Zahl sexuell übertragbarer Infektionen nicht von der Hand zu weisen

weltweit steigt die Zahl der zum Ende des Jahres 2000 lebenden HIV-Infizierten auf über 36 Mio., die Zahl der AIDS-Todesfälle im Jahre 2000 auf 3 Mio. Die Zahl der Neuinfektionen im Jahre 2000 bleibt mit geschätzten 5,3 Mio. gegenüber dem Vorjahr praktisch unverändert | obwohl bei Nachuntersuchungen alter Impfstoffchargen keine Spuren von SIV oder HIV gefunden werden, schwelt die Diskussion um die Theorie, die HIV-Epidemie sei durch SIV-kontaminierte Polioimpfstoffe entstanden, weiter | in einem **Patentrechtsstreit** zwischen den Firmen Chiron und Hoffmann LaRoche zur Nutzung von qualitativen und quantitativen **PCR-Nachweisverfahren** für HIV einigen sich die Firmen auf Lizenzgebühren, die Hoffmann LaRoche an Chiron zu zahlen hat

seit 1. Oktober 2000 gilt in den Niederlanden ein neues Gesetz, demzufolge **Prostitution als Beruf** anerkannt wird. Prostituierte können frei als Selbstständige arbeiten, oder angestellt z.B. in Clubs. Sie müssen Steuern und Beiträge zur Sozialversicherung zahlen

in Deutschland wird vom Bundestag am 10. November ein **Lebenspartnerschaftsgesetz** verabschiedet, welches den Status gleichgeschlechtlicher Partnerschaften regeln soll

der Haushaltsausschuss des Bundestages beschließt, die Stiftung »Humanitäre Hilfe für durch Blutprodukte HIV-infizierte Personen« auch über 2004 hinaus finanziell zu unterstützen |
| Januar 2001 | in **Deutschland** tritt das **Infektionsschutzgesetz** (IfSG) in Kraft und löst damit das Bundesseuchenge- | **Zulassung** des **Nukleosid-Dreifachkombinationspräparats Trizivir** (Zidovudin, Lamivudin und | |

60 / Chronik

setz und das Gesetz zur Bekämpfung der Geschlechtskrankheiten ab. Für HIV bedeutet dies die gesetzliche Verankerung der Labormeldung von HIV-Erstdiagnosen mit einer Kodierung, die Doppelmeldungen erkennbar macht. In ähnlicher Form, aber ohne Kodierung, erfolgt jetzt die Syphilismeldung als Labormeldung. Bis dahin waren Syphilisfälle durch den behandelnden Arzt gemeldet worden. Die gesetzliche Meldepflicht für Gonorrhoe und andere »klassische« sexuell übertragbare Krankheiten entfällt

Februar 2001

Abacavir) in der Europäischen Gemeinschaft. Das Präparat ermöglicht eine Dreifachkombinationstherapie mit nur zwei Tabletten pro Tag

8. Retroviruskonferenz in Chicago Die **Aktualisierung** der **US-amerikanischen Behandlungsempfehlungen** reflektiert eine realistischere Einschätzung der Behandlungsziele: da eine **Eradikation des Virus nicht** mehr für **realistisch** erachtet wird, die **Langzeitnebenwirkungen** der **Kombinationstherapie** zunehmend als weitgehend unvermeidbar eingeschätzt werden und die Wirksamkeit der Therapie auch bei etwas späterem Beginn nicht beeinträchtigt erscheint, werden die Grenzwerte für den Behandlungsbeginn nach unten korrigiert. Als Interventionsgrenze gelten nunmehr eine T-Helferzellzahl von 350 (statt 500) Zellen/μl bzw. eine Viruslast von 30.000 bis 50.000 statt den bisherigen 10.000 bis 20.000 Viruskopien/ml.

die Europäische Union beschließt ein **Gesundheitshilfeprogramm**, mit dem bis zum Jahre 2006 für Zwecke der Verbesserung der Gesundheitsversorgung in Entwicklungsländern 800 Mio. Euro pro Jahr zur Verfügung gestellt werden

61 / Chronik

FORSCHUNG

Zur Vereinfachung der **Protease-inhibitortherapie** setzt sich zunehmend die »Boosterung« mit metabolisierungshemmenden kleinen Dosierungen von Ritonavir durch, wodurch die Zahl der Tabletten verringert und die Einnahmezeitpunkte auf zwei pro Tag reduziert werden können. Mit **Kaletra** wird erstmals ein fixes Kombinationspräparat, das diese Interaktion ausnutzt, zugelassen (europäische Zulassung erfolgt im März).

Auch für andere Kombinationen werden fixe Kombinationstabletten entwickelt und zugelassen. Nach **Combivir**, der Kombination von Zidovudin und Lamivudin, bringt GlaxoSmithKline mit **Trizivir** (Zidovudin plus Lamivudin plus Abacavir) die erste Dreifachkombination in einer Tablette auf den Markt (europäische Zulassung im Januar). Auch die Konkurrenz (Bristol, Myers & Squibb) arbeitet an Kombinationspräparaten.

Präparate mit neuen Ansatzpunkten wie **Fusionsinhibitoren** und **Korezeptorenblocker** gelangen allmählich zur Anwendungsreife.
Der erste Fusionsinhibitor, T-20, ist in Phase-III-Studien erfolgreich und ein – zahlenmäßig allerdings sehr

begrenztes – Programm zur frühzeitigen Verfügbarkeit (early access) wird aufgelegt (500 Plätze weltweit). Weitere Fusionsinhibitoren und erste Korezeptorenblocker werden in Phase-I- und Phase-II-Studien geprüft.

Während in einer Pilotstudie bei der Mehrzahl der Patienten, die im Rahmen der akuten HIV-Infektion diagnostiziert und behandelt wurden, mit **strukturierten Therapieunterbrechungen** die Immunantwort gegen HIV verbessert zu werden scheint, kann nur ein kleiner Teil von chronisch mit HIV infizierten Patienten von solchen Therapieunterbrechungen immunologisch und virologisch profitieren

April 2001

im **Prozess** internationaler Pharmaunternehmen **gegen die südafrikanische Patentgesetzgebung** machen die Unternehmen angesichts erheblichen internationalen Drucks einen Rückzieher, der es der südafrikanischen Regierung erlauben würde, billige Generika von AIDS-Medikamenten einzuführen oder selbst im Lande produzieren zu lassen.

Es bleibt allerdings vorerst offen, wie und wann antiretrovirale Medikamente für AIDS-Patienten im staatlichen südafrikanischen Gesundheitssystem zur Verfügung gestellt werden.

DATEN	EPIDEMIE	FORSCHUNG	GESELLSCHAFT
Juni 2001			Gleichzeitig wird die von der südafrikanischen Regierung monatelang verzögerte Zulassung von Nevirapin zur Prävention der **Mutter-Kind-Übertragung** erteilt erstmals in ihrer Geschichte beschäftigen sich die **Vereinten Nationen** in einer **Sondersitzung** mit einer Krankheit: auf der AIDS gewidmeten Sondersitzung wird eine gemeinsame Resolution verabschiedet, in der ein verstärktes gesellschaftliches, politisches und finanzielles Engagement aller UN-Mitgliedsstaaten bei der AIDS-Bekämpfung gefordert wird. Auf Initiative des UN-Generalsekretärs wird kurze Zeit später der vor allem auf Unterstützung der reicheren Industrieländer angewiesene **Global Fund zur Bekämpfung von AIDS, Tuberkulose und Malaria** eingerichtet. Der Präsident von Botswana, dem Land mit der höchsten HIV-Prävalenz weltweit, kündigt an, dass antiretrovirale Medikamente im öffentlichen Gesundheitssystem seines Landes verfügbar gemacht werden sollen

Juli 2001	**8. Deutscher AIDS-Kongress** in Berlin: Während sich hinsichtlich der Anzahl und Zusammensetzung der HIV-Erstdiagnosen in Deutschland keine wesentlichen Änderungen abzeichnen, nimmt die Zahl der **Syphilis-Erkrankungen** bei homosexuellen Männern vor allem in Großstädten wie Berlin, Frankfurt und Köln zu. Die Analyse eines Syphilisausbruchs in Hamburg, der 1997 begonnen hatte, zeigt einen hohen Anteil HIV-infizierter Patienten unter den Syphilisdiagnosen	**8. Deutscher AIDS-Kongress** in Berlin: **Langzeitnebenwirkungen der antiretroviralen Therapie** wie das Lipodystrophiesyndrom beherrschen die Diskussion. Neben den Proteaseinhibitoren geraten zunehmend die Nukleosidanaloga in den Verdacht, durch toxische Effekte auf die Mitochondrien an der Entstehung der Fettverteilungsstörungen beteiligt zu sein	**weitere Konzentration im Pharmamarkt:** der Hersteller des NNRTI Efavirenz, DuPont Pharma, wird durch die Firma Bristol Myers & Squibb übernommen.

In Frankfurt wird ein 36-jähriger Mann zu einer zehnjährigen Freiheitsstrafe verurteilt, weil er trotz Kenntnis seiner HIV-Infektion ungeschützt mit mehreren Frauen Geschlechtsverkehr gehabt haben soll und dabei mindestens vier Frauen mit HIV infizierte |
August 2001		in Deutschland tritt gegen Widerstand aus den Reihen von CDU/CSU ein **Lebenspartnerschaftsgesetz** in Kraft, welches gleichgeschlechtliche Partnerschaften legalisiert
September 2001	Bericht über verlangsamten HIV-Krankheitsverlauf bei gleichzeitiger Infektion mit einem zunächst als **Hepatitis-G-Virus bezeichneten Flavivirus.** Das pathogene Potential von HGV und die Gründe für die günstige Wechselwirkung mit HIV bleiben zunächst unklar	
Oktober 2001	Zulassung des Nukleotidanalogons **Tenofovir** in den USA	
November 2001		in **China** findet die erste **Nationale AIDS-Konferenz** statt. Die Genehmigung eines ersten Methadon-Projektes zur Heroin-Substitutionstherapie wird angekündigt.

65 / Chronik

DATEN	EPIDEMIE	FORSCHUNG	GESELLSCHAFT
			Ein Gericht in **Südafrika** verurteilt die Regierung zur Bereitstellung von **Nevirapin** über das staatliche Gesundheitswesen für die **Prophylaxe der Mutter-Kind-Übertragung** von HIV. Im arabischen Doha einigen sich die Mitgliedsländer der Welthandelsorganisation grundsätzlich auf ein neues Abkommen zur Regelung des **Patentschutzes für Arzneimittel**, welches die Preise für lebenswichtige Medikamente für Entwicklungsländer durch Zwangslizenzen und Generikaherstellung senken helfen soll. Die konkrete Ausgestaltung des Abkommens scheitert allerdings in den Folgemonaten am Widerstand der USA, welche das Abkommen zum Schutz ihrer einheimischen pharmazeutischen Industrie restriktiver auslegen wollen als alle anderen Mitgliedsstaaten. Gleichzeitig demonstrieren die USA im Zusammenhang mit Anthrax-enthaltenden Briefsendungen am Beispiel eines Antibiotikums, welches für die Behandlung und Prophylaxe einer Anthrax-Infektion eingesetzt werden kann, dass der Patentschutz wenig Gewicht hat, wenn es um Patente ausländischer Firmen und ein einheimisches Gesundheitsproblem geht

Februar 2002 auf der **9. Retroviruskonferenz** in Seattle werden Untersuchungen zu **Herkunft und Verbreitung von SIV bei Schimpansen** präsentiert: SIV-Infektionen sind nur bei zwei von drei Schimpansengattungen nachweisbar – bei ihnen in Zentralafrika lebenden Pan troglodytes troglodytes und Pan troglodytes schwein-furthii – nicht jedoch bei dem in Westafrika beheimateten Pan troglodytes verus. Dies deutet darauf hin, dass SIV Schimpansen erst nach der Trennung der jeweiligen Lebensräume vor ein paar tausend Jahren infiziert hat.

In Europa, Asien und Afrika wird eine **zunehmende Diversifizierung von HIV-Subtypen** und von Rekombinanten zwischen verschiedenen Subtypen festgestellt. Über Doppel-/Superinfektionen mit verschiedenen HIV-Subtypen wird berichtet.

Ein Vergleich von HIV-1- und HIV-2-Infektionen zeigt im Durchschnitt höhere Viruskonzentrationen von HIV-1 in Plasma und Genitalflüssigkeiten, was die höheren HIV-1-Übertragungsraten erklären könnte.

Untersuchungen zu Übertragungswegen von HHV-8 **(Kaposi-Sarkom-assoziiertes Herpesvirus)** legen nahe, dass die sexuelle Übertragung dieses Virus in erster Linie über oral-orale und oral-genitale Kontakte erfolgt

Zulassung des Nukleotidanalogons **Tenofovir** in der Europäischen Gemeinschaft. Die Zulassung erfolgt zunächst nur für therapieerfahrene Patienten, da die Zulassungsstudien nur für diese Patienten abgeschlossen sind

in Deutschland beginnt die jahrelang diskutierte **Heroinstudie** zur ärztlichen Verschreibung von Heroin an langjährig drogenabhängige Patienten

DATEN	EPIDEMIE	FORSCHUNG	GESELLSCHAFT
April 2002	In einer **Haftanstalt in Litauen** wird ein umfangreicher **HIV-Ausbruch unter Häftlingen** entdeckt. Innerhalb eines Zeitraums von 4-5 Monaten infizieren sich in der Haftanstalt nahezu 200 Häftlinge durch gemeinsamen Spritzengebrauch mit HIV	in Deutschland beginnt mit Mitteln des Bundesforschungsministeriums ein **HIV-Kompetenznetzwerk** seine Arbeit	mehrere HIV-Schwerpunktpraxen in Berlin erhalten **Regressforderungen** der Krankenkassen für sogenannte »**Off-Label«-Verschreibungen** in Millionenhöhe
Juni 2002		Studienergebnisse belegen die **Unwirksamkeit** des Spermizids **Nonoxynol-9** zur Prophylaxe der HIV-Übertragung	
Juli 2002	**XIV. Internationale AIDS-Konferenz** in Barcelona: Berichte über eine sich **beschleunigende HIV-Ausbreitung** in Ländern **Südostasiens** (Indonesien, Vietnam) und in China. Prostitution und Drogenkonsum spielen eine wichtige Rolle bei der Ausbreitung von HIV. Eine weitere dramatische Zunahme von HIV-Infektionen wird in **Osteuropa** beobachtet. Die vulnerabelste Gruppe dort sind Drogengebraucher. **Intravenöser Drogenkonsum** hat sich in vielen Nachfolgestaaten der Sowjetunion nach deren Zusammenbruch epidemieartig ausgeweitet. Die staatliche Reaktion auf das Drogenproblem beschränkt sich weitgehend auf eine Kriminalisierung der Konsumenten, was eine niedrigschwellige HIV-Prävention in dieser Gruppe weiter erschwert. In	**XIV. Internationale AIDS-Konferenz** in Barcelona: Ergebnisse von Wirksamkeitsstudien des **Fusionsinhibitors T-20** (Handelsname Fuzeon) bei therapieerfahrenen Patienten werden präsentiert. Nachweis der Wirksamkeit auch gegen Viren, die resistent gegen alle drei bisher verfügbaren Substanzklassen sind. Resistenzentwicklung gegen T-20 droht allerdings in allen Fällen, in denen keine wirksamen Kombinationspartner für eine antiretrovirale Therapie mehr zur Verfügung stehen. Neue Substanzen in bereits bekannten Medikamentenklassen befinden sich in verschiedenen Phasen klinischer Prüfung. Sie unterscheiden sich von den bereits zugelassenen Substanzen durch vorteilhafte	eines der Hauptthemen auf der **Internationalen AIDS-Konferenz** in Barcelona ist die fehlende finanzielle und politische Unterstützung der **AIDS-Bekämpfung in der Dritten Welt** durch die Industriestaaten. Auf Grundlage von Bedarfsanalysen wird der jährliche **Finanzbedarf** für eine wirkungsvolle **AIDS-Prävention** und eine Verbesserung der Behandlungssituation auf zirka 10 Mrd. US$ geschätzt. Als Ziel wird formuliert, bis zur nächsten Internationalen AIDS-Konferenz 2004 in Bangkok die Zahl der mit antiretroviraler Therapie behandelten Patienten in Entwicklungsländern auf mindestens drei Millionen zu steigern. Dank der Reduzierung der Medikamentenpreise würden diese bei angemessener finanzieller Hilfe nicht mehr das entscheidende Problem

den meisten Ländern gibt es weder eine Methadonsubstitutionstherapie noch antiretrovirale Medikamente für aktive Drogenkonsumenten.

Während sich in einigen Ländern im östlichen und südlichen Afrika die HIV-Prävalenzen auf hohem Niveau stabilisieren, werden im **westlichen Afrika** in Ländern mit zuvor scheinbar über Jahre stabilen mittleren Prävalenzraten von zirka 5 % steigende HIV-Raten beobachtet. Vor allem in den **Hochprävalenzländern im südlichen und östlichen Afrika** infizieren sich Frauen in der Regel deutlich früher als Männer, oft schon bei ihren ersten sexuellen Kontakten mit meist deutlich älteren Partnern. Genitale Herpesläsionen werden als wichtiger Risikofaktor für die HIV-Übertragung diskutiert, die Beschneidung beim Mann scheint eine protektive Wirkung auf das Infektionsrisiko zu haben.

In den **USA** steigt der Anteil von **Afro- und Hispanoamerikanern** bei den HIV-Neuinfektionen, in **Westeuropa** nimmt der Anteil der **Migranten aus Hochprävalenzregionen** unter den HIV-Diagnosen zu. Bei Männern, die Sex mit Männern haben, nehmen sexuell übertragbare Infektionen, insbesondere die Syphilis, deutlich zu. Einzelne Untersuchungen legen auch einen Anstieg der HIV-Neu-

Nebenwirkungs- und/oder Resistenzprofile.

Die **Resistenzentwicklung von HIV** gegen die verfügbaren Medikamente geht häufig mit einem gewissen Fitnessverlust des Virus einher, sodass trotz nachweisbarer Replikation der resistenten Viren die immunologische und klinische Situation bei den Patienten oft über längere Zeit stabil bleibt.

Therapieunterbrechungen mit dem Ziel der **Autovakzination** durch das eigene Virus erweisen sich als wenig erfolgversprechend und werden abgelöst durch das Konzept der **therapeutischen Immunisierung** (unter fortlaufender antiretroviraler Therapie).

In der **Impfstoffforschung** kommt es zu einer Renaissance der Antikörper, nachdem zunehmend Schwächen der zellulären Immunantwort (immune escape) aufgedeckt und die Komponenten einer breit neutralisierenden Antikörperantwort besser verstanden werden

darstellen, sondern der Ausbau der Infrastruktur und die Qualifizierung des medizinischen Personals und der paramedizinischen Personals und der Wissenstransfer werden zur großen Herausforderung. Auch im Diagnostikbereich bleibt noch einiges zu tun.

Pilotprojekte zum **Einsatz antiretroviraler Medikamente in Entwicklungsländern** zeigen, dass eine hohe Compliance und eine ausgezeichnete klinische Wirksamkeit erreicht werden können.

Durch anhaltende Dürre kommt es im **südlichen Afrika** zu Ernteausfällen und zu einer Hungersnot, die durch die AIDS-Situation und den damit einhergehenden Arbeitskräfteausfall in der Landwirtschaft noch weiter verschärft wird

69 / Chronik

DATEN	EPIDEMIE	FORSCHUNG	GESELLSCHAFT
	infektionen nahe, aber diesbezüglich bleibt die Datenlage zunächst unsicher.		
	Ein erster gut dokumentierter und untersuchter Fall einer **HIV-1-Superinfektion**, bei dem ein homosexueller Patient mit einer Subtyp-B-Variante durch eine abweichende, aber doch eng verwandte andere Subtyp-B-Variante superinfiziert wurde, wird berichtet.		
September 2002	Erstmals wird eine medikamentöse Präexpositionsprophylaxe in die Diskussion gebracht: dabei soll bei Personen mit besonders hohem Infektionsrisiko durch eine niedrig dosierte Dauer (Mono-)prophylaxe die Infektionswahrscheinlichkeit reduziert werden		die **chinesische** Führung gibt erstmals offiziell zu, dass das Land mit schätzungsweise 1 Million HIV-Infizierten ein **ernst zu nehmendes HIV-Problem** hat
			im Laufe des Jahres 2002 sinken die Preise für **antiretrovirale Medikamente** durch Preisnachlässe der Herstellerfirmen für Entwicklungsländer und zunehmende Konkurrenz durch Generika auf Beträge von 300 bis 600 US$ pro Patient und Jahr für eine Dreifachkombinationstherapie

Oktober 2002		ein **erster Fall** von **illegalen Re-importen verbilligter AIDS-Medikamente** aus Afrika nach Europa wird aufgedeckt.
		Das Europa-Parlament lehnt eine Aufweichung des **Verbots der Direktwerbung für Arzneimittel** bei Konsumenten ab. Das Verbot sollte probehalber für einige Erkrankungen, darunter die HIV-Infektion, aufgehoben werden
Januar 2003	US-Zulassung einer **extendend release-Formulierung für Staduvin**, welche eine einmal tägliche Dosierung möglich macht	
Februar 2003	durch eine Reihe von Publikationen wirft ein international zusammengesetztes Team von Wissenschaftlern die **Frage** auf, ob die **HIV-Verbreitung in Afrika** statt über heterosexuelle Kontakte vorwiegend über **unsterile Nadeln/Spritzen** im medizinischen und paramedizinischen Bereich erfolgt.	auf der **10. Retroviruskonferenz** in Boston werden die Ergebnisse der 2NN-Studie vorgestellt, eines Vergleichs der beiden nicht-nukleosidischen Reverse Transkriptase-Inhibitoren **Nevirapin und Efavirenz: im direkten Vergleich** zeigen sich nur geringe Wirksamkeitsunterschiede bei deutlich unterschiedlichem Toxizitätsprofil. Eine Kombination der beiden NNRTI bringt keine therapeutischen Vorteile.
	Ein Expertenmeeting der WHO verwirft diese Hypothese, u.a. unter Verweis auf niedrige HCV-Prävalenzen, die gegen eine Spritzen-assoziierte HIV-Verbreitung sprechen	Aus einer Analyse von Kohortenstudien ergeben sich erstmals deutliche Hinweise auf ein durch antiretrovirale Kombinationstherapie erhöhtes **kardiovaskuläres Risiko**.
		die Staatsanwaltschaft Bielefeld leitet ein Ermittlungsverfahren gegen die Polizeiführung und Mitglieder von Drogenberatungseinrichtungen wegen niedrigschwelliger Hilfsangebote ein, die nach Ansicht der Staatsanwaltschaft eine **Beihilfe** zum **Betäubungsmittelgebrauch** darstellen

DATEN	EPIDEMIE	FORSCHUNG	GESELLSCHAFT
März 2003		Widersprüchliche Ergebnisse zur Wirksamkeit von **Behandlungsunterbrechungen vor Salvage-Therapien** bei ausbehandelten Patienten. Veröffentlichung der Ergebnisse der ersten **Wirksamkeitsstudie eines HIV-Impfstoffes:** die geprüfte gp120-Subunitvakzine zeigt keine messbare Verringerung der Infektionsrate. Bei einer – umstrittenen – Analyse von Teilpopulationen glaubt die Herstellerfirma Anzeichen einer Wirksamkeit des Impfstoffes bei Afroamerikanern und anderen ethnischen Gruppen feststellen zu können **Zulassung des Fusionsinhibitors Fuzeon** in den USA. Es handelt sich um das teuerste bislang für die HIV-Therapie entwickelte Medikament (jährliche Kosten für das Medikament ca. 25.000 US$ pro Person)	das Bundessozialgericht verkündet ein Grundsatzurteil zur Kostenerstattung von **»Off-label«-Verschreibungen** von Arzneimitteln: Hierdurch wird diese Praxis engen Begrenzungen unterworfen. Im Bereich der Krebstherapie wird eine Sonderregelung vereinbart, wonach ein spezieller Ausschuss Ausnahmeempfehlungen zum Off-label-use machen kann. Die Deutsche AIDS-Gesellschaft verlangt eine gleichartige Regelung für den HIV-Bereich. Der vom neuen Premierminister in Thailand verkündete **»Krieg gegen**

April 2003		**die Drogen«** kostet in den ersten Monaten des Jahres mehr als 2.000 Menschen das Leben. Den Sicherheitsorganen bekannte Drogengebraucher werden durch »Todesschwadrone« exekutiert
	US-Zulassung einer neuen Formulierung für den **Proteaseinhibitor Nelfinavir,** wodurch die Zahl der täglich einzunehmenden Tabletten auf 2x2/Tag reduziert werden kann	**Russland** erhält nach langen Verhandlungen von der Weltbank ein **Darlehen** über 150 Mio. US$ für die **AIDS-Bekämpfung**
Mai 2003	Zulassung von **Fuzeon** auch in der Europäischen Gemeinschaft. Wegen der komplizierten Herstellung muss wegen der zunächst begrenzten Produktionskapazitäten trotz offizieller Zulassung ein spezielles Verteilungssystem etabliert werden.	
	Untersuchungen über die Wirksamkeit von **HIV-Proteaseinhibitoren** (insbes. Lopinavir/ritonavir) zur Behandlung des »Schweren akuten Atemwegssyndroms« **(SARS)**, welches durch ein neu entdecktes Coronavirus verursacht wird	
	US-Zulassung für den Proteaseinhibitor **Atazanavir,** der sich insbesondere hinsichtlich seiner Auswirkungen auf die Blutfettwerte von den anderen Proteaseinhibitoren abhebt.	
Juni 2003	die **molekulare Analyse des Schimpansen-SIV** enthüllt, dass es sich wahrscheinlich um eine Rekombinante aus SIVs anderer Affenarten handelt. Die Befunde sprechen für einen **Spezieswechsel** zunächst von kleineren Affen	nachdem bedingt durch einen Regierungswechsel in Hamburg bereits im Jahre 2002 die dortigen **Spritzenvergabeprojekte in Haftanstalten** eingestellt worden waren, werden nach dem Regierungswechsel auch in Niedersachsen seit Jah-

73 / Chronik

DATEN	EPIDEMIE	FORSCHUNG	GESELLSCHAFT
	auf den Schimpansen, dann vom Schimpansen auf den Menschen	US-Zulassung von **Emtricitabine**, einem dem Lamivudin ähnlichen Nukleosidanalogon, welches einmal täglich dosiert wird. Ausdehnung der EU-Zulassung für **Tenofovir** auf die First-line-Therapie	ren erfolgreich laufende Pilotprojekte zur Spritzenvergabe beendet. Im Zuge von Haushaltseinsparungen in den Bundesländern werden **Mittel für AIDS-Hilfen und AIDS-Beratung** in mehreren Bundesländern z.T. drastisch beschnitten. US-Regierung und Parlament beschließen ein über 5 Jahre angelegtes Programm, durch welches 15 Milliarden US $ zur **internationalen AIDS-Bekämpfung** bereitgestellt werden. Die meisten Mittel werden bilateral vergeben, der **Global Fund** soll nur eine Milliarde US $ erhalten. Eine Zusage der EU für eine weitere Milliarde US $ für den Global Fund, die den Fond vor einer drohenden Zahlungsunfähigkeit retten könnte, scheitert zunächst an Deutschland und den Niederlanden. Schließlich ringt sich Deutschland doch noch zur Zusage weiterer Finanzmittel durch. Die **südafrikanische** Regierung, deren ablehnende Haltung zur **Bereitstellung antiretroviraler Therapie** im staatlichen Gesundheitswesen im Laufe des Jahres 2002 durch Niederlagen vor Gerichten und öffentliche Proteste aufgeweicht wurde, erklärt sich grundsätzlich bereit, antiretrovirale Medikamente verfügbar zu machen

Kurzchronik: 1959 bis 2003

1959 Erste retrospektiv nachgewiesene HIV-Infektion bei einem Mann aus Kinshasa (Kongo).

1966 Erste retrospektiv gesicherte HIV-(Subtyp-O)Infektion in Europa bei einem norwegischen Seemann und seiner Familie.

1968 Erster retrospektiv gesicherter AIDS-Fall in den USA.

1970 bis 1980 Vereinzelte retrospektiv identifizierte AIDS-Fälle in verschiedenen europäischen Ländern, den USA und in Afrika. Beginn der HIV-Epidemie bei homosexuellen Männern an der US-amerikanischen Ost- und Westküste sowie bei Drogengebrauchern an der US-Ostküste.

1981 Erstbeschreibung des Krankheitssyndroms durch die US-amerikanischen CDC auf Grundlage von PcP- und KS-Fällen bei jungen homosexuellen Männern aus Kalifornien und New York.

1982 Die Krankheit wird als infektiös erkannt, erste AIDS-Fälle werden in Deutschland und anderen europäischen Ländern diagnostiziert.

1983 Am Pasteur-Institut wird erstmals der AIDS-Erreger isoliert; das neue Virus erhält zunächst den Namen LAV (Lymphadenopathie-assoziiertes Virus).

1984 Robert Gallo entwickelt ein Zellkultursystem für das neue Virus und schafft damit die Voraussetzung zur Entwicklung der ersten Antikörperteste (Einsatz ab 1984), er nennt das Virus HTLV-III.

1985 Einführung der ersten kommerziellen Antikörperteste; ab Herbst 1985 wird in Deutschland das Screening von Blutspendern vorgeschrieben.
In Atlanta, USA, findet die erste Internationale AIDS-Konferenz statt.
Der Tod des ersten prominenten AIDS-Opfers, des US-Schauspielers Rock Hudson, löst eine Welle intensiver Medienberichterstattung aus.

1986 Die Begriffe LAV und HTLV-III werden durch die einheitliche Bezeichnung HIV (Humanes Immundefizienz-Virus) ersetzt.
Französische Wissenschaftler isolieren und charakterisieren bei westafrikanischen Patienten ein weiteres Immundefizienzvirus, welches als HIV-2 bezeichnet wird.
In den USA beginnt eine erste Therapiestudie mit Zidovudin (AZT).

1987 Zulassung von Zidovudin als erstem anti-HIV-Medikament unter dem Handelsnamen Retrovir zunächst in den USA, kurze Zeit später auch in Europa.
Der Bundestag setzt eine AIDS-Enquete-Kommission ein; in Deutschland setzt sich eine Strategie der Aufklärung und Verhaltensänderung zur AIDS-Bekämpfung durch.

1988 Erste epidemiologische Studien belegen die weite Verbreitung von HIV in Ost- und Zentralafrika.

Weltgipfelkonferenz der Gesundheitsminister zum Thema AIDS in London bekennt sich zu einer Politik der Aufklärung und Information, zur Zusammenarbeit zwischen staatlichen und nichtstaatlichen Organisationen und zum Schutz von Menschenrechten und Menschenwürde HIV-Infizierter.
Proklamierung eines Welt-AIDS-Tages, der jeweils am 1. Dezember begangen wird.
In den USA machen erstmals AIDS-Aktivisten durch medienwirksame Aktionen auf ihr Anliegen aufmerksam: sie nennen sich ACT-UP (AIDS coalition to unleash power).

1989 In Thailand wird eine dramatische Zunahme von HIV-Infektionen bei Drogengebrauchern und Prostituierten registriert.
Erste HIV-Ausbrüche in Osteuropa lassen sich auf Verwendung unzureichend sterilisierter Spritzen in Krankenhäusern und Transfusionen ungetesteten Blutes zurückführen.

1990 Mitte des Jahres schätzt die WHO die Zahl der weltweit mit HIV-infizierten Personen auf 8 bis 10 Millionen.

1991 Die Entdeckung von HIV-Infektionen bei Patienten eines an AIDS verstorbenen Zahnarztes in Florida führt zu lebhaften und kontroversen Diskussionen um Tätigkeitsbeschränkungen für HIV-infiziertes medizinisches Personal.
Übertragungsstudien finden weltweit unterschiedliche Mutter-Kind-Übertragungsraten: Europa zirka 13%, USA zirka 25%, Afrika 30 bis 40%, die Unterschiede werden hauptsächlich der unterschiedlichen Stillpraxis zugeschrieben.
In Nordamerika wird Didanosin als zweite Substanz zur HIV-Therapie zugelassen.

1992 Beginn großer Studien zur Kombinationstherapie mit zunächst zwei Nukleosidanaloga.
Zulassung von Didanosin (Videx®) auch in Europa.
Im französischen Blutskandal werden vier höhere Funktionsträger aus den Gesundheitsbehörden wegen Verzögerungen bei der Einführung von Vorbeugemaßnahmen zu bis zu vierjährigen Freiheitsstrafen verurteilt; die politisch Verantwortlichen bleiben durch die Justiz unbehelligt.

1993 Die Ergebnisse der europäischen Concorde-Studie erscheinen als Rückschlag für die AIDS-Therapie: die Ergebnisse zeigen, dass ein früher Behandlungsbeginn mit einer Zidovudin-Monotherapie gegenüber einem späten Behandlungsbeginn keine Vorteile bringt.
Im Herbst nimmt Bundesgesundheitsminister Seehofer Versäumnisse des Bundesgesundheitsamtes in Zusammenhang mit dem Schutz von Bluterkranken vor HIV in der Mitte der achtziger Jahre zum Anlass, das BGA aufzulösen und in vier Nachfolgeinstitute aufzuteilen.

1994 Zulassung eines dritten antiretroviralen Medikamentes in Europa (Zalcitabin, Handelsname Hivid®).
Amerikanisch-französische Studie weist nach, dass durch Zidovudin-Behandlung von Schwangeren und des Kindes nach der Geburt die HIV-Übertragungsrate auf 8% (Kontrollgruppe 25%) gesenkt werden kann.
Der erste Hollywood-Film, der das Thema AIDS aufgreift (Philadelphia), wird mit einem Oscar ausgezeichnet.
Quantitative Virusnachweisverfahren auf PCR-Basis werden in Studien zunehmend als Marker zur Therapiekontrolle eingesetzt.
Erste Studienergebnisse belegen die Überlegenheit der Zweifachkombinationen gegenüber Monotherapien.
Ein neues Herpesvirus (HHV-8) wird bei Kaposi-Sarkom-Patienten entdeckt, die infektiöse Ursache des Kaposi-Sarkoms ist identifiziert.

1995 Modellrechnungen auf Grundlage von Therapiestudien mit Viruslastmessungen führen zu einem neuen Verständnis der Dynamik der HIV-Infektionen – täglich werden in großem Umfang (Millionen-Milliarden) neue Viruspartikel gebildet, die in erster Linie durch kurzlebige, frisch infizierte Zellen produziert werden.
Ergebnisse großer Studien zur Kombinationstherapie mit zwei Nukleosidanaloga belegen die Überlegenheit gegenüber Monotherapien.
In Deutschland tritt das HIV-Hilfegesetz zur Entschädigung von durch Blut- und Blutprodukte infizierte Personen in Kraft; in anderen Industriestaaten kommt es ebenfalls in den Jahren 1994 bis 97 zu Entschädigungsregelungen.
Als erster Protease-Inhibitor wird in den USA Saquinavir (Handelsname Invirase) zugelassen; die Entscheidung ist umstritten, da das Mittel nur eine sehr schlechte Bioverfügbarkeit besitzt.
Ergebnisse einer retrospektiven Fallkontrollstudie weisen auf eine hohe Wirksamkeit einer postexpositionellen prophylaktischen Zidovudin-Behandlung nach beruflicher HIV-Exposition hin.

1996 UNAIDS nimmt als gemeinsame AIDS-Organisation von WHO, UNICEF, Weltbank und verschiedenen anderen UN-Institutionen seine Arbeit auf.
Auf einer AIDS-Konferenz Anfang des Jahres wird erstmals über eine effiziente Unterdrückung der HIV-Replikation durch Dreifachkombinationen unter Einschluss eines Protease-Inhibitors berichtet.
Als neues Therapieziel wird die Absenkung der Viruslast unter die Testnachweisgrenze definiert.
Innerhalb von weniger als zwei Monaten nach Antragstellung werden in den USA die Protease-Inhibitoren Ritonavir und Indinavir zugelassen.
Im Frühjahr werden von mehreren Arbeitsgruppen Chemokinrezeptoren als die lange gesuchten HIV-Korezeptoren auf Zelloberflächen identifiziert.
Die XI. Internationale Welt-AIDS-Konferenz in Vancouver steht ganz im Zeichen der Erfolge der Kombinationstherapien; der AIDS-Forscher David Ho bringt das

Ziel einer HIV-Eradikation durch zwei- bis dreijährige Kombinationsbehandlung in die Diskussion.

Im Laufe des Jahres werden in Europa Stavudin (Zerit®), Lamivudin (Epivir®), Saquinavir (Invirase®), Ritonavir (Norvir®) und Indinavir (Crixivan®) zur Therapie der HIV-Infektion zugelassen.

Die HIV-Ausbreitung beschleunigt sich v.a. im südlichen Afrika, in Südostasien, China und Osteuropa.

1997 Rückgang von AIDS-Erkrankungen und -Todesfällen in den westlichen Industriestaaten infolge verbesserter Therapiemöglichkeiten.

Eine klinische Endpunktstudie belegt, dass eine Dreifach- wirksamer als eine Zweifachkombination (ACTG 320) ist; die Vorhersehbarkeit des Ergebnisses aus den therapiebegleitenden Viruslastbestimmungen führt zu grundsätzlicher Kritik an der Notwendigkeit klinischer Endpunktstudien zur Zulassung von Substanzen mit bekanntem Wirkmechanismus.

Erste Berichte über Resistenzentwicklung auch gegen Kombinationstherapien. Erkennung weitgehender Kreuzresistenzen innerhalb der Gruppe der PI und NNRTI.

Diverse nationale und internationale Richtlinien zur HIV-Behandlung werden diskutiert und veröffentlicht; sie folgen zunächst mehr oder weniger stark der Devise: Hit hard and early.

1998 Neue ultrasensitive Tests zur Bestimmung der Viruslast bei HIV-Infektionen werden verfügbar: sie senken die Nachweisgrenzen von 200 bis 500 Kopien/ml auf 20 bis 50 Kopien/ml und erfassen nun auch non-B-Subtypen von HIV-1 verlässlicher als die bisherigen Nachweisverfahren.

Erkenntnis, dass auch nach mehrjähriger Unterdrückung der Virusreplikation latent infizierte Zellen überleben, die den infektiösen Prozess bei Abbruch der Therapie wieder neu starten können.

Beginn der ersten Phase-III-Impfstoffstudie (Wirksamkeitsprüfung) mit einem rekombinanten Virushüllprotein (gp 120) als Impfstoff in den USA und Thailand.

Eine Studie zur Verhinderung der Mutter-Kind-Übertragung von HIV durch eine Kurzzeittherapie mit Zidovudin ab der 36. SSW zeigt, dass die Übertragungsrate bei nichtstillenden Müttern um 50% von 18 auf 9% gesenkt werden kann; die Kurzzeitbehandlung stellt auch für eine Reihe von Entwicklungsländern eine finanziell noch tragbare Möglichkeit zur Verhinderung von Mutter-Kind-Übertragungen dar.

In Genf findet die XII. Internationale Welt-AIDS-Konferenz statt: Sie steht unter dem Motto »Bridging the gap«, welches sich u.a. auf die ungleichen Möglichkeiten zu Prävention und Behandlung der HIV-Infektion in Industrie- und Entwicklungsländern bezieht.

Während aus den Industrieländern stagnierende HIV-Neuinfektionszahlen und dank besserer Behandlungsmöglichkeiten rückläufige AIDS-Erkrankungszahlen gemeldet werden, steigt die Zahl der HIV-Neuinfektionen vor allem im südlichen Afrika, in Südostasien und in Osteuropa weiter an.

Auf dem Therapiesektor wird nach einer Vereinfachung der anspruchsvollen Kombinationstherapien gesucht, erste vergleichende Studien legen eine den bisher üblichen Dreifachkombinationen aus 2NRTI + 1PI vergleichbare Wirksamkeit von NRTI + NNRTI-Kombinationen nahe.

Die Suche nach sogenannten Protease-Inhibitor-sparenden Kombinationen erhält Auftrieb auch durch zunehmend erkennbar werdende Nebenwirkungen der Kombinationstherapien, die sich in erster Linie in Veränderungen der Körperfettverteilung (sogenanntes Lipodystrophiesyndrom), des Fett- und Zuckerstoffwechsels bemerkbar machen. Zunächst werden allein Protease-Inhibitoren für diese Nebenwirkungen verantwortlich gemacht, dann geraten aber auch Nukleosidanaloga wegen ihrer mitochondrialen Toxizität unter Verdacht.

Erste Übertragungen multiresistenter HI-Viren werden berichtet.

Die Entwicklung und Erprobung genotypischer und phänotypischer HIV-Resistenztests schreitet voran.

1999 Lebendimpfungen mit »attenuierten« Immundefizienzviren, denen regulatorische Gensequenzen entfernt wurden (nef u.a.), erweisen sich im Affenmodell als zu gefährlich, da ein Teil der Versuchstiere trotz der »Attenuierung« einen Immundefekt entwickelt.

Unzufriedenheit mit dem »Hit hard and early«-Konzept antiretroviraler Therapie und Einzelfallberichte therapieinduzierter oder -assoziierter spontaner immunologischer Kontrolle (»Berliner Patient«) führen zur Entwicklung intermittierender Behandlungskonzepte unter dem Oberbegriff »Strukturierte Therapieunterbrechungen«.

2000 Erstmals findet im Juli 2000 eine Internationale AIDS-Konferenz in Afrika statt. Die Konferenz im südafrikanischen Durban lenkt die Aufmerksamkeit der Weltöffentlichkeit auf die katastrophale Entwicklung der Epidemie in Afrika und das Fehlen von Therapiemöglichkeiten in den meisten Entwicklungsländern.

Eine in Uganda durchgeführte Studie zeigt, dass mit zwei Dosen Nevirapin eine der Kurzprophylaxe mit Zidovudin vergleichbare Reduktion der Mutter-Kind-Übertragungsrate erreicht werden kann.

2001 UN-Sondersitzung zum Thema AIDS, Einrichtung eines »Global Fund« zur Bekämpfung von AIDS, Malaria und Tuberkulose.

Das Prinzip unterschiedlicher Preise für patentierte HIV-Medikamente in den Industriestaaten und Entwicklungsländern wird grundsätzlich akzeptiert, ebenso wie die Berücksichtigung von Public Health-Aspekten bei der Ausgestaltung des internationalen Patentrechtes – damit fällt die wichtigste finanzielle Hürde für den Einsatz antiretroviraler Therapien in Entwicklungsländern.

Behandlungsempfehlungen in den Industriestaaten werden korrigiert: unter dem Eindruck von Langzeitnebenwirkungen antiretroviraler Kombinationstherapien

(»Lipodystrophiesyndrom«) wird ein Therapiebeginn erst bei T-Helferzellwerten zwischen 200 und 350 Zellen/µl empfohlen. Die »Boosterung« der Plasmaspiegel von Protease-Inhibitoren setzt sich als Konzept zur Therapievereinfachung durch.

2002 »Strukturierte Therapieunterbrechungen« mit dem Ziel der Autoimmunisierung bei chronischer HIV-Infektion erweisen sich als weitgehend unwirksam, Hoffnung richtet sich nunmehr auf eine »Therapeutische Immunisierung«.
Hoffnungen auf einen Erfolg präventiver Impfstoffe, die auf der zellulären Immunantwort beruhen, werden durch Berichte über HIV-Superinfektionen trotz bestehender zellulärer Immunantwort gedämpft.
Die Kosten für antiretrovirale Medikamente in Entwicklungsländern sinken durch Preisnachlässe der Patentinhaber und Produktion von Generika auf Beträge von 300-600 $ pro Patient/Jahr. Flächendeckende Behandlungsprogramme kommen aber mit wenigen Ausnahmen wegen fehlender finanzieller Mittel noch immer nicht zustande.

2003 Die erste Wirksamkeitsstudie eines HIV-Impfstoffes wird abgeschlossen: der auf rekombinantem Virushüllprotein beruhende Impfstoff zeigt keine protektive Wirkung. Phylogenetische Analysen deuten darauf hin, dass das Schimpansen-Immundefizienzvirus, aus dem sich durch Spezieswechsel das Humane Immundefizienz-Virus Typ 1 (HIV-1) entwickelt hat, wahrscheinlich selbst durch Rekombination verschiedener Affen-SIVs im Schimpansen entstanden ist.
Eine erste Substanz aus der neuen Klasse der Fusionsinhibitoren wird zugelassen. Mit 25.000 $ Behandlungskosten pro Jahr ist es das teuerste bis dahin produzierte AIDS-Medikament.
Die US-Regierung beschließt ein auf 5 Jahre angelegtes, 15 Mrd. US$ umfassendes Programm zur Hilfe für besonders stark von AIDS betroffene Länder.
Die südafrikanische Regierung stimmt nach jahrelangem Zögern einer Verfügbarmachung antiretroviraler Therapien über das staatliche Gesundheitssystem grundsätzlich zu.

Index*

A

Abacavir (ABC)
   Arzneistoffprofile, IV.4
Abdomen
   Gastroenterologische Krankheitsbilder, III.8
   Akutes A., S. 21
   Radiologische Diagnostik, VI.4, S. 21ff
   Sonographie bei Tuberkulose, III.12, S. 7
Abdominalschmerz,
   Gastroenterologische Krankheitsbilder, III.8
Abrechnung
   A.probleme u. -möglichkeiten, VIII.4
Aciclovir
   Arzneistoffprofile, IV.4
   Dermatovenerologische Manifestationen, III.5,
   Zoster-Therapie, S. 13
   Medikamenten-Interaktionen, IV.6
Addison bei AIDS
   Kasuistiken, II.1, Nr. 18, S. 50ff
Adressen, HIV-relevante, IX.1
Afrika
   Epidemiologie, I.1; I.3
AIDS
   Die HIV-Krankheit, II.2
AIDS-Enzephalopathie
   Diagnostik und Therapie primärer und
   sekundärer Neuromanifestationen der
   HIV-Infektion, III.1
   Neuropathologie bei HIV-Krankheit, V.6
   Radiologische Diagnostik, VI.4
AIDS-Fallbericht
   Formular, VIII.3
   HIV-/AIDS-Klassifikationssysteme; IX.2, Teil II
AIDS-Falldefinition
   Die HIV-Krankheit, II.2
   Klassifikation der HIV-Infektion
   und AIDS-Falldefinition, IX.2, Teil II
AIDS-Fallregister, I.2; VIII.3; IX.2
AIDS-Fallzahlen, I.3
AIDS-Forschung (Sektion V)
   Geschichte der, siehe Chronik
AIDS-Hilfen, IX.1
AIDS-Indikator-Krankheiten
   AIDS-Falldefinition, IX.2, Teil II
   Die HIV-Krankheit, II.2
AIDS-Myelopathie
   Primäre Kompl. Nervensystem, III.1, S. 10ff
AIDS-Pandemie
   Geschichte der, siehe Chronik
   HIV/AIDS-Pandemie, I.1
AIDS-related-complex (ARC)
   Die HIV-Krankheit, II.2

AIDS-Wasting-Syndrom, III.18
   Definition, S. 2
   Epidemiologie, S. 2f
   Pathogenese, S. 4ff
   Therapeutische Optionen, S. 13ff
Akutes Abdomen
   siehe Abdomen
Akutes HIV-Exanthem
   Dermatovenerologische Manifestationen, III.5,
   S. 5ff
Akute HIV-Krankheit
   Die HIV-Krankheit, II.2, S. 3f
   Pathogenese der HIV-Krankheit, V.3, S.2ff
   Revidierte Stadieneinteilung der
   HIV-Krankheit, IX.2, Teil I
Akute Meningitis und Meningoenzephalitis
   Primäre Neuromanifestationen,
   III.1, Teil I, S. 1ff
Akute Retinanekrose
   Ophthalmologische Manifestationen, III.3, S. 11
Allgemeinbeschwerden
   Die HIV-Krankheit, II.2
Ambulante vertragsärztliche Versorgung
   von HIV-Patienten, II.5
   Adhärenz, S.18ff
   Antiretrovirale Therapie, S. 11ff
   Ernährung, S. 17ff
   HIV-Schwerpunktpraxen, S. 3ff
   Leistungsmerkmale, S. 2ff
   Netzwerk der HIV-Therapeuten, S. 22ff
   Qualitätssicherung, S. 21ff
   Verlaufskontrollen, S. 8ff
Aminoglykoside
   Medikamenten-Interaktionen, IV.6
Amphotericin B
   Arzneistoffprofile, IV.4
   Medikamenten-Interaktionen, IV.6, Teil II,
   S.1ff
   Mykosen, Therapie von III.13, S.6ff
Amprenavir (APV)
   Arzneistoffprofile, IV.4
Anämie
   Arzneistoffprofile, IV.4
   Kasuistiken, II.1, Nr. 19
   Hämatologische Veränderungen, V.6, S. 1f
   Medikamenten-Interaktionen, IV.6
Anamnese
   HIV-Krankheit, II.2
   Kasuistiken, II.1 (alle)
   Vertragsarztpraxis, II.5
Anfälle, fokale
   Diagnostik und Therapie primärer und
   sekundärer Neuromanifestationen der
   HIV-Infektion, III.1, Teil II:
   Sekundäre Neuromanifestationen; S. 41ff
Anorektale Manifestationen

---

* Wegen der Notwendigkeit fortlaufender Aktualisierung ist der Index im Loseblattwerk kurzgefasst; er führt zu jedem Begriff die wichtigsten Stellen auf.

Gastroenterologische Krankheitsbilder,
III.8, S. 16ff
Antazida
  Medikamenten-Interaktionen, IV.6
Antibiotika (Sektion III)
  Medikamenten-Interaktionen, IV.6
Antidiabetika
  Medikamenten-Interaktionen, IV.6
Antiepileptika
  Medikamenten-Interaktionen, IV.6
Antigen
  Die HIV-Krankheit: Verlauf, II.2
  HIV: Morphogenese, V.2
  Impfstoffentwicklung, V.4
  Mikroglobulin, VI.2, S. 11f
  Nachweis:
    HIV-Labordiagnostik, VI.1
Antigenes Mimikri
  HIV: Einführung Virologie, V.2
  Direkte Nachweismethoden, VI.2
  HIV-Krankheit: Verlauf, II.2
  Impfstoffentwicklung, V.4
  Nachweismethoden, VI.1
Antigen- und Antikörperprofil nach HIV-Infektion
  HIV-Labordiagnostik, VI.1
Antikörperprofil
  HIV-Labordiagnostik, VI.1
Antiretrovirale Therapie
  Ambulante vertragsärztliche Versorgung
    von HIV-Patienten, II.5, S. 11ff
  Die HIV-Krankheit, II.2
  Initialtherapie, IV.3, Teil I
    Indikationen, S. 4f
    Kombinationen, S. 18f
    Medikamente, S. 8ff
  Richtlinien zur, IV.3, Anhang
  Therapiestrategien, IV.3, S. 10ff
  Ziel der antiretroviralen Initialtherapie,
    IV.3, Teil I, S. 1ff
Anzeigepflicht
  Arztrecht, VIII.1, S. 2
Apoptose
  HIV: Einführung in die Virologie, V.2, S. 9
Arbeitsförderung
  Sozialleistungen, VIII.2, S. 20ff
Arbeitslosengeld und -hilfe
  Sozialleistungen, VIII.2, S. 20ff
ARC, siehe AIDS-related complex
Armut
  HIV und AIDS – Umgang mit Patienten aus
    Afrika, II.10, S.4
ART, siehe Antiretrovirale Therapie
Arteriosklerose
  Kardiovaskuläre Erkrankungen, III.15
Arzneistoffprofile, IV.4
  Chem. Name, Strukturformel, Wirkungen
    und Wirkungsmechanismus, Resistenz,
    Indikationen und Wirksamkeit, Pharma-
    kokinetik, Dosierung, Unerwünschte

Wirkungen, Anwendungen während der
  Schwangerschaft, Kontraindikationen,
  Interaktionen, Besondere Bemerkungen
Abacavir (ABC) (wie oben)
Aciclovir (wie oben)
Amphotericin B (wie oben)
Amprenavir (APV) (wie oben)
Atovaquon (wie oben)
Bexaroten (wie oben)
Bleomycin (wie oben)
Cidofovir (wie oben)
Clarithromycin (wie oben)
Delavirdin (DLV) (wie oben)
Diaethyldithiocarbaminat (DTC) (wie oben)
Didanosin (ddI) (wie oben)
Doxorubicin, Adriamycin (wie oben)
Doxorubicin-Hydrochlorid (wie oben)
Efavirenz (EFV) (wie oben)
Erythropoetin (wie oben)
Ethambutol (wie oben)
Famciclovir (wie oben)
Fluconazol (wie oben)
Flucytosin (wie oben)
Foscarnet (wie oben)
Ganciclovir (wie oben)
G-CSF (wie oben)
Ifosfamid (wie oben)
Indinavir (wie oben)
Interferone (wie oben)
Isoniazid (wie oben)
Itraconazol (wie oben)
Ketoconazol (wie oben)
Lamivudin (3TC) (wie oben)
Lamivudin/zidovudin (AZT/3TC) (wie oben)
Nelfinavir (NFV) (wie oben)
Nevirapin (NVP) (wie oben)
Paclitaxel (wie oben)
Pentamidin (wie oben)
Rifabutin (wie oben)
Rifampicin (wie oben)
Ritonavir (RTV) (wie oben)
Saquinavir (SQV) (wie oben)
Stavudin (D4T) (wie oben)
Tioguanin (wie oben)
Trimetrexat (wie oben)
Vinblastin (wie oben)
Vincristin (wie oben)
Zalcitabin (ddC) (wie oben)
Zidovudin (AZT) (wie oben)
Arzneimittelexantheme
  Arzneistoffprofile, IV.4
  Dermatovenerologische Manifestationen,
    III.5, S. 32ff
  Empfehlungen zur antiretroviralen Therapie
    der HIV-Infektion, IV.3, Anhang
Arzt-Patienten-Interaktion
  Ambulante vertragsärztliche Versorgung
    von HIV-Patienten, II.5, S. 18ff
  Psychische Belastungen von HIV-Infizierten

und AIDS-Kranken, II.6, S. 7ff
Arztbrief
    Arztrecht, VIII.1, S. 2
Arztrecht, VIII.1
Arztverhalten
    bei Drogenabhängigen, II.4, S. 6f, II.5, S. 12
    Betreuung in der Praxis, II.5, S. 4ff
Asien
    Epidemiologie, I.1; I.3
Aspergillose
    Infektion mit A., III.13, S. 13ff
    Kasuistiken, II.1, Nr. 14 u. 15
    Pathologische Anatomie, V.5, S. 32
Asymptomatische Phase
    Deutsch-Österreichische Richtlinien zur Antiretroviralen Therapie der HIV-Infektion, IV.3, Anhang
    Die HIV-Krankheit, II.2, S. 4f
Ataxie
    Primäre u. sekundäre Neuromanifestationen, III.1
Atovaquon
    Arzneistoffprofile, IV. 4
    PcP, III.6
Aufklärungspflicht
    Arztrecht, VIII.1, S. 2f
    HIV-Krankheit, II.2
    Vertragsarztpraxis, II.5
Aufnahmepflicht
    siehe Behandlungspflicht
Augenmanifestationen
    siehe Ophthalmologische Manifestationen
Augenarzt
    Ophthalmologische Manifestationen, Hygiene, III.3, S. 20
Autoimmunphänomene
    Pathogenese von AIDS, V.3
    Methoden zum direkten HI-Virusnachweis, VI.2
AZT
    Antiretrovirale Therapie der HIV-Krankheit, IV.3
    Arzneistoffprofile
        Zidovudin, IV.4
    Medikamenten-Interaktionen, IV.6
    siehe spezielle Kapitel Sektionen III und IV

B

Bakterielle Infektionen
    siehe Sektion III, Kapitel zur Klinik
Bazilläre Angiomatose
    Dermatovenerologische Manifestationen, III.5, S. 26
    Kasuistiken, II.1, Nr. 24
Behandlungspflicht
    Arztrecht, VIII.1, S. 4
Behinderung
    Sozialleistungen, VIII.2
Beratung

HIV-Patienten in der Vertragsarztpraxis, II.5
Psychische Belastungen von HIV-Infizierten und AIDS-Kranken, II.6
Beratungspflicht
    Arztrecht, VIII.1, S. 6
Berichtspflicht
    Arztrecht, VIII.1, S. 6
Berufsbedingte HIV-Infektionen
    Hygienische Maßnamen zur Verhütung einer Übertragung von HIV, VII.1, S. 4ff
Berufskrankheit AIDS
    Sozialleistungen VIII.2, S. 6
Bestätigungsteste
    HIV-Labordiagnostik, VI.1
Betreuungsrecht
    Arztrecht VIII.1, S. 19
Bexaroten
    Arzneistoffprofile, IV.4
Bleomycin
    Arzneistoffprofile, IV.4
Blutentnahme
    Arztrecht, VIII.1, S. 6f
    HIV-Risiko und präventive Maßnahmen VII.1
Blutgasanalyse
    Kasuistiken II.1, Nr. 25
    OI der Lunge, III.7, S. 10
    PcP, III.6, S. 15
Blutspende
    Arztrecht, VIII.1, S. 7
Blutspendersreening mit Nukleinsäure-Amplifikationstechniken (NAT), Methoden zum direkten HI-Virusnachweis, VI.2, S. 24ff
Bluttransfusion
    Arztrecht, VIII.1, S. 7f
    Epidemiologie, I.2
    HIV-Infektion bei Neugeborenen, Kindern und Jugendlichen, III.11
Branched DNA-System
    Methoden zum direkten HI-Virusnachweis, VI.2, S. 17
Brivudin
    Medikamenten-Interaktionen, IV.6, Teil II
Bronchoalveoläre Lavage
    PcP, III.6, S. 18
Bundesrepublik
    Aktuelle Fallzahlen, I.3
    Epidemiologie AIDS und HIV, I.2
        Altersverteilung, S. 25f
        Anonymes Unverknüpftes Testen bei Neugeborenen, S. 28f
        Berufl. erworbene HIV-Infektionen, S. 19f
        Empfänger von Blut und Blutprodukten, S. 15f
        Entwicklung AIDS-Fallzahlen, S. 2ff
        Frauen, S. 18
        Hämophile, S. 13
        Heterosexuelle Transmission, S. 10f
        HIV-1-Subtypen, S. 29f

Kinder, S. 17ff
Neue Bundesländer, S. 21ff
Überlebenszeit nach AIDS, S. 26f
HIV/AIDS-Situation weltweit, I.1, S. 16
Bundesseuchengesetz
Arztrecht, VIII.1, S. 8
Infektionsepidemiologische Erfassung von HIV-Infektionen und AIDS-Fällen, VIII.3
Bundessozialhilfegesetz
Sozialleistungen bei HIV-Krankheit, VIII.2, S. 27ff
B-Zellen
Pathogenese von AIDS, V.3

C

Candida albicans/Candidamykose
Formen, orofaziale Manifestationen, III.4, S.1ff
Gastroenterolog. Krankheitsbilder, III.8, S. 2
HIV-Krankheit in der Gynäkologie, III.14
Mykosen aus internistischer Sicht, III.13, S. 5ff
Pathol. Anatomie bei AIDS ,V.5, S. 31
CD4-Zellen, CD8-Zellen, siehe einschlägige klinische Kapitel, Sektion III
und Grundlagenkapitel Sektion V
Die HIV-Krankheit, II.2
Immunologische Untersuchungen, VI.3
Pathogenese, V.3, S. 14ff
Therapiekapitel IV. 3 - 5
siehe auch Helferzellen
CDC (Centers for Desease Control)
Adressen, IX.1
AIDS-Falldefinition, IX.2
Die HIV-Krankheit, II.2
Stadieneinteilung der HIV-Krankheit, IX.2
Cervix
siehe Zervix
Chemokinrezeptoren als HIV-Korezeptoren
Einführung in die Virologie, V.2, S. 13
Chirurgie
Aspekte der Behandlung bei HIV Krankheit,IV.2
Chlamydieninfektion
Bakterielle Vaginalinfektionen, III.14, S. 13
Chronik,
siehe dort (1. Ordner)
Ciclosporin A
Medikamenten-Interaktionen, IV.6
Cidofovir
Arzneistoffprofile, IV.4
Medikamenten-Interaktionen, IV.6
Cimetidin
Medikamenten-Interaktionen, IV.6
Ciprofloxacin
Medikamenten-Interaktionen, IV.6
Cisplatin
Medikamenten-Interaktionen, IV.6
Clarithromycin
Arzneistoffprofile, IV.4

Medikamenten-Interaktionen, IV.6
Clindamycin
C.-Primaquin
PcP, III.6, S. 22
Compliance
Ambulante vertragsärztliche Versorgung von drogenabhängigen HIV-Patienten, II.9
Antiretrovirale Therapie, IV.3, Teil I, S. 11f
HIV-Patienten in der Vertragsarztpraxis, II.5
Psychische Belastungen von HIV-Infizierten und AIDS-Kranken, II.6, S. 7ff
Computertomographie
Bildgebende Verfahren (m. Abb.), PcP, III.6
Neuromanifestationen, primäre und sekundäre, III.1, Teil I und II
Radiologische Diagnostik, VI.4
siehe auch Kraniale C.
Condylomata acuminata
Gynäkologische Probleme HIV-infizierter Frauen, III.14, S. 4f
Virale dermatolog. Erkrankungen, III.5, S. 14f
Cotrimoxazol
Medikamenten-Interaktionen, IV.6
Prophylaxe PcP, III.6
Cryptococcus siehe Kryptokokkose
Cumarinderivate
Medikamenten-Interaktionen, IV.6
Cytarabin
Medikamenten-Interaktionen, IV.6
Cytomegalo-Virus (CMV) siehe Zytomegalie-Virus

D

DAGNÄ
Ambulante vertragsärztliche Versorgung Von HIV-Patienten, II.5
Wichtige Adressen, IX.1, S. 2
DAIG
Wichtige Adressen, IX.1, S. 3
Darmtuberkulose
Gastroenterologische Krankheitsbilder, III.8
Kasuistiken, II.1
Mykobakterien, III.12
Datenschutz
Arztrecht VIII.1, S. 8
Dapson
Medikamenten-Interaktionen, IV.6
PcP, III.6, Trimethoprim/Dapson, S. 17ff
Definition, siehe AIDS-Falldefinition
Dekontamination
Hygienische Maßnahmen zur Verhütung einer Übertragung von HIV, VII.1, S. 19ff
Delavirdin (DLV)
Ambulante vertragsärztliche Versorgung von HIV-Patienten, II.5
Antiretrovirale Therapie, IV.3
Arzneistoffprofile, IV.4
Medikamenten-Interaktionen, IV.6
Dendritische Zellen

Pathogenese von AIDS, V.3, S. 17
Dermatovenerologische Manifestationen, III.5,
    siehe Haut
Dermatophytosen
    Dermatovenerologische Manifestationen, III.5
Dermatosen
    Dermatovenerologische Manifestationen, III.5
Desinfektionsverfahren
    Hygienische Maßnahmen zur Verhütung
    einer Übertragung von HIV, VII.1, S. 20f
Deutsch-Österreichische Richtlinien zur
    Antiretroviralen Therapie der HIV-Infektion,
    IV.3, Anhang
Deutschland siehe Bundesrepublik
Diaethyldithiocarbaminat (DTC)
    Arzneistoffprofile, IV.4
Dialyse
    Hygienische Maßnahmen, VII, S. 8
Diarrhoe
    Gastroenterolog. Krankheitsbilder III.8, S. 22
    HIV-Krankheit und Reisen, II.3
Didanosin, siehe 2',3' Dideoxyinosin (DDI)
Dideoxycytidin (DDC)
    Antiretrovirale Therapie der HIV-Krankheit,
    IV.3
    Arzneistoffprofile, IV.4
    Medikamenten-Interaktionen, IV.6
2', 3' Dideoxyinosin (DDI)
    Antiretrovirale Therapie der HIV-Krankheit,
    IV.3
    Arzneistoffprofile, IV.4
    Medikamenten-Interaktionen, IV.6
Dilatative Kardiomyopathie
    Kardiovaskuläre Erkrankungen, III.15, S. 10f
Diuretika
    Medikamenten-Interaktionen, IV. 6
Doxorubicin (Adriamycin)
    Arzneistoffprofile IV.4
    Medikamenten-Interaktionen, IV.6
Doxorubicin-Hydrochlorid
    Arzneistoffprofile, IV.4
Dokumentation
    Arztrecht, VIII.1, S. 9
DRG-Fallpauschalen allgemein und speziell bei
    HIV – Neues Vergütungssystem für
    Krankenhausbehandlungen, IX.7
    Deutsche Kodierrichtlinien, S. 9ff
    Geschichte und Grundlagen, S. 2ff
    Kodierung bei stationärer Versorgung, S.7ff
    Krankenhausfinanzierungssystem, S.5f
    Spezielle Kodierung für HIV und AIDS,
    S.14ff
Drogen,
    AIDS und, II.4
    Abstinenztherapie, S. 8
    Geschlechtsverkehr, S. 6
    HIV-infizierte Drogenabhängige S. 9ff
    Patient in Arztpraxis, S. 10f
    Patient im Krankenhaus, S. 16ff

Polytoxikomanie, S. 7ff
Safer-use-Regeln, S. 5f
Substitutionsbehandlung, S. 11ff
Die Behandlung HIV-infizierter
    Drogenabhängiger
    in der Vertragsarztpraxis, II.9
    Antiretrovirale Therapie, S. 10ff
    Compliance, S. 7ff
    Heroinabhängigkeit, S 2ff
    HCV-Koinfektion, S. 4ff
    Interaktionen der Medikamente, S. 8ff
    Multimorbidität, S. 2ff
    Therapiehierarchie, S. 2ff
Pyodermien
    Dermatovenerologische
    Manifestationen, III.5, S. 20
Drogenszene
    Ausbreitung des HI-Virus, I.2; II.4, S. 1
    Die Behandlung HIV-infizierter Drogen-
    abhängiger in der Vertragsarztpraxis, II.9

E

Efavirenz
    Arzneistoffprofile, IV.4
Einsichtsrecht
    Arztrecht, VIII.1, S. 9
Einwilligung
    Arztrecht, VIII.1, S. 9
Ekzem, seborrhoisches
    Dermatovenerolog. Manifestationen, III.5, S.22f
Elektroenzephalogramm
    Primäre u. sekundäre Neuromanifestationen,
    III.1
Elektromyographie
    Primäre u. sekundäre Neuromanifestationen,
    III.1
ELISA
    siehe auch HIV-Test
    HIV-Labordiagnostik, VI.1
Endoskopie
    Gastroenterologische Krankheitsbilder, III.8
    Hygienemaßnahmen, S. 30f
    HIV-Risiko und präventive Maßnahmen im
    med. Bereich VII.1, Teil I, S. 16
Entbindung
    siehe Geburt
Entbindungserklärung
    Arztrecht, VIII.1, S. 11
Enteropathie, Gastroenterolog. Krankheitsbilder,
    III.8
    HIV-assoziiert, V.5, S. 17
Entsorgung
    Hygienische Aspekte, VII.1
Entzug
    AIDS und Drogenabhängigkeit, II.4, S. 10
    Drogenabhängige HIV-Patienten in der
    vertragsärztlichen Praxis, II.9
Enzephalitis

Index / **5**

Diagnostik und Therapie primärer und
  sekundärer Neuromanifestationen der
  HIV-Infektion, III.1
Enzephalopathie
  HIV-E., II.1; Kasuistiken, Nr. 3
  Diagnostik und Therapie primärer und
    sekundärer Neuromanifestationen der
    HIV-Infektion, III.1
  Pathologische Anatomie, V.5, S. 42
  Radiologische Diagnostik, VI.4
Epidemiologie
  AIDS und HIV-Infektionen in Deutschland, I.2
  Aktuelle Fallzahlen, I.3
  Geschichtlicher Verlauf siehe Chronik
  Zur HIV/AIDS-Situation weltweit,
    in Europa und in Deutschland, I.1
Epoetin, siehe Erythropoetin
Epstein-Barr-Virus (EBV), Sektion III
  Dermatovenerolog. Manifestationen, III.5, S.13f
  Pathologische Anatomie bei AIDS, V.5, S. 25
  Orofaziale Manifestationen, III.4
Erbrechen
  Arzneistoffprofile, IV.4
  Kasuistiken, II.1, Nr. 25 (Laktatazidose)
Erb-Recht
  Arztrecht, VIII.1
Ernährung
  Ambulante vertragsärztliche Versorgung
    von HIV-Patienten, II.5, S. 17ff
Erstmanifestation
  von AIDS; Die HIV-Krankheit, II.2
Erwerbsunfähigkeit
  Sozialleistungen, VIII.2, S. 9
Erythropoetin
  Arzneistoffprofile, IV.4
Ethambutol
  Arzneistoffprofile, IV.4
  Mykobakterien-Infektionen, III.12, S. 9ff
Europa
  Epidemiologie, I.1, I.2 und I.3
  Tabellen, AIDS-Fallzahlen, I.3
Exanthem
  Dermatovenerologische Manifestationen, III.5
  Akutes HIV-E., S. 3
  Akneinformes E., S. 25f
  Arzneimittelexanthem, S. 26

F

Falldefinition, siehe AIDS-Falldefinition
Fallzahlen
  Aktuelle Fallzahlen, I.3
Famciclovir
  Arzneistoffprofile, IV.4
  Medikamenten-Interaktionen, IV.6
Fansidar
  Prophylaxe PcP, III.6
Fernreisen (s. auch Reisen)
Fluconazol

Arzneistoffprofile, IV.4
Medikamenten-Interaktionen, IV.6
Mykosen aus internistischer Sicht, III.13
Flucytosin
  Arzneistoffprofile, IV.4
  Medikamenten-Interaktionen, IV.6
  Mykosen aus internistischer Sicht, III.13
Fluoreszenz-Tb-Mikroskopie
  Mykobakteriosen b. HIV-Infizierten, III.12,S.14
Follikel
  Pathologische Anatomie bei AIDS, V.5, S. 6ff
Foscarnet
  Arzneistoffprofile, IV.4
  Medikamenten-Interaktionen, IV.6
  Zytomegalie-Virus-Infektionen, III.17, S. 9ff
Frankfurter Stadieneinteilung
  Die HIV-Krankheit, II.2
  HIV-/AIDS-Klassifikationssysteme, IX.2

G

Gallium-67-Szintigraphie
  OI der Lunge, III.7, S. 3
  PcP, III.6
Ganciclovir (DHPG)
  Arzneistoffprofile, IV.4
  Medikamenten-Interaktionen, IV.6,
  Therapie der CMV-Infektion, III.17, S. 7ff
Gastroenterologische Krankheitsbilder, III.8
  Anorektale Manifestationen, S. 16ff
  Biliäre Manifestationen bei HIV, S. 14f
  Endoskopische Befunde, S. 29ff
  Erreger opport. Infektionen, S. 3ff
  Hygiene-Maßnahmen in der
    Endoskopie, S. 30f
  Leberveränderungen bei HIV, S. 13f
  Organmanifestationen, S. 22ff
    Dünndarm, S. 27f
    Kolon und Rektum, S. 28ff
    Magen und Duodenum, S. 24ff
    Ösophagus, S. 23ff
  Opportunistische Infektionen, S. 6ff
  Opportunistische Tumore, S. 11ff
    Kaposi-Sarkom, S. 11f
    Maligne Non-Hodgkin-Lymphome,
      S. 12f
  Pankreas-Verändg. bei HIV, S. 15
  Pathologische Anatomie bei AIDS, V.5, S. 12
G-CSF
  Arzneistoffprofile, IV. 4
  Hämatologische Veränderungen, III.16
Geburt
  Geburtsvorbereitung HIV-infizierter Mutter,
    III.10
Genitalinfektionen
  Gynäkologische Probleme HIV-infizierter
    Frauen, III.14
Genom
  HIV: Einführg. Virologie, V.2, S.3

Geschlechtskrankheit
  Arztrecht, VIII.1, S. 11
Gynäkologische Probleme HIV-infizierter
  Frauen, III.14
Gesundheitshilfegesetz
  Chronik (Februar 2001)
Gewebsproben, Umgang mit,
  Pathologische Anatomie V.5, S. 2
Gingivitis
  akute, nekrotisierende, ulzerierende, III.4, S.6
Glukokortikoide
  siehe Steroide
Gonorrhoe
  HIV-Krankheit in Gynäkologie, III.14
Guillain-Barré-Syndrom
  Primäre Neuromanifestat., III.1, Teil I, S. 3ff
Gynäkologie
  Bedeutung der HIV-Infektion in der
    Gynäkologie, III.14
  Epidemiologie, S. 1ff
  Gynäkologische Beschwerden, S.4 ff
  HIV-Test, S. 3f
  HPV, S. 6ff
  Infektionsrisiko, S.1f
  Kondylome, S. 9ff
  Sexuelle Transmission, S. 1ff
  Urogenitale Infektionen, S. 11ff
  Zervikale Dysplasie, S. 6ff
  Zyklusstörungen, S. 16f

H

HAART, siehe antiretrovirale Therapie
Haarleukoplakie (siehe orale Haarleukoplakie)
Hämatologische Verändg. bei HIV-Infektion, III.16
  Anämie, S. 1ff
  Hämatopathologische Veränderungen des
    Knochenmarks, S. 6f
  Lupus-Inhibitoren, S. 8
  Neutropenie, S. 9f
  Therapeutische Maßnahmen, S. 8f
  Thrombozytopenie, S. 10f
Heimbehandlung bei AIDS, II.8
  Indikationen zur, S. 4f
  Infusionstherapie, S. 5ff
  Komplikationen bei venösen Dauerzugängen,
    S. 9f
  Venenkatheter-Systeme, S. 6ff
  Voraussetzungen für »Home Care«, S. 3f
Haiti
  Aktuelle Fallzahlen, I.3
  Kasuistiken, II.1, Nr. 8
Haut
  Akutes HIV-Exanthem, S.5,ff
  Arzneimittelexantheme, S. 32ff
  Bakterielle Infektionen, S. 22ff
  Epidemiologie HIV-assoziierter Dermatosen,
    S. 3ff
  Erkrankungen durch Pilze, S. 16ff

Immunologie HIV-assoziierter Dermatosen,
  S. 3ff
Kategorien HIV-assoziierter Dermatosen, S. 2ff
Kutane maligne Lymphome, S. 37ff
Provozierte, nichtinfektöse Dermatosen, S. 29ff
Virusinfektionen, S. 7ff
Pathologische Anatomie bei AIDS, V.5, S. 15f
HBV, s. Hepatitis-B-Virus
HCV, s. Hepatitis-C-Virus
HCV-Koinfektion
  Die Behandlung HIV-infizierter
    Drogenabhängiger in der
    Vertragsarztpraxis, II.9, S. 4ff
  Klinik der HCV-Koinfektionen, III.2
Helferzellen
  CD4 -Zellzahlen, VI.2
  Immunologische Laboruntersuchungen, VI.3
  Stadieneinteilung der HIV-Krankheit, IX.2,
    Teil I (m. Tab.), S. 2
  HIV-Krankheit, II.2
  s. a. CD4-Zellen; T-Zellen; T-Lymphozyten
Hemiparese
  Diagnostik und Therapie primärer und
    sekundärer Neuromanifestationen
    der HIV-Infektion, III.1
Hepatitis-B-Virus: Pathologische Anatomie, V.5, S.27
Hepatitis-B-Virus (HBV) und
Hepatitis-C-Virus (HCV)
  Behandlung HIV-infizierter Drogenabhängiger
    in der Vertragsarztpraxis, II.9, S. 4ff
  Koinfektionen, III.2
  Methoden zum direkten HI-Virusnachweis
    und zur Verlaufskontrolle, VI.2
Herausgabeanspruch
  Arztrecht, VIII.1, S. 11
Heroinabhängigkeit
  Behandlung HIV-infizierter Drogenabhängiger
    in der Vertragsarztpraxis, II.9, S. 2ff
Herpes
  Die HIV-Krankheit, II.2, S. 47ff
  Dermatovenerologische Manifestationen, III.5,
    Virusinfektionen, S. 10
  Genitale Virusinfektionen, III.14, S. 5f
  Ophthalmolog. Manifestationen, III.3, S.11f
  Pathologische Anatomie bei AIDS, V.5, S. 25
  Zungenulkus, II.1 Kasuistiken, Nr. 2
Herz
  Kardiovaskuläre Erkrankungen, III.15
  mögl. Organveränderungen durch HIV, V.5, S.14
Herzglykoside
  Medikamenten-Interaktionen, IV.6
Herzinfarkt
  Kardiovaskuläre Erkrankungen, III.15
Heterosexualität
  Aktuelle Fallzahlen, I.3
  Epidemiologie, I.1; I.2; I.3
Heterosexuelle Transmission
  Epidemiologie von HIV u. AIDS in
    Deutschland (m. Abb.), I.2, S. 9ff

Index / **7**

HIV-Übertragungswege und -risiken, VII.3
Hirnatrophie
  siehe Enzephalopathie
Histoplasmose
  Dermatovenerolog. Manifestationen, III.5,
    S.19ff
  Disseminiert, Kasuistiken, II.1, Nr. 28
  Infektion, III.13, S. 19
  OI der Lunge, III.7, S. 19
HI-Virus
  Einführung in die Virologie, V.2
    Klassifizierung Retroviren, S. 6ff
    Morphogenese und Feinstruktur, S.16ff
    Virologische Grundlagen, S.10ff
    Zythopathogenität, S. 14ff
  Natur des Virus, V.1
    Angriffspunkte d. Chemotherapie (Abb. 5),
      S. 18ff
    HIV in Körperflüssigkeiten, S. 11ff
    Latenzphänomene, S. 14ff
    Molekulare Epidemiologie, S. 2ff
    Prognose-Parameter, S. 14ff
    Therapie der HIV-Infektion, S. 16
    Subtypen von HIV, S. 3ff
    Ursprung des HIV, S. 1f
    Zelltropismus, S. 8ff
  Quantifizierungsassays
    Direkte Nachweismethoden, VI.2
  Subtypen
    Epidemiologie von AIDS und HIV-
      Infektionen in Deutschland, I.2
  Virusnachweis, direkt, VI.2
    Branched DNA-System, S. 17
    Nachweis viraler DNA und RNA, S. 6ff
    NASBA, S. 13
    Polymerase-Kettenreaktion, S. 6
    Quantifizierungsassays, S. 20
    Therapiemonitoring, S. 6
HIV-assoziierte Dermatosen
  Dermatovenerologische Manifestationen,
    III,5, S. 2ff
HIV-Enzephalitis
  Neuropathologie bei der HIV-Krankheit,
    V.6, S. 3ff
  Primäre und sekundäre
    Neuromanifestationen, III.1
HIV-Embryopathie
  HIV und AIDS bei Neugeborenen, Kindern
    und Neugeborenen, III.11
HIV-Exposition
  Hygienische Maßnahmen zur Verhütung
    einer Übertragung von HIV, VII.1, S. 5ff
HIV-Infektion (siehe auch HIV-Krankheit)
  Diagnostik der
    Labordiagnostik der HIV-Infektion, IV.1,
      S. 1ff (m. Tab.), S. 24ff
  Stadieneinteilung der,
    Klassifikationssysteme IX.2, Teil I
HIV-Infektionsrisiko von medizinischem

Personal und präventive Maßnahmen, VII.1
  Exposition, S. 3f
  Gefährdungspotential von Körperflüssigkeiten,
    S. 2ff
  Postexpositionelle Chemoprophylaxe, S. 6ff
HIV-Krankheit, II.2
  AIDS, S. 5ff
  AIDS-related-complex (ARC), S. 5f
  Akute HIV-Krankheit, S. 3ff
  Definition der, S. 1f
  Klinisch asymptomatische Phase, S. 4ff
  Krankheitsbegriffe, S. 3ff
  Lebenserwartung, S. 14ff
  Spontanverlauf, S. 8ff
  Stadieneinteilung, S. 2ff
  Synopse der AIDS-definierenden
    Erkrankungen, S. 27ff
  Viruslast, S. 13ff
HIV-RNA
  als Routine-Parameter, HIV-Patienten in der
    Vertragsarztpraxis, II.5, Teil 1, S. 5ff
  Antiretrovirale Therapie, IV.3
  Methoden zum direkten Virusnachweis
    und zur Verlaufskontrolle, VI.2
  Pathogenese von AIDS, V.3
HIV-Test
  Arztrecht, VIII.1, S. 11
  Beratung, b. Drogenabhängigen, II.4, S. 8
    in der Schwangerschaft, III.10
  HIV-Labordiagnostik, VI.1
  Leistungspflicht der Krankenkasse, VIII.4
  Psychologische Aspekte, II.6
  Rechtliche Situation, VIII. 1, S. 11ff
  Vertragsarztpraxis, II.5
HIV-Übertragungswege und -risiken, VII.3
  Genitale Übertragung, S. 5
  Infektiosität, S. 7ff
  Orale Übertragungswege, S. 4ff
  Suszeptibilität, S. 14ff
  Vaginale Übertragung, In-vitro-Modelle, S. 5ff
Hirnbiopsie
  Neuromanifestationen, primäre und sekundäre,
    III.1, Teil I und II
Hirndruck
  Neuromanifestationen, primäre und sekundäre,
    III.1, Teil I und II
Hoden
  Pathologische Anatomie,V.5, S. 18
Home Care (siehe Heimbehandlung)
Homosexualität
  Aktuelle Fallzahlen, I.3
  Epidemiologie, I.2;
  HIV/AIDS-Pandemie, I.1
Humane Papillomviren
  Genitalinfektionen, III.14
Hygiene
  b. augenärztl. Untersuchungen, III.3, S. 20
  Endoskopie, III.8, S. 32
  Hygienische Maßnahmen zur Verhütung einer

Übertragung von HIV und von
opportunistischen Infektionen im
medizinischen Bereich, VII.1
Berufsbedingte HIV-Infektionen, S. 4ff
Dekontamination, S. 19ff
Desinfektionsverfahren, S. 20f
Exposition, S. 5ff
Opportunistische Infektionen, S. 23ff
Präventionsmaßnahmen, S. 11ff
Serokonversion, S. 7ff

I

ICD-10-Klassifikation der
HIV-Krankheit, IX.3
Ichthyosen, erworbene
Dermatovenerolog. Manifestationen, III.5, S. 24
Ifosfamid
Arzneistoffprofile IV.4
Immundiagnostik, VI.3
Immunfluoreszenz, indirekte
HIV-Labordiagnostik, VI, S. 13
Immunisierung
Entwicklung eines HIV-Impfstoffs, V.4
Schutzvermittelnde Immunmechanismen,
S. 1ff, S. 9
Immunstatus
Immunologische Laboruntersuchungen, VI.3
Immunpathogenetische Mechanismen
Pathogenese von AIDS, V.3
Impfstoffentwicklung gegen HIV, V.4
Antikörper-Neutralisationsteste, S. 19
Impfversuche, S. 18ff
Langzeitinfizierte, S. 13ff
Natürliche Immunität gegen HIV?, S. 6ff
Tiermodelle, S. 21
Unkonventionelle Impfansätze, S. 39ff
Impfung (s. auch Impfstoffentwicklung)
HIV-Krankheit bei Neugeborenen,
Kindern und Jugendlichen, III.11
Prinzip, V.4
von HIV-Infizierten
HIV-Krankheit und Reisen, II.3, S. 3ff
Imuthiol
Arzneistoffprofile: DTC, IV.4
Inaktivierung von HIV
siehe HI-Virus
Indikatorkrankheiten
siehe AIDS-Indikatorkrankh.
Indinavir
Arzneistoffprofile, IV.4
Initialtherapie
Antiretrovirale Therapie, IV.3, Teil I
Medikamenten-Interaktionen, IV.6
Infektionsschutzgesetz
Chronik (Januar 2001)
Infektiosität (siehe auch Sektion V)
HIV-Übertragungswege und -risiken,
VIII.3, S. 7ff

Informationsquellen zu AIDS
Informationen zu HIV/AIDS im Internet, IX.6
Wichtige Adressen, IX.1
Infusionstherapie
Heimbehandlung bei AIDS, II.8, S. 5ff
Inkubationszeit
HIV-Krankheit, II.2, S. 1f
In-situ-Hybridisierung
Methoden zum direkten HI-Virusnachweis
und zur Verlaufskontrolle,VI.2
Intensivmedizin
die HIV-Infektion unter dem Aspekt der, IV.2
Antiretrovirale Therapie, S. 1ff
Behandlungsprobleme, S. 6ff
Diagnostische Maßnahmen, S. 4ff
Spektrum intensivpflichtiger Erkrankungen
und ihre Diagnostik, S. 2ff
Interferone
Arzneistoffprofile, IV.4
Interferon alfa, III.9, Teil II
Medikamenten-Interaktionen, IV.6
Therapieansätze, IV.1
Interkulturelle Kompetenz
Umgang mit Patienten aus Afrika, II.10, S. 7
Interleukin-2
Medikamenten-Interaktionen, IV.6
Internet
Informationen zu HIV/AIDS im Internet, IX.6
Intravenöse Drogenabhängigkeit
Behandlung HIV-infizierter Drogenabhängiger
in der Vertragsarztpraxis, II.9
Isoniazid
Arzneistoffprofile, IV.4
Medikamenten-Interaktionen, IV.6
Isospora belli (siehe auch Sektion III)
Pathologische Anatomie bei AIDS, V.5, S. 23
Itraconazol
Arzneistoffprofile, IV.4
Medikamenten-Interaktionen, IV.6
Mykosen aus internistischer Sicht, III.13
Therapie von, S. 10ff
IVDA
Intravenöse Drogenabhängigkeit
Behandlung HIV-infizierter Drogenabhängiger
in der Vertragsarztpraxis, II.9

J

Jugendliche
HIV-Infektion und AIDS bei Neugeborenen,
Kindern und Jugendlichen, III.11

K

KAAD
Wichtige Adressen, IX.1, S. 3
Kaiserschnitt
HIV-Infektion und Schwangerschaft, III.10,
S. 13 und 17

Kaposi-Sarkom (KS)
Epidemisches KS, III.9, Teil II
Diagnostik und Stadieneinteilung, S. 5f
Epidemiologie, S. 3f
Prognose, S. 7
Therapeutische Optionen, S. 7ff
Vorkommen unterschiedlicher Formen (Tabelle), S. 13f
Dermatovenerologische Manifestationen (m. Abb.), III.5
Gastroenterologische Krankheitsbilder, III.8 (vom Ösophagus an sämtliche Abschnitte des MD-Traktes)
Ophthalmologische Manifestationen, III.3
Lider, Bindehaut, S. 1ff
OI der Lunge, III.7, S. 19ff
Orales KS, III.4
Pathologische Anatomie, V.5, S. 34ff
Thorax-Organe, Kasuistiken, II.1, Nr. 22
Kardiovaskuläre Erkrankungen bei HIV-infizierten Patienten, III.15
Arteriosklerose, S. 8
Dilatative Kardiomyopathie, S. 10f
Herzinfarkt, S. 2ff
Hypertriglyzeridämie, S. 8f
Koronare Herzerkrankung, S. 3f
Pulmonale Hypertonie, S. 10
Karibik
Epidemiologie international, I.1, S. 6
Kassenabrechnung
siehe Krankenkasse
Kassenpraxis
HIV-Patienten in der Vertragspraxis, II.5
Ketoconazol
Arzneistoffprofile, IV.4
Medikamenten-Interaktionen, IV.6
Kinder
Epidemiologie
Epidemiologie von AIDS und HIV-Infektionen in Deutschland, I.2, S. 17ff
HIV-Infektion und AIDS bei Neugeborenen, Kindern und Jugendlichen, III.11
Antiretrovirale Therapie, S. 11ff u. S. 34ff
Diagnostik, S. 13ff
Epidemiologie, S. 1f
Horizontale Transmission, S. 3
Klassifikation, S. 21ff
Klinische Symptome, S. 25ff
Perinatale ART, S. 11ff
Postpartale Risikofaktoren, S. 10f
Vertikale Transmission, S. 5ff
HIV-Krankheit der Mutter, III.10, S. 3f
Kinderwunsch, III.10
Klassifikation der HIV-Krankheit, IX.2
Knochenmark
Hämatologische Veränderungen, III.16
Pathologische Anatomie bei AIDS, V.5, S. 12ff
Kodierrichtlinien

DRG-Fallpauschalen allgemein und speziell bei HIV, IX.7
Körperflüssigkeiten, HIV in
HIV: Natur des Virus, V.1, S. 8
Konjunktiva
Ophthalmologische Manifestationen, III.3
Kontrazeption
Schwangerschaft, III.10
Gynäkologie, III.14
Kokzidioidomykose,
OI der Lunge, III.7, S. 18
Kombinationsbehandlung bei HIV-Krankheit
Antiretrovirale Therapie der HIV-Krankheit, IV.3
Kontamination/Dekontamination
Prophylaxe, VII, S. 11; 12; 19
Kopfschmerzen
Neuromanifestationen, sekundäre, III.1, Teil II, S. 43ff
Koronare Herzerkrankung
Kardiovaskuläre Erkrankungen, III.15, S. 3f
Körperflüssigkeiten, HIV in
HIV: Natur des Virus, V.1, S. 10ff
Krätze
Kasuistiken, II.1, Nr. 17
Kraniale Computertomographie
Neuromanifestationen, primäre und sekundäre, III.1, Teil I und II
Radiologische Diagnostik, VI.4, S. 15ff
Krankenbetreuung
HIV-Risiko und präventive Maßnahmen im medizinischen Bereich, VII.1., Teil II
Infektionsrisiko bei, I.2
Sterben mit AIDS, II.7
Krankenhaus
Behandlungspflicht u.a. siehe Arztrecht, VIII.1
Drogenabhängige im, II.4, S. 12ff
HIV-Risiko und präventive Maßnahmen im medizinischen Bereich, VII.1, Teil I
Krankenkasse
Abrechnungsprobleme u.-möglichkeiten, VIII.4
Abrechnungspositionen (Tabelle), S. 4f
Leistungspflicht HIV-Test, S. 1f
Sozialleistungen, VIII.2, S. 2ff
Vertragsarztpraxis, II.5
Krankenversicherung
Sozialleistungen, VIII.2
Krankheitsphasen der HIV-Krankheit, (Tabelle) II.2, S. 7
Kreuzresistenz
Antiretrovirale Therapie, IV.3
Grundlagen und klinische Bedeutung der Resistenzentwicklung, IV.5, S. 16ff
Kryptokokken
Antigen: Fieber, III.15, S. 6
Dermatovenerologische Manifestationen, III.5
cryptococcus neoformans, S. 18ff
Kryptokokkose, II.1 (Kasuistik 6 und 27)
Kryptokokkose, III.13, S. 8
K.-Meningitis, III.1, Teil II

OI der Lunge. III.7
Pathologische Anatomie, V.5, S. 32
Kryptosporidien (siehe auch Sektion III)
Gastroenterologische Krankheitsbilder, III.8
Pathologische Anatomie bei AIDS V.5, S. 23
Kurzchronik, siehe Chronik (1. Ordner)

L

Laborberichtsverordnung
   Infektionsepidemiologische Erfassung
     von HIV-Infektionen und AIDS-Fällen in
     Deutschland, VIII.3, S. 9f
Labordiagnostik: Nachweis von spezifischen
   Antikörpern und HIV-p24-Antigen, VI.1
   Bestätigungsteste, S. 12ff
   Schnellteste, S. 9f
   Speichelteste, S. 10f
   Suchteste, S. 4f
   Wichtige HIV-Diagnostika (m. Tab.), S. 24ff
Labornachweis, Bewertung, IX.2, S. 7f
Laboruntersuchungen, immunologische, VI.3
Laktatazidose
   Kasuistiken, II.1, Nr. 25
Lamivudin (3TC)
   Antiretrovirale Therapie, IV.3
   Arzneistoffprofile, IV.4
   Medikamenten-Interaktionen, IV.6
Lamivudin/Zidovudun (3TC/AZT)
   Antiretrovirale Therapie, IV.3
   Arzneistoffprofile, IV.4
Langzeitinfizierte
   Stand der Impfstoffentwicklung gegen HIV,
   V.4, S. 13ff
LAS siehe Lymphadenopathiesyndrom
Lateinamerika
   Aktuelle Fallzahlen, I.3
   Epidemiologie, I.1
Latenzphänomene
   HIV: Natur des Virus, V.1, S. 12ff
Latenzzeit
   Die HIV-Krankheit, II.2, S. 1f
   HIV: Natur des Virus, V.1, S. 10f
   Pathogenese von AIDS, V.3
Lebendimpfstoffe
   HIV-Infektion und AIDS
     bei Neugeborenen, Kindern
     und Jugendlichen, III.11
   HIV-Krankheit und Reisen, II.3
   Impfstoffentwicklung, V.4
Lebenserwartung
   Die HIV-Krankheit, II.2
Lebensqualität
   Palliativmedizin und AIDS, II.7
   Schmerztherapie, II.7, S. 8ff
   Symptomatische Therapie (m. Tab.), S. 10ff
Leberveränderungen
   Gastroenterologische Krankheitsbilder,
   III.8, S. 13f

»Terminal Care« bei AIDS, S. 3ff
Leishmaniose
   Kasuistiken, II.1, Nr. 7 und 16
   HIV-Krankheit und Reisen, II.3
Lentiviren
   HIV: Einführung Virologie, V.2, S. 5
   Natur des Virus, V.1
     Genetische Variabilität, S. 4f
     HIV in Körperflüssigkeiten, S. 8f
     Latenzphänomene, S. 10f
     Subtypen von HIV, S. 2f
     Tropismus des HIV, S. 6f
     Ursprung des HIV, S. 1ff
Letalität
   Die HIV-Krankheit, II.2
   Intensivmedizin u. Chirurgie, IV.2
   m. HIV-Krankheit assoziierte Neoplasien, III.9
   PcP, III.6
Leukoenzephalopathie, progressive multifokale
(PML)
   Pathol. Anatomie b. AIDS, V.5, S. 26
   Radiologische Diagnostik, VI.4, S. 21
   Sekundäre Neuromanifestationen, III.1, Teil II,
   S. 12f
Leukopenie
   Hämatologische Veränderungen, III.16
Leukoplakie
   Dermatovenerologische Manifestationen,
   III.5, S. 13f
   Orofaziale Manifestationen, III.4
   Haar-L., S. 8f
Levomethadon
   Drogenabhängige HIV-Patienten in der
   Vertragsarztpraxis, II.9
Lipodystrophie-Syndrom
   Eine unerwünschte Wirkung der
   antiretroviralen Therapie, IV.7
     Definition, S. 2ff
     Differentialdiagnose, S. 6f
     Klinisches Bild, S. 4ff
     Komplikationen, S. 7
     Pathogenese, S. 9ff
     Therapie, S. 13
   Kasuistik Nr. 26
Liquoruntersuchung
   Sekundäre Neuromanifestationen, III.1, Teil II,
   S. 47ff
Lopinavir
   Antiretrovirale Therapie, IV.3
   Arzneistoffprofile, IV.4
Lopinavir/Ritonavir (LPV/RTV)
   Antiretrovirale Therapie, IV.3
   Arzneistoffprofile, IV.4
L-Polamidon
   AIDS und Drogen, II.4, S. 11ff
Lues (siehe Syphilis)
Lunge
   Biopsien
     PcP, III.6

Infektionen durch Mykobakterien, III.12
Kasuistiken, II.1
   Lobärpneumonie, Nr. 2
Lungenerkrankungen bei HIV-Infektion, III. 7
   Diagnostisches Vorgehen, S. 5ff
   Klinik pulmonaler Erkrankungen, S. 10ff
   Radiologische Befunde (35 Abb.), S. 14ff
   Spektrum pulmonaler Erkrankungen, S. 2ff
   Sputumuntersuchungen, S. 9
   Therapie, S. 10ff
   Zystische Lungenveränderungen VI.4, S. 8ff
Lupus-Inhibitoren
   bei HIV-Krankheit, III.16, S. 8
Lymphadenapathiesyndrom (LAS)
   Die HIV-Krankheit, II.2
   Stadieneinteilung der HIV-Krankheit, IX.2
Lymphknoten
   Die HIV-Krankheit, II.2, S. 2
   HIV-Patienten in der Vertragspraxis, II.5
   Lymphadenopathiesyndrom (LAS), II.2, S. 2
   Pathologische Anatomie bei AIDS (m. Tab.),V.5
   Radiologische Diagnostik, VI.4, S. 12
Lymphome, maligne und andere Malignome,
   III.9, Teil I
   Epidemiologie (m. Tab.), S. 2ff
   Klinik u.- Diagnostik, S. 4ff
   M. Hodgkin und andere Malignome, S. 3ff
   Non Hodgkin-Lymphom, S. 2ff
   Pathologische Anatomie, V.5, S. 40
   Radiologische Diagnostik, VI.4, S. 14
   Therapie von HIV-assoziierten Lymphomen
   (m. Tab.), III.9, Teil I, S. 9ff
   Überlebenszeit, III.9, Teil I, S. 10f

M

Malaria
   HIV-Krankheit und Reisen, II.3
Malignome
   Mit einer HIV-Infektion assoziierte Neoplasien,
   III. 9, Teil I: Maligne Lymphome und
   andere Malignome
   Sekundäre Neuromanifestationen, III.1, Teil II,
   S. 31ff
MALT-Lymphom
   Kasuistiken, II.1, Nr. 30
Maternofetale HIV-Transmission
   HIV-Infektion und Schwangerschaft, III.10
Medikamenten-Interaktionen, IV.6
   Teil I: Virustatika, Aciclovir, AZT, Didanosin,
   Zalcitabin, Foscarnet, Ganciclovir
   Teil II: weitere relevante Therapeutika bei
   AIDS
   Amphotericin B, Ciprofloxacin, Clarithro-
   mycin, Dapson, Ethambutol, Fluconazol,
   Flucytosin, Isoniazid, Itraconazol, Ketocona-
   zol, Pentamidin, Pyrazinamid
   Teil III: Wechselwirkungen von Antimykotika
   Amphotericin B, Fluconazol, Flucytosin,
   Griseofulvin, Itraconazol, Ketoconazol,
   Miconazol
   Teil IV: Wechselwirkungen von Zytostatika
   Bleomycin, Cyclophosphamid, Doxorubicin-
   HCl, Etoposid, Methotrexat, Paclitaxel, Vinca-
   Alkaloide
   Anhang: Übersicht zu potentiellen uner-
   wünschten Wirkungen wichtiger Pharmaka
Medizinkonzepte
   HIV und AIDS – Umgang mit Patienten aus
   Afrika, II.10, S. 5
Meldeverzug
   Epidemiologie von HIV und AIDS in
   Deutschland, I.2
Meldung
   Meldepflicht, VIII.1, S. 13
   Infektionsepidemiologische Erfassung von
   HIV-Infektionen und AIDS-Fällen in
   Deutschland, VIII.3
   AIDS-Fallregister, S. 2
   Berichtspflicht für positive HIV-Bestä-
   tigungsteste, S. 1
   Meldebögen (Muster), S. 4ff
   Wortlaut der Laborberichtsverordnung,
   S. 9 f
Meningismus
   Diagnostik und Therapie primärer und
   sekundärer Neuromanifestationen
   der HIV-Infektion, III.1
Meningitis
   Diagnostik und Therapie primärer und
   sekundärer Neuromanifestationen
   der HIV-Infektion, III.1
   Radiologische Diagnostik, VI.4, S. 21
Meningoenzephalitis siehe Enzephalitis
Methadon
   AIDS und Drogenabhängigkeit, II.4, S. 11ff
   Drogenabhängige HIV-Patienten in der
   vertragsärztl. Praxis, II.5, S. 1f
Methoden zum direkten HI-Virusnachweis
   und zur Verlaufskontrolle, VI.2
   Branched DNA-System, S. 17
   NASBA/TMA, S. 13f
   Polymerase-Kettenreaktion (PCR), S. 6ff
Metronidazol
   Medikamenten-Interaktionen, IV.6
Migranten
   HIV und AIDS – Umgang mit Patienten aus
   Afrika, II.10
Mikroangiopathie
   Ophthalmologische Manifestationen, III.3, S. 4
Mikrosporidiose
   Gastroenterologische Krankheitsbilder, III.8
Milz
   Pathologische Anatomie bei AIDS, V.5, S. 11
Molluscum-contagiosum-Infektion
   Vaginalinfektionen, III.14, S. 12
   Dermatovenerologische Manifestationen, III.5,
   S. 12f

Monozyten/Makrophagen
  Immunpathologie, V.3, S. 7f
Morphogenese des HI-Virus, V.2
Mutationen, Resistenz-assoziierte Grundlagen und
  klinische Bedeutung der Resistenzentwicklung,
  IV.5, S. 4ff
Myelopathie
  Primäre Neuromanifestationen,
    III.1, Teil I, S. 24ff
Mykobakterien, siehe auch Tuberkulose
  Atypische Mykobakteriose
    Lungenerkrankungen bei HIV-Infektion,III.7
  Gastroenterologische Krankheitsbilder, III.8
    (alle Abschnitte MD-Trakt)
  Infektionen b. HIV-Krankheit, III.12, Teil I
  Tuberkulose, S. 1ff
    als AIDS-Manifestation, S. 5f
    Diagnostisches Vorgehen, S. 7ff
    Epidemiologie (m. Tab.), S. 1ff
    Infektionsmodus, S. 5
    Klinisches Bild, S. 6ff
    Pathologische Anatomie, V.5 S. 27ff
    Präventionsmaßnahmen, S. 15
    Therapie der Tuberkulose (m. Tab.), S. 12ff
Mykosen
  Dermatovenerologische Manifestationen, III.5
    Dermatophytosen, S. 21
    Kutane Histoplasmose, S. 20
    Kutane Kryptokokkose, S. 20
    Pityriasis versicolor, S. 16
    Seborrhoisches Ekzem, S. 18ff
  Genitalinfektionen, III.14, S. 15f
  Gastroenterologische Krankheitsbilder, III.8
  Innere Medizin, III.13
    Aspergillus (m. Tab.), S. 13ff
    Candida-I. (m. Tab.), S. 5ff
    Cryptococcus neoformans (m. Tab.), S. 8ff
    Epidemiologie (m. Tab.), S. 3ff
    Histoplasmose (m. Tab.), S. 19ff
    Korrelation zum Ausmaß des Immun-
      defekts (m. Abb.), S. 2
  Ophthalmologische Manifestationen, III.3, S.16
  Orofaziale Manifestationen, III.4
    Candidamykose, S. 1ff
    Pathologische Anatomie, V.5, S. 31ff
Myokarditis, HIV-assoziiert
  Kasuistiken, II.1, Nr. 20
  Pathologische Anatomie,V.5, S. 18
Myopathie
  Primäre Neuromanifestationen,
    III.1, Teil I, S. 38f

N

Nadelstichverletzung:
  HIV-Infektionsrisiko bei medizinischem
    Personal und Präventionsmaßnahmen, VII.1
NASBA
  Methoden zum direkten HI-Virusnachweis
    und zur Verlaufskontrolle, VI.2, S. 13ff
Nebenwirkungen, siehe
  unerwünschte Arzneimittelwirkungen (UAW)
Neisseria gonorrhoeae
  Vaginalinfektionen, III.14, S. 7
Nelfinavir (NFV)
  Antiretrovirale Therapie, IV.3
  Arzneistoffprofile, IV.4
  Medikamenten-Interaktionen, IV.6
Neoplasien,
  assoziiert mit HIV-Infektion, III.9
    (s.a. Kaposi-Sarkom; Lymphome)
  Dermatovenerologische Manifestationen, III.5
    Disseminiertes Kaposi-Sarkom, S. 3ff
    Maligne Lymphome, S. 9f
  Gynäkologische Probleme HIV-infizierter
    Frauen, III.14
    Epitheliale Neoplasien des unteren
      Genitraktes, S. 2ff
  Orofaziale Manifestationen, III.4
    Orales Kaposi-Sarkom, S. 15ff
  Radiologische Diagnostik, VI.4
    Abdomen und Retriperitoneum, S. 28
    Intrathorakale Neoplasien, S. 12
Nephropathie, HIV-assoziiert,
  Pathologische Anatomie, V.5, S. 18
Nervensystem
  Diagnostik und Therapie primärer und
    sekundärer Neuromanifestationen der
    HIV-Infektion, III.1
Neugeborene
  HIV-Infektion und AIDS bei Neugeborenen,
    Kindern und Jugendlichen, III.11
  HIV-Infektion und Schwangerschaft, III.10
Neurolues
  Sekundäre Neuromanifestationen, III.1, Teil II
Neuromanifestationen
  Neuropathologie bei HIV-Krankheit, V.6
  Primäre Neuromanifestationen, Teil I von III.1
    Akute Meningitis, S. 1ff
    Enzephalopathie, S. 4ff
    Guillain-Barré-Syndrom, S. 3ff
    Meningoenzephalitis, S. 1ff
    Myelopathie, S. 24ff
    Myopathie, S. 38f
    Polyneuropathie, akute inflammatorische,
      demyelinisierende, S.3ff
    Polyneuroradikulitis, chronische
      inflammatorische,
      demyelinisierende, S. 29ff
  Sekundäre Neuromanifestationen, Teil II von
    III.1
    CMV-Meningoenzephalitis, S. 23 ff
    Herpes-simplex-Meningoenzephalitis,
      S. 27ff
    Kryptokokken-Meningoenzephalitis, S. 19ff
    Lymphome, S. 31 f
    Malignome, S. 31 f
    Neurolues, S. 18ff

Neuropathologie bei HIV-Krankheit, V.6
  Manifestationen am peripheren NS, S. 18ff
  Terminologie und Methode, S. 1f, 18ff
  ZNS-Manifestationen, S. 3ff
Neurotropie des HIV
  Primäre Komplikationen Nervensystem, III.1
Neutropenie
  Hämatologische Veränderungen, III.16, S. 9f
Nevirapin (NVP)
  Ambulante vertragsärztliche Versorgung von
    HIV-Patienten, II.5, Teil I
  Antiretrovirale Therapie, IV.3
  Arzneistoffprofile, IV.4
  Medikamenten-Interaktionen, IV.6
Nicht-nukleosidale Reverse-Transkripase-
    Inhibitoren (NNRTI)
  Ambulante vertragsärztliche Versorgung
    von HIV-Patienten, II.5, Teil I
  Antiretrovirale Therapie, IV.3
  Arzneistoffprofile, IV.4
  Grundlagen und klinische Bedeutung der
    Resistenzentwicklung, IV.5, S. 7ff
  Richtlinien zur antiretroviralen Therapie,
    IV.3, Anhang
Niere
  mögliche Organveränderungen d. HIV, V.5, S.14
Nokardiose
  OI der Lunge, III.7, S. 18
Noma-ähnliche Erkrankung bei einem
    HIV-infizierten Afrikaner, Kasuistiken, II.1,
    Nr. 23
Non compliance (siehe auch Compliance)
  HIV-Patienten in Vertragsarztpraxis, II.5
Non-Hodgkin-Lymphome
  (siehe auch Lymphome)
  Non-Hodgkin-Lymphom im Pankreas
    Kasuistiken, II.1, Nr. 21
Notfall
  Arztrecht, VIII.1; Intensivmedizin, IV.2
Nottestment
  HIV und Arztrecht, S. 18f
Nukleosidale Reverse-Transkriptase-Inhibitoren
    (NRTI)
  Antiretrovirale Therapie, IV.3
  Arzneistoffprofile, IV.4
  Grundlagen und klinische Bedeutung der
    Resistenzentwicklung, IV.5, S. 4ff
  Richtlinien, IV.3 und Anhang
Nukleosidanaloga
  Antiretrovirale Therapie, IV.3
  Arzneistoffprofile, IV.4

O

Offenbarungsbefugnis
  Arztrecht, VIII.1, S. 14
Offenbarungspflicht
  Arztrecht, VIII.1, S. 15
Onkoviren

HIV: Einführung Virologie, V.2, S. 4
Ophthalmologische Manifestationen, III.3
  Akute Retinanekrose, S. 15
  Kaposi-Sarkom, S. 1
  Mikroangiopathiesyndrom, S. 4
  Pilzinfektionen, S. 20ff
  Toxoplasmose, okuläre, S. 17
  Varizella-Zoster-Retinitis, S. 16
  Zytomegalie-Virus-Retinitis, S. 6ff
Opportunistische Infektionen,
  siehe auch spez. klinische Kapitel, Sektion III
  HIV-Krankheit: Klin. Krankheitsbegriffe, II.2
  Hygienische Maßnahmen zur Verhütung einer
    Übertragung von HIV und von opportuni-
    stischen Infektionen im medizinischen
    Bereich, VII.1, S. 23ff
  Pathologische Anatomie bei AIDS, V.5
    Morphologie der OI, S. 19ff
  ZNS
    Diagnostik und Therapie primärer und
      sekundärer Neuromanifestationen der
      HIV-Infektion, III.1
Orale Haarleukoplakie
  Dermatovenerologische Manifestationen,
    III.5, S. 13f
Organbezogene Beschwerden (Großtabelle)
  siehe: Die HIV-Krankheit II.2
Organmanifestationen
  Gastroenterologische Krankheitsbilder,
    III.8, S. 22ff
Organspende/-transplantation
  Arztrecht, VIII.1, S. 15
Orofaziale Manifestationen, III.4
  Infektionen im Mund-, Kiefer und
    Gesichtsbereich, Teil I
  Neoplasien und sonstige HIV-assoziierte
    Erkrankungen im Mund-, Kiefer und
    Gesichtsbereich, Teil II
Osteuropa
  Epidemiologie, I.1
Ozeanien
  Epidemiologie, I.1; I.3

P

p-24-Antigen
  HIV-Labordiagnostik:
    Nachweis von spezifischen Antikörpern
    und HIV-p24-Antigen, VI.1, S. 11
Paclitaxel
  Arzneistoffprofile, IV.4
Pädiatrische Klassifikation
  HIV und AIDS bei Neugeborenen, Kindern
    und Jugendlichen (Tabelle), III.11
Palliativmedizin und AIDS, II.7
  Definition, S. 3f
  Indikationen, S. 6f
  Schmerztherapie, S.8ff
  Symptomatische Therapie, S. 12ff

Symptomkontrolle, S. 10ff
Pankreas-Veränderungen
　Gastroenterologische Krankheitsbilder, II.8,S.15
Papillomviren siehe Humane P.
Papova-Viren (JC)
　Pathologische Anatomie bei AIDS, V.5, S. 26
Paracetamol
　Medikamenten-Interaktionen, IV.6
Parodontitis, progressive
　Orofaziale Manifestationen, III.4, S. 8
Parvovirus-B-19-Infektion
　Kasuistiken, II.1, Nr. 19
Pathogenese von AIDS, V.3
　Akute HIV-Krankheit, S. 2
　Autoimmunphänomene, S. 18
　B-Lymphozyten, S. 15f
　$CD4^+$-T-Lymphozyten, S. 14f
　$CD8^+$-T-Lymphozyten, S. 15
　Chronisch persistierende HIV-Infektion, S. 7
　Dendritische Zellen, S. 17
　HIV-Replikation, S. 9f
　Immunpathog. Mechanismen, S. 12f
　Latenzphase, S. 7
　Monozyten, Makrophagen, S. 16
　Natürlicher Ablauf der HIV-Infektion, S. 2
　NK-Zellen, S. 16
　Primäre HIV-Infektion, S. 2
　Progression zu AIDS, S. 7f
　Steady state, set point, turnover, S. 9ff
　Viruslast (virus load), S. 9ff
Pathogenitätssteigerung
　HIV: Natur des Virus, V.1
Pathologische Anatomie bei AIDS, V.5
　AIDS-assoziierte maligne Tumoren, S. 34
　Umgang mit infizierten Gewebsproben, S. 2
　Morphol. Manifestationen, S. 3
　Morphologie der opport. Infektionen, S. 19
　Mykobakterielle Infektionen, S. 27
　Nervensystem, S. 42
PcP, III.6
　Diagnostik, S. 7
　Epidemiologie, S. 2f
　Erreger, S. 3f
　Klinisches Bild, S. 6f
　Pathogenese, S. 4ff
　Prophylaxe, S. 29f
　Schweregrade, S. 20ff
　Radiologische Diagnostik (mit 12 Abb.), S. 4ff
　Pathologische Anatomie bei AIDS, V.5, S. 19ff
PCR
　siehe Polymerase-Kettenreaktion (PCR)
Pentamidin
　Arzneistoffprofile, IV.4
　Medikamenten-Interaktionen, IV.6
　PcP, III.6
Perinatale antiretrovirale Therapie
　HIV-Infektion und AIDS bei Neugeborenen, Kindern und Jugendlichen, III.11, S. 11ff
Pflegebedürftigkeit

Stufen der, Sozialleistungen bei HIV-Krankheit, VIII. 2, S. 22ff
Pflegedienste
　Adressen, IX.1
Pflegeversicherung
　Sozialleistungen, bei HIV-Krankheit, VIII.2
Phenytoin
　Medikamenten-Interaktionen, IV.6
Pilze siehe Mykosen
Pityriasis versicolor
　Dermatosen, III.5, S. 17
PML siehe Leukenzephalopathie
Pneumonien
　CMV-P., Kasuistiken, II.1 (Nr. 10)
　Cryptococcus-neoformans-P., III.7, S. 15
　Lobär-P., Kasuistiken, II.1 (Nr. 2)
　Nocardien-P., Kasuistiken, II.1 (Nr. 8)
　Pneumocystis-carinii-P., III.6
　AIDS und Drogenabhängigkeit, II.4
　Infektionsrisiko d. parasitäre bzw. bakt. Erkrankungen, VII, Teil II, S. 28
　Kasuistiken, II.1, Nr. 5 und 11
　Radiologische Diagnostik, VI.4
Pneumocystis-carinii-Pneumonie
　siehe PcP
Polymerase-Kettenreaktion (PCR),
　Methoden zum HI-Virusnachweis, VI.2, S. 6ff
Polyneuropathien, akute und chronische Formen
　Primäre Neuromanifestationen, III.1, Teil I, S. 3ff, 27ff und 31ff
Polyneuroradikulitis
　Primäre Neuromanifestationen, III.1, Teil I, S. 29ff
Polytoxikomanie
　AIDS und Drogenabhängigkeit, II.4, S. 5
Postinfektionsprophylaxe
　Impfstoffentwicklung, V.4
Präventionsmaßnahmen nach berufsbedingter Exposition mit HIV, VII.2
　Chemoprophylaxe, S. 5ff
　Keimzahl, S. 2f
　Vorgehen nach HIV-Exposition, S. 4ff
Prognoseparameter
　Labordiagnostik der HIV-Infizierten, VI.1, S.16f
　Methoden zum direkten Virusnachweis und zur Verlaufskontrolle der HIV-Infektion, VI.2, S. 28f
Prognost. Aussagewert der neuen Stadieneinteilung
　HIV-Klassifikation, IX.2, Teil I, S. 3ff
Progression der HIV-Krankheit
　Die HIV-Krankheit II.2
　Pathogenese von AIDS, V.3, S. 10
Progressive multifokale Leukenzephalopathie (PML) siehe Leukenzephalopathie
Prophylaxe
　PcP, III.6
　Pentamidin, IV.4; IV.6
　Postexpositionelle Chemoprophylaxe
　　HIV-Risiko und präventive Maßnahmen,

VII.1, S. 6ff
Postinfektionsprophylaxe, V.4
Protease-Inhibitoren
 Antiretrovirale Therapie, IV.3
 Arzneistoffprofile, IV.4
 Grundlagen und klinische Bedeutung der
  Resistenzentwicklung, IV.5, S. 8f
Proteinase
 HIV: Einführung Virologie, V.2, S.3
Protozoen (siehe auch Sektion III)
 P.infektionen, V.5
 Isospora belli, S. 24
 Kryptosporidien, S. 23
 Pneumocystis carinii, S. 19
 Toxoplasma gondii, S. 22
 Vaginalinfektionen, III.14
Psoriasis vulgaris
 Dermatovenerologische Manifestationen,
  III.5, S. 23f
Psychische Belastungen von HIV-Infizierten und
  AIDS-Kranken, II.6
 Bewältigungsstrategien, S. 12ff
 Compliance, S. 7ff
 HIV-Test-Beratung, S. 3ff
 Suizidalität, S. 18f
Psychosen
 Sekundäre Neuromanifestationen, III.1 Teil II,
  S. 40ff
Pulmonale Hypertonie
 Kardiovaskuläre Erkrankungen, III.15, S. 10
Pyodermien
 Bakterielle Hauterkrankungen, III.5, S. 20
Pyrazinamid
 Medikamenten-Interaktionen. IV.6
Pyrimethamin
 Medikamenten-Interaktionen, IV.6
 Mykobakterien-Infektionen, III.12, S. 23f

Q

Qualitätssicherung, in der HIV-Therapie
 Ambulante vertragsärztliche Versorgung von
  HIV-Patienten, II.5, S. 21ff

R

Radiologische Diagnostik, VI.4
 siehe auch spezielle klinische Kapitel,
  Sektion III
Reanimation
 Hygienische Maßnahmen, VII, S. 17
 Intensivmedizin und Chirurgie, IV.2
Rehabilitation
 Sozialleistungen, VIII.2
Reisen und HIV-Krankheit, II.3
 Atemwegsinfektionen, S. 11ff
 Hygieneregeln, S. 9ff
 Impfproblematik, S. 3ff
 Magen-/Darminfektionen, S. 7ff

Perkutane Infektionen, S. 17f
Reiseapotheke, S. 20
Sexuell übertragbare Krankheiten, S. 18ff
Vektoren-bedingte Infektionen, S. 14ff
Rentenversicherung: Sozialleistungen, VIII.2
Resistenz
 gegen antiretrovirale Substanzen
  Antiretrovirale Therapie, IV.3
 Genotypische Resistenzbestimmung, IV.5
 Phänotypische Resistenzbestimmung, IV.5
Resistenzentwicklung,
 Grundlagen und klinische Bedeutung, IV.5
 Kreuzresistenzen, S. 16ff
 Mutationsmuster unter Kombinations-
  therapien, S. 15ff
 Resistenz-assoziierte Mutationen, S. 4ff
  NNRTI, S. 7ff
  NNRTI, S. 4ff
  PI, S. 8ff
 Resistenzuntersuchungen, S. 18
 Therapiemanagement, S. 16ff
 Therapieversagen aus virologischer Sicht, S. 2ff
 Vermeiden der Resistenzentwicklung, S. 11ff
 Viruslast, Replikation und Resistenz, S. 10ff
Retroperitoneum
 Gastroenterologische Krankheitsbilder, III.8,
  S. 31
 Radiologische Diagnostik, VI.4 S. 21ff
Retroviren
 HIV: Einführung Virologie, V.2
 Vorkommen und Eigenschaften von R., S.1
 Klassifizierung der R., S. 6
 Lenti-Retroviren, V.1, S. 7ff
Reverse Transkriptase
 HIV: Einführg. Virologie, V.2, S.3
rHG-CSF
 siehe G-CSF
Rhodococcus equi
 OI der Lunge, III.7, S. 18
Ribavirin
 Medikamenten-Interaktionen, IV.6
 Richtlinien zur antiretroviralen Therapie der
  HIV-Infektion, IV.3, Anhang
Rifampicin
 Arzneistoffprofile, IV.4
 Medikamenten-Interaktionen, IV.6
 Mykobakterien-Infektionen, III.12, S. 9ff
Rifabutin
 Arzneistoffprofile, IV.4
Ritonavir
 Antiretrovirale Therapie, IV.3
 Arzneistoffprofile, IV.4
 Medikamenten-Interaktionen, IV.6
 Richtlinien zur antiretroviralen Therapie,
  IV.3, Anhang
Robert Koch-Institut
 Adressen, IX.1
Röntgendiagnostik
 siehe Radiologische Diagnostik

Röntgen-Thorax
  PcP, III.6 (Abb.)
  siehe auch weitere Kapitel Sektion III

S

Samenspende
  Arztrecht, VIII.1, S. 15
Salmonellose
  Infektionsrisiko durch parasitäre bzw.
    bakterielle Erkrankungen, VII, Teil II, S. 31
  Pathologische Anatomie bei AIDS, V.5, S. 32
Saquinavir
  Antiretrovirale Therapie, IV.3
  Arzneistoffprofile, IV.4
  Medikamenten-Interaktionen, IV.6
Scabies norvegica
  II.1, Kasuistiken (Nr. 17)
Schmerztherapie
  Drogenabhängige HIV-Patienten in der vertragsärztl. Praxis, II.9
  Palliativmedizin und AIDS, II.7
Schnellteste
  HIV-Labordiagnostik, VI.1, S. 9
Schockphase, akute
  Psychosoziale Aspekte, II.6
Schwangerschaft
  Anwdg. Arzneistoffe, IV.4
    (alle Substanzen)
  Arztrecht, VIII.1, S. 16
  und HIV-Infektion, III.10
    Antiretrovirale Therapie, S. 14
    Kaiserschnitt, S. 13 und 17ff
    Komplikationen im Schwangerschafts-
      verlauf, S. 3ff
    Maternofetale HIV-Transmission, S. 8ff
    Risiken im Schwangerschaftsverlauf, S. 3ff
    Prophylaxe, S. 20ff
    Untersuchungsprogramm, S. 9
Schwarzafrika
  HIV und AIDS – Umgang mit Patienten aus Afrika, II.10
Schweigepflicht
  Arztrecht, VIII.1, S. 15f
Schweiz
  Epidemiologie, I.1; I.3
Schwerbehindertenrecht
  Sozialleistungen, VIII. 2
    Grade der Behinderung (m. Tab.), S. 29ff
Schwerpunktpraxen
  Ambulante vertragsärztliche Versorgung von HIV-Patienten, II.5
Seborrhoisches Ekzem
  Dermatovenerologische Manifest., III.5, S. 18
Sektio
  HIV-Infektion und Schwangerschaft, III.10
Sekundäre Neuromanifestationen III.1, Teil II
  CMV-Meningoenzephalitis, S. 23 ff
  Epileptische Anfälle, S. 41ff

Herpes-simplex-Meningoenzephalitis, S. 27ff
Kopfschmerzen, S. 43ff
Kryptokokken-Meningoenzephalitis, S. 19ff
Liquordiagnostik, S. 47ff
Lymphome, S. 31f
Malignome, S. 31f
Neurolues, S. 18ff
Opportunistische Infektionen, S. 2ff
Progressive multifokale Leukenzephalopathie (PML), S. 12ff
Psychosen, S. 40ff
Schlaganfall, S. 38ff
Toxoplasmose, S. 2ff
Tuberkulöse Meningoenzephalitis, S. 9ff
Serokonversionslatenz
  Die HIV-Krankheit, II.2, S. 1
  Methoden zum direkten HI-Virusnachweis und zur Verlaufskontrolle, VI.2
Serologie
  Labordiagnostik der HIV-Infektion, IV.1
Set point
  Pathogenese von AIDS, V.3
Sexualität
  AIDS und Drogen, II.4, S. 6
  Umgang mit Patienten aus Afrika, II.10, S.5
Sexuelle Transmission
  Die Bedeutung der HIV-Infektion in der Gynäkologie, III.14, S. 1ff
  HIV-Übertragungswege und -risiken, VII.3
Sexueller Missbrauch
  AIDS und HIV bei Kindern, III.11, S. 3
Sonographie/Sonogramnm
  Gastroenterologische Krankheitsbilder, III.8, S. 8 und S. 18
  Infektionen durch Mykobakterien, III.12
Sozialleistungen
  bei HIV-Krankheit, VIII.2
    Behinderung, Grade der (m. Tab.), S. 32f
    Leistungen der
      Arbeitsförderung, S. 20f
      Krankenversicherung, S. 3ff
      Pflegeversicherung, S. 21ff
      Rentenversicherung, S. 13ff
      Unfallversicherung, S. 12
    Pflegebedürftigkeit, Stufen der (m. Tab.), S. 23ff
    Scores zur Einstufung d. Pflegebedürftigkeit (m. Tab.), S. 22
Spontanverlauf
  HIV-Krankheit, II.2, S. 8ff
Speicheltest
  HIV-Labordiagnostik, VI.1, S. 10
Suchtest
  HIV-Labordiagnostik, VI.1, S. 4f
Sprachprobleme
  Umgang mit Patienten aus Afrika, II.10, S. 7
Spumaviren
  HIV: Einführung Virologie, V.2, S. 7
Sputum

Provokation, PcP, III.6, S. 11
Provoziertes S., III.12; III.15
   Aufbereitung, III.12, S. 15
   Nachweis säurefester Stäbe, S. 15
   Sputumuntersuchung, III.7, S. 3
Stadieneinteilung
   der HIV-Infektion, IX.2, Teil I
   die HIV-Krankheit, II.2
   s. a.Frankfurter St.
Staphylococcus aureus
   Infektionsrisiko durch parasitäre bzw.
   bakterielle Erkrankungen, VII, Teil II, S. 31
Stavudin
   Antiretrovirale Therapie, IV.3
   Arzneistoffprofile, IV.4
   Medikamenten-Interaktionen, IV.6
Steady state
   Pathogenese von AIDS, V.3
Sterben mit AIDS
   Palliativmedizin und AIDS, II.7
Sterbehilfe
   HIV und Arztrecht, VIII.1, S. 16
Steroide
   PcP, III. 6
   siehe auch spezielle Kapitel der Sektionen III
      und IV
Stillen
   HIV-Infektion und AIDS bei Neugeborenen,
      Kindern und Jugendlichen, III.11
   HIV und Schwangerschaft, III.10, S. 4
   HIV-Übertragungswege und -risiken, VII.3
Substitutionsbehandlung
   AIDS und Drogen, II.4, S. 11ff
   Drogenabh. HIV-Patienten in der vertragsärztl.
      Praxis, II.5, Teil II, S. 1ff
Subtypen von HIV-1 und HIV-2
   HIV: Natur des Virus, V.1 (m. Abb.), S. 2f
Suchtberatungstellen und -ambulanzen
   Adressen, IX.1
Suizidalität/Suizide
   Palliativmedizin und AIDS, II.7
   Psychische Belastungen von HIV-Infizierten
      und AIDS-Kranken, II.6, S. 18ff
Suszeptibilität von HIV
   HIV-Übertragungswege und -risiken, VII.3,
      S.14ff
Symptome der HIV-Krankheit
   Die HIV-Krankheit, II.2
      Tabelle, S. 26ff
   s. a. weitere Kapitel der Sektionen II und III
Syphilis
   Dermatovenerologische Manifestationen,
      III.5, S. 24ff
   Kasuistiken, II.1, Nr. 29

T

Teleangiektasien
   Dermatovenerologische Manifestationen, III.5

Testament:
   HIV und Arztrecht, S. 18f
Testsensitivität und -spezifität
   HIV-Labordiagnostik, VI.1
Therapieansätze, IV.1
   Teil I: Angriffspunkte im HIV-
             Vermehrungszyklus
   Teil II: Aktivierung des Immunsystems
             (»Immune-based-«-Behandlung)
   Antiretrovirale Therapie, IV.3
   Arzneistoffprofile, IV.4 (alle)
   Die HIV-Krankheit, II.2
   HIV: Natur des Virus, S. 16ff
   Medikamenten-Interaktionen, IV.6
   siehe auch spezielle klinische Kapitel
      Sektion III
Thiamin
   Kasuistiken, II.1, Nr. 25: Laktatazidose
Thoraxorgane
   Radiologische Diagnostik, VI.4
      krankhafte Befunde, S. 3ff
   Röntgenuntersuchung Th., III.7, S. 2
Thrombozytopenie
   Hämatologische Veränderungen, III.16, S. 10f
Thymus
   Pathologische Anatomie bei AIDS, V.5, S. 12
Tiermodelle
   Stand der Impfstoffentwicklung gegen HIV, V.4
Tioguanin
   Arzneistoffprofile, IV.4
T-Lymphozyten (= T-Zellen)
   HIV-Infektion, Verlauf, II.2
   Immunpathologie, V.3, S. 4ff
   Stadieneinteilung der HIV-Infektion,
      IX.2,Teil I
   siehe auch spezielle klinische Kapitel
      Sektion III
Toxoplasmose, Kasuistiken, II.1, Nr. 12 und 13
   Infektionsrisiko durch parasitäre bzw.
      bakterielle Erkrankungen, VII, Teil II, S. 28
   Lymphome, VI.4, S. 20
   Netzhaut, III.3
   Pathologische Anatomie, V.5, S. 21
   Pulmonale T., III.7, S. 17
   Sekundäre Neuromanifestationen, III.1, Teil II
   Zentralnervensystem
      Radiologische Diagnostik, VI.4, S. 14ff
   siehe auch CD4-/Helferzellen
Transmission, vertikale
   Epidemiologie, I.1
   HIV und Schwangerschaft, III.10
   HIV-Infektion und AIDS bei Neugeborenen,
      Kindern und Jugendlichen, III.11
   Übertragungswege und -risiken, VII.3
Treponema pallidum
   Bakterielle Vaginalinfektionen, III.14
   Dermatovenerologische Manifestationen, III.5
Trimethoprim
   Medikamenten-Interaktionen, IV.6

T.-Dapson, Therapie PcP, III.6
T.-Sulfamethoxazol: Therapie PcP, III.6
Trimetrexat
    Arzneistoffprofil, IV.4
    Therapie PcP, III.6
Tropentauglichkeit, HIV-infizierte Fernreisende, II.3, S. 9f
Tuberkulose, siehe auch Mykobakterien
    AIDS und Drogenabhängigkeit, II. 4, S. 9
    Diagnostik und Therapie von
        Infektionsrisiko durch parasitäre bzw.
        bakterielle Erkrankungen, VII, Teil II, S. 29
    Gastroenterologische Krankheitsbilder, III.8
    Infektionen durch Mykobakterien, III.12, Teil 1
    Lungenkomplikationen, III.7, S. 9
    Kasuistiken, II.1 (Nr. 1, 9, 11 und 12)
    Pathol. Anatomie bei AIDS, V.5
    TB als AIDS-Manifestation, S. 4
        Therapie der Tb., S. 9
        Nebenwirkungen, S. 10
        Präventionsmaßnahmen, S. 10ff
    Tuberkulintest, S. 6
Turn over
    Pathogenese von AIDS, V.3

U

UAW
    Unerwünschte Arzneimittelwirkung
    Antiretrovirale Therapie, IV.3
    Arzneistoffprofile IV.4
    Medikamenten-Interaktionen, IV.6
Überlebenszeit
    Änderungen der (mit Tabelle)
    Epidemiologie von HIV und AIDS in Deutschland, I.2, S. 26f
    nach Diagnose AIDS, II.2
Übertragungsrisiken
    Die Bedeutung der HIV-Infektion in der Gynäkologie, III.14
    Drogenabhängigkeit, II.4
    Geschlechtsverkehr, S. 4
    Mutter-Kind, S. 4
    Nadeltausch, S. 3
    Prävention, S. 3f
    HIV-Risiko und präventive Maßnahmen im medizinischen Bereich, VII.1, Teil I
    HIV-Übertragungswege und -risiken, VII.3
    Infektionsrisiko durch parasitäre bzw. bakterielle Erkrankungen bei HIV infizierten Patienten, VII.1, Teil II
    Maternofetale
        HIV-Infektion und Schwangerschaft, III.10
    Tuberkulose, III.12, S. 1ff
Umgang mit Patienten aus Afrika, II.10
    Armut, S. 4
    HIV-infizierte Migranten, S. 2
    Interkulturelle Kompetenz, S. 7

Medizinkonzepte, S. 5
Sexualität, S. 5
Sprachprobleme
Therapiebeziehung, S.3
UNAIDS
    wichtige Adressen, IX.1
Unfallversicherung
    Sozialleistungen bei HIV-Krankheit, VIII.2, S. 12ff
USA
    Epidemiologie I.1, I.3
UVM
    siehe Mykobakterien, ubiquitär vorkommende

V

Valaciclovir
    Medikamenten-Interaktionen, IV.6, Teil II
Vancomycin
    Medikamenten-Interaktionen, IV.6
Variabilität von HIV
    HIV/AIDS-Pandemie, I.1
    HIV: Einführung in die Virologie, V.2
    HIV: Natur des Virus, V.1
Varizella-Zoster-Infektion, Sektion III
    Opthalmologische Manifestationen, III.3
        Hornhaut, S. 3f; Netzhaut, S. 12
    Pathologische Anatomie bei AIDS, V.5, S. 26
Varizellen
    siehe Varizella-Zoster-Infektion
Vektoren
    durch Vektoren übertragene Infektionen
    HIV-Krankheit und Reisen, II.3, S. 14ff
Venenkatheter-Systeme
    Heimbehandlung bei AIDS, II.8, S. 6ff
Verdachtsdiagnose
    Falldefinitionen (Tabelle), IX.2
Vergütungssystem
    für Krankenhausbehandlung: DRG-Fallpauschalen allgemein und speziell bei HIV, IX.7
Verrucae vulgares
    siehe Warzen
Vertragsarztpraxis,
    Behandlung in der, II.5
    Drogenabhängige HIV-Patienten in der, II.9
Vinblastin
    Arzneistoffprofile, IV.4
    Medikamenten-Interaktionen, IV.6
Vinca-Alkaloide
    Medikamenten-Interaktionen, IV.6
Vincristin
    Arzneistoffprofile, IV.4
Viren
    siehe Lentiviren/ Retroviren und spezielle Kapitel der Sektionen III und V
Virologie,
    Einführung in die, V.2
    Chemokinrezeptoren als HIV-Korezeptoren, S. 13

Endogene und exogene Retroviren, S. 5ff
Klassifizierung der Retroviren, S. 6ff
Virologische Grundlagen, S. 10ff
Vorkommen und Eigenschaften von
  Retroviren, S.1ff
Zytopathogenität, S. 14ff
Virusantigen
  siehe Antigen
Virusanzucht
  Direkte Nachweismethoden, VI.2
  HI-Labordiagnostik der HIV-Infektion, VI.1
Virusinfektionen
  Die HIV-Krankheit, II.2
  Dermatovenerologische Manifestationen, III.5,
    S. 10f
  Genitalinfektionen, III.14
  Orofaziale Manifestationen, III.4, S. 8ff
  Pathologische Anatomie bei AIDS, V.5
    Cytomegalie-V., S. 25
    Epstein-Barr-V., S. 26
    Hepatitis-B-V., S. 27
    Herpes simplex-V., S. 26
    Papova-V., S. 26
    Varizella-Zoster-V., S. 26
    siehe auch spezielle Kapitel Sektionen III
      und IV
Viruslast (virus load)
  Ambulante vertragsärztliche Versorgung, II.5
  Antiretrovirale Therapie, IV.3
  Direkte Nachweismethoden, VI. 2
  Die HIV-Krankheit, II.2
  Grundlagen und klinische Bedeutung der
    Resistenzentwicklung, IV.5 S. 10ff
  Pathogenese von AIDS, V.3,
Virusnachweis
  Methoden zum dir. HI-Virusnachweis und zur
    Verlaufskontrolle, VI.2
    Blutspenderscreening mit Nukleinsäure-
      Amplifikationstechniken (NAT),
      S. 24f
    Branched DNA-System, S. 17
    NASBA/TMA, S. 13f
    Polymerase-Kettenreaktion (PCR), S. 6
    Quantitative Amplifikationsverfahren, S. 20f
    Virusbeladung als Prognoseparameter
Virusreplikation
  HIV: Einführung in die Virologie, V.2
  HIV: Natur des Virus, V.1
  Pathogenese von AIDS, V.3
Virustatika
  Antiretrovirale Therapie, IV.3
  Arzneistoffprofile, IV.4
  Medikamenten-Interaktionen, IV.6
  siehe auch spezielle Kapitel Sektionen III
    und IV
Virustiter
  HIV: Natur des Virus, VI, S. 8ff
Virusträger
  Epidemiologie, I.1-1.3

HIV-Infektionen, II.2, S. 1
  (Serokonversionslatenz)
Virusvarianten
  HIV: Natur des Virus, V.1, S. 4ff
  siehe auch weitere Kapitel Sektion V
Vulva
  Bedeutung der HIV-Infektion in der Gynäkolo-
    gie, III.14
  Intraepitheliale Neoplasien, S. 4ff

W

Warzen
  Dermatologische Manifestationen, III.5, S.
    16ff
Wasting (siehe auch AIDS-Wasting-Syndrom)
  Gastroenterologische Krankheitsbilder, III.8,
    S. 22
Wechselwirkungen,
  s. Medikamenten-Interaktionen
Western Blot (WB). siehe auch HIV-Test
  HIV-Labordiagnostik, VI.1, S. 12
Westeuropa
  Epidemiologie international, I.1
WHO
  AIDS-Fallzahlen international, I.1 und I.3
  Europa-Region, I.1, S.8
  Stadieneinteilung, II.2
UNAIDS
  wichtige Adressen IX.1
Wirkungskonzepte
  antivirale Therapie, IV.1 und IV.3
  HIV: Natur des Virus, V.1

Z

Zalcitabin (DDC)
  Antiretrovirale Therapie, IV.3
  Arzneistoffprofile, IV.4
  Medikamenten-Interaktion, IV.6
Zentralasien
  Epidemiologie international, I.1
Zentralnervensystem (ZNS)
  Diagnostik und Therapie primärer und
    sekundärer Neuromanifestationen
    der HIV-Infektion, III.1
  Lymphom d. ZNS, Kasuistiken, II.1, Nr. 11
    m. HIV-Krankheit assoz. Neoplasien, III.9
  Neuropathologie der CMV-Infektion d. ZNS,
    V.6, S. 10f
  Radiologische Diagnostik, VI.4
    krankhafte Befunde (m. Tab.), S. 14ff
  Toxoplasmose d. ZNS, Kasuistiken, II.1, Nr. 4
    Neuropathologie, V.6, S. 8ff
  Tumoren des ZNS
    m. HIV-Krankheit assoz. Neoplasien, III.9
Zerebrale Toxoplaxsmose
  siehe Toxoplasmose
Zervix

Bedeutung der HIV-Infektion in der
    Gynäkologie, III.14
Zidovudin (AZT)
    Ambulante vertragsärztliche Versorgung von
        HIV-Patienten, II.5
    Antiretrovirale Therapie der HIV-Krankheit,
        IV.3
    Arzneistoffprofile, IV.4
    Behandlung mit, II.2
    bei schwerem Immundefekt, IV.3
    HIV-Infektionsrisiko von medizinischem
        Personal und Präventionsmaßnahmen, VII.1
    Medikamenten-Interaktionen, IV.6
ZNS
    siehe Zentralnervensystem
Zoster
    Dermatovenerologische Manifestationen, III.5
    Die HIV-Krankheit, II.2, S. 52
Zyklus: Gynäkologie, III.14
Zytomegalie-Virus (ZMV/CMV)
    Die HIV-Krankheit, II.2, S. 48ff

Dermatovenerologische Manifestationen, III.5,
    S. 12
Gastroenterologische Krankheitsbilder, III.8,
    (von Ösophagus an sämtl. Abschnitte MD-
    Trakt)
Neuropathologie der CMV-Infektion der ZNS,
    V.6, S. 10f
OI der Lunge, III.7, S. 13ff
Ophthalmologische Manifestationen, III.3, S.7ff
Pathologische Anatomie bei AIDS, V.5, S. 25f
Pneumonie durch CMV, Kasuistiken, II.1, Nr.10
Radiologische Diagnostik, VI.4: Colitis, S. 10f,
    17, 20
Retinitis, II.1, Kasuistiken, Nr. 10
Zytopathogenität
    HIV: Einführg. Virologie, V.2, S. 14ff
Zytostatika/Zytostat. Therapie
    Arzneistoffprofile, IV.4: Doxor. Ifosfamid,
        Tioguanin, Vinblasin, Vincristin
    Medikamenten-Interaktionen, IV.6
    m. HIV-Krankheit assoz. Neoplasien, III.9

Sektion II
Praxis

1. **Kasuistiken**
   – zusammengestellt von E. B. Helm   (ergänzt: September'03)

2. **Die HIV-Krankheit**
   – von E.B. Helm   (Stand: Januar '00)

3. **HIV-Krankheit und Reisen**
   - von G. Just-Nübling und E.B. Helm   (Stand: Mai '99)

4. **AIDS und Drogen**
   – von C. Jacobowski   (Stand: November '02)

5. **Ambulante vertragsärztliche Versorgung von HIV-Patienten**
   – von H. Knechten und A. Goetzenich   (Stand: Mai '00)

6. **Psychische Belastungen von HIV-Infizierten und AIDS-Kranken**
   von K. Bröker   (Stand: Mai '99)

7. **Palliativmedizin und AIDS**
   – von B. Knupp   (Stand: September '00)

8. **»Home Care« – Heimbehandlung bei AIDS-Patienten**
   -- von P. Gute und E.B. Helm   (Stand: Januar '95)

9. **Die Behandlung HIV-infizierter Drogenabhängiger in der Vertragspraxis**   (Stand: Januar '00)
   -- von J. Gölz

10. **HIV und AIDS – Umgang mit Patienten aus Afrika**
    – von S. Nzimegne-Gölz   (Stand: Mai '03)

| Grundlagen | Diagnostik | Prophylaxe | Recht |

HIV-Antikörper sinnvoll und notwendig gewesen, weil nur bei nachgewiesener HIV-Infektion eine antiretrovirale Behandlung begonnen worden wäre. Es ist erwiesen, dass auch AIDS-Patienten, die wegen eines Tumors chemotherapeutisch behandelt werden müssen, von der gleichzeitig durchgeführten antiretroviralen Therapie profitieren.

Die Zweifel an der Diagnose eines MALT-Lymphoms kamen wegen des ausgeprägten Mundsoors, des perianalen Ulkus und dem Fortbestehen von Fieber, Abgeschlagenheit und Krankheitsgefühl auf. Eine Progression des malignen Lymphoms war Anfang 2003 nicht feststellbar. Somit musste es eine andere Ursache für die Symptome des Patienten geben. In diesem Fall war es die HIV-Infektion. Die probatorische Behandlung mit Ganciclovir unter der Verdachtsdiagnose einer CMV-Kolitis brachte keinen eindeutigen Erfolg. Erst nach Beginn der antiretroviralen Behandlung besserten sich die Krankheitssymptome, vor allem die Diarrhoe-Frequenz deutlich. Dass in diesem Fall mit einer Therapie, bestehend aus zwei geboosterten Protease-Inhibitoren begonnen wurde, wird mit dem schlechten Allgemeinbefinden des Patienten und der vorbestehenden Leukopenie begründet. Gestützt wurde diese Entscheidung auch noch durch den Sachverhalt, dass zum Zeitpunkt des Beginns der antiretroviralen Therapie die Diagnose MALT-Lymphom noch im Raum stand. Bei Vorliegen eines malignen Lymphoms hätte die Chemotherapie fortgeführt werden müssen. Eine gleichzeitige Behandlung mit Nukleosid-Analoga kann Chemotherapie bedingte Blutbildveränderungen noch verstärken. Ein weiteres Argument für eine Therapie mit Protease-Inhibitoren war seinerzeit der günstige Effekt dieser Substanzen auf HIV-assoziierte Tumoren wie beispielsweise Kaposi-Sarkome und Non-Hodgkin-Lymphome.

Sechs Wochen nach Beginn der antiretroviralen Therapie befindet sich der Patient in einem sehr guten Allgemeinzustand: die CD4-Zellzahl ist deutlich angestiegen, die Virusbeladung um mehr als zwei Log-Stufen zurückgegangen.

Abschließend sei noch einmal darauf hingewiesen, dass der HIV-Test bei unklaren Krankheitserscheinungen, insbesondere bei Verdacht auf das Vorliegen eines malignen Lymphoms, allen Patienten angeboten werden sollte.

Die Kasuistik wurde freundlicherweise von M. Bickel und E.B. Helm, Universitätsklinikum Ffm., zur Verfügung gestellt.

Kasuistik Nr. 31

Viszerale Leishmaniose bei HIV-Infektion

Vorgeschichte

Der 25-jährige homosexuelle Patient stammt aus Griechenland. Er lebte zum Zeitpunkt der AIDS-Manifestation bereits seit sechs Jahren in Deutschland. Seine Urlaube verbringt er überwiegend in seinem Heimatland.

Im August 1995 suchte er wegen einer allgemeinen Leistungsminderung, einem Gewichtsverlust von 15 kg in drei Monaten, trockenem Husten und zunehmender Dyspnoe sowie unklaren Hautherden, die einem Kaposi-Sarkom ähnelten, eine Spezialambulanz auf. Kurz zuvor war während eines Urlaubs in Griechenland eine HIV-Infektion diagnostiziert worden.

Bei der Erstvorstellung in der Ambulanz wurde u.a. eine Röntgenaufnahme der Lunge angefertigt, die beidseits basal eine interstitielle Zeichnungsvermehrung zeigte. Aufgrund dieses Befundes und des klinischen Beschwerdebildes wurde der Verdacht auf das Vorliegen einer Pneumocystis-carinii-Pneumonie (PcP) geäußert und sofort mit einer Cotrimoxazol-Therapie begonnen. Die Verdachtsdiagnose konnte durch den Nachweis von Pneumozysten in der BAL-Flüssigkeit gesichert werden. Damit war die AIDS-Erkrankung bei dem 25-jährigen Patienten bestätigt. Weitere auffallende Laborbefunde waren eine Thrombopenie, eine Anämie und eine Leukopenie (Tab. 1) sowie eine CD4-Zellzahl von 34/µl.

Unter der Behandlung mit Cotrimoxazol in der Dosierung von 120mg/kg/KG/Tag heilte die Pneumocystis-carinii-Pneumonie komplikationslos ab. Wegen eines gleichzeitig bestehenden Mundsoors erhielt der Patient Fluconazol (Diflucan®). Die Verdachtsdiagnose auf das Vorliegen eines Kaposi-Sarkoms bestätigte sich nicht. Unmittelbar nach dem stationären Aufenthalt wurde mit der antiretroviralen Behandlung, zunächst bestehend aus Retrovir®/Hivid® begonnen. Unter dieser Therapie besserten sich die Allgemeinsymptome des Patienten, aber der ausgeprägte Immundefekt blieb weiterhin bestehen. Daran änderte auch der Austausch von Hivid® gegen Epivir® nichts.

Inzwischen war die Bestimmung der Virusbeladung mittels PCR verfügbar. Anfang 1997 fanden sich bei dem Patienten über 4 Millionen Kopien/ml Plasma bei einer CD4-Zellzahl von 57/µl. Obwohl sich der Patient nach der erfolgreichen Behandlung der PcP körperlich gut erholt hatte, bestanden die initial festgestellten Blutbildveränderungen weiterhin. Da ein Zusammenhang zwischen Anämie und Retrovir® bekannt ist, wurde dieses Medikament durch einen Protease-Inhibitor ersetzt. Unter dieser Behandlung kam es zu einem Anstieg der CD4-Zellzahl und einem Rückgang der Virusbeladung unter die Nachweisgrenze.

Bis zum Sommer 2000 war der Patient subjektiv weitgehend beschwerde-

Tabelle 1: Laborwerte im Verlauf.

Datum	Thrombozyten/µl	HB g/%	Leukozyten/µl	CD4-Zellen/µl	PCR-Kopien/ml
08/95	97.000	9,8	2.500	34	–
10/95	122.000	0,3	2.500	6	–
01/97	110.000	11,0	4.070	57	4.335.000
01/98	94.000	12,0	5.800	157	650
01/99	100.000	11,9	4.370	117	<20
Erste Episode der Leishmaniose					
08/00	79.000	9,6	3.500	101	<20
09/00	132.000	10,1	3.840	178	400
01/01	123.000	10,8	4.660	212	<20
Zweite Episode der Leishmaniose					
03/03	59.000	9,5	3.300	149	<20
11.04.03	67.000	9,0	2.990	131	<20
30.04.03	92.000	9,7	5.010	–	–

frei. Bei regelmäßigen körperlichen Untersuchungen in der Ambulanz fiel aber auf, dass die 1995 festegestellte Splenomegalie, die zunächst als HIV-bedingt angesehen worden war, zugenommen hatte. Der Tastbefund wurde durch die Sonographie bestätigt (Tab. 2).

Erste Episode der Leishmaniose

Im März 2000 bemerkte der Patient eine Zunahme der bereits bei der Erstvorstellung bestehenden bräunlichen, leicht erhabenen Effloreszenzen. Er hatte Temperaturen von 37,5°C. Außer den oben erwähnten Hautherden fanden sich keine weiteren Veränderungen an Haut und Schleimhäuten. Die Untersuchung der Lunge ergab beidseits ein abgeschwächtes Atemgeräusch und eine Dämpfung.

Tabelle 2: Sonographie des Abdomens im Verlauf.

Datum	Milz	Leber
09/95	14,7 cm	Normalbefund
02/96	15,0 cm	Normalbefund
01/99	>19 cm	Mäßig vergrößert
06/01	17,0 cm	Gering vergrößert, inhomogen, keine fokalen Läsionen
11/01	18 - 19 cm	Gering vergrößert, inhomogen, keine fokalen Läsionen
02/03	19 x 7,5 cm	Diffuse Leberparenchymveränderungen, keine fokalen Läsionen

Der Auskultationsbefund des Herzens war regelrecht. Zusätzlich zu der bekannten Spleno-Hepatomegalie war bei der Untersuchung des Abdomens eine deutliche Lymphknotenschwellung beidseits inguinal feststellbar. Zervikal fanden sich ebenfalls vergrößerte Lymphknoten.

In der Hautbiopsie aus einem dieser Herde wurden massenhaft Leishmanien nachgewiesen. Auch in den Lymphknoten der linken Leiste sowie im Knochenmark fanden sich Leishmanien, die angezüchtet und als Leishmania infantum identifiziert werden konnten. Es handelte sich demnach um eine viszerale Leishmaniose mit Befall der Haut. Die Blutbildveränderungen Thrombozytopenie, Anämie und Leukopenie sowie die Splenomegalie sind durch diese Diagnose hinreichend erklärt (Laborwerte vor Therapie siehe Tabelle 1).

Im August 2000 wurde mit der Behandlung der Leishmaniose begonnen. Vor Beginn der Therapie war der Patient in einem mäßigen Allgemeinzustand.

Bildgebende Verfahren

Die Röntgenthorax-Aufnahme zeigte beidseits Pleuraergüsse, keine Infiltrate in der Lunge. In der Sonographie des Abdomens wurde eine Splenomegalie von 19 cm und eine mäßig vergrößerte Leber festgestellt (Tab. 2).

Unter der Therapie mit 3mg/kg/KG/Tag Ambisome i.v. kam es zu einem Anstieg der Thrombozyten auf über 100.000/µl und ebenso zu einem Anstieg des HB und der Leukozyten (siehe Tab. 1). Nach zehntägiger Therapie musste die tägliche Ambisome-Dosis wegen Anstieg des Kreatinins herabgesetzt und nach weiteren zehn Tagen Behandlung wegen Progredienz der Nephrotoxizität (Kreatinin-Clearance auf 66ml/min erniedrigt) abgesetzt werden. Auch unter Ambisome ließen sich in der Kultur nach wie vor Leishmanien nachweisen, sodass nach Beendigung der Ambisome-Therapie eine Suppressionsbehandlung mit 800 mg Itraconazol (Sempera®)/Tag durchgeführt wurde. Zudem bestanden nach wie vor eine Splenomegalie sowie eine Verminderung der Thrombozyten, des HB und der Leukozyten. Trotz dieser Befunde ging es dem Patienten verhältnismäßig gut. Unter der Kombination von zwei Nukleosid-Analoga und einem geboosterten Protease-Inhibitor war die Virusbeladung über einen Zeitraum von drei Jahren unter der Nachweisgrenze. Trotzdem blieb ein nachhaltiger Anstieg der CD4-Zellzahl, wie er zu erwarten gewesen wäre, aus.

Zweite Episode der Leishmaniose

Ab Februar 2003 klagte der Patient über vorwiegend im rechten Unterbauch lokalisierte Schmerzen, gelegentliches Erbrechen und Durchfall-Episoden. Außerdem hatte er neue Hautherde im Bereich der Schultern bemerkt. Die Palpation des Abdomens war schmerzhaft, Resistenzen konnten aber nicht getastet werden. Die daraufhin durchgeführte Sonographie zeigte außer der bekannten Splenomegalie (Abb. 1) eine verdickte Darmwand mit ödematöser Schwel-

Grundlagen　　　Diagnostik　　　Prophylaxe　　　Recht

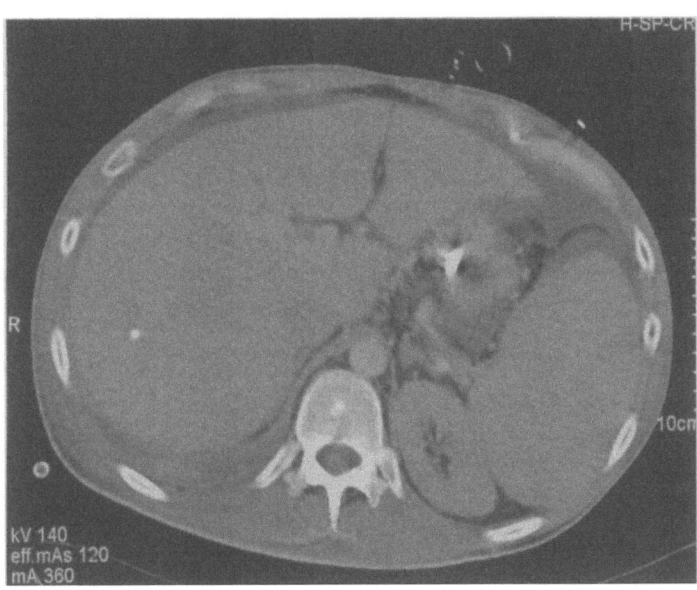

Abb. 1: Splenomegalie bei viszeraler Leishmaniose eines HIV-infizierten Patienten vor Miltefosine-Behandlung (Längsdurchmesser 19 cm). Qelle: Zentrum für Radiologie, Universitätsklinikum Ffm.

lung im Bereich des Ileums und des Colon ascendens. Im Blutbild wurde eine Thrombozytopenie von 59.000/µl festgestellt und ein Abfall des HB auf 9,5g/% sowie eine Leukopenie von 3.300/µl. Außerdem war das Immunglobulin G, das zuvor maximal 2.500 mg/dl betragen hatte, auf 4.070 mg/dl erhöht ein Befund, der für eine viszerale Leishmaniose typisch ist. Erneut wurden im Beckenkamm (Abb. 2) und im Lymphknoten massenhaft Leishmanien nachgewiesen. Im Beckenkamm fand sich eine deutlich eingeschränkte Hämatopoese – ein Befund, der die ständig erniedrigten Thrombozyten- und Leukozytenwerte sowie die Anämie erklären dürfte – und ein hoher Fettmarkanteil von 90%. Andere Erreger (z.B. MAI) bzw. Hinweise auf das Vorliegen eines Non-Hodgkin-Lymphoms konnten in dem Biopsie-Material von Lymphknoten und Beckenkamm nicht nachgewiesen werden.

Offensichtlich waren die aktuellen Beschwerden und die pathologischen Befunde des Patienten auf eine Exazerbation der bekannten viszeralen Leishmaniose zurückzuführen. Ein Therapieversuch mit Ambisome in reduzierter Dosis musste wegen Anstieg des Kreatinins und Abfall der Kreatinin-Clearance nach fünf Tagen abgebrochen werden.

Mit Miltefosine (siehe unten) steht inzwischen ein weiteres wirksames Präparat zur Behandlung der Leishmaniose zur Verfügung, das oral in einer Dosierung von 100 bis 150 mg/Tag gegeben werden kann. Im vorliegenden Fall erhielt der Patient täglich dreimal 50 mg Miltefosine. Nach vierwöchiger Behandlung zeigte sich ein deutlicher Rück-

Epidemiologie　　Praxis　　Klinik　　Therapie

Abb. 2a

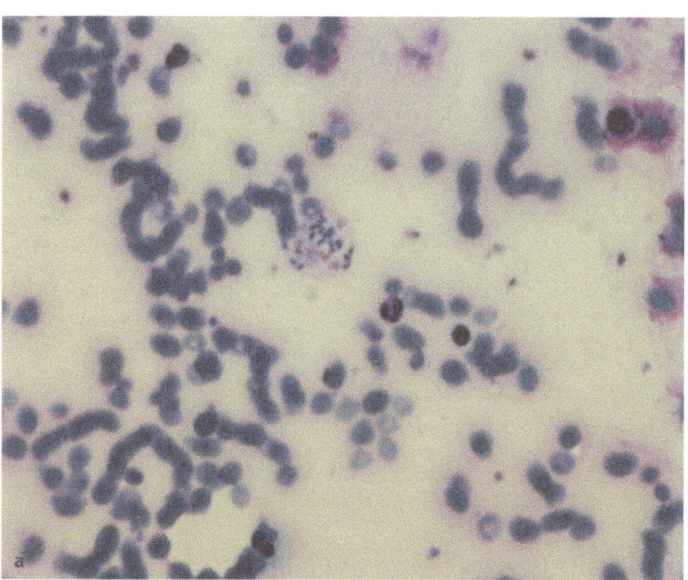

Abb. 2a, b: Histologischer Nachweis von massenhaft Leishmanien (Beckenkammbiopsie).
Quelle: S. Kriener, Senckenbergisches Institut für Pathologie, Universitätsklinikum Ffm.

Abb. 2b

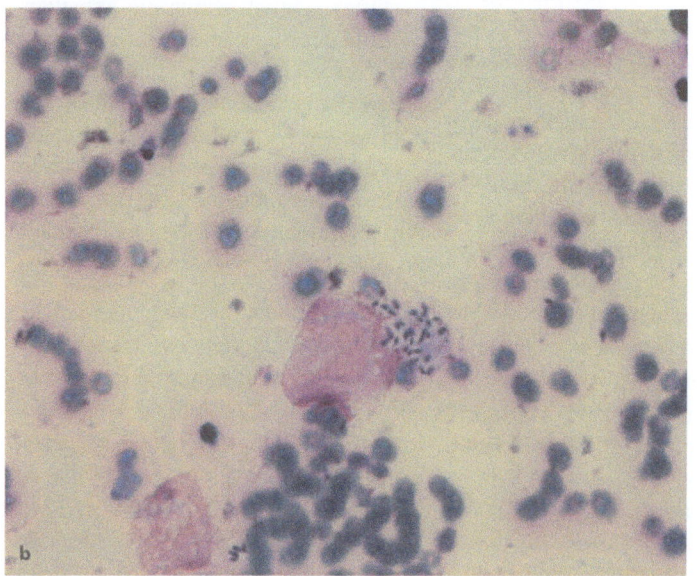

Symptomkontrolle, S. 10ff
Pankreas-Veränderungen
   Gastroenterologische Krankheitsbilder, II.8,S.15
Papillomviren siehe Humane P.
Papova-Viren (JC)
   Pathologische Anatomie bei AIDS, V.5, S. 26
Paracetamol
   Medikamenten-Interaktionen, IV.6
Parodontitis, progressive
   Orofaziale Manifestationen, III.4, S. 8
Parvovirus-B-19-Infektion
   Kasuistiken, II.1, Nr. 19
Pathogenese von AIDS, V.3
   Akute HIV-Krankheit, S. 2
   Autoimmunphänomene, S. 18
   B-Lymphozyten, S. 15f
   $CD4^+$-T-Lymphozyten, S. 14f
   $CD8^+$-T-Lymphozyten, S. 15
   Chronisch persistierende HIV-Infektion, S. 7
   Dendritische Zellen, S. 17
   HIV-Replikation, S. 9f
   Immunpathog. Mechanismen, S. 12f
   Latenzphase, S. 7
   Monozyten, Makrophagen, S. 16
   Natürlicher Ablauf der HIV-Infektion, S. 2
   NK-Zellen, S. 16
   Primäre HIV-Infektion, S. 2
   Progression zu AIDS, S. 7f
   Steady state, set point, turnover, S. 9ff
   Viruslast (virus load), S. 9ff
Pathogenitätssteigerung
   HIV: Natur des Virus, V.1
Pathologische Anatomie bei AIDS, V.5
   AIDS-assoziierte maligne Tumoren, S. 34
   Umgang mit infizierten Gewebsproben, S. 2
   Morphol. Manifestationen, S. 3
   Morphologie der opport. Infektionen, S. 19
   Mykobakterielle Infektionen, S. 27
   Nervensystem, S. 42
PcP, III.6
   Diagnostik, S. 7
   Epidemiologie, S. 2f
   Erreger, S. 3f
   Klinisches Bild, S. 6f
   Pathogenese, S. 4ff
   Prophylaxe, S. 29f
   Schweregrade, S. 20ff
   Radiologische Diagnostik (mit 12 Abb.), S. 4ff
   Pathologische Anatomie bei AIDS, V.5, S. 19ff
PCR
   siehe Polymerase-Kettenreaktion (PCR)
Pentamidin
   Arzneistoffprofile, IV.4
   Medikamenten-Interaktionen, IV.6
   PcP, III.6
Perinatale antiretrovirale Therapie
   HIV-Infektion und AIDS bei Neugeborenen,
     Kindern und Jugendlichen, III.11, S. 11ff
Pflegebedürftigkeit

Stufen der, Sozialleistungen bei HIV-
   Krankheit, VIII. 2, S. 22ff
Pflegedienste
   Adressen, IX.1
Pflegeversicherung
   Sozialleistungen, bei HIV-Krankheit, VIII.2
Phenytoin
   Medikamenten-Interaktionen, IV.6
Pilze siehe Mykosen
Pityriasis versicolor
   Dermatosen, III.5, S. 17
PML siehe Leukenzephalopathie
Pneumonien
   CMV-P., Kasuistiken, II.1 (Nr. 10)
   Cryptococcus-neoformans-P., III.7, S. 15
   Lobär-P., Kasuistiken, II.1 (Nr. 2)
   Nocardien-P., Kasuistiken, II.1 (Nr. 8)
   Pneumocystis-carinii-P., III.6
   AIDS und Drogenabhängigkeit, II.4
   Infektionsrisiko d. parasitäre bzw. bakt.
     Erkrankungen, VII, Teil II, S. 28
   Kasuistiken, II.1, Nr. 5 und 11
   Radiologische Diagnostik, VI.4
Pneumocystis-carinii-Pneumonie
   siehe PcP
Polymerase-Kettenreaktion (PCR),
   Methoden zum HI-Virusnachweis, VI.2, S. 6ff
Polyneuropathien, akute und chronische Formen
   Primäre Neuromanifestationen, III.1,
     Teil I, S. 3ff, 27ff und 31ff
Polyneuroradikulitis
   Primäre Neuromanifestationen, III.1, Teil I,
     S. 29ff
Polytoxikomanie
   AIDS und Drogenabhängigkeit, II.4, S. 5
Postinfektionsprophylaxe
   Impfstoffentwicklung, V.4
Präventionsmaßnahmen nach berufsbedingter
   Exposition mit HIV, VII.2
   Chemoprophylaxe, S. 5ff
   Keimzahl, S. 2f
   Vorgehen nach HIV-Exposition, S. 4ff
Prognoseparameter
   Labordiagnostik der HIV-Infizierten, VI.1, S.16f
   Methoden zum direkten Virusnachweis und zur
     Verlaufskontrolle der HIV-Infektion, VI.2,
     S. 28f
Prognost. Aussagewert der neuen Stadieneinteilung
   HIV-Klassifikation, IX.2, Teil I, S. 3ff
Progression der HIV-Krankheit
   Die HIV-Krankheit II.2
   Pathogenese von AIDS, V.3, S. 10
Progressive multifokale Leukenzephalopathie
   (PML) siehe Leukenzephalopathie
Prophylaxe
   PcP, III.6
   Pentamidin, IV.4; IV.6
   Postexpositionelle Chemoprophylaxe
     HIV-Risiko und präventive Maßnahmen,

VII.1, S. 6ff
Postinfektionsprophylaxe, V.4
Protease-Inhibitoren
    Antiretrovirale Therapie, IV.3
    Arzneistoffprofile, IV.4
    Grundlagen und klinische Bedeutung der Resistenzentwicklung, IV.5, S. 8f
Proteinase
    HIV: Einführung Virologie, V.2, S.3
Protozoen (siehe auch Sektion III)
    P.infektionen, V.5
        Isospora belli, S. 24
        Kryptosporidien, S. 23
        Pneumocystis carinii, S. 19
        Toxoplasma gondii, S. 22
    Vaginalinfektionen, III.14
Psoriasis vulgaris
    Dermatovenerologische Manifestationen, III.5, S. 23f
Psychische Belastungen von HIV-Infizierten und AIDS-Kranken, II.6
    Bewältigungsstrategien, S. 12ff
    Compliance, S. 7ff
    HIV-Test-Beratung, S. 3ff
    Suizidalität, S. 18f
Psychosen
    Sekundäre Neuromanifestationen, III.1 Teil II, S. 40ff
Pulmonale Hypertonie
    Kardiovaskuläre Erkrankungen, III.15, S. 10
Pyodermien
    Bakterielle Hauterkrankungen, III.5, S. 20
Pyrazinamid
    Medikamenten-Interaktionen, IV.6
Pyrimethamin
    Medikamenten-Interaktionen, IV.6
    Mykobakterien-Infektionen, III.12, S. 23f

Q

Qualitätssicherung, in der HIV-Therapie
    Ambulante vertragsärztliche Versorgung von HIV-Patienten, II.5, S. 21ff

R

Radiologische Diagnostik, VI.4
    siehe auch spezielle klinische Kapitel, Sektion III
Reanimation
    Hygienische Maßnahmen, VII, S. 17
    Intensivmedizin und Chirurgie, IV.2
Rehabilitation
    Sozialleistungen, VIII.2
Reisen und HIV-Krankheit, II.3
    Atemwegsinfektionen, S. 11ff
    Hygieneregeln, S. 9ff
    Impfproblematik, S. 3ff
    Magen-/Darminfektionen, S. 7ff
    Perkutane Infektionen, S. 17f
    Reiseapotheke, S. 20
    Sexuell übertragbare Krankheiten, S. 18ff
    Vektoren-bedingte Infektionen, S. 14ff
Rentenversicherung: Sozialleistungen, VIII.2
Resistenz
    gegen antiretrovirale Substanzen
        Antiretrovirale Therapie, IV.3
        Genotypische Resistenzbestimmung, IV.5
        Phänotypische Resistenzbestimmung, IV.5
    Resistenzentwicklung,
        Grundlagen und klinische Bedeutung, IV.5
    Kreuzresistenzen, S. 16ff
    Mutationsmuster unter Kombinationstherapien, S. 15ff
    Resistenz-assoziierte Mutationen, S. 4ff
        NNRTI, S. 7ff
        NNRTI, S. 4ff
        PI, S. 8ff
    Resistenzuntersuchungen, S. 18
    Therapiemanagement, S. 16ff
    Therapieversagen aus virologischer Sicht, S. 2ff
    Vermeiden der Resistenzentwicklung, S. 11ff
    Viruslast, Replikation und Resistenz, S. 10ff
Retroperitoneum
    Gastroenterologische Krankheitsbilder, III.8, S. 31
    Radiologische Diagnostik, VI.4 S. 21ff
Retroviren
    HIV: Einführung Virologie, V.2
        Vorkommen und Eigenschaften von R., S.1
        Klassifizierung der R., S. 6
        Lenti-Retroviren, V.1, S. 7ff
Reverse Transkriptase
    HIV: Einführg. Virologie, V.2, S.3
rHG-CSF
    siehe G-CSF
Rhodococcus equi
    OI der Lunge, III.7, S. 18
Ribavirin
    Medikamenten-Interaktionen, IV.6
    Richtlinien zur antiretroviralen Therapie der HIV-Infektion, IV.3, Anhang
Rifampicin
    Arzneistoffprofile, IV.4
    Medikamenten-Interaktionen, IV.6
    Mykobakterien-Infektionen, III.12, S. 9ff
Rifabutin
    Arzneistoffprofile, IV.4
Ritonavir
    Antiretrovirale Therapie, IV.3
    Arzneistoffprofile, IV.4
    Medikamenten-Interaktionen, IV.6
    Richtlinien zur antiretroviralen Therapie, IV.3, Anhang
Robert Koch-Institut
    Adressen, IX.1
Röntgendiagnostik
    siehe Radiologische Diagnostik

Röntgen-Thorax
PcP, III.6 (Abb.)
siehe auch weitere Kapitel Sektion III

S

Samenspende
   Arztrecht, VIII.1, S. 15
Salmonellose
   Infektionsrisiko durch parasitäre bzw.
      bakterielle Erkrankungen, VII, Teil II, S. 31
   Pathologische Anatomie bei AIDS, V.5, S. 32
Saquinavir
   Antiretrovirale Therapie, IV.3
   Arzneistoffprofile, IV.4
   Medikamenten-Interaktionen, IV.6
Scabies norvegica
   II.1, Kasuistiken (Nr. 17)
Schmerztherapie
   Drogenabhängige HIV-Patienten in der
      vertragsärztl. Praxis, II.9
   Palliativmedizin und AIDS, II.7
Schnellteste
   HIV-Labordiagnostik, VI.1, S. 9
Schockphase, akute
   Psychosoziale Aspekte, II.6
Schwangerschaft
   Anwdg. Arzneistoffe, IV.4
      (alle Substanzen)
   Arztrecht, VIII.1, S. 16
   und HIV-Infektion, III.10
      Antiretrovirale Therapie, S. 14
      Kaiserschnitt, S. 13 und 17ff
      Komplikationen im Schwangerschafts-
        verlauf, S. 3ff
      Maternofetale HIV-Transmission, S. 8ff
      Risiken im Schwangerschaftsverlauf, S. 3ff
      Prophylaxe, S. 20ff
      Untersuchungsprogramm, S. 9
Schwarzafrika
   HIV und AIDS – Umgang mit Patienten aus
      Afrika, II.10
Schweigepflicht
   Arztrecht, VIII.1, S. 15f
Schweiz
   Epidemiologie, I.1; I.3
Schwerbehindertenrecht
   Sozialleistungen, VIII. 2
      Grade der Behinderung (m. Tab.), S. 29ff
Schwerpunktpraxen
   Ambulante vertragsärztliche Versorgung von
      HIV-Patienten, II.5
Seborrhoisches Ekzem
   Dermatovenerologische Manifest., III.5, S. 18
Sektio
   HIV-Infektion und Schwangerschaft, III.10
Sekundäre Neuromanifestationen III.1, Teil II
   CMV-Meningoenzephalitis, S. 23 ff
   Epileptische Anfälle, S. 41ff

Herpes-simplex-Meningoenzephalitis, S. 27ff
Kopfschmerzen, S. 43ff
Kryptokokken-Meningoenzephalitis, S. 19ff
Liquordiagnostik, S. 47ff
Lymphome, S. 31f
Malignome, S. 31f
Neurolues, S. 18ff
Opportunistische Infektionen, S. 2ff
Progressive multifokale Leukenzephalopathie
   (PML), S. 12ff
Psychosen, S. 40ff
Schlaganfall, S. 38ff
Toxoplasmose, S. 2ff
Tuberkulöse Meningoenzephalitis, S. 9ff
Serokonversionslatenz
   Die HIV-Krankheit, II.2, S. 1
   Methoden zum direkten HI-Virusnachweis und
      zur Verlaufskontrolle, VI.2
Serologie
   Labordiagnostik der HIV-Infektion, IV.1
Set point
   Pathogenese von AIDS, V.3
Sexualität
   AIDS und Drogen, II.4, S. 6
   Umgang mit Patienten aus Afrika, II.10, S.5
Sexuelle Transmission
   Die Bedeutung der HIV-Infektion in der
      Gynäkologie, III.14, S. 1ff
   HIV-Übertragungswege und -risiken, VII.3
Sexueller Missbrauch
   AIDS und HIV bei Kindern, III.11, S. 3
Sonographie/Sonogramnm
   Gastroenterologische Krankheitsbilder, III.8,
      S. 8 und S. 18
   Infektionen durch Mykobakterien, III.12
Sozialleistungen
   bei HIV-Krankheit, VIII.2
      Behinderung, Grade der (m. Tab.), S. 32f
      Leistungen der
        Arbeitsförderung, S. 20f
        Krankenversicherung, S. 3ff
        Pflegeversicherung, S. 21ff
        Rentenversicherung, S. 13ff
        Unfallversicherung, S. 12
      Pflegebedürftigkeit, Stufen der
        (m. Tab.), S. 23ff
      Scores zur Einstufung d. Pflegebedürftigkeit
        (m. Tab.), S. 22
Spontanverlauf
   HIV-Krankheit, II.2, S. 8ff
Speicheltest
   HIV-Labordiagnostik, VI.1, S. 10
Suchtest
   HIV-Labordiagnostik, VI.1, S. 4f
Sprachprobleme
   Umgang mit Patienten aus Afrika, II.10, S. 7
Spumaviren
   HIV: Einführung Virologie, V.2, S. 7
Sputum

Provokation, PcP, III.6, S. 11
Provoziertes S., III.12; III.15
   Aufbereitung, III.12, S. 15
   Nachweis säurefester Stäbe, S. 15
   Sputumuntersuchung, III.7, S. 3
Stadieneinteilung
   der HIV-Infektion, IX.2, Teil I
   die HIV-Krankheit, II.2
   s. a.Frankfurter St.
Staphylococcus aureus
   Infektionsrisiko durch parasitäre bzw.
   bakterielle Erkrankungen, VII, Teil II, S. 31
Stavudin
   Antiretrovirale Therapie, IV.3
   Arzneistoffprofile, IV.4
   Medikamenten-Interaktionen, IV.6
Steady state
   Pathogenese von AIDS, V.3
Sterben mit AIDS
   Palliativmedizin und AIDS, II.7
Sterbehilfe
   HIV und Arztrecht, VIII.1, S. 16
Steroide
   PcP, III. 6
   siehe auch spezielle Kapitel der Sektionen III und IV
Stillen
   HIV-Infektion und AIDS bei Neugeborenen, Kindern und Jugendlichen, III.11
   HIV und Schwangerschaft, III.10, S. 4
   HIV-Übertragungswege und -risiken, VII.3
Substitutionsbehandlung
   AIDS und Drogen, II.4, S. 11ff
   Drogenabh. HIV-Patienten in der vertragsärztl. Praxis, II.5, Teil II, S. 1ff
Subtypen von HIV-1 und HIV-2
   HIV: Natur des Virus, V.1 (m. Abb.), S. 2f
Suchtberatungsstellen und -ambulanzen
   Adressen, IX.1
Suizidalität/Suizide
   Palliativmedizin und AIDS, II.7
   Psychische Belastungen von HIV-Infizierten und AIDS-Kranken, II.6, S. 18ff
Suszeptibilität von HIV
   HIV-Übertragungswege und -risiken, VII.3, S.14ff
Symptome der HIV-Krankheit
   Die HIV-Krankheit, II.2
   Tabelle, S. 26ff
   s. a. weitere Kapitel der Sektionen II und III
Syphilis
   Dermatovenerologische Manifestationen, III.5, S. 24ff
   Kasuistiken, II.1, Nr. 29

T

Teleangiektasien
   Dermatovenerologische Manifestationen, III.5

Testament:
   HIV und Arztrecht, S. 18f
Testsensitivität und -spezifität
   HIV-Labordiagnostik, VI.1
Therapieansätze, IV.1
   Teil I: Angriffspunkte im HIV-Vermehrungszyklus
   Teil II: Aktivierung des Immunsystems (»Immune-based-«-Behandlung)
   Antiretrovirale Therapie, IV.3
   Arzneistoffprofile, IV.4 (alle)
   Die HIV-Krankheit, II.2
   HIV: Natur des Virus, S. 16ff
   Medikamenten-Interaktionen, IV.6
   siehe auch spezielle klinische Kapitel Sektion III
Thiamin
   Kasuistiken, II.1, Nr. 25: Laktatazidose
Thoraxorgane
   Radiologische Diagnostik, VI.4
   krankhafte Befunde, S. 3ff
   Röntgenuntersuchung Th., III.7, S. 2
Thrombozytopenie
   Hämatologische Veränderungen, III.16, S. 10f
Thymus
   Pathologische Anatomie bei AIDS, V.5, S. 12
Tiermodelle
   Stand der Impfstoffentwicklung gegen HIV, V.4
Tioguanin
   Arzneistoffprofile, IV.4
T-Lymphozyten (= T-Zellen)
   HIV-Infektion, Verlauf, II.2
   Immunpathologie, V.3, S. 4ff
   Stadieneinteilung der HIV-Infektion, IX.2,Teil I
   siehe auch spezielle klinische Kapitel Sektion III
Toxoplasmose, Kasuistiken, II.1, Nr. 12 und 13
   Infektionsrisiko durch parasitäre bzw. bakterielle Erkrankungen, VII, Teil II, S. 28
   Lymphome, VI.4, S. 20
   Netzhaut, III.3
   Pathologische Anatomie, V.5, S. 21
   Pulmonale T., III.7, S. 17
   Sekundäre Neuromanifestationen, III.1, Teil II
   Zentralnervensystem
   Radiologische Diagnostik, VI.4, S. 14ff
   siehe auch CD4-/Helferzellen
Transmission, vertikale
   Epidemiologie, I.1
   HIV und Schwangerschaft, III.10
   HIV-Infektion und AIDS bei Neugeborenen, Kindern und Jugendlichen, III.11
   Übertragungswege und -risiken, VII.3
Treponema pallidum
   Bakterielle Vaginalinfektionen, III.14
   Dermatovenerologische Manifestationen, III.5
Trimethoprim
   Medikamenten-Interaktionen, IV.6

T.-Dapson, Therapie PcP, III.6
T.-Sulfamethoxazol: Therapie PcP, III.6
Trimetrexat
   Arzneistoffprofil, IV.4
   Therapie PcP, III.6
Tropentauglichkeit, HIV-infizierte Fernreisende, II.3, S. 9f
Tuberkulose, siehe auch Mykobakterien
   AIDS und Drogenabhängigkeit, II. 4, S. 9
   Diagnostik und Therapie von
      Infektionsrisiko durch parasitäre bzw.
      bakterielle Erkrankungen, VII, Teil II, S. 29
   Gastroenterologische Krankheitsbilder, III.8
   Infektionen durch Mykobakterien, III.12, Teil 1
   Lungenkomplikationen, III.7, S. 9
   Kasuistiken, II.1 (Nr. 1, 9, 11 und 12)
   Pathol. Anatomie bei AIDS, V.5
   TB als AIDS-Manifestation, S. 4
      Therapie der Tb., S. 9
         Nebenwirkungen, S. 10
         Präventionsmaßnahmen, S. 10ff
         Tuberkulintest, S. 6
Turn over
   Pathogenese von AIDS, V.3

U

UAW
   Unerwünschte Arzneimittelwirkung
   Antiretrovirale Therapie, IV.3
   Arzneistoffprofile IV.4
   Medikamenten-Interaktionen, IV.6
Überlebenszeit
   Änderungen der (mit Tabelle)
   Epidemiologie von HIV und AIDS in Deutschland, I.2, S. 26f
   nach Diagnose AIDS, II.2
Übertragungsrisiken
   Die Bedeutung der HIV-Infektion in der Gynäkologie, III.14
   Drogenabhängigkeit, II.4
      Geschlechtsverkehr, S. 4
      Mutter-Kind, S. 4
      Nadeltausch, S. 3
      Prävention, S. 3f
   HIV-Risiko und präventive Maßnahmen im medizinischen Bereich, VII.1, Teil I
   HIV-Übertragungswege und -risiken, VII.3
   Infektionsrisiko durch parasitäre bzw. bakterielle Erkrankungen bei HIV infizierten Patienten, VII.1, Teil II
   Maternofetale
      HIV-Infektion und Schwangerschaft, III.10
   Tuberkulose, III.12, S. 1ff
Umgang mit Patienten aus Afrika, II.10
   Armut, S. 4
   HIV-infizierte Migranten, S. 2
   Interkulturelle Kompetenz, S. 7

Medizinkonzepte, S. 5
Sexualität, S. 5
Sprachprobleme
Therapiebeziehung, S.3
UNAIDS
   wichtige Adressen, IX.1
Unfallversicherung
   Sozialleistungen bei HIV-Krankheit, VIII.2, S. 12ff
USA
   Epidemiologie I.1, I.3
UVM
   siehe Mykobakterien, ubiquitär vorkommende

V

Valaciclovir
   Medikamenten-Interaktionen, IV.6, Teil II
Vancomycin
   Medikamenten-Interaktionen, IV.6
Variabilität von HIV
   HIV/AIDS-Pandemie, I.1
   HIV: Einführung in die Virologie, V.2
   HIV: Natur des Virus, V.1
Varizella-Zoster-Infektion, Sektion III
   Opthalmologische Manifestationen, III.3
      Hornhaut, S. 3f; Netzhaut, S. 12
   Pathologische Anatomie bei AIDS, V.5, S. 26
Varizellen
   siehe Varizella-Zoster-Infektion
Vektoren
   durch Vektoren übertragene Infektionen
   HIV-Krankheit und Reisen, II.3, S. 14ff
Venenkatheter-Systeme
   Heimbehandlung bei AIDS, II.8, S. 6ff
Verdachtsdiagnose
   Falldefinitionen (Tabelle), IX.2
Vergütungssystem
   für Krankenhausbehandlung: DRG-Fallpauschalen allgemein und speziell bei HIV, IX.7
Verrucae vulgares
   siehe Warzen
Vertragsarztpraxis,
   Behandlung in der, II.5
   Drogenabhängige HIV-Patienten in der, II.9
Vinblastin
   Arzneistoffprofile, IV.4
   Medikamenten-Interaktionen, IV.6
Vinca-Alkaloide
   Medikamenten-Interaktionen, IV.6
Vincristin
   Arzneistoffprofile, IV.4
Viren
   siehe Lentiviren/ Retroviren und spezielle Kapitel der Sektionen III und V
Virologie,
   Einführung in die, V.2
   Chemokinrezeptoren als HIV-Korezeptoren, S. 13

Endogene und exogene Retroviren, S. 5ff
Klassifizierung der Retroviren, S. 6ff
Virologische Grundlagen, S. 10ff
Vorkommen und Eigenschaften von
  Retroviren, S.1ff
Zytopathogenität, S. 14ff
Virusantigen
  siehe Antigen
Virusanzucht
  Direkte Nachweismethoden, VI.2
  HI-Labordiagnostik der HIV-Infektion,VI.1
Virusinfektionen
  Die HIV-Krankheit, II.2
  Dermatovenerologische Manifestationen, III.5,
    S. 10f
  Genitalinfektionen, III.14
  Orofaziale Manifestationen, III.4, S. 8ff
  Pathologische Anatomie bei AIDS, V.5
    Cytomegalie-V., S. 25
    Epstein-Barr-V., S. 26
    Hepatitis-B-V., S. 27
    Herpes simplex-V., S. 26
    Papova-V., S. 26
    Varizella-Zoster-V., S. 26
  siehe auch spezielle Kapitel Sektionen III
    und IV
Viruslast (virus load)
  Ambulante vertragsärztliche Versorgung, II.5
  Antiretrovirale Therapie, IV.3
  Direkte Nachweismethoden, VI. 2
  Die HIV-Krankheit, II.2
  Grundlagen und klinische Bedeutung der
    Resistenzentwicklung, IV.5 S. 10ff
  Pathogenese von AIDS, V.3,
Virusnachweis
  Methoden zum dir. HI-Virusnachweis und zur
    Verlaufskontrolle, VI.2
    Blutspenderscreening mit Nukleinsäure-
      Amplifikationstechniken (NAT),
      S. 24f
    Branched DNA-System, S. 17
    NASBA/TMA, S. 13f
    Polymerase-Kettenreaktion (PCR), S. 6
    Quantitative Amplifikationsverfahren, S. 20f
    Virusbeladung als Prognoseparameter
Virusreplikation
  HIV: Einführung in die Virologie, V.2
  HIV: Natur des Virus, V.1
  Pathogenese von AIDS, V.3
Virustatika
  Antiretrovirale Therapie, IV.3
  Arzneistoffprofile, IV.4
  Medikamenten-Interaktionen, IV.6
  siehe auch spezielle Kapitel Sektionen III
    und IV
Virustiter
  HIV: Natur des Virus, VI, S. 8ff
Virusträger
  Epidemiologie, I.1-1.3

HIV-Infektionen, II.2, S. 1
  (Serokonversionslatenz)
Virusvarianten
  HIV: Natur des Virus, V.1, S. 4ff
  siehe auch weitere Kapitel Sektion V
Vulva
  Bedeutung der HIV-Infektion in der Gynäkolo-
    gie, III.14
  Intraepitheliale Neoplasien, S. 4ff

W

Warzen
  Dermatologische Manifestationen, III.5, S.
    16ff
Wasting (siehe auch AIDS-Wasting-Syndrom)
  Gastroenterologische Krankheitsbilder, III.8,
    S. 22
Wechselwirkungen,
  s. Medikamenten-Interaktionen
Western Blot (WB). siehe auch HIV-Test
  HIV-Labordiagnostik, VI.1, S. 12
Westeuropa
  Epidemiologie international, I.1
WHO
  AIDS-Fallzahlen international, I.1 und I.3
  Europa-Region, I.1, S.8
  Stadieneinteilung, II.2
  UNAIDS
    wichtige Adressen IX.1
Wirkungskonzepte
  antivirale Therapie, IV.1 und IV.3
  HIV: Natur des Virus, V.1

Z

Zalcitabin (DDC)
  Antiretrovirale Therapie, IV.3
  Arzneistoffprofile, IV.4
  Medikamenten-Interaktion, IV.6
Zentralasien
  Epidemiologie international, I.1
Zentralnervensystem (ZNS)
  Diagnostik und Therapie primärer und
    sekundärer Neuromanifestationen
    der HIV-Infektion, III.1
  Lymphom d. ZNS, Kasuistiken, II.1, Nr. 11
    m. HIV-Krankheit assoz. Neoplasien, III.9
  Neuropathologie der CMV-Infektion d. ZNS,
    V.6, S. 10f
  Radiologische Diagnostik, VI.4
    krankhafte Befunde (m. Tab.), S. 14ff
  Toxoplasmose d. ZNS, Kasuistiken, II.1, Nr. 4
    Neuropathologie, V.6, S. 8ff
  Tumoren des ZNS
    m. HIV-Krankheit assoz. Neoplasien, III.9
Zerebrale Toxoplaxsmose
  siehe Toxoplasmose
Zervix

Bedeutung der HIV-Infektion in der
    Gynäkologie, III.14
Zidovudin (AZT)
    Ambulante vertragsärztliche Versorgung von
        HIV-Patienten, II.5
    Antiretrovirale Therapie der HIV-Krankheit,
        IV.3
    Arzneistoffprofile, IV.4
        Behandlung mit, II.2
        bei schwerem Immundefekt, IV.3
    HIV-Infektionsrisiko von medizinischem
        Personal und Präventionsmaßnahmen, VII.1
    Medikamenten-Interaktionen, IV.6
ZNS
    siehe Zentralnervensystem
Zoster
    Dermatovenerologische Manifestationen, III.5
    Die HIV-Krankheit, II.2, S. 52
Zyklus: Gynäkologie, III.14
Zytomegalie-Virus (ZMV/CMV)
    Die HIV-Krankheit, II.2, S. 48ff

Dermatovenerologische Manifestationen, III.5,
    S. 12
Gastroenterologische Krankheitsbilder, III.8,
    (von Ösophagus an sämtl. Abschnitte MD-
    Trakt)
Neuropathologie der CMV-Infektion der ZNS,
    V.6, S. 10f
OI der Lunge, III.7, S. 13ff
Ophthalmologische Manifestationen, III.3, S.7ff
Pathologische Anatomie bei AIDS, V.5, S. 25f
Pneumonie durch CMV, Kasuistiken, II.1, Nr.10
Radiologische Diagnostik, VI.4: Colitis, S. 10f,
    17, 20
Retinitis, II.1, Kasuistiken, Nr. 10
Zytopathogenität
    HIV: Einführg. Virologie, V.2, S. 14ff
Zytostatika/Zytostat. Therapie
    Arzneistoffprofile, IV.4: Doxor. Ifosfamid,
        Tioguanin, Vinblasin, Vincristin
    Medikamenten-Interaktionen, IV.6
    m. HIV-Krankheit assoz. Neoplasien, III.9

Sektion II
Praxis

1. **Kasuistiken**
   – zusammengestellt von E. B. Helm (ergänzt: September '03)

2. **Die HIV-Krankheit**
   – von E.B. Helm (Stand: Januar '00)

3. **HIV-Krankheit und Reisen**
   – von G. Just-Nübling und E.B. Helm (Stand: Mai '99)

4. **AIDS und Drogen**
   – von C. Jacobowski (Stand: November '02)

5. **Ambulante vertragsärztliche Versorgung von HIV-Patienten**
   – von H. Knechten und A. Goetzenich (Stand: Mai '00)

6. **Psychische Belastungen von HIV-Infizierten und AIDS-Kranken**
   – von K. Bröker (Stand: Mai '99)

7. **Palliativmedizin und AIDS**
   – von B. Knupp (Stand: September '00)

8. **»Home Care« – Heimbehandlung bei AIDS-Patienten**
   – von P. Gute und E.B. Helm (Stand: Januar '95)

9. **Die Behandlung HIV-infizierter Drogenabhängiger in der Vertragspraxis** (Stand: Januar '00)
   – von J. Gölz

10. **HIV und AIDS – Umgang mit Patienten aus Afrika**
    – von S. Nzimegne-Gölz (Stand: Mai '03)

HIV-Antikörper sinnvoll und notwendig gewesen, weil nur bei nachgewiesener HIV-Infektion eine antiretrovirale Behandlung begonnen worden wäre. Es ist erwiesen, dass auch AIDS-Patienten, die wegen eines Tumors chemotherapeutisch behandelt werden müssen, von der gleichzeitig durchgeführten antiretroviralen Therapie profitieren.

Die Zweifel an der Diagnose eines MALT-Lymphoms kamen wegen des ausgeprägten Mundsoors, des perianalen Ulkus und dem Fortbestehen von Fieber, Abgeschlagenheit und Krankheitsgefühl auf. Eine Progression des malignen Lymphoms war Anfang 2003 nicht feststellbar. Somit musste es eine andere Ursache für die Symptome des Patienten geben. In diesem Fall war es die HIV-Infektion. Die probatorische Behandlung mit Ganciclovir unter der Verdachtsdiagnose einer CMV-Kolitis brachte keinen eindeutigen Erfolg. Erst nach Beginn der antiretroviralen Behandlung besserten sich die Krankheitssymptome, vor allem die Diarrhoe-Frequenz deutlich. Dass in diesem Fall mit einer Therapie, bestehend aus zwei geboosterten Protease-Inhibitoren begonnen wurde, wird mit dem schlechten Allgemeinbefinden des Patienten und der vorbestehenden Leukopenie begründet. Gestützt wurde diese Entscheidung auch noch durch den Sachverhalt, dass zum Zeitpunkt des Beginns der antiretroviralen Therapie die Diagnose MALT-Lymphom noch im Raum stand. Bei Vorliegen eines malignen Lymphoms hätte die Chemotherapie fortgeführt werden müssen. Eine gleichzeitige Behandlung mit Nukleosid-Analoga kann Chemotherapie bedingte Blutbildveränderungen noch verstärken. Ein weiteres Argument für eine Therapie mit Protease-Inhibitoren war seinerzeit der günstige Effekt dieser Substanzen auf HIV-assoziierte Tumoren wie beispielsweise Kaposi-Sarkome und Non-Hodgkin-Lymphome.

Sechs Wochen nach Beginn der antiretroviralen Therapie befindet sich der Patient in einem sehr guten Allgemeinzustand: die CD4-Zellzahl ist deutlich angestiegen, die Virusbeladung um mehr als zwei Log-Stufen zurückgegangen.

Abschließend sei noch einmal darauf hingewiesen, dass der HIV-Test bei unklaren Krankheitserscheinungen, insbesondere bei Verdacht auf das Vorliegen eines malignen Lymphoms, allen Patienten angeboten werden sollte.

Die Kasuistik wurde freundlicherweise von M. Bickel und E.B. Helm, Universitätsklinikum Ffm., zur Verfügung gestellt.

Kasuistik Nr. 31

Viszerale Leishmaniose bei HIV-Infektion

Vorgeschichte

Der 25-jährige homosexuelle Patient stammt aus Griechenland. Er lebte zum Zeitpunkt der AIDS-Manifestation bereits seit sechs Jahren in Deutschland. Seine Urlaube verbringt er überwiegend in seinem Heimatland.

Im August 1995 suchte er wegen einer allgemeinen Leistungsminderung, einem Gewichtsverlust von 15 kg in drei Monaten, trockenem Husten und zunehmender Dyspnoe sowie unklaren Hautherden, die einem Kaposi-Sarkom ähnelten, eine Spezialambulanz auf. Kurz zuvor war während eines Urlaubs in Griechenland eine HIV-Infektion diagnostiziert worden.

Bei der Erstvorstellung in der Ambulanz wurde u.a. eine Röntgenaufnahme der Lunge angefertigt, die beidseits basal eine interstitielle Zeichnungsvermehrung zeigte. Aufgrund dieses Befundes und des klinischen Beschwerdebildes wurde der Verdacht auf das Vorliegen einer Pneumocystis-carinii-Pneumonie (PcP) geäußert und sofort mit einer Cotrimoxazol-Therapie begonnen. Die Verdachtsdiagnose konnte durch den Nachweis von Pneumozysten in der BAL-Flüssigkeit gesichert werden. Damit war die AIDS-Erkrankung bei dem 25-jährigen Patienten bestätigt. Weitere auffallende Laborbefunde waren eine Thrombopenie, eine Anämie und eine Leukopenie (Tab. 1) sowie eine CD4-Zellzahl von 34/µl.

Unter der Behandlung mit Cotrimoxazol in der Dosierung von 120mg/kg/KG/Tag heilte die Pneumocystis-carinii-Pneumonie komplikationslos ab. Wegen eines gleichzeitig bestehenden Mundsoors erhielt der Patient Fluconazol (Diflucan®). Die Verdachtsdiagnose auf das Vorliegen eines Kaposi-Sarkoms bestätigte sich nicht. Unmittelbar nach dem stationären Aufenthalt wurde mit der antiretroviralen Behandlung, zunächst bestehend aus Retrovir®/Hivid® begonnen. Unter dieser Therapie besserten sich die Allgemeinsymptome des Patienten, aber der ausgeprägte Immundefekt blieb weiterhin bestehen. Daran änderte auch der Austausch von Hivid® gegen Epivir® nichts.

Inzwischen war die Bestimmung der Virusbeladung mittels PCR verfügbar. Anfang 1997 fanden sich bei dem Patienten über 4 Millionen Kopien/ml Plasma bei einer CD4-Zellzahl von 57/µl. Obwohl sich der Patient nach der erfolgreichen Behandlung der PcP körperlich gut erholt hatte, bestanden die initial festgestellten Blutbildveränderungen weiterhin. Da ein Zusammenhang zwischen Anämie und Retrovir® bekannt ist, wurde dieses Medikament durch einen Protease-Inhibitor ersetzt. Unter dieser Behandlung kam es zu einem Anstieg der CD4-Zellzahl und einem Rückgang der Virusbeladung unter die Nachweisgrenze.

Bis zum Sommer 2000 war der Patient subjektiv weitgehend beschwerde-

Tabelle 1: Laborwerte im Verlauf.

Datum	Thrombozyten/µl	HB g/%	Leukozyten/µl	CD4-Zellen/µl	PCR-Kopien/ml
08/95	97.000	9,8	2.500	34	–
10/95	122.000	0,3	2.500	6	–
01/97	110.000	11,0	4.070	57	4.335.000
01/98	94.000	12,0	5.800	157	650
01/99	100.000	11,9	4.370	117	<20
Erste Episode der Leishmaniose					
08/00	79.000	9,6	3.500	101	<20
09/00	132.000	10,1	3.840	178	400
01/01	123.000	10,8	4.660	212	<20
Zweite Episode der Leishmaniose					
03/03	59.000	9,5	3.300	149	<20
11.04.03	67.000	9,0	2.990	131	<20
30.04.03	92.000	9,7	5.010	–	–

frei. Bei regelmäßigen körperlichen Untersuchungen in der Ambulanz fiel aber auf, dass die 1995 festgestellte Splenomegalie, die zunächst als HIV-bedingt angesehen worden war, zugenommen hatte. Der Tastbefund wurde durch die Sonographie bestätigt (Tab. 2).

Erste Episode der Leishmaniose

Im März 2000 bemerkte der Patient eine Zunahme der bereits bei der Erstvorstellung bestehenden bräunlichen, leicht erhabenen Effloreszenzen. Er hatte Temperaturen von 37,5°C. Außer den oben erwähnten Hautherden fanden sich keine weiteren Veränderungen an Haut und Schleimhäuten. Die Untersuchung der Lunge ergab beidseits ein abgeschwächtes Atemgeräusch und eine Dämpfung.

Tabelle 2: Sonographie des Abdomens im Verlauf.

Datum	Milz	Leber
09/95	14,7 cm	Normalbefund
02/96	15,0 cm	Normalbefund
01/99	>19 cm	Mäßig vergrößert
06/01	17,0 cm	Gering vergrößert, inhomogen, keine fokalen Läsionen
11/01	18 - 19 cm	Gering vergrößert, inhomogen, keine fokalen Läsionen
02/03	19 x 7,5 cm	Diffuse Leberparenchymveränderungen, keine fokalen Läsionen

Der Auskultationsbefund des Herzens war regelrecht. Zusätzlich zu der bekannten Spleno-Hepatomegalie war bei der Untersuchung des Abdomens eine deutliche Lymphknotenschwellung beidseits inguinal feststellbar. Zervikal fanden sich ebenfalls vergrößerte Lymphknoten.

In der Hautbiopsie aus einem dieser Herde wurden massenhaft Leishmanien nachgewiesen. Auch in den Lymphknoten der linken Leiste sowie im Knochenmark fanden sich Leishmanien, die angezüchtet und als Leishmania infantum identifiziert werden konnten. Es handelte sich demnach um eine viszerale Leishmaniose mit Befall der Haut. Die Blutbildveränderungen Thrombozytopenie, Anämie und Leukopenie sowie die Splenomegalie sind durch diese Diagnose hinreichend erklärt (Laborwerte vor Therapie siehe Tabelle 1).

Im August 2000 wurde mit der Behandlung der Leishmaniose begonnen. Vor Beginn der Therapie war der Patient in einem mäßigen Allgemeinzustand.

Bildgebende Verfahren

Die Röntgenthorax-Aufnahme zeigte beidseits Pleuraergüsse, keine Infiltrate in der Lunge. In der Sonographie des Abdomens wurde eine Splenomegalie von 19 cm und eine mäßig vergrößerte Leber festgestellt (Tab. 2).

Unter der Therapie mit 3mg/kg/KG/Tag Ambisome i.v. kam es zu einem Anstieg der Thrombozyten auf über 100.000/µl und ebenso zu einem Anstieg des HB und der Leukozyten (siehe Tab. 1). Nach zehntägiger Therapie musste die tägliche Ambisome-Dosis wegen Anstieg des Kreatinins herabgesetzt und nach weiteren zehn Tagen Behandlung wegen Progredienz der Nephrotoxizität (Kreatinin-Clearance auf 66ml/min erniedrigt) abgesetzt werden. Auch unter Ambisome ließen sich in der Kultur nach wie vor Leishmanien nachweisen, sodass nach Beendigung der Ambisome-Therapie eine Suppressionsbehandlung mit 800 mg Itraconazol (Sempera®)/Tag durchgeführt wurde. Zudem bestanden nach wie vor eine Splenomegalie sowie eine Verminderung der Thrombozyten, des HB und der Leukozyten. Trotz dieser Befunde ging es dem Patienten verhältnismäßig gut. Unter der Kombination von zwei Nukleosid-Analoga und einem geboosterten Protease-Inhibitor war die Virusbeladung über einen Zeitraum von drei Jahren unter der Nachweisgrenze. Trotzdem blieb ein nachhaltiger Anstieg der CD4-Zellzahl, wie er zu erwarten gewesen wäre, aus.

Zweite Episode der Leishmaniose

Ab Februar 2003 klagte der Patient über vorwiegend im rechten Unterbauch lokalisierte Schmerzen, gelegentliches Erbrechen und Durchfall-Episoden. Außerdem hatte er neue Hautherde im Bereich der Schultern bemerkt. Die Palpation des Abdomens war schmerzhaft, Resistenzen konnten aber nicht getastet werden. Die daraufhin durchgeführte Sonographie zeigte außer der bekannten Splenomegalie (Abb. 1) eine verdickte Darmwand mit ödematöser Schwel-

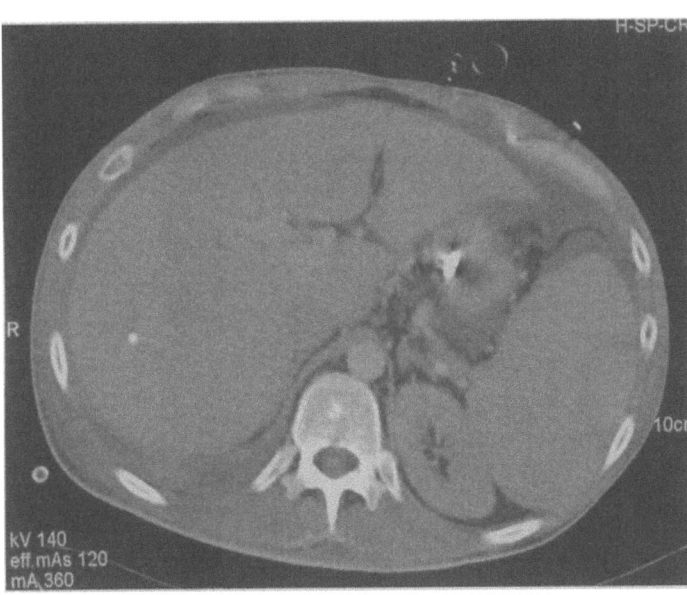

Abb. 1: Splenomegalie bei viszeraler Leishmaniose eines HIV-infizierten Patienten vor Miltefosine-Behandlung (Längsdurchmesser 19 cm). Qelle: Zentrum für Radiologie, Universitätsklinikum Ffm.

lung im Bereich des Ileums und des Colon ascendens. Im Blutbild wurde eine Thrombozytopenie von 59.000/µl festgestellt und ein Abfall des HB auf 9,5g/% sowie eine Leukopenie von 3.300/µl. Außerdem war das Immunglobulin G, das zuvor maximal 2.500 mg/dl betragen hatte, auf 4.070 mg/dl erhöht ein Befund, der für eine viszerale Leishmaniose typisch ist. Erneut wurden im Beckenkamm (Abb. 2) und im Lymphknoten massenhaft Leishmanien nachgewiesen. Im Beckenkamm fand sich eine deutlich eingeschränkte Hämatopoese – ein Befund, der die ständig erniedrigten Thrombozyten- und Leukozytenwerte sowie die Anämie erklären dürfte – und ein hoher Fettmarkanteil von 90%. Andere Erreger (z.B. MAI) bzw. Hinweise auf das Vorliegen eines Non-Hodgkin-Lymphoms konnten in dem Biopsie-Material von Lymphknoten und Beckenkamm nicht nachgewiesen werden.

Offensichtlich waren die aktuellen Beschwerden und die pathologischen Befunde des Patienten auf eine Exazerbation der bekannten viszeralen Leishmaniose zurückzuführen. Ein Therapieversuch mit Ambisome in reduzierter Dosis musste wegen Anstieg des Kreatinins und Abfall der Kreatinin-Clearance nach fünf Tagen abgebrochen werden.

Mit Miltefosine (siehe unten) steht inzwischen ein weiteres wirksames Präparat zur Behandlung der Leishmaniose zur Verfügung, das oral in einer Dosierung von 100 bis 150 mg/Tag gegeben werden kann. Im vorliegenden Fall erhielt der Patient täglich dreimal 50 mg Miltefosine. Nach vierwöchiger Behandlung zeigte sich ein deutlicher Rück-

Epidemiologie | Praxis | Klinik | Therapie

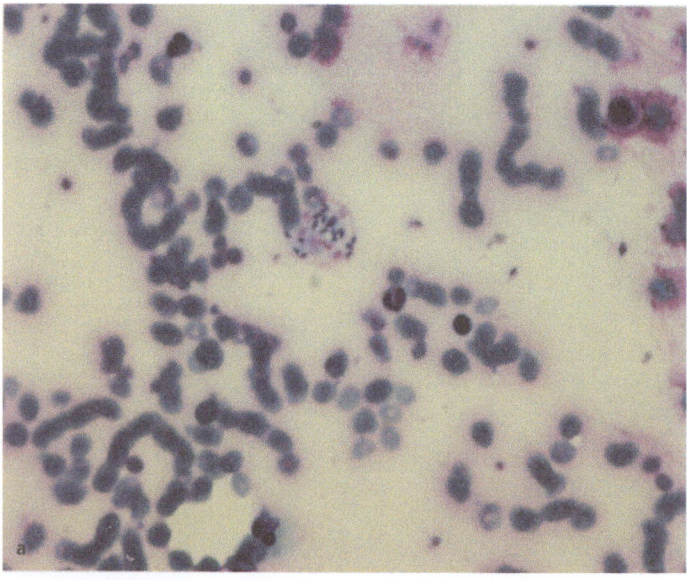

Abb. 2a

Abb. 2a, b: Histologischer Nachweis von massenhaft Leishmanien (Beckenkammbiopsie).
Quelle: S. Kriener, Senckenbergisches Institut für Pathologie, Universitätsklinikum Ffm.

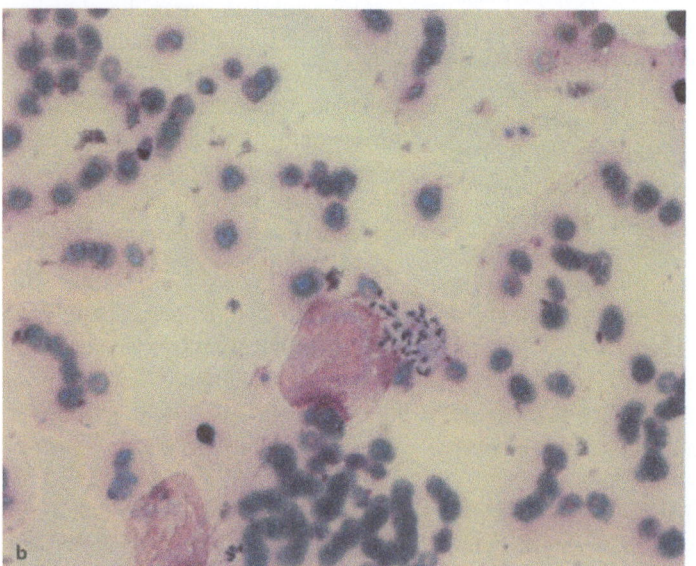

Abb. 2b

des Peptid, welches subkutan verabreicht wird. Als Wirkmechanismus wurde die Bindung an eine Intermediärstruktur des HIV-Proteins gp41 identifiziert, die sich beim Eintritt von HIV in die Wirtszelle bildet.

Enfuvirtid muss zweimal täglich subkutan injiziert werden. Die lokalen Reaktionen an den Einstichstellen sind bei etwa 10% der Patienten schwerwiegend und führen bei 4% der Patienten zum Therapieabbruch (EMEA 2003).

Die höchste Plasmakonzentration wird nach fünf bis sieben Stunden erreicht, die Halbwertzeit der Elimination beträgt etwa vier Stunden. Der genaue Metabolismus sowie die Pharmakokinetik bei Leber- und/oder Niereninsuffizienz sind nicht untersucht (EMEA 2003).

In der Phase-I-Studie mit typischer Dosiseskalation wurde Enfuvirtid monotherapeutisch intravenös angewendet. Ein dosisabhängiger Effekt wurde dokumentiert, bei der höchsten Dosis von 2x100 mg täglich betrug die mediane Abnahme der Viruslast etwa 2 Log-Stufen (Kilby et al. 1998). In einer weiteren Studie erhielten 78 intensiv vorbehandelte Aids-Patienten zusätzlich zu einer zugrundeliegenden, stabil eingestellten HAART-Therapie Enfuvirtid enweder mittels einer Insulinpumpe oder zweimal täglich subkutan, da die intravenöse Anwendung von Enfuvirtid bei HIV-Patienten nur sehr schwer zu praktizieren ist. In dieser Studie wurde die dosisabhängige, allerdings kurze Wirksamkeit (etwa 28 Tage) von Enfuvirtid in beiden Therapiearmen bestätigt (Kilby et al. 2002). Auch nahm die Viruslast nicht so deutlich ab wie nach intravenöser Anwendung.

Langzeitstudien demonstrierten, dass ein langzeitig angewendetes Enfuvirtid gut vertragen wird (Lalezari et al. 2000). Zusammengeführte Daten aus drei Phase-II-Studien mit insgesamt 168 Patienten zeigen, dass die meisten Patienten (69%) nach 48 Wochen und etwa die Hälfte (46%) nach 96 Wochen noch das Enfuvirtid-basierte Regime einnahmen. Häufigste unerwünschte Wirkungen waren lokale Reaktionen an der Einstichstelle, Übelkeit, »fatigue«, Myalgien und Hautausschläge.

In die Phase-III-Studie TORO 1 (T-20 vs. Optimized Regimen Only [zuvor bezeichnet mit T20-301]) mit einer 2 : 1 Randomisierung wurden 491 nordamerikanische und brasilianische Patienten eingeschlossen. Zu einer optimierten HAART-Therapie erhielten die Patienten 2 x 90 mg Enfuvirtid subkutan bzw. nicht (Henry et al. 2002). Die oft intensiv vorbehandelten Patienten hatten bei Aufnahme in die klinische Prüfung überwiegend multiresistente HI-Viren, trotzdem konnte die additive Anwendung von Enfuvirtid gegenüber einer lediglich optimierten Therapie die Viruslast eindeutig absenken (nach 24 Wochen: Enfuvirtid-Arm

1,70 Log-Stufen, Kontroll-Arm 0,76 Logstufen).

Die Phase-III-Studie (T20-302) mit Patienten aus Europa und Australien führte zu vergleichbaren Ergebnissen (Clotet et al. 2002).

Nachweise für einen Einfluss auf klinische Endpunkte fehlen, so gibt es auch keinen signifikanten Vorteil von Enfuvirtid im Hinblick auf AIDS-definierende Erkrankungen. Ebenfalls nicht belegt ist ein positiver Effekt hinsichtlich einer Reduktion der Sterblichkeit (EMEA 2003).

Der therapeutische Rang von Enfuvirtid besteht nach der EMEA (2003) derzeit darin, als Reservemittel ein antiretrovirales Kombinationsregime bei HIV-1-Infektion zu ergänzen, wenn zuvor die Behandlung mit mindestens je einem nukleosidalen und nicht-nukleosidalen RTI sowie Protease-Inhibitor versagt hat oder nicht vertragen wird (»salvage« Therapie). Eine Kombination mit weiteren, verschiedenen »entry«-Inhibitoren ist ebenfalls abzuklären, hoffentlich mit synergistischer Wirkung der »entry«-Inhibitoren untereinander.

Der einmal täglich anzuwendende Fusions-Inhibitor T-1249 ist ein Peptid, welches an die »pre-hairpin« Struktur des HIV-Hüllproteins bindet und über diesen Mechanismus die Fusion von Virus- und Wirtszellmembran verhindert. In einer Phase-I/II-Studie erhielten 72 stark vorbehandelte HIV-Patienten monotherapeutisch T-1249 (Eron et al. 2001, Gulick et al. 2002). Dabei wurden 14 Tage lang Dosierungen zwischen 6,25 bis 50 mg pro Tag subkutan als Einmal- oder Zweimal-Gabe verabreicht. Die geprüfte Viruslast nahm dosisabhängig bis zu 1,4 Log-Stufen ab (bei der 50 mg Dosis), ohne dass ein Plateau erreicht wurde. Unerwünschte Wirkungen: 1mal eine CTC Grad 4 Neutropenie, 1mal ein Exanthem mit Fieber, häufig eine Lokalreaktion an der Einstichstelle (in 40% der Fälle). In vitro ist eine Selektion T-1249-resistenter Virus-Isolate möglich.

Das Resistenzprofil von T-1249 unterscheidet sich von dem des Enfuvirtid. Synergistische Effekte mit anderen »entry«-Inhibitoren wurden dokumentiert.

Transkription der viralen RNS in die DNS
Nach der Bindung an die Zelle gelangt das HI-Virus in die Zelle, wo es sich entmantelt (»uncoats«). Dabei kommt es zur Freisetzung eines Nukleoprotein-Komplexes, der die virale RNS und die Reverse Transkriptase (RT) freisetzt, ferner die RNS-abhängige DNS-Polymerase, die für Retroviren typisch ist.

Die RT konvertiert die virale RNS in die DNS zunächst durch Katalyse der sequentiellen Addition von komplementären Deoxyribonukleotiden in die wachsende DNS-Kette. Dabei wird eine Lysin-Transfer-RNS als »primer« benutzt und die virale DNS als »template«. Die RNS-Matrize wird anschließend durch die RNase H-Aktivität des RT-Moleküls zerstört. Dieser Vorgang erlaubt die Bildung einer zweiten positiven Kopie des DNS-Strangs des viralen Genoms durch dasselbe Enzym, welches nun als DNS-abhängige DNS-Polymerase wirksam ist.

I.3 Eintritt, RNS uncoating und funktionelle Freisetzung der HIV-RNS

De Clercq et al. hatten bereits 1992 beschrieben, dass Bicyclame die HIV-Replikation in einem frühen Stadium hemmen können; sie gehen davon aus, dass dies bei dem Schritt des viralen »uncoating« geschieht. Zum weiteren Verlauf dieser Untersuchungen gab es keine zusätzlichen Informationen.

I.4 Transkription der RNS auf die DNS durch die Reverse Transkriptase (RT)

Die Produktion der proviralen DNS umfasst einige mögliche therapeutische Angriffspunkte wie die Bindung der »primer« tRNS, ferner die Produktion der DNS von der RNS durch die RT, den Abbau der viralen RNS durch die RNase H-Domäne der Reversen Transkriptase sowie Synthese des zweiten Strangs der DNS durch die RT.

Nukleosidische Transkriptase-Inhibitoren (NNRTI)

Der Aufbau der Provirus-DNS wird durch **falsche Nukleoside** (Dideoxynukleoside) über die Hemmung der Reversen Transkriptase gestört. Seit mehreren Jahren werden die in Tabelle 1 gelisteten Verbindungen klinisch angewendet. Zu diesen Pharmaka sind Azidothymidin (Zidovudin, AZT [Retrovir®]), Zalcitabin (Dideoxycytidin, DDC [Hivid®]), Didanosin (Dideoxyinosin [Videx®]) und mehrere andere zu zu rechnen.

Als alternative oder »falsche Bausteine« (geringe Veränderungen an der Ribose) konkurrieren die Nukleosidanaloga mit den physiologischen (»de novo«) Nukleosiden. Der zentrale Effekt für ihre Wirksamkeit besteht in einem Abbruch der DNS-Kette, da keine beständigen Phosphodiesterbrücken zur Stabilisierung des DNS-Doppelstranges entstehen können.

Intrazellulär werden die Nukleosid-Analoga zu Triphosphaten phosphoryliert, um aktiv sein zu können.

Das Profil der unerwünschten Wirkungen (UAW) ist vielfältig (siehe individuelle Profile der Verbindungen; Kap. IV.4). Das Spektrum reicht – besonders nach einer intensiven Langzeittherapie – von einer myelosuppressiven Wirkung, gastrointestinalen Störungen bis hin zur Lipodystrophie (die nicht auf die Protease-Hemmstoffe beschränkt ist), Laktatazidosen, Myopathie und Polyneuropathie. Ein großer Anteil der UAW ist sehr wahrscheinlich auf eine mitochondriale Toxizität zurückzuführen, die vor wenigen Jahren erstmals beschrieben wurde (Brinkman et al. 1999). Die NRTI hemmen nach intramitochondrialer Aktivierung das für die Replikation von mitochondrialer DNS verantwortliche Enzym, die γ-Polymerase.

Eine Kombination von AZT und D4T oder von DDC und 3TC sollte nicht erfolgen, da die Kombinationspartner um die gleichen Basen konkurrieren.

[Die pharmakologischen Profile der zugelassenen Verbindungen, ihre klinische Anwendung und die z.T. erheblichen unerwünschten Wirkungen der genannten Pharmaka werden in Kapitel IV. 4 »Arzneistoffprofile« näher charakterisiert. Die Therapieziele und Kombinationsmöglichkeiten der NRTI mit Nicht-Nukleosidalen Transkriptase-Hemmstoffen (NNRTI) oder Protease-Hemmstoffen (PI) sind in anderen Kapiteln (siehe Sektion III »Klinik«) beschrieben.]

Weitere NRTI befinden sich in unterschiedlichen Phasen der klinischen Entwicklung:

Emtricitabin (FTC, Coviracil®), ist eine Substanz mit langer Halbwertzeit. FCT ist ein Cytidin-Analogon (biochemisch dem 3TC ähnlich) mit anti-HBV-Aktivität. Wie beim Lamivudin (3TC) wird die Wirksamkeit der Substanz durch die Punktmutation M184V aufgehoben. Widersprüchliche Studienergebnisse, z.T. mit Studienabbruch, werden hier nicht weiter referiert. Als Quintessenz lässt sich

Tabelle 2: Nukleosidische und nukleotidische Reverse-Transkriptase-Inhibitoren (NRTI). Monotherapeutika und Kombinationen.

Substanzname: INN	Eingetragenes Warenzeichen	Anmerkungen
AZT	Retrovir®	Thymidin-Analogon. In Kombination mit DDI oder mit 3TC zur Primärtherapie empfohlen
Zalcitabin, DDC	Hivid®	Cytidin-Analogon
Didanosin, DDI	Videx®	Inosin-Analogon, welches in Didesoxyadenosin umgewandelt wird
Abacavir	Ziagen®	Prodrug des Carbovir, Analogon von Desoxyguanosin-5-TP (dGTP)
Lamivudin, 3TC	Epivir®	Negatives Enantiomer von 2-Desoxy-3-thiacytidin
Stavudin, D4T und D4T ER	Zerit®	Thymidin-Analogon
Tenofovir	Viread®	Azyklisches Nukleosid-Phosphonat-Di-ester-Analogon von Adenosin-Monphosphat
AZT + 3TC	Combivir	
AZT + 3TC + ABC	Trizivir®	

feststellen, dass Vorteile von FTC gegenüber 3TC nur schwer nachweisbar sind. Man geht davon aus, dass FTC mit Tenovofir als feste Kombination in Tablettenform entwickelt wird.

Amdoxovir ist ein in Phase I/II befindliches Diaminopurin-Dioxolan (DAPD) (Corbett et al. 2001), welches in vivo aktiviert wird (Dioxolan-Guanosin [DXG]). Neben der antiretroviralen Aktivität besitzt Amdoxovir eine anti-HBV-Effektivität. DAPD ist erfreulich aktiv gegen AZT/3TC-resistente Viren, auch gegen Viren mit einer Insertion am Codon 69, sowie einer Multiresistenz gegen alle NRTI; andererseits wird die Empfindlichkeit der Verbindung bei Mutationen an den Codons K65R und L74V vermindert. (Chong et al. 2002, Mewhaw et al. 2002). Fraglich ist derzeit, ob die Verbindung zu Veränderungen der Augenlinsen führt. Nach Auflage der FDA muss dieser Befund vor einer Fortsetzung der Studien abgeklärt werden.

DPC 817 ist ein neues orales Cytidin-Analogon mit sehr langer Plasmahalbwertzeit, welches gegen resistente virale Zellkulturstämme (Resistenz durch AZT und Lamivudin) wirksam ist (Schinazi et al. 2002). DPC wird bereits klinisch entwickelt und in einer Phase-I/II-Studie untersucht. Die Substanz besitzt eine anti-HBV-Effektivität.

GS 7340 (ein Prodrug von Tenofovir) ist in die klinische Entwicklung eingetreten. Die Verbindung zeichnet sich durch eine Anreicherung im lymphatischen Gewebe aus.

In präklinischer Entwicklung befinden sich eine Reihe von Verbindungen, die nachfolgend nur auszugsweise benannt werden:

ACH-126,443 (Beta-L-Fd4C), ein Enantiomer von DPC 817, ist ebenfalls gegen multiresistente HIV-Stämme und gegen Hepatitis-B-Viren aktiv.

BCH-13520, ein Purin-Nukleosid-Analogon, ist bereits durch den Nachteil belastet, dass schon erste Berichte zu Resistenzen vorliegen (Punktmutationen wie Q151M und Insertion am Codon 69) (Bethell et al. 2002).

MIV-301 (FLT, Alovudin) ist ein schon vor nahezu 20 Jahren untersuchtes Thymidin-Analogon, welches wegen seiner myelosuppressiven Wirkung seinerzeit nicht weiter klinisch entwickelt wurde. Auch MIV-301 ist ausgeprägt gegen NRTI-resistente Viren wirksam (Kim et al. 2001), deshalb wurde seine Entwicklung wieder aufgenommen.

Folgende **NRTI-Verbindungen,** von denen bereits in den letzten Jahren mehrfach in der Literatur berichtet wurde, werden derzeit wegen toxischer Probleme oder zu geringer Wirksamkeit **nicht weiter klinisch entwickelt:**

- Adefovir Dipivoxil (bis POM PMEA)
- dOTC (BCH-10652)
- FddA (Beta-fluoro-ddA, Lodenosine®)
- Lobucavir

Non-Nukleosidische-Transkriptase-Inhibitoren (NNRTI)

Ferner gibt es seit 1996/1998 drei zugelassene Non-Nukleosidische-Transkriptase-Inhibitoren, die aus komplexen Untersuchungen an TIBO-Derivaten, Dipyridodiazepinon-Analoga, Pyridinon-Derivaten und gewissen Bis(heteroaryl)-piperazinen (BHAP-P-Verbindungen) herausgefiltert wurden. Sie sind gegen das HIV-1-Virus aktiv (Mitsuya und Yarchoan 1994).

Das therapeutische Zielenzym ist wie bei den NRTI die Reverse Transkriptase. Die NNRTI binden direkt und nicht-kompetitiv an die RT an einer Stelle, die nahe an der Substratbindungsstelle für die »de novo« Nukleoside liegt. Durch Komplexbildung wird die katalytisch aktive Bindungsstelle an der RT inhibiert. Im Gegensatz zu den NRTI benötigen die NNRTI keine Aktivierung durch Phosphorylisierung.

[Die pharmakologischen Profile der zugelassenen Verbindungen, ihre klinische Anwendung und die z.T. erheblichen unerwünschten Wirkungen der genannten Pharmaka werden in Kapitel IV. 4 »Arzneistoffprofile« näher charakterisiert. Die Therapieziele und Kombinationsmöglichkeiten der NNRTI mit NRTI oder Protease-Hemmstoffen (PI) sind in anderen Kapiteln (siehe Sektion III »Klinik«) beschrieben.]

In vitro demonstrierten die NNRTI gegen HIV eine synergistische Wirkung nach Kombination mit AZT oder anderen Dideoxynukleosiden (Vasudevachari et al. 1992; u.a.). Die NNRTI wurden umfassend in zahlreichen (kaum noch zu übersehenden) klinischen Studien in Kombination mit den NRTI untersucht. Mittels dieser Studien wurden geeignete Kombinationsregime etabliert, die später mit den Protease-Inhibitoren (PI) erweitert wurden.

In den klinischen Prüfungen zeigten die NNRTI als Einzelsubstanzen nur relativ wenig antiretrovirale Ak-

Tabelle 3: Non-Nukleosidische-Transkriptase-Inhibitoren (NNRTI).

Substanzname: INN	Eingetragenes Warenzeichen	Dosierung, Einnahme-Intervall	Anmerkungen
Delavirdin	Rescriptor®	3 x 400 mg tgl. (alle 8 Std.)	Vorsicht bei Leberinsuffizienz
Efavirenz	Sustiva®	1 x 600 mg tgl. (alle 24 Std.)	Bei Therapiebeginn: ZNS-Symptome
Nevirapin	Viramene®	2 x 200 mg tgl. (alle 12 Std.) oder 1 x 400 mg tgl. (alle 24 Std.)	Vorsicht bei Leber- und Niereninsuffizienz

tivität, wahrscheinlich wegen einer schnellen Entwicklung von resistenten HIV-Varianten (Mitsuya und Yarchoan 1994). Inzwischen wurde in klinischen Studien demonstriert, dass die NRTI in Kombination mit den NNRTI klinisch wirksam sind. Die antiretrovirale Aktivität der NNRTI ist mit der der PI vergleichbar (Torre et al. 2001).

NNRTI werden gleichmäßig resorbiert, die Bioverfügbarkeit liegt bei 85-95%. Die Metabolisierung der Verbindungen, die eine lange Plasmahalbwertzeit aufweisen, erfolgt unter wesentlicher Beteiligung des CYP-P450-Systems. Es kann zu klinisch relevanten Interaktionen mit den PI kommen, die ebenfalls über dieses System verstoffwechselt werden (Phase-I-Reaktionen), sowie mit Pharmaka, die zur Behandlung von Komorbiditäten benötigt werden.

Weitere NNRTI befinden sich in unterschiedlichen Phasen der klinischen Entwicklung:

Capravirine (AG1549, früher S-1153) ist in in vitro gegen HI-Virus-Isolate vom Wildtyp oder mit NNRTI-Resistenzen und in vivo aktiv, auch gegen Viren mit der K103N-Mutation. Nachdem im Rahmen der Toxizitätsprüfungen an Hunden bei Anwendung hoher Capravirine-Dosierungen vermehrt Vaskulitiden dokumentiert wurden, wurde das klinische Entwicklungsprogramm unterbrochen. Jetzt ist deutlich, dass Capravirine am Menschen diese unerwartete Wirkung nicht auslöst; die klinische Entwicklung der Verbindung wurde wieder aufgenommen. Die geplante Dosierung im Falle einer Zulassung wird 2 x 700 mg pro Tag sein.

GW420867X ist ein Quinoxalin-Derivat, welches sich in einer klinischen Studie in Kombination mit AZT und Lamivudin als deutlich wirksam erwiesen hat (Arasteh et al. 2001). Die gut liquorgängige Verbindung eignet sich zur täglichen Einmalgabe (Thomas et al. 2000). Monotherapeutisch ließ GW420867X die Viruslast innerhalb von 8 Tagen um 1,5 Log-Stufen dosisunabhängig abnehmen (geprüft wurden 50, 100 und 200 mg täglich). Die unerwünschten Wirkungen ähnelten den typischen NNRTI-Toxizitäten – neurologisch, gastrointestinal und hepatisch. Nachteilig ist, dass Kreuzresistenzen von GW420867X mit Nevirapin und Efavirenz bestehen.

TMC120 ist ein Diarylpyrimidin-Analogon, welches sich in der klinischen Entwicklung der Phase-I/II befindet. Die Substanz ist eindeutig gegen HIV-Stämme (Isolate) mit NNRTI-Resistenz wirksam.

DPC083 ist wie TMC125 (siehe unten) ein NNRTI der zweiten Generation mit Aktivität gegen NNRTI-resistente Virus-Isolate. DPC083 demonstriert eine gute Wirksamkeit gegen Wildtyp und eine mäßige Aktivität bei einigen NNRTI-typischen Mutationen (K103N). Nach der Pharmakokinetik dürfte die Einmalgabe täglich möglich sein.

TMC125 ist ein neuer hepatisch verstoffwechselter NNRTI der zweiten Generation mit langer Plasmahalbwertzeit und guter Verträglichkeit. Besonders bedeutsam ist die In-vitro- und In-vivo-Wirkung der Verbindung gegen Viren, die nahezu alle typischen NNRTI-Mutationen aufweisen (u.a. K103N, Y181C).

TMC125 befindet sich derzeit in Phase-I/II-Untersuchungen. In einer Phase-IIB-Studie an 16 Patienten mit stabiler ART (bis zu fünf Pharmaka) erhielten die Patienten über sieben Tage 900 mg TMC 125 zweimal täglich. Die mediane Abnahme der Viruslast betrug in sieben Tagen 0,9 Log-Stufen, in Einzelfällen 1,7 Log-Stufen (Gazzard et al. 2002, Sankatsing et al. 2002) mit nachlaufender weiterer Abnahme der Viruslast. Nicht erwünschte Interaktionen mit Indanavir/Saquinavir und TMC125 wurden inzwischen pharmakologisch belegt.

Zur Zulassung durch Gesundheitsbehörden

Offen ist die Situation für Emivirin (EMV, MKC-442, Coactinon), welches offenbar keine bessere Wirksamkeit als die bisher entwickelten NNRTI aufweist. Ein weiterer Nachteil sind signifikante Kreuzresistenzen (Jeffrey et al. 1999) und Wechselwirkungen mit den Protease-Hemmstoffen (Blum et al. 1998).

Folgende NRTI-Verbindungen, von denen bereits häufig in der Literatur berichtet wurde, werden derzeit wegen toxischer Probleme oder zu geringer Wirksamkeit nicht weiter klinisch entwickelt:

- Atevirdine
- Calanolide A, HBY-097
- Loviride
- PNU142721

I.5 Akkumulation der nicht integrierten HIV für die akute Infektion

I.6 RNS-Degradation durch die RNase H-Aktivität

Wie unter 4 angegeben kann die virale RNS durch die RNase H-Domäne der Reversen Transkriptase abgebaut werden und dadurch die Bildung der proviralen DNS gehemmt werden.

Die Strukturen der HIV-Integrase und der RNase H (beide kodiert durch das pol-Gen) werden derzeit verstärkt untersucht (Mitsuya und Yarchoan 1994).

Es ist nicht auszuschließen, dass spezifische Therapien auf Grundlage der Kenntnis der Funktionsweise dieser Enzyme, besonders der RNase-H entwickelt werden können (Fujiwara und Mizuuchi 1988; Yang et al. 1990; u.a.). Davies et al. (1991) konnten die Kristallstruktur der Ribonuklease H-Domäne der HIV-Rerversen Transkriptase aufklären.

Spät auf den HIV-Vermehrungszyklus einwirkende Substanzen

I.7 Migration der viralen DNS zum Nukleus

Die doppelsträngige provirale DNS wandert nach Synthese mittels der RT über einen bisher kaum näher charakterisierten Mechanismus in den Kern der Wirtszelle. Ob zukünftig diese Migration zum Nukleus durch Pharmaka oder biologische Substanzen gehemmt werden kann, ist offen. Ein hemmende Verbindung für diesen Schritt des Vermehrungszyklus ist bisher nicht identifiziert worden.

I.8 Integration der HIV-DNS in das Wirtsgenom, vermittelt durch das IN-Protein

Der initiale Schritt bei der Integrationsreaktion, katalysiert durch die viral bestimmte Integrase, besteht aus einem Abspaltungsschritt, bei dem die terminalen Basen von jedem 3'-Ende der linearen proviralen DNS entfernt werden (Bushman et al. 1990; Fujiwara und Mizuuchi 1988). Die resultierenden viralen 3'-Enden verbinden sich dann, um auf die zellulläre DNS abzuzielen. Dabei werden initiale Rekombinationszwischenprodukte gebildet.

Das oben genannte Abspaltungsereignis kann als »Zielscheibe« für eine Intervention in den Vermehrungszyklus angesehen werden. Einige Verbindungen wie Arctigenin und Trachelogenin können die Integrase hemmen, allerdings in Konzentrationen, die toxisch sind (Mitsuya und Yarchoan 1994). Inzwischen ist eine intensive, weitere Forschung für das Verständnis des Integrationsprozesses erfolgt, um geeignete Hemmstoffe der Integrationsreaktion entwickeln zu können (Debyser et al. 2002, Nair 2002).

Derzeit sind zumindest zwei Integrase-Hemmstoffe in die Arzneimittelentwicklung eingetreten.

Auf dem 9th CROI in Seattle (2002) wurden ferner die Integrase-Inhibitoren Di-ketosäure-Derivat L-708.906 [im Stadium der präklinischen Entwicklung: Witvrouw M et al. (2002) Abstract 573] und der oral zu verabreichende Integrase-Inhibitor S-1360 genannt (Yoshinagu et al. (2002) Abstract 8). Letzterer weist eine In-vitro-Aktivität bei HIV-Wildtyp und Virus-Isolaten mit RT/PI-Resistenzmutationen auf.

S-1360 befindet sich in der klinischen Entwicklung der Phasen-I/II. Untersuchungen zur Sicherheit der multiplen Dosierung von S-1360 (zusammen mit pharmakokinetischen Studien) an gesunden Probanden sind bereits erfolgt.

Transkription und Translation von viralen Proteinen
Nach der Bildung der proviralen DNS kommt es zu einer schnellen Vermehrung der viralen Proteine. Die provirale DNS nutzt die

Epidemiologie Praxis Klinik Therapie

RNS-Polymerasen des »Wirts« (transkriptionale und translationale Maschinerie) für die Synthese der viralen Proteine.

1.9 Transkription

1.10 Translation

Funktionen des tat-Gens und seine pharmakologische Beeinflussung

HIV enthält ein wesentliches regulatorisches Gen, welches mit tat bezeichnet wird. Das tat-Gen kodiert ein weit verbreitetes Protein, welches die Expression anderer viraler Gene deutlich steigert und die Produktion neuer infektiöser Virionen auf der transkriptionalen und/oder posttranskriptionalen Ebene verstärkt.

Um wirksam zu werden, interagiert das tat-Protein mit der kurzen Nukleotid-Sequenz TAR (trans-acting responsive sequence), die innerhalb der 5'-LTR-Struktur (»Long Terminal Repeat«) lokalisiert ist und in die mRNS-Transkription eines jeden HIV-Gens eingeschlossen ist.

Das tat-Protein aktiviert die Verlängerung der entstehenden tar-RNS, oder der zellulären RNS-Bindungsproteine und dürfte eine bedeutende Rolle bei der Vermittlung der Tat-abhängigen LTR-Aktivierung spielen.

Antisense-Oligonukleotide können die Bindung von tat und tar blockieren und so die Virus-Replikation wirksam hemmen.

Von dem Antisense-Oligonukleotid Ro-5-3335 (7-Chloro-5-(2-pyrryl)-3H-1,4-benzo-diazepin-2-(H)-on) wurde berichtet, dass es in vitro die tat-abhängige LTR-induzierte Genexpression in mikromolaren Konzentrationen hemmt (Hsu et al. 1991). Durch Ro-5-3335 wurde in vitro ein weites Spektrum von HIV-1 und-2-Stämmen inhibiert, auch AZT-resistente Stämme. Wegen der für Ro-5-3335 dokumentierten Nephrotoxizität wird derzeit ein besser verträgliches Analogon, Ro24-7429, in klinischen Phase-I/II-Studien geprüft (Mitsuya und Yarchoan 1994).

Funktionen des rev-Gens und seine pharmakologische Beeinflussung

Das rev-Protein (bestehend aus 116 Aminosäuren) ist ein wesentlicher zweiter »trans-acting«-Faktor der viralen Replikation, der innerhalb der env-Region des HIV-1 lokalisiert ist. Bei Fehlen dieses zweiten regulatorischen Faktors (der 1. Faktor ist das tat-Gen), ist die gag- und env-kodierte Proteinsynthese stark vermindert. Obwohl nicht genau bekannt ist, wie das rev-Gen wirkt, herrscht Einigkeit darüber, dass dieses Gen für die wirksame virale Expression eine kritische Größe darstellt.

Eine spezifische Interferenz durch Pharmaka dürfte zu einer Suppression der viralen Replikation in infizierten Zellen führen. Ein mit RBP9-27 bezeichneter zellulärer Faktor –

induzierbar durch die Interferone-α und -γ – wurde inzwischen isoliert; er wurde nachgewiesen, dass dieser die rev-Funktion antagonisieren kann. Die strukturelle Aufklärung von RBP9-27 dürfte zu einem besseren Verständnis der rev-Funktion führen sowie die antiviralen Wirkmechanismen der Interferone beschreiben helfen.

Die Blockade der Expression retroviraler Gene durch synthetische negative Strang-(Antisense)-Oligonukleotide könnte sich zu einer wichtigen Strategie hinsichtlich der Hemmung der viralen Replikation entwickeln. Jedoch sollte die Expression viraler Gene spezifisch gehemmt werden. Bisher haben nur wenige Antisense-Oligomere eine derartige Aktivität demonstriert.

> **Posttranslationale Modifikationen**
> Nach der Translation werden die viralen Polypeptide (gag-pol-Polyproteine) durch eine virale Protease aufgespalten, um reife Proteine zu bilden, die dann einer Glykolisierung, Phosphorylierung oder Myristylierung unterliegen. Diese Vorgänge werden durch Enzyme des HIV-Infizierten katalysiert.

I.11 Ribosomales »frameshifting«

Zur Beeinflussung dieses Stadiums des HIV-Vermehrungszyklus sind derzeit keine Pharmaka oder biologischen Substanzen verfügbar bzw. in Entwicklung zu einem Arzneimittel.

I.12 gag-pol-Polyprotein cleavage (Strategie: Hemmung der viralen Protease)

Einer der vielversprechensten Angriffspunkte ist die viral kodierte Protease (Debouck und Metcalf 1990; Dunn und Kay 1990; u.a.). Während der Translation der viralen mRNS, der viralen Strukturproteine (kodiert durch das gag-Gen [CA, MA, NC]) und der Enzyme (kodiert durch das pol-Gen [RT/RNase, H, IN, PR]) kommt es zur Produktion von gag- und gag-pol-Polyproteinen.

Diese Polyproteine werden durch die virale Protease in reife Proteine aufgespalten (»cleaved«), die inzwischen gut charakterisiert und deren Tertiärstruktur bekannt ist. Die HIV-Protease stellt einen virusspezifischen Angriffspunkt dar. Die Aktivierung der Protease scheint mit dem »budding« und der Reifung neuer Virionen zusammenzufallen (siehe unter I.17).

Wenn die Protease als Ergebnis einer Punktmutation oder einer Deltion inaktiv ist, können die Viruspartikel nicht reifen und sie werden nicht infektiös (Loeb et al. 1989; Louis et al. 1989; Peng et al. 1989). Dies lässt vermuten, dass eine Protease-Hemmung zur Blockade der Bildung infektiöser Virionen in chronisch infizierten Zellen führt. Ein derartiger Hemmstoff könnte die virale Belastung hemmen und damit den Krankheitsverlauf infizierter Individuen.

Eine Reihe von Peptid-Analoga, die als HIV-Protease-Hemmstoffe (PI) dienen, wurden auf Grundlage des »transition state mimetic concept« synthetisiert (Meek 1992; Mimoto et al. 1991; Roberts et al. 1990). Einige Peptid-Derivate mit einem aktiven Hydroxyethylamin hemmen sowohl HIV-1- und HIV-2-Proteasen; sie besitzen nur eine geringe Aktivität gegen strukturell ähnliche humane Aspartyl-Proteasen. In zahlreichen Zellsystemen weisen diese Proteasen eine ausgeprägte Aktivität (im nMol Bereich) gegen HIV-1 auf.

Die kristallographischen Analysen der HIV-1-Protease haben die Voraussetzungen dafür geschaffen, neue HIV-1-Protease-Hemmstoffe zu konzipieren; so wurde z.B. ein zweifach (C_2) symmetrischer Hemmstoff der HIV-Protease basierend auf der 3-dimensionalen Symmetrie des aktiven Enzymzentrums »gebaut«. Diese symmetrischen C_2-Verbindungen konnten die Protease-Aktivität und eine akute HIV-Infektion in vitro hemmen.

Einer dieser C_2-symmetrischen Protease-Hemmstoffe besitzt in vitro gegen eine umfassende Reihe von HIV-1-Isolaten eine ausgeprägte antivirale Wirkung (Kempf et al. 1991); in Kombination mit Zidovudin wird in vitro die Wirksamkeit gegen HIV-1 synergistisch verstärkt (Kageyama et al. 1992).

Protease-Hemmstoffe haben seit 1995 die Behandlung der HIV-Infektion stark positiv beeinflusst. In zumindest drei umfangreichen klinischen Studien mit klinischen Endpunkten wurde die Wirksamkeit von Indinavir, Ritonavir und Saquinavir nachgewiesen (Hammer et al. 1997, Cameron et al. 1998 und Stellbrink et al. 2000). Die PI sind besonders bei zuvor therapierten Patienten ein wesentlicher Bestandteil von HAART.

Protease-Hemmstoffe werden unzuverlässig und in deutlich geringerem Ausmaß als NRTI und NNRTI absorbiert. Die Bioverfügbarkeit der verschiedenen Verbindungen beträgt je nach Präparation zwischen 5 und 40 (45)%.

Typisch für die PI ist die große Variabilität der Plasmakonzentrationen, die wiederum mit der virustatischen Wirksamkeit assoziiert sind oder sogar korrelieren. Wechselwirkungen sind an diesem Phänomen (Varianz der Plasmakonzentrationen) sehr beteiligt.

Protease-Inhibitoren werden intensiv über das Cytochrom-P450-System (vorzugsweise über das CYP3A4-Isoenzym) metabolisiert. Durch gleichzeitige oder überlappende Anwendung anderer Pharmaka (z.B. Antikonvulsiva, Azol-Antimykotika, Makrolide [Inhibitoren von CYP3A4]) kommt es zu zahlreichen und z.T. schwerwiegenden (klinisch relevanten) Wechselwirkungen. Wechselwirkungen mit Pharmaka sind nicht nur ausschließlich unerwünscht, sondern sie werden auch im Rahmen von HAART therapeutisch genutzt wie am Beispiel von Ritonavir demonstriert werden kann. Ritonavir ist ein sehr wirksamer Hemmstoff von CYP3A4. Die Kombination von Ritonavir mit einem zweiten PI (wie Lopinavir) führt zu einer erheblichen Konzentrationserhöhung von Lopinavir, die klinisch unter dem Aspekt der Wirksamkeit relevant ist (Boost durch RTV; Beispiel: Kaletra® mit fixer PI-Kombination aus Lopinavir 133 mg plus Ritonavir [RTV] 33 mg).

[Die pharmakologischen Profile der zugelassenen Verbindungen, ihre klinische Anwendung und die z.T. erheblichen unerwünschten Wirkungen der genannten Pharmaka werden in Kapitel IV.4 »Arzneistoffprofile« näher charakterisiert. Die Therapieziele und Kombinationsmöglichkeiten der Protease Hemmstoffe (PI) mit Nukleosidalen Reverse-Transkriptase-Hemmstoffen (NRTI) oder mit Nicht-Nukleosidalen Reverse-Transkriptase-Hemmstoffen (NNRTI) sind in anderen Kapiteln (siehe Sektion III »Klinik«) beschrieben.]

Weitere PI befinden sich in unterschiedlichen Phasen der klinischen Entwicklung:

Tabelle 4: Protease-Inhibitoren (PI). Monotherapeutika und Kombination.

Substanzname: INN	Eingetragenes Warenzeichen	Dosierung, Einnahme-Intervall	Anmerkungen*
Amprenavir, APV	Agenerase®	2 x 1.200 mg tgl. (alle 12 Std.)	Keine Kombination mit Antihistaminika, Sedativa (Midazolam, u.a.) und Ergotaminderivaten
Indinavir, IDV	Crixivan®	3 x 800 mg tgl. (alle 8 Std.)	Cave: bei schweren Leberfunktionsstörungen keine Therapie mit Rifampicin
Nelfinavir, NFV	Viracept®	3 x 750 mg tgl. (alle 8 Std.)	Cave: bei schweren Leberfunktionsstörungen keine Therapie mit Rifampicin
Ritonavir, RTV	Norvir®	2 x 600 mg tgl. (alle 12 Std.)	Cave: bei schweren Leberfunktionsstörungen keine Therapie mit Rifampicin
Saquinavir-Softgel	Fortovase®	3 x 1.200 mg tgl. (alle 8 Std.)	Cave: bei schweren Leberfunktionsstörungen
Saquinavir-Hardgel	Invirase®	3 x 600 mg tgl. (alle 8 Std.)	Cave: bei schweren Leberfunktionsstörungen keine Therapie mit Rifampicin
Lopinavir/ Ritonavir	Kaletra®	2 x 400/100 mg tgl. (alle 12 Std.)	Cave: bei schweren Leberfunktionsstörungen keine Therapie mit Rifampicin

* Alle PI weisen sehr komplexe, klinisch relevante Interaktionen auf, die den Fachinformationen zu entnehmen sind.

Fos-Amprenavir (GW433908, Telzir®) ist ein Kalzium-Phosphatester von Amprenavir mit verbesserter Löslichkeit, die in einer optimierten Absorption (zirka 70%) resultiert. Fos-Amprenavir scheint gut verträglich zu sein; nach In-vitro-Studien werden metabolische Prozesse nur wenig bzw. geringgradig beeinflusst.

In vitro wurde ein einzigartiges Resistenzmuster dokumentiert (Resistenzpfade: I50V, I54L/M, I84V), wenig Kreuzresistenz zu anderen PI.

Die angestrebte Zulassung ist so ausgelegt, dass durch Ritonavir ein »boost« für Fos-Amprenavir erreicht werden soll, d.h. ähnlich wie bei Kaletra® wird eine Kombination mit Ritonavir geplant. Ferner sind flexible Dosierungen vorgesehen: einmal 700 mg Fos-Amprenavir + 100 mg Ritonavir (zweimal täglich) oder 1.400 mg Fos-Amprenavir + 200 mg Ritonavir (einmal täglich).

In der NEAT-Studie kommt es zu einem offenen Vergleich von Fos-Amprenavir mit Nelfinavir an 251 Patienten (Rodriguez et al. 2002). In beiden Therapiearmen wurde gleichzeitig Lamivudin (3TC) und Abacavir verabreicht. Nach der vorläufigen Berichterstattung für 24 Wochen erreichten 54% (Fos-Amprenavir) und 40% (Nelfinavir) der Patienten (intention-to-treat) eine Viruslast unterhalb der Nachweisgrenze. Der Effekt war besonders deutlich für Patienten mit hoher Viruslast. Efavirenz kann die Plasmakonzentrationen von Fos-Amprenavir (Induktor der CYP-Metabolisierung) klinisch relevant vermindern. Bei gleichzeitiger Anwendung von Fos-Amprenavir und Ritonavir (RTV-»boost«) geschieht dies nicht (Wire et al. 2002).

Atazanavir (BMS-008, auch BMS232632, Zrivada®) ist ein azapeptischer PI mit einer relativ hohen Absorption (57-80%) nach oraler Anwendung (die tägliche Einmalgabe wird angestrebt). Seine klinische Entwicklung ist bereits weit fortgeschritten (Phase-III), so dass die Zulassung durch die Gesundheitsbehörden kurzzeitig erwartet wird. Atazanavir befindet sich bereits in einem »Extended-Access-Programm«.

In vitro wurde nur ein geringer Einfluss auf metabolische Prozesse nachgewiesen (gutes Lipidprofil) (Robinson et al. 2000, Piliero et al. 2002). Die antiretrovirale Wirksamkeit von Atazanavir dürfte bei nicht vorbehandelten bzw. vorbehandelten Patienten mit der von Nelfinavir vergleichbar sein (Cahn et al. 2001, Squires et al 2001).

Squires et al. (2002) stellten die Ergebnisse einer großen Phase-III-Studie vor, in der Atazanavir gegen Efavirenz verglichen wurde (in beiden Therapiearmen wurde zusätzlich die Kombination von AZT und Lamivudin angewendet). Das virologische Ansprechen war für beide PI vergleichbar, jedoch enttäuschend, weil in beiden Therapiearmen nur relativ wenige Patienten < 50 Kopien/ml erreichten (methodische Probleme einer sehr großen Studie?). Im Atazanavir-Arm waren die »Lipidparameter« weniger beeinflusst als im Efavirenz-Arm.

Die primäre Resistenz von Atazanavir betrifft offenbar das Codon I50L. Diese Mutation dürfte jedoch die Empfindlichkeit anderer PI (Amprenavir eingeschlossen) nicht reduzieren. Nach Colonno et al. (2002) selektiert Amprenavir an diesem Codon (I50L) für eine andere Mutation (I50V).

Mozonavir (DMP-450) ist ein PI mit zyklischer Struktur und guter Wasserlöslichkeit, allerdings mit kurzer Plasmahalbwertzeit. Mozonavir wird wahrscheinlich wie Indinavir alle 8 Stunden mit einer Tablette angewendet werden (Sierra-Madero 2001). In einer Phase-I/II-Studie an 50 Patienten war die antiretrovirale Aktivität mit der von Indinavir vergleichbar, gleiches gilt auch für das Resistenzmuster.

Tipranavir ist ein nicht-peptidischer PI mit deutlicher Aktivität gegen PI-resistente HI-Viren (Larder et al. 2000). Die orale Bioverfügbarkeit dieser Verbindung ist keineswegs optimal und macht einen »Ritonavir-Boost« nötig. [Ritonavir ist ein Inhibitor des CYP3A4-Isoenzyms; mittels dieser Hemmung kann der Abbau von anderen PI, auch von Tipranavir, aber auch von anderen Pharmaka verlangsamt werden, was an über hundert HIV-negativen Probanden abgesichert wurde. Die maximale Konzentration C_{max} und die Talkonzentration C_{min} nahmen um den Faktor 4 bzw. 20 zu].

In einer klinischen Prüfung mit 41 Patienten, die mit zumindest zwei PI vorbehandelt waren, blieb bei 35 Patienten die Wirksamkeit von Tripranavir erhalten (Schwartz et al 2002). Ferner wurde demonstriert, dass eine Kombination der Punktmutationen an den Codons V82T und L33V die Empfindlichkeit gegenüber den Viren reduziert.

Zahlreiche weitere Protease-Hemmstoffe wie z.B. TMC 114 oder TMC 126 befinden sich in der klinischen Entwicklung.

I.13 Protein-Glykosylierung

Das gp120-Molekül des HIV ist ausgeprägt glykosyliert. Es wird daher vermutet, dass die mit Stickstoff verbundenen Zucker möglicherweise bei der funktionellen Interaktion des Virus mit der Oberfläche der Zielzelle von Bedeutung sind. Einige (»trimming«) Hemmstoffe der Glykosidase, einschließlich Castanospermin (Walker et al. 1987) und Deoxynojirimycin (Karpas et al. 1988) können die HIV-Replikation durch Interaktion mit »envelope«-Produkten blockieren, aber ihre Aktivität ist nur moderat und temporär (Mitsuya und Yarchoan 1994).

Ein N-butyl-Derivat des Deoxynojirimycin mit im Vergleich zu Deoxynojirimycin potenterer Wirkung auf die HIV-Vermehrung befand sich in den USA in einer Phase-I-Austestung (Mitsuya und Yarchoan 1994); neuere Daten dazu sind nicht verfügbar.

I.14 Dimerisation, Bindung der Lysin-tRNS

Zur Beeinflussung dieser Stadien des HIV-Vermehrungszyklus sind derzeit keine Pharmaka oder biologische Substanzen verfügbar.

> **Virus »budding«**
>
> Die virale Genom-RNS und Proteine werden an der Zelloberfläche zunächst als noch unreife virale Partikel zusammengefügt und durch einen mit »budding« bezeichneten Vorgang freigesetzt.
>
> Assembly, Freisetzung des Virus (»budding«), und Reifung (Maturation) zu infektiösen Virionen sind abhängig von folgenden Einzelschritten:
> - von der zellulären N-Protein-Myristyl-Transferase, die die Myristinsäure an das terminale N der gag und gag-pol -viralen Polyproteine (der Vorläufer) anfügt, ein kritischer Schritt in der Assembly (Montage) des HIV-Vermehrungszykus (Gottlinger et al. 1989);
> - eine Aspartyl-Protease, kodiert durch das pol-Gen, ist verantwortlich für die Spaltung der gag und gag-pol-Vorläufer-Po-

> lyproteine in reife Proteine (Loeb et al. 1989; Peng et al. 1989) (siehe auch I.12).

I.15 Assembly (Montage)

Die vor und während der Virus-Assembly erforderliche Aufspaltung (Cleavage) der Vorläuferproteine in fertige Strukturproteine wird durch virale Proteasen gesteuert, die durch spezifische Hemmstoffe ausgeschaltet werden können (siehe I.12).

Eine Sequenz π – lokalisiert zwischen der 5' LTR (Long Terminal Repeat, Region an beiden Enden des DNS-Provirus) und dem gag-Gen – soll für das wirksame »Verpacken« der genomischen RNS in die Viruspartikel verantwortlich sein. Diese spezifische Sequenz könnte ein Angriffspunkt für Pharmaka, biologische Substanzen oder molekulare Strategien sein, um die Montage des Virus und damit die Bildung zu infektiösen Viren zu stören.

Retrovirale Nukleokapsid- und gag-Vorläuferproteine enthalten ein oder zwei Kopien von invariablen Sequenzen, die in reifen Partikeln mit Zink in Beziehung stehen. Die Modifikation von Cystein- oder Histidin-Residuen in solchen Sequenzen führen bei einer Vielzahl von Retroviren zu einem defekten »Verpacken« der Viruspartikel, so dass sich hieraus ein weiterer Angriffspunkt durch C-Nitroso-Verbindungen ergibt, die HIV-Replikation zu hemmen (Mitsuya und Yarchoan 1994).

Grundlagen Diagnostik Prophylaxe Recht

I.16 Virales »budding« (Knospung)

Schließlich werden die HIV-Virionpartikel durch den bisher kaum verstandenen Vorgang des »budding« freigesetzt. Interferon-α kann die retrovirale Freisetzung durch die Zellmembran – neben einigen anderen frühen Schritten im HIV-Vermehrungszyklus wie Suppression der HIV-Expression in chronisch infizierten Zellen – vermindern.

I.17 Extrazelluläres »processing« der gag-pol-Polyproteine (Hemmstoffe der viralen Protease)

Auch an diesem Stadium sollen virale Proteasen beteiligt sein; Informationen zu diesen Vorgängen unter dem Aspekt einer Arzneimittelentwicklung sind nicht verfügbar.

Literatur

Arasteh K, Wood R, Muller M, et al. GW-420867X administered to HIV-1-infected patients alone and in combination with lamivudine and zidovudine. HIV Clin Trials 2001; 2:307-316.

Bethell RC, Allard B, De Muys JM, et al. BCH-1350, a new heterosubstitued nucleoside analogue, is an effective inhibitor of drug-resistant HIV-1, 9th CROI, Seattle, USA, 2002; Abstract 386.

Blum MR, Moxham CP, Kargl DJ, et al. A phar-macokinetic interaction evaluation of MKC and nelfinavir in healthy male and female volunteers. 12th International AIDS Conference, Geneva, Switzerland 1998; Abstract 12380.

Brinkman K, Smeitink JA, Romijn JA, Reiss P. Mitochondrial toxicity induced by nucleoside-analogue reverse-transcriptase inhibitors is a key factor in the pathogenesis of antiretroviral-therapy-related lipodystrophy. Lancet 1999; 354:1112-1115.

Bryn RA, Mordenti J, Lucas C et al. Biological properties of a CD4 immunoadhesin. Nature (London) 1990; 344:667-670.

Bushman FD, Fujiwara T, Craaigie R. Retroviral DNA integration directed by HIV integration protein in vitro. Science (Wash. DC) 1990; 249:1555-1558.

Cahn P, Percival L, Phanuphak P, et al. Phase II 24 week data from study AI424-008 : Compartive results of BMS-232632, stavudine, lamivudine as HAART for treatment-naive HIV-infected patients. 1st IAS Conference on HIV Pathogenesis and Treatment, Buenos Aires, Argentina, 2001: Abstract 5.

Cameron DW, Heath-Chiozzi M, Danner D, et al. Randomized placebo-controlled trial of Ritonavir in advanced HIV-1 disease. Lancet 1998; 351:543-549.

Chaudhary VK, Mizukami T, Fuerst TR, et al. Selective killing of HIV-infected cells by recombinant human CD4-Pseudomonas exotoxin hybrid protein. Nature (Lond.) 1988; 335:369-372.

Chen Z, Hu B, Huang W. HIV-1 mutants less susceptible to SCH-D, a novel small molecule antagonist of CCR5. 9th CROI, Seattle, USA, 2002; Abstract 396.

Chong Y, Borroto-Esoda K, Furman PA, et al. Molecular mechanism of DAPD/DXG against zidovudine- and lamivudine-drug resistant mutants: a molecular modelling approach. Antivir Chem Chemother 2002; 13:115-128.

Clotet B, Lazzarin A, Cooper D, et al. Enfuvirtide (T-20) in combination with an optimised background (OB) regimen vs. OB alone in patients with prior experience resistance to each of the three classes of approved antiretrovirals in Europe and Australia. XIV International AIDS Conference, Barcelona, Spain, 2002: Abstract LbOr19A.

Colonno RJ, Friborg J, Rose RE, et al. Identification of amino acid substitutions correlated with reduced atazanavir susceptibility in patients treated with atazanavir-containing regimens. Antiviral Ther 2002; 7:S4: Abstract 4.

Corbett AH, Rublein JC. DAPD. Curr Opin Investig Drugs 2001; 2: 348-353.

Davies JFI, Hostomska Z, Hostomsky Z, et al. Cyrstal strucure of ribonuclease H domain of HIV-1 reverse transcriptase. Science (Wash. DC) 1991; 252:88-95.

Debouck C, Metcalf BW. Human immunodeficiency virus protease: A target for AIDS therapy. Drug Dev Res 1990; 21:1-11.

Debyser Z, Cherepanov P, Van Maele B, et al. In search of authentic inhibitors of HIV-1 integration. Antivir Chem Chemother 2002; 13:1-15.

DeClercq E. Yamamoto N, Pauwels R, et al. Potent and selective inhibition of human immunodeficiency virus (HIV)-1 and HIV-2 replication by a class of bicyclams interacting with a viral uncoating event. Proc Natl Acad Sci USA 1992; 89:5286-5290.

Dunn BM, Kay J. Targets for antiviral chemotherapy: HIV-proteinases. Antiviral Chem Chemother 1990; 1:3

EMEA: Europ. Öff. Beurteilungsbericht (EPAR) FUZEON, 3. Juni 2003. http://www.emea.eu.int/humandocs/Humans/EPAR/fuzeon/fuzeon.htm

Eron J, Merigan T, Kilby M, et al., for the T-1249-101 Study Group. A 14-day assessment of the safety, pharmacokinetics, and antiviral activity of T-1249, a peptide inhibitor of membrane fusion. 8th CROI, Chicago, USA, 2001; Abstract 14.

Franti M, O'Neill T, Maddon P, et al. PRO 542 (CD4-IgG2) has a profound impact on HIV-1 replication in the hu-PBL-SCID mouse model. 9th CROI, Seattle, USA, 2002; Abstract 401.

Fujiwara T, Mizuuchi K. Retroviral DNA integration: structure of an integration intermediate. Cell 1988; 54:497-504.

Gazzard B, Pozniak A, Arasteh K, et al. TMC125, a next generation NNRTI, demonstrates high potency after 7 days therapy in treatment-experienced HIV-1-infected individuals with phenotypic NNRTI resistance. 9th CROI, Seattle, USA, 2002; Abstract 4.

Gottlinger HG, Sodrowski JG, Haseltine WA. Role of the capsid precursor processing and myrstoylation in morphogenesis and infectivity of human immunodeficiency virus type 1: Proc Natl Acad Sci USA 1989; 86: 5781-5786.

Gulick R, Eron J, Bartlett JA, et al. Complete analysis of T1249-101: Safety, pharmacokinetics, and antiviral activity of T-1249, a peptide inhibitor of HIV membrane fusion. ICAAC, San Diego, USA, 2002; Abstract H-1075.

Hammer SM, Squires KE, Hughes MD, et al. A controlled trial of two nucleoside analogues plus Indinavir in persons with HIV infection and CD4 cell counts of 200 per cubic millimetre or less. AIDS Clinical Trials Group 320 Study Team. N Engl J Med 1997; 337:725-733.

Henry K, Lalezari J, O'Hearn M, et al. Enfuvirtide (T-20) in combination with an optimised background (OB) regimen vs. OB alone in patients with prior experience resistance to each of the three classes of approved antiretrovirals in North America and Brazil. XIV International AIDS Conference, Barcelona, Spain, 2002: Abstract LbOr19B.

Hendrix C, Collier AC, Lederman M, et al. AMD-3100 CXCR4 receptor blocker fails to reduce HIV viral load by > 1 log following 10-day continuous infusion. 9th CROI, Seattle, USA, 2002; Abstract 391.

Hsu M-C, Schutt AD, Holly M et al. Inhibition of HIV replication in acute and chronic infections in vitro by a Tat antagonist. Science (Wash. DC) 1991; 254:1799-1802.

Jacobson JM, Lowy I, Fletcher CV, et al. Single-dose safety, pharmacology, and antiviral activity of the HIV type 1 entry inhibitor PRO 542 in HIV-infected adults. J Infect Dis 2000; 182:326-329.

Jeffrey S, Corbett J, Bacheler L. In vitro NNRTI resistance of recombinant HIV carrying mutations observed in efavirenz treatment failures. 6th CROI, Chicago, USA 1999; Abstract 110.

Kageyama S, Weinstein JN, Shirasaka T et al. In vitro inhibition of human immunodeficiency virus (HIV) type 1 replication by C_2 symmetry-based HIV protease inhibitors as single agents or in combinations. Antimicrob Agents Chemother 1992; 36(5): 926-933.

Karpas A, Fleet GWJ, Dwek RA et al. Aminosugar derivatives as potential anti-human immunodeficiency virus agents. Proc Natl Acad Sci USA 1988; 85:8229-9233.

Kempf D, Marsh K, Paul D et al. Antiviral and pharmacokinetic properties of C2 symmetric inhibitors of the human immunodeficiency virus type 1 protease. Antimicrob Agents Chemother 1991; 35:2209-2214.

Kilby JM, Hopkins S, Venetta TM, et al. Potent suppression of HIV-1 replication in humans by T-20, a peptide inhibitor of gp41-mediated virus entry. Nat Med 1998; 4:1302-1307.

Kilby JM, Lalezari JP, Eron J, et al. The safety, plasma pharmacikinetics, and antiviral activity of subcutaneous enfuvirtide (T-20), a peptide inhibitor of gp41-mediated virus infusion, in HIV-infected adults. AIDS Res Hum Retroviruses 2002; 18:685-683.

Lalezari J, Cohen C, Eron J, and the T20-205 Study Group. Forty eight week analysis of patients receiving T-20 as a component of multidrug salvage therapy. XIII International AIDS Conference, Durban, South Afrika, 2000; Abstract LbPp 116. (inzwischen auch vollständig publiziert – Lalezari JP, et al. N Eng J Med 2003: 348: 2175-2185)

Larder BA, Hertogs K, Bloor S, et al. Tipranavir inhibitis broadly protease inhibitor-resistent HIV-1 clinical samples. AIDS 2000; 14:1943-1948.

Levy JA. HIV research: a need to focus on the right target. Lancet 1995; 345:1619-1621.

Lin PF, Guo K, Friedell R, et al. Identification and characterization of a novel inhibitor of HIV-1 entry. II: mechanism of action. 9th CROI, Seattle, USA, 2002; Abstract 10.

Lin PF, Robinson B, Gong YF, et al. Identification and characterization of a novel inhibitor of HIV-1 entry. I: virology and resistance. 9th CROI, Seattle, USA, 2002; Abstract 9.

Loeb DD, Swanstrom R, Everitt L et al. Complete mutagenesis of the HIV-1 protease. Nature 1989; 340:397-403.

Louis JM, Smith CA, Wondrak EM et al. Substitution mutants of the highly conserved arginine 87 of HIV-1 protease results in loss of proteolytic activity. Biochem Biophys Res Commun 1989;164: 30.

Meek TD. Inhibitors of HIV-1 protease. J Enzyme Inhib 1992; 6:65-98.

Mewshaw JP, Myrick FT, Wakefiled DA, et al. Dioxolane guanosine, the active form of the diaminopurine dioxolane, is a potent inhibitor of drug-resistant HIV-1 isolates from patients for whom standard nucleoside therapy fails. J Acquir Immune Defic Syndr 2002; 29:11-20.

Mimoto T, Imai J, Tanaka S et al. Rational design and synthesis of a novel class of active site-targeted HIV protease inhibitors containing a hydroxymethylcarbonyl isostere. Use of phenylnorstatine or allophenylnorstatine as a transition-state mimic. Chem Pharm Bull 1991; 39(9):2465-2467.

Mitsuya H, Yarchoan R. Development of antiretroviral therapy for AIDs and related disorders. In: Broder S, Merigan Jr TC, Bolognesi D (eds) Textbook of Aids Medicine. Williams & Wilkins, Baltimore - Philadelphia - Hong Kong, 1994; pp.721-742.

Nair V. HIV integrase as a target for antiviral chemotherapy. Rev Med Virol 2002; 12: 179-193.

Peng C, Ho BK, Chang TW, Chang NT. Role of human immunodeficiency virus type 1-specific protease in core protein maturation and viral infectivity. J Virol 1989; 63:2550.

Piliero P, Cahn C, Pantaleo, et al. Atazanavir: A once-daily protease inhibitor with a superior lipid profile: results of clinical trials beyond week 48. 9th CROI, Seattle, USA, 2002; Abstract 706.

Reynes JR, Rouzier R, Kanouni T. SCH-C: safety and antiviral effects of a CCR5 receptor antagonist in HIV-1-infected subjects. 9th CROI, Seattle, USA, 2002; Abstract 1.

Riley J, Wojcik L, Xu S, Strizki J. Genotypic and phenotypic analyis of in vitro generated HIV-1 escape isolates to the CCR5 antagonist SCH-C. 9th CROI, Seattle, USA, 2002; Abstract 397.

Roberts NA, Martin JA, Kinchington D, et al. Rational design of peptide-based HIV proteinase inhibitors. Science (Wash. DC) 1990; 248:358-361.

Robinson BS, Riccardi KA, Gong YF, et al. BMS-232632), a highly potent HIV protease inhibitor that can be used in combination with other available antiretroviral agents. Antimicrob Agents Chemother 2000; 44:2093-2099.

Roche: US-amerikanische Fachinformation FUZEON, Stand März 2003 http://www.fda.gov/cder/foi/label/2003/021481lbl.pdf

Rodriguez-French A, Nadler J, and the Neat Study Team. The NEAT Study: GW433908 efficacy and safety in anti-retroviral therapy naïve subjects, preliminary 24-week results. 42nd ICAAC, San Diego, USA, 2002; Abstract H-166.

Schinanzi RF, Mellors J, Bazmi, et al. DCP 817: a cytidine nucleoside analog with activitiy against zidovudine- and lamivudine-resistant viral variants. Antimicrob Agents Chemother 2002; 46:1394-401.

Sankatsing S, Weverling G, van't Klooster G, et al. TMC125 monotherapy for 1 week results in a similar initial rate of decline of HIV-1 RNA as therapy with a 5 drug regimen. 9th CROI, Seattle, USA, 2002; Abstract 5.

Schols D, Claes S, De Clerq E, et al. AMD-3100, a CXCR4 antagonist, reduced HIV viral load and X4 virus levels in humans. 9th CROI, Seattle, USA, 2002; Abstract 2.

Schwartz R, Kazanjian P, Slater L. Resistance to tipranavir is uncommon in a randomized trial of tipranavir/ritonavir in multiple PI-failure patients (BI 1182.2). 9th CROI, Seattle, USA, 2002; Abstract 562.

Sierra-Madero J. Antiviral activity, safety and pharmacokinetics of mozenavir (DMP 450). A novel cyclic urea protease inhibitor, in combination with D4T and 3TC in treatment-naïve HIV-1 infected patients (Study DMP-102). 1st IAS Conference on HIV Pathogenesis and Treatment, Buonos Aires, Argentina, 2001; Abstract 2.

Squires KE, Gatell J, Piliero P, et al. AI424-007: 48-week safety and efficacy results from a phase II study of a once-daily HIV-1 protease inhibitor, BMS-232632. 8th CROI, Chicago, USA, 2001; Abstract 15.

Squires KE, Thiry A, Giordano M, for the AI424-034 International Study Team. Atazanavir QD and efavirenz QD with fixed-dose ZDV+3TC: Comparison of antiviral efficacy and safety through wk 24 (AI424-034). 42nd ICAAC, San Diego, USA, 2002; Abstract H-1076.

Strizki JM, XU S, Wagner NE, et al. SCH-C (SCH 351125), an orally bioavailable, small molecule antagonist of the chemokine receptor CCR5, is a potent inhibitor of HIV-1 infection in vitro and in vivo. Proc Natl Acad SCI USA 2001; 98:12718-12723.

Torre D, Tambini R, Speranza F. Nevirapine or efavirenz combined with two nucleoside riverse transcriptase inhibitors compared to HAART: a meta-analysis of randomized clinical trias. HIV Clin Trials 2001; 2:113-121.

Trkola A, Ketas TJ, Nagashima KA, et al. Potent, broad-spectrum inhibition of HIV type 1 by the CCR5 monoclonal antibody PRO140. J Virol 2001; 75: 579-588.

Van Rij RP, Visser JA, Naarding M, et al. In vivo evolution of X4 HIV-1 variants in the natural course of infection coincides with reduced sensitivity to CXCR4 antagonists. 9th CROI, Seattle, USA, 2002; Abstract 395.

Vasudevachari MB, Battista C, Lane HC et al. Prevention of the spread of HIV-1 infection with nonnucleoside reverse transcriptase inhibitors. J Virol 1992; 190:269-277.

Walker BD, Kowalski M, Groh WC et al. Inhibition of human immunodeficiency virus syncytium formation and virus replication by castanospermine. Proc Natl Acad Sci USA 1987; 84:8120-8124.

Wire MB, Ballow C, Preston S, et al. An assessment of plasma amprenavir pharmacokinetics following administration of two GW433908 and Ritonavir regimens in combination with efavirenz in healthy adult subjects (APV10010). 9th CROI, Seattle, USA, 2002; Abstract 443.

Yang W, Hendrickson WA, Crouch et al. Structure of ribonuclease H phased at 2 å resolution by MAD analysis of the selenomethionyl protein, E coli. Science (Wash. DC) 1990; 249:1398-1405.

Yoshinaga T, Sato A, Fujishita T, Fujiwara T. S-1360: In vitro activity of a new HIV-1 itegrase inhibitor in clinical development. 9th CROI, Seattle, USA, 2002; Abstract 8

Epidemiologie　　　Praxis　　　Klinik　　　**Therapie**

Zusammenfassung

1. Die Therapie der AIDS-Erkrankung wurde möglich, nachdem das HI-Virus als ätiologisches Agens definiert worden war. Eine Reihe von Pharmaka (insbesondere Hemmstoffe der Reversen Transkriptase) haben ihre klinische Wirksamkeit bewiesen, viele interessante Substanzen mit sehr unterschiedlichen Angriffspunkten im HIV-Vermehrungszykus (z.B. »entry« Inhibitoren, Hemmstoffe der RNase H, usw.) befinden sich in verschiedenen Stadien der präklinischen und klinischen Entwicklung. Leider sind diese neuen Substanzen noch nicht für die Therapie verfügbar.

2. Ferner wurde in den letzten Jahren zunehmend deutlich, dass durch die bisher klinisch angewendeten Hemmstoffe der Reversen Transkriptase (NRTI, NNRTI) im Allgemeinen bei fortgeschrittener AIDS-Erkrankung nur eine partielle immunologische Rekonstitution erreicht werden kann. Hinzu kommt, dass die erreichten Verbesserungen für den Patienten lediglich vorübergehend zu einer Lebensverlängerung führen, aber leider nicht kurativ sind.

3. Offen ist, inwieweit durch Kombinationen von Hemmstoffen der Reversen Transkriptase (AZT plus DDC oder AZT und DDI) die immunologische Rekonstitution optimiert werden kann. Die genannten Kombinationen scheinen zu einer umfangreicheren und länger anhaltenden Verbesserung des immunologischen Status zu führen; sie sind der Monotherapie mit Hemmstoffen der Reversen Transkriptase überlegen.

4. Wie ausgeführt, wirkt bis heute keine der verfügbaren Therapien kurativ und die Forderung zur intensiven Pharmakon-Entwicklung ist dringender als je zuvor. Offenbar konzentriert sich die gegenwärtige HIV-Forschung zu sehr auf die Blockade der Infektion durch freie Viren und nicht darauf, die virusinfizierte Zelle direkt anzugreifen.

Grundlagen	Diagnostik	Prophylaxe	Recht

5. In diesem Zusammenhang ist es bemerkenswert, dass im Lymphsystem und in anderen Geweben, die virus-infizierten Zellen (mit einem stabil integrierten HIV-Genom) die Quelle für zirkulierende Viren darstellen. Viele Zellen – die potentiellen zytopathischen Wirkungen von HIV überlebend – stellen Reservoirs für die Bildung und die kontinuierliche Aussaat des Virus in den Körper dar. Über 100 Billionen (Milliarden nach deutscher Benennung) oder etwa 25% aller CD4+-Zellen können in einem HIV-positiven Individuum infiziert sein; Zellen im Gehirn, Oberbauch und in anderen Geweben tragen das Virus. Die meisten dieser Zellen sind latent infiziert, etwa 1% dieser CD4+-Zellen (etwa 1 bis 2 Billionen [1-2 Milliarden]) produzieren jedoch aktiv HIV.

6. Einige Studien mit antiretroviralen Substanzen demonstrierten, dass unter der antiretroviralen Therapie die Konzentrationen der freien Viren reduziert werden konnten, während durch die derzeit möglichen Maßnahmen die Zahl der virusinfizierten Zellen nicht wesentlich beeinflusst wurde.

7. All dies bedeutet, dass bei einer erfolgreichen HIV-Therapie sowohl die De-novo-Bildung der Viren reduziert werden muss, aber auch die virusinfizierte Zelle zu kontrollieren ist.

Sektion IX
SERVICE

1. HIV-relevante Adressen (Stand: September '03)

2. Klassifikation der HIV-Infektion
   und AIDS-Falldefinition (Stand: Januar '94)

   Teil I: Revidierte Stadieneinteilung
            der HIV-Infektion (CDC 1993)
   Teil II: AIDS-Falldefinition (CDC 1993)

3. Verschlüsselung von Diagnosen bei der HIV-Krankheit
   nach der ICD-10-Klassifikation
   – von H. Exner-Freisfeld (Stand: Juli '01)

4. Abkürzungen (Stand: Januar '90)

5. Literatur (Stand: Juli '90)
   – wird nicht mehr ergänzt;
   aktuelle Literatur am Ende des jeweiligen Kapitels –

6. Informationen zu HIV/AIDS im Internet
   – von M. Hartmann (Stand: November '01)

7. Neues Vergütungssystem für Krankenhausbehandlungen:
   DRG-Fallpauschalen allgemein und speziell bei HIV
   – von H. Exner-Freisfeld (Stand: November '02)

Service

HIV-relevante Adressen

Behörden, Institutionen und Organisationen auf Bundesebene

Bundesrepublik Deutschland
Bundesministerium für Gesundheit und soziale Sicherung (BMG)
Unterabteilung
»Übertragbare Krankheiten, Aids, Sucht, Gentechnik«
Am Probsthof 78 a
53121 Bonn
Tel.: 02 28/9 41-0
http://www.bmgesundheit.de

Bundeszentrale für gesundheitliche Aufklärung (BZgA)
Ostmerheimer Str. 200
51109 Köln
Telefonberatung 02 21/89 20 31
Tel.: 02 21/8 99 20
Fax: 02 21/89 92 257
http://www.bzga.de
http://www.aidsberatung.de

Deutsche AIDS-Hilfe e.V. (DAH)
Dieffenbachstr. 33
10967 Berlin
Tel.: 030/69 00 87-0
Fax: 030/69 00 87 42
E-mail: dah@aidshilfe.de
http://www.Aidshilfe.de

Inhalt

Behörden, Institutionen und Organisationen auf Bundesebene	S. 1
Internationale Kommissionen	S. 3
AIDS-Hilfe-Organisationen	S. 4
AIDS-Beratung in Gesundheitsämtern	S. 6
Drogenberatung und Fachambulanzen für Suchtkranke	S. 7
AIDS-Spezialpflegedienste	S. 9
Besondere Hilfsangebote	S. 10

Robert Koch-Institut (RKI)
Bundesinstitut für Infektionskrankheiten und nicht übertragbare Krankheiten
Team HIV/AIDS
General-Pape-Str. 62-64
12101 Berlin
Tel.: 0 18 88/ 75 40
Fax: 0 18 88/7 54 24 59
E-mail: presse@rki.de
http://www.rki.de

Service

**Nationales Referenzzentrum
für Retroviren**
Institut für Klinische und
Molekulare Virologie
Universität Erlangen-Nürnberg
Schlossgarten 4
91054 Erlangen
Tel.: 09131/852 35 63
Fax: 09131/852 21 01
E-mail:
nrzretro@viro.med.uni-erlangen.de
http://www.virologie.uni-erlangen.de

Paul Ehrlich-Institut (PEI)
Paul-Ehrlich-Str. 51-59
63225 Langen
Tel.: 0610 /77-0
Fax: 06103/77 123/-4
http://www.PEI.de

Georg-Speyer-Haus
Paul-Ehrlich-Str. 42-44
60596 Frankfurt am Main
Tel.: 07121/62 06 86
Fax: 07121/62 36 86

DAGNÄ
Deutsche Arbeitsgemeinschaft
niedergelassener Ärzte in der
Versorgung HIV-Infizierter e.V.
Blondelstr. 9
52062 Aachen
Tel.: 0241/267 99
Fax: 0241/408 652
E-mail: dagnae@westend.com
http://www.dagnae.de/

DAIG
Deutsche AIDS-Gesellschaft e.V.
Prof. Dr. med. Norbert Brockmeyer
Düsseldorfer Str. 88
45481 Mühlheim
Tel.: 0208/48 30 89
Fax: 0208/46 16 22
http://www.DAIGnet.de

Deutsche AIDS-Stiftung
Markt 26
53111 Bonn
Tel.: 0228/60 46 90
Fax: 0228/60 46 999
http://www.aids-stiftung.de

AIDS-AUFKLÄRUNG e.V.
Heddernheimer Kirchstr. 14
60439 Frankfurt
Tel.: 069/76 29 33
Fax: 069/76 10 55
E-mail: info@aidsaufklaerung.de
http://www.aidsaufklaerung.de

**Deutsche Hämophiliegesellschaft
zur Bekämpfung von Blutungs-
krankheiten e.V.**
Halenseering 3
22149 Hamburg
Tel.: 040/672 29 70
Fax: 040/672 49 44

Internationale Kommissionen

Weltgesundheitsorganisation
WHO/OMS
20 Avenue Appia
CH-1211 Genf 27
http://www.who.int/

WHO-Regionalbüro Europa
8, Scherfigsvey
DK-2100 Kopenhagen
Tel. 0045-39/17 17 17
Fax 0045-39/17 18 18
E-mail postmaster@who.dk
http://www.who.dk

Joint United Nations Programme on HIV/AIDS (UNAIDS/ONUSIDA)
20, avenue Appia
CH-1211 Geneva 27
Tel.: 0041-22/791 36 66
Fax: 0041-22/791 41 87
E-mail: unaids@unaids.org
http://www.unaids.org oder
http://www.who.ch

Europäische Kommission
European Commission (EC)
Directorate-General for Development
Health and Family Planning,
AIDS Unit
Rue de la Loi, 200
B-1049 Brussels
Tel.: 0032-2/296 36 98
Fax: 0032-2/296 36 97

European AIDS Clinical Society
(E.A.C.S.)
E.A.C.S. Co-ordinator, PL5
CHU Saint-Pierre Hospital
Rue Haute 322
B-1000 Brussels Belgium
Tel.: 0032-2/535 41 30
Fax: 0032-2/539 36 14

Centers for Disease Control (CDC)
Division of HIV/AIDS
1600 Clifton Rd.
Atlanta, Georgia 30333 USA
http://www.cdc.gov/
Unter http://www.cdc.gov/nchstp/
hiv_aids/dhap.htm
finden sich die *»CDC AIDS Daily Summaries«.*
HIV/AIDS Information allgemein:
http://www.cdc.gov/nchstp/hiv_aids/
hivinfo.htm
Weitere Seiten (Auswahl):
Statistische Informationen:
http://www.cdc.gov/nchstp/hiv_aids/
bscience.htm
HIV/AIDS-Fälle:
http://www.cdc.gov/nchstp/hiv_aids/
surveillance.htm
Impfstoffforschung:
http://www.cdc.gov/nchstp/hiv_aids/
vaccine.htm
Behandlung:
http://www.cdc.gov/nchstp/hiv_aids/
treatment.htm
Prävention:
http://www.cdc.gov/nchstp/hiv_aids/
prevtools.htm

Service

U.S. Foord and Drug Administration FDA
HFI-40, Rockville, MD 20857, USA
E-mail: webmail@oc.fda.gov
http://www.fda.gov/

International AIDS Society (IAS)
IAS Permanent Secretariat
P. O. Box 5619
S-114 86 Stockholm, Sweden
Tel.: 0046-8/459 66 21
Fax: 0046-8/662 60 95
E-mail: secretariat@ias.se
http://www.ias.se/

World Federation of Hemophilia
1425 René Levesque Boulevard West, Suite 1010
Montreal Quebec, H3G 1T7 Canada
Tel.: 001-514/933 79 44
Fax: 001-514/933 89 16
http://www.wfh.org

AIDS-Hilfe-Organisationen

Berliner AIDS-Hilfe e.V.
Meinekestr. 12
10719 Berlin
Tel.: 030/885 640-0
Fax: 030/885 640 25
E-mail: info@berlin.aidshilfe.de
http://berlin.aidshilfe.de

AIDS-Hilfe Bonn e.V.
Weberstr. 52
53113 Bonn
Tel.: 0228/94 90 90
Fax: 0228/94 90 930
Beratung 0700/44533 266
E-mail: ahb@aids-hilfe-bonn.de
http://www.aids-hilfe-bonn.de

AIDS-Hilfe Bremen e.V.
Am Dobben 66
28203 Bremen
Tel.: 0421/70 13 13
Fax: 0421/702 012
http://bremen.aidshilfe.de

AIDS-Hilfe Chemnitz e.V.
Hauboldstr. 6
09111 Chemnitz
Tel.: und Fax: 0371/ 41 52 23
Beratung 0700/445 33 371
http://chemnitz.aidshilfe.de

AIDS-Hilfe Dresden e.V.
Bischofsweg 46
01099 Dresden
Tel.: 0351/441 61 42
Beratung 0700/445 33 351
http://www.dresden.aidshilfe.de

AIDS-Hilfe Düsseldorf e.V.
Oberbilker Allee 310
40227 Düsseldorf
Tel.: 0211/77 09 50
Fax: 0211/770 95 27
Beratung 0700 / 44533 211
E-mail: info@duesseldorf.aidshilfe.de
http://duesseldorf.aidshilfe.de

AIDS-Hilfe Frankfurt e.V.
c/o JUBAZ
Friedberger Anlage 24
60316 Frankfurt
Tel.: 069/405 86 80
Fax: 069/40 58 68 40
E-mail: info@frankfurt.aidshilfe.de
http://frankfurt.aidshilfe.de

AIDS-Hilfe Hamburg e.V.
Struensee Centrum
Paul-Roosen-Str. 43
22767 Hamburg
Tel.: 040/319 69 81
Fax: 040/319 69 84
Beratung 0700/44533 040
http://hamburg.aidshilfe.de

Hannoversche AIDS-Hilfe e.V.
Lange Laube 14
30159 Hannover
Tel.: 0511/360 69 60
Fax: 0511/360 69 666
Beratung 0700/44533 511
E-mail: info@hannover.aidshilfe.de

AIDS-Hilfe Köln e.V.
Beethovenstr. 1
50674 Köln
Tel.: 0221/20 20 30
Fax: 0221/23 03 25
E-mail: info@koeln.aidshilfe.de
http://koeln.aidshilfe.de

AIDS-Hilfe Leipzig e.V.
Ossietzkystr. 18
04347 Leipzig
Tel.: 0341/232 31 26/7
Fax: 0341/23 33 968
Beratung 0700/44533 341
E-mail: info@leipzig.aidshilfe.de
http://leipzig.aidshilfe.de

AIDS-Hilfe Magdeburg e.V.
Breiter Weg 213
39104 Magdeburg
Tel.: 0391/535 760-0
Fax: 0391/535769-20/-23
Beratung 0700/44533 391
http://magdeburg.aidshilfe.de

AIDS-Hilfe Mainz e.V.
Hopfengarten 19
55116 Mainz
Tel.: 06131/222 275
Fax: 06131/233 874

Münchner AIDS-Hilfe e.V.
Lindwurmstr. 71
80337 München
Tel.: 089/ 54 46 470
Fax: 089/54 46 47 11
Beratung 0700/44533 089
http://www.muenchner-aidshilfe.de

AIDS-Hilfe Potsdam e.V.
Berliner Str. 49
14467 Potsdam
Tel.: 0331/280 10 60
Fax: 0331/280 10 70
Beratung 0700/44 533 331

AIDS-Hilfe Rostock
in Rat und Tat e.V.
Leonhardstr. 20
18057 Rostock
Tel.: 0381/45 31 56
Fax: 0381/45 31 61
Beratung 0700/44 533 381
http://rostock.aidshilfe.de

Service

AIDS-Hilfe Stuttgart e.V.
Hölderlinplatz 5
70193 Stuttgart
Tel.: 0711/2 24 69-0
Fax: 0711/2 24 69-99
E-mail:
AIDS-Hilfe-Stuttgart@t-online.de
http://www.aids-hilfe-stuttgart.de/

AIDS-Hilfe Würzburg e.V.
Grombühlstr. 29
97080 Würzburg
Tel.: 0931/220 70
Fax: 0931/287 67 40

AIDS-Beratung in Gesundheitsämtern

Bezirksamt Kreuzberg
Gesundheitsamt
Beartungsstelle für sexuell
übertragbare Krankheiten und AIDS
Müllenhoffstraße 17
10958 Berlin
Tel.: 030/25 88 2985
Fax: 030/25 88 2416

Landeshauptstadt Dresden
Gesundheitsamt – AIDS-Beratung
Bautzner-Straße 125
01099 Dresden
Tel.: 0351/81 65 043
Fax: 0351/81 65 047
Telefonberatung: 0351 / 31 001 26

Stadt Düsseldorf
Gesundheitsamt – AIDS-Beratung
Kölner Straße 180
40227 Düsseldorf
Tel.: 0211/899 2663
Email:
Ingrid.Beifuß@Stadt.Duesseldorf.de
http://www.Duesseldorf.de
Telefonberatung: 0211/899 6161

Stadt Frankfurt/M.
Gesundheitsamt – AIDS-Beratung
Braubachstraße 18-22
60311 Frankfurt/M.
Tel.: 069/212 43 270
Fax: 069/212 46 057
E-mail:
aids.anonym@stadt-frankfurt.de
http://www.frankfurt.de

Beratungsstelle Gesundheit
AIDS-Beratung
Lübeckertordamm 5
20099 **Hamburg**
Tel.: 040/42 863 6000
Fax: 040/42863 6062
E-mail:
Beratungsstelle.Gesundheit@bug.hamburg.de
Telefonberatung: 040 / 42 863 6363

Stadt Köln – Gesundheitsamt
Beratung zu sexuell übertragbaren
Erkrankungen
(STD) einschließlich AIDS
Neumarkt 15 - 21
50667 Köln
Tel.: 0221/221 24 602
Fax: 0221/221 27 236

Service

Anonyme Aidsberatung und Beratung
zu sexuell übertragbaren Krankheiten
Dachauer Straße 90
(Gesundheitshaus)
80335 **München**
Tel.: 089/233 233 33
Fax: 089/233 263 61
E-mail: aidsberatung@muenchen.de
http://www.rgu-muenchen.de

Stadtverwaltung Potsdam
Gesundheitsamt
STD- und AIDS-Beratung
Friedrich-Ebert-Str. 79/81
14469 Potsdam
Tel.: 0331/289 2434
Fax: 0331/289 2353

Drogenberatung und Fachambulanzen für Suchtkranke

Bezirksamt Mitte von Berlin
Abt. Gesundheit und Soziales
Gesundheitsdienst Sucht Beratungsstelle für Abhängigkeitskranke
Reinickendorfer Straße 60b
13344 Berlin
Tel.: 030/20094-5223
Fax: 030/20094-5139

Kokon – **Zentrum für ambulante Drogentherapie**
Galvanistr. 14
10587 **Berlin**
Tel.: 030/217397-0
Fax.: 030/217397-20
E-Mail: mail@kokon.de
http://www.kokon.de

Notdienst für Suchtmittelgefährdete und -abhängige Berlin e.V.
Drogennotfallprophylaxe c/o Krankenhaus am Urban
Dieffenbachstr. 1, 10967 Berlin
Tel.: 030/697295-23 und -20
Fax: 030/697295-22
E-Mail:
Dorothea.michalzik@kau-berlin.de
http.//www.drogennnotdienst.org

Caritas **Suchtberatungs- und Behandlungsstelle**
Görlitzer Str. 18, 01099 **Dresden**
Tel.: 0351/8043804
Fax.: 0351/8011906
E-Mail: kontakt@caritas-suchtberatung-dresden.de

Diakonisches Werk
Stadtmission Dresden e.V.
Suchtberatungs- und Behandlungsstelle
Gerichtsstr. 5, 01069 **Dresden**
Tel.: 0351/44689-77
Fax: 0351/44689-56
E-Mail: SMDD_SBB2@t-online.de

DrogenHilfeCentrum
der Düsseldorfer Drogenhilfe e.V.
Erkrather Str. 18
40233 **Düsseldorf**
Tel.: 0211/8993990
Fax: 0211/8929386
E-Mail:
dhc@duesseldorfer-drogenhilfe-ev.de
http://
www.duesseldorfer-drogenhilfe-ev.de
Telefonberatung: 0211/8993990

Service

Drogenhilfezentrum Bleichstraße
Bleichstraße 20,
60313 **Frankfurt/M.**
Tel.: 069/913030-0
Fax: 069/91303029
E-Mail: dhz@jj-ev.de

Drogennotdienst
Elbestr. 38, 60329 **Frankfurt/M.**
Tel.: 069/242644-0
Fax.: 069/242644-29
E-Mail: dnd@jj-ev.de
http://
www.DROGENBERATUNG-SS.de

**Kontaktladen »Cafe Fix«
mit medizinischer Ambulanz**
Moselstraße 47, 60329 **Frankfurt/M.**
Tel.: 069/230317
Fax: 069/24260642
E-Mail: CafeFix@vae-ev.de
http://www.cafefix.de

Büro für Suchtprävention
der Hamburgischen Landesstelle
gegen die Suchtgefahren e.V.
Repsoldstr. 4
20097 **Hamburg**
Tel.: 040 / 2849918-0
Fax: 040 / 2849918-19
E-Mail: bfs@suchthh.de
http://www.suchthh.de

Die Brücke
Beratungs- und Therapiezentrum e.V.
Neue Grosse Bergstr. 20 (Bhf. Altona)
22767 **Hamburg**
Tel.: 040/3861-3035
Fax: 040/3861-3036
E-Mail:
info@ambulante-suchttherapie.de
http://www.ambulante-suchttherapie.de

Universitätsklinikum
Hamburg-Eppendorf
Klinik und Poliklinik für Psychiatrie
und Psychotherapie
**Drogenambulanz für
Jugendliche, junge Erwachsene
und deren Familien**
Martinistraße 52 (Anbau Haus 73)
20251 **Hamburg**
Tel.: 040/42803-4217
Fax: 040/42803-8945
E-Mail:
drogenambulanz@uke.uni-hamburg.de
http://
www.uke.uni-hamburg.de/
drogenambulanz

Suchtambulanz der Tagesklinik
Alteburger Straße GmbH
Alteburger Str. 8 - 12
50678 **Köln**
Tel.: 0221/3394-0 -168
Fax: 0221/3394-158
E-Mail: tkakoeln@netcologne.de
http://www.tkakoeln.de

**Fachambulanz
für junge Suchtkranke**
Psychosoziale Beratung
und Behandlung,
Caritas
Dachauer Straße 29
80335 **München**
Tel.: 089/545832-0
Fax: 089/545832-22
E-Mail:
suchtambulanzm@caritasmuenchen.de
http://www.caritas-sucht-ambulanz.de

Condrobs e.V. **Drogenberatung**
Konradstraße 2, 80801 **München**
Tel.: 089/3883766
Fax: 089/38837683
E-Mail: drobsmuenchen@condrobs.de
http://www.drobsmuenchen.de
(Online-Beratung)

**Telefon-Notruf
für Suchtgefährdete` e.V.**
Drogenberatungsstelle
Tal 19, 80331 **München**
Tel.: 089/282822
Fax: 089/242080-11
E-Mail: telefonnotruf@aol.com
(Online-Beratung)
http://www.tal19.de

Diakonisches Werk Potsdam e.V.
Suchtgefährdetendienst
Lindenstraße 56
14467 **Potsdam**
Tel.: 0331/28073-34 oder -35
Fax.: 0331/28073-33
Telefonberatung: 0331/28073-34 oder -35

AIDS-Spezialpflegedienste

Caro Centrum für AIDS
Pflege, Rat und Organisation
Görlitzer Str. 50
10997 **Berlin**
Tel.: 030/610 70 10

Felix Pflegeteam gGmbH
Meineckestr. 12
10719 **Berlin**
Tel.: 030/887 111 80
Fax: 030/887 111 88

AIDS-Hilfe **Düsseldorf**
care24 PflegeService gGmbH
Borsigstr. 34
40227 **Düsseldorf**
Tel.: 0211/72 01 86
Fax: 0211/72 60 063

Regenbogendienst
AIDS-Hilfe Frankfurt
Eiserne Hand 12
60318 **Frankfurt/M**
Tel.: 069/59 13 93
Fax:069/5 976 056

Hamburg Leuchtfeuer
AIDS-Hilfe GmbH
Unzerstr. 1-3
22767 **Hamburg**
Ambulanter Pflegedienst:
Tel.: 040/38 73 80
Fax: 040/38 61 10 12
E-mail: info@hamburg-leuchtfeuer.de
http://www.hamburg-leuchtfeuer.de

Service

SIDA e.V.
Soforthilfe und Information durch
Ambulante Versorgung
Stolzestr. 59
30171 **Hannover**
Tel.: 0511/624 568
Fax: 0511/623 944
Beratungs-Tel.: 0511 / 629 39 44

PLZ-Bereich 6
Pflege & Service Centrum der
Münchener AIDS-Hilfe
Lindwurmstr. 71-73
80337 **München**
Tel.: 089/54 33 30
Fax: 089/54 33 31 11
http://www.muenchner-aidshilfe.de

Besondere Hilfsangebote

Netzwerk Frauen und AIDS
Regionale Ansprechpartnerinnen
zu erreichen über Mara Seibert
Deutsche AIDS-Hilfe e.V.
Dieffenbachstr. 33
10967 Berlin
Tel.: 030/69 00 87-38
Fax: 030/69 00 87-42

KIK, Kuratorium für Immunschwäche bei Kindern
Frau Dr. M. Vocks-Hauck
Friedbergstr. 29
14057 Berlin

Netzwerk der Angehörigen von Menschen mit HIV und AIDS
c/o Deutsche AIDS-Hilfe e.V.
DieffenbachstraFe 33
10967 Berlin
Tel.: 030/69 00 87 0
Fax: 030/69 00 87 42
E-mail: dah@aidshilfe.de

KIS e.V.
Kuratorium für Immunschwäche
Mozartstr. 3
80336 München
Tel.: 089/53 12 33
Fax: 089/532 86 51

Lesben- und Schwulenverband in Deutschland e.V. (LSVD)
LSVD-Bundesgeschäftsstelle
Hausadresse:
Katzbachstr. 5
10965 Berlin
Postadresse:
Postfach 590113
10419 Berlin
Tel.: 030/440 082 40
Fax: 030/440 082 41
E-mail: berlin@lsvd.de

AKAM
AIDS-Koordinations- und Anlaufstelle für MigrantInnen
c/o VIA Gesundheit und Migration
Kadiner Straße 17
10243 Berlin
Tel.: 030/29 00 69 48
Fax: 030/885 640 25

**Postkarte für Kritik und Vorschläge an die Redaktion
des LoseblattSystems »AIDS und die Vorstadien«**

Sehr geehrte Damen und Herren, ...

Bestellkarte

*Hiermit bestelle ich ein Exemplar
M. Bühring, F. H. Kemper (Hrsg.)*
Naturheilverfahren
Springer LoseblattSystem, DIN A5,
ca. 3.600 Seiten, Preis: € 189,– (3 Bde.)
zuzügl. Porto und Verpackung

*Hiermit bestelle ich ein Exemplar
A. Beyer, D. Eis (Hrsg.)*
Praktische Umweltmedizin
Springer LoseblattSystem, DIN A5,
ca. 2.900 Seiten, Preis: € 189,– (3 Bde.)
zuzügl. Porto und Verpackung

*Diese Bestellung kann ich innerhalb von 14 Tagen
widerrufen. Dazu genügt eine einfache Postkarte.
Von dieser Garantie habe ich Kenntnis genommen
und bestätige das mit meiner zweiten Unterschrift.*

Datum   Ihre Unterschrift

Datum   Ihre Unterschrift

MIX
Papier aus verantwortungsvollen Quellen
Paper from responsible sources
FSC® C105338

If you have any concerns about our products, you can contact us on
ProductSafety@springernature.com

In case Publisher is established outside the EU, the EU authorized representative is:
**Springer Nature Customer Service Center GmbH
Europaplatz 3, 69115 Heidelberg, Germany**

Printed by Libri Plureos GmbH
in Hamburg, Germany